Heinz A. Hoppe
Drogenkunde, Band 2

Heinz A. Hoppe

Drogenkunde

Band 2

Gymnospermen
Kryptogamen
Tierische Drogen

8. Auflage

Walter de Gruyter · Berlin · New York 1977

Heinz A. Hoppe
Finkenstraße 5
D-2150 Buxtehude

CIP-Kurztitelaufnahme der Deutschen Bibliothek

Hoppe, Heinz August
Drogenkunde. – Berlin, New York: de Gruyter.

Bd. 2. Gymnospermen, Kryptogamen, tierische Drogen. – 8. Aufl. – 1977.
ISBN 3-11-006660-2

Satz: Composersatz Verena Boldin, Aachen. Druck: Karl Gerike, Berlin: Bindearbeiten: Lüderitz & Bauer, Berlin.

Vorwort zur 8. Auflage

Der Band 1 der 8. Auflage der *Drogenkunde* erschien im Jahre 1975.
Über die freundliche Aufnahme in der Fachwelt und die positiven Anregungen bin ich sehr dankbar, zeigen sie doch, daß bei den ständig wachsenden Erkenntnissen über die bekannten Drogen und die Untersuchungen bisher weniger bekannter pflanzlicher und tierischer Drogen eine zusammenfassende Übersichtsarbeit ihren Platz gefunden hat.

Ich hoffe, daß auch Band 2 mit Angaben über Drogen aus den Gruppen der *Kryptogamen, Gymnospermen* sowie der *tierischen Drogen* die gleiche Resonanz findet.

Mein Dank gilt erneut allen, die mir wiederum geholfen haben sowie dem Verlag de Gruyter.

Hamburg-Buxtehude
August 1976

Heinz A. Hoppe

Inhaltsübersicht

* Die römischen Zahlen geben die Abteilungen aus H. Engler's: Syllabus der Pflanzenfamilien XII. Auflage, Band 1 an.

Einleitung

Band 2 enthält Angaben über *Algen, Pilze, Flechten, Moose, Farne, Gymnospermen* und *tierische Drogen.*

Für die pflanzlichen Drogen wurde

A. Englers Syllabus der Pflanzenfamilien,
XII. Auflage.
Herausgegeben von Hans Melchior,
Band 1
Verlag Borntrager, Berlin 1954

als botanische Grundlage benutzt.

Konzeption und Aufmachung entsprechen dem 1975 erschienenen *Band 1* über die *Angiospermen.*

Auf die Fachliteratur und Spezialarbeiten wird bei den einzelnen Absätzen hingewiesen.

Die Indices der pflanzlichen und tierischen Drogen enthalten die Gattungs- und Artnamen. Das Register enthält die Stichwörter für Handelsbezeichnungen, wichtige Inhaltsstoffe, volkstümliche Namen etc.

In den allgemeinen Literaturverzeichnissen zu den pflanzlichen und tierischen Drogen werden die benutzten Hand- und Fachbücher aufgeführt.

Abt. II

CYANOPHYTA

CYANOPHYTA

Die Kultivierungsmöglichkeiten verschiedener Blaualgen, die für Nahrungszwecke eingesetzt werden könnten, wurden untersucht. Sie enthalten unter günstigen Bedingungen bis 60 % Protein mit einem hohen Gehalt an essentiellen Aminosäuren. Der Gehalt an Pigmenten, Kohlenhydraten, Fett und Vitaminen wurde geprüft.

Untersucht wurden folgende Cyanophyta: *Anabaena cylindrica, Mastigocladus laminosus, Plectonema boyanum, Fremyella diplosiphon, Gloeocapsa alpina* (1).

Literatur: vgl. Lit.-Verz.

(1) Gordon, J.F., Chemistry and Industry 1966, Nr. 48, 2033–2034, FAO, WFA 18 (1967), Nr. 1.

APHANIZOMENON

Oscillatoriaceae

A. flos-aquae

Die „Wasserblüte" kommt in Teichen und Gewässern Europas und Nordamerikas vor.

Aphanin und ein Carotinoid mit Vitamin-A-Wirkung wurde nachgewiesen (1).

Ein Auftreten der „Wasserblüte" in großen Massen führt durch ein Toxin zur Vergiftung des Wassers und zum Tode von Fischen und Weidevieh (2).

Literatur: vgl. Lit.-Verz.

(1) Tischer, Z. physiol. Chem. 251 (1938), 109, 260 (1939), 257.
(2) Glombitza, K.-W., D.A.Z. 110 (1970), Nr. 20, 713–718.

CHROOCOCCUS

Chroococcaceae

Ch. turgidus

In Hochmooren, kosmopolitisch. Die Alge wird seit Jahrhunderten von mexicanischen Indianern als zusätzliche Nahrung benutzt. Die Möglichkeiten einer Kultivierung wurden angeregt (1).

Literatur: vgl. Lit.-Verz.

(1) Ortega, M.M., Botanica Marina XV (1972), Nr. 3, 162.

GLOEOCAPSA

Chroococcaceae

G.-Art

Einzellige Blaualge, die dicke Gallertlager bildet.
Die Alge wird in Asien gegessen.

G. alpina

bildet an feuchten Felsen gallertartige Überzüge. Die Inhaltsstoffe wie Protein, Aminosäuren, Kohlenhydrate, Pigmente, Fett, Vitamine wurden bestimmt und Kulturversuche durchgeführt (1).

Literatur: Fott, u.a., vgl. Lit.-Verz.

(1) Gordon, J.F., Chemistry and Industry 1966, Nr. 48, 2033–2034, FAO, WFA, 18 (1967), Nr. 1.

NOSTOC

Nostocaceae

N.-Arten

Süßwasser-Blaualge, die Gallertlager bildet.
Die Algen werden in Asien gegessen.

N. commune

Auf feuchten Wiesen wachsend. Die Alge wird seit Jahrhunderten von mexicanischen Indianern als zusätzliche Nahrung benutzt. Möglichkeiten einer Kultivierung wurden angeregt (1).

Literatur: Fott u.a., vgl. Lit.-Verz.

(1) Ortega, M.M., Botanica Marina XV (1972), Nr. 3, 162.

PHORMIDIUM

Oscillatoriaceae

Ph. tenue

Die Alge wird seit Jahrunderten von mexicanischen Indianern als zusätzliche Nahrung benutzt. Das Problem der Kultivierung wurde diskutiert (1).

Ph. uncinatum

Die thermophile Blaualge scheidet in Massenkulturen Stoffe ab, die die Vermehrung von Bakterien und Algen fördern. In Tierversuchen zeigte sich bei Behandlung von Wunden mit dem Saft der Algen ein normales Fibroblastenwachstum ab, Entzündungen verschwanden rasch, der Heilungsprozeß wurde beschleunigt (2).

Literatur: vgl. Lit.-Verz.

(1) Ortega, M.M., Botanica Marina XV (1972), Nr. 3, 162.

(2) Gessner, F., 17. Tagung der Ges. f. Arzneipflanzenforschung, Kiel, 1969.

SPIRULINA

Oscillatoriaceae

Sp. maxima

Die Aminosäuren, Vitamine und der Nährwert der Alge wurde untersucht. Mehr als 60 % der getrockneten Algen bestehen aus Protein mit allen essentiellen Aminosäuren. Pro-Vitamin A und andere Vitamine wurden nachgewiesen (1).

Sp. platensis

Mittelafrikanische Seen. Die Algen werden von der einheimischen Bevölkerung gesammelt und an der Sonne getrocknet. Sie enthalten ca. 50 % Protein und werden in Form von Fladen, „Dihé" genannt, gegessen.

Literatur: Fott u.a., vgl. Lit.-Verz.

(1) Clement, G. u.a., J. of the Science of Food and Agriculture 18 (1967), Nr. 11, 497–501, FAO, WFA 19 (1968), Nr. 3, 47.

Abt. V

EUGLENOPHYTA

EUGLENA

Euglenaceae

E. gracilis

Reinkulturen lassen sich zum Nachweis von Vitaminen in verschiedenen Flüssigkeiten verwenden.
Testorganismen zum Studium der Cytoxizität carcinogener Stoffe.

Literatur: Fott u.a., vgl. Lit.-Verz.

Abt. VI

PYRROPHYTA

PYRROPHYTA

Einige Algen dieser Abteilung weisen antibakterielle Eigenschaften auf. Der Hemmstoff ist ein Salz der Acrylsäure. Dinoflagellaten enthalten Crassinacetat, ein bakterienhemmendes polyzyklisches Terpen (1), (2).

Literatur: vgl. Lit.-Verz.

(1) Glombitza, K.-W. u.a., Int. Kongreß f. Pharmakognosie und Phytochemie, 1970, D.A.Z. 110 (1970), Nr. 30.

(2) Glombitza, K.-W., D.A.Z. 109 (1969), Nr. 25.

GONYAULAX
Gonyaulacaceae

G. catenata

Ein in der Alge enthaltenes Alkaloid wird von Seemuscheln und z.B. Dorschen ohne Schädigung gespeichert. Die aus den Fischen hergestellte Dorschleber ist für Menschen stark toxisch.

G.-Arten
vermehren sich unter besonderen Bedingungen so stark, daß das Meerwasser sich rot färbt und die „red tide" verursacht. Diese Erscheinung tritt in verschiedenen Meeresgebieten auf. Die Folge sind meist Muschelvergiftungen, die für Menschen sehr gefährlich sind und Fischsterben größten Ausmaßes. – An den „red tides" sind besonders eine Anzahl von *G.*-Arten, wie *G. polyedra, G. catenella, G. tamarensis, G. digitale* und andere beteiligt, sowie *Glenodinium-, Heterocapsa-, Prorocentrum-*Arten.

Der Giftstoff ist das Saxitoxin. Aufgrund seiner Wirkung könnten u.U. neue Anaesthetica entwickelt werden. Über weitere Nervengifte aus Plankton berichtet Glombitza (1), (2).

Literatur: vgl. Lit.-Verz.

(1) Glombitza, K.-W., D.A.Z. 110 (1970), Nr. 20.

(2) Schimmer, O., D.A.Z. 112 (1972), Nr. 47.

Abt. VII

CHRYSOPHYTA

CHRYSOPHYTA

Einige Chrysophyta zeigen antibakterielle Eigenschaften. Der Hemmstoff ist ein Salz der Acrylsäure (1).

Literatur: vgl. Lit.-Verz.

(1) Glombitza, K.-W. u.a., Int. Kongreß f. Pharmakognosie und Phytochemie, 1970, D.A.Z. 110 (1970), Nr. 30.

ASTERIONELLA
Fragilariaceae

A. japonica

Im Süßwasserplankton. Die Diatomee enthält ein Nukleosid mit antibakteriellen Eigenschaften (1).

Literatur: vgl. Lit.-Verz.

(1) Glombitza, K.-W., D.A.Z. 109 (1969), Nr. 25.

OCHROMONAS
Ochromonadaceae

O. malhamensis

Vitamin B_{12} kann mit Hilfe der Alge im Wachstumstest qualitativ und quantitativ bestimmt werden (*Ochromonas*-Methode).

O. danica
ermöglicht die Gehaltsermittlung von Thiamin. Testorganismen zum Studium der Cytotoxizität carcinogener Stoffe.

Literatur: Fott u.a., vgl. Lit.-Verz.

PHAEOCYSTIS
Chrysocapsaceae

Ph. pouchetii

Antarktis. Marines Phytoplankton.
Die Alge produziert antibiotische Substanzen. Wirksames Prinzip: Acrylsäure (1), (2).

Literatur: vgl. Lit.-Verz.

(1) Burkholder, P.R. u.a., Botanica Marina II (1960), Nr. 1/2, 149.
(2) Glombitza, K.-W., D.A.Z. 109 (1969), Nr. 25.

Abt. VIII
CHLOROPHYTA

ACETABULARIA
Dasycladaceae

A. major

Küsten von Thailand, Indonesien (Java), Japan, Philippinen.

Die Alge wird in südostasiatischen Gebieten bei Gallen- und anderen Steinleiden angewandt.

A. mediterranea
enthält Polyfructan, welches dem Inulin entspricht.

In tropischen und subtropischen Meeren kommen über 20 *A.*-Arten vor.

Literatur: Zaneveld, J.S. Economic Botany, 13 (1959), Nr. 2, 89, vgl. Lit.-Verz.

ACROSIPHONIA
Cladophoraceae

A.-Arten

enthalten Acrylsäure und β-Dimethylpropiothetin mit antimikrobieller Wirkung (1).

Literatur: vgl. Lit.-Verz.

(1) Glombitza, K.-W., D.A.Z. 109 (1969), Nr. 25.

CAULERPA
Caulerpaceae

C.-Arten

Mehr als 60 Arten der Alge kommen besonders an den Küsten wärmerer Meere vor. Viele von ihnen werden als Salat oder in anderer Form gegessen.
Aus *C.*-Arten wurden Caulerpin und Caulerpicin isoliert. Diese Substanzen wirken cytotoxisch und schwach anaesthesierend (1).

C. filiformis
enthält Glucose, Saccharose, Xylan, ein verestertes Polysaccharid, amylopektinartiges Glucan.

Literatur: vgl. Lit.-Verz.

(1) Baslow, M.H., Marine Pharmacology, 1969 ex Schimmer, O., D.A.Z. 112 (1972), Nr. 47.

CHLORELLA
Oocystaceae

Ch. vulgaris

Einzellige Grünalge. Kosmopolitisch im Süßwasser. In umfangreichen Fabrikationsanlagen kultiviert.

Wachstum und Zellteilung wurden untersucht (1).
Die Fettsäurebiosynthese wurde studiert. Sie ist abhängig vom Stickstoffgehalt der Nährlösung und dem Einfluß des Lichtes. Er ist von besonderer Bedeutung, da es sich aufgrund der chemischen Struktur um essentielle Fettsäuren handelt (2).
Technologie der Anzucht, Ernte und

Trocknung der Algen wurden untersucht.

Inhaltsstoffe: Rohprotein ca. 50 %, Aminosäuren: Arginin, Histidin, Cystin, Glutaminsäure, Alanin, Tyrosin, Leucin und andere. Fett ca. 20 %. Kohlenhydrate ca. 20 %, Saccharose, Maltose, Maltotriose, Mesionosit, Mineralsalze ca. 10 %. Vitamine: A, B_1, B_2, B_6, C, E, K. Sterole (3). Extrakte von *Chlorella* wurden chromatographisch und elektrophoretisch geprüft. Mehr als 50 Bestandteile wurden festgestellt (4). Antibiotische Substanzen wurden nachgewiesen (5), (6).
Aus *Ch. vulgaris* und *Ch. pyrenoidosa* wurde Chlorellin dargestellt, das antibakteriell wirkt (7), (8), (9).

Verwendung: *Chlorella* wird ebenso wie *Scenedesmus* (vgl. dort) in Massenkulturen gezüchtet. Die Algen finden als unkonventioneller Proteinrohstoff wachsendes Interesse. In der Bundesrepublik Deutschland wurden umfangreiche Versuche in der **Kohlenstoffbiologischen Forschungsstation**, Dortmund, durchgeführt, ebenso in England, Frankreich und der Tschechoslowakei.
In Rußland, China, Thailand und einigen anderen Ländern werden ebenfalls in entsprechenden Anlagen einzellige Algen kultiviert.

In wärmeren Gebieten sind die klimatischen Bedingungen für eine Algenkultur wesentlich günstiger als in Mitteleuropa. Die Produkte finden als wertsteigernder Zusatz zu Nahrungsmitteln Verwendung, besonders in Fällen von akutem Eiweißmangel.
Zusatz zu proteinhaltigen Futtermitteln (10), (11), (12), (13).

Ch. pyrenoidosa
wurde in ähnlicher Weise wie *Ch. vulgaris* geprüft. Auch hierbei kommt eine Verwendung als zusätzliches eiweißhaltiges Nahrungsmittel infrage (14).

Untersuchungen und Kulturversuche wie bei *Ch. vulgaris* wurden auch bei den Blaualgen *Anabaena cylindrica* und *Nostoc muscorum* durchgeführt.

Literatur: Chapman, Fott, Tokida u. Hirose u.a., vgl. Lit.-Verz.

(1) Zaidi, B.R. und T.R. Tosteson, 7. Int. Seaweed Sympos., Sapporo, 1971.

(2) Pohl, P., D.A.Z. 113 (1973), Nr. 42.

(3) Mohler, H., Mittlg. Lebensmitteluntersers. + Hygiene 59 (1968), Nr. 1/2, 115.

(4) Parekh, R.G. u. A.V. Rao, Indian Journal of Technology 2 (1964), Nr. 11, 387–88, FAO World Fish. Abstr. 16 (1965), Nr. 4, 47.

(5) Pratt, Chem. Ind. 4, 83 (1952).

(6) Khalefa, A.F. u.a., Botanica Marina XVIII (1975), Nr. 3, 163–165.

(7) Wagner-Jauregg, Pharmazie 2 (1947), 481.

(8) Vonderbank, Pharmazie 5 (1950), 213.

(9) Paschke u.a., J. of the Amer. Oil Chemist. 31, 81 (1954).

(10) Soeder, C.J., D.A.Z. 110 (1970), Nr. 23.

(11) Cheng, Tien-Hsi, Economic Botany 23 (1969), Nr. 3.

(12) D.A.Z. 110 (1970), Nr. 31.

(13) McGarry, M.G., 7. Int. Seaweed Symposium, Sapporo, 1971.

(14) Lee, S.K. u.a., The Journal of Nutrition 92 (1967), Nr. 2, 281–85.

FAO World Fish. Abstr. 19 (1966), Nr. 1, 47.

Einen zusammenfassenden Bericht über die Züchtung und die Anwendungsmöglichkeiten von einzelligen Algen bringt Fott, 1971, vgl. auch Spezialliteratur.

CLADOPHORA

Cladophoraceae

C. rupestris [L.] Kütz.

Nord- und Ostseeküsten, Ostküste von Nordamerika.

Die Alge produziert einen sauren Schleim mit ca. 20 % Schwefelsäure. Die Hydrolyse liefert Arabinose, Galaktose, Xylose, Rhamnose, Glucose. Der Schleim wird als Cladophorin bezeichnet.
Die Aminosäuren, Vitamine, Enzyme und anorganischen Bestandteile wurden untersucht.
C.-Arten enthalten Acrylsäure und β-Dimethylpropiothetin mit antimikrobiellen Eigenschaften (1).
Über zahlreiche *C.*-Arten an den japanischen, indischen und südafrikanischen Küsten wurde berichtet.

Große Mengen *Cladophora* kommen in Westsibirien in den Seen der Barabinischen und Kulundischen Steppe vor. Sie werden zu Papier verarbeitet, das sehr fein und fest ist, geeignet für Wertpapiere und Geldscheine. Aus Süßwasseralgen werden in Rußland auch Karton-, Isolations- und Baumaterial hergestellt sowie Azeton, Butylalkohol etc. gewonnen.

Literatur: Fott u.a., vgl. Lit.-Verz.

(1) Glombitza, K.-W., D.A.Z. 109 (1969), Nr. 25.

CODIUM

Codiaceae

C. fragile

Küsten des Atlantischen Ozeans, Küsten von Japan.

Die Alge enthält Polysaccharide, die bei der Hydrolyse Glucose, Mannose, Methylpentose und Xylose ergeben. Das ätherische Öl wurde untersucht.
Die Alge enthält Substanzen, die gegen *Mycobacterium*-Arten wirksam sind (1).

C.-Arten
enthalten Acrylsäure und β-Dimethylpropiothetin, antimikrobielle Substanzen (3).

C.-Arten werden als Wurmmittel, speziell gegen *Ascaris lumbricoides*, eingesetzt (2).

Zahlreiche *C.*-Arten, besonders in südostasiatischen Regionen, werden frisch, gesalzen oder getrocknet gegessen.

Literatur: vgl. Lit.-Verz.

(1) Kamimoto, K., Nippon Saikingaku Zasshi 11 (1956), 307–313, Chem. Abstr. 51 (1957), 18138 i.

(2) Gessner, F., 17. Vortragstagung der Deutschen Gesellschaft für Arzneipflanzenforschung, Kiel, 1969.

(3) Glombitza, K.-W., D.A.Z. 109 (1969), Nr. 25.

CYMOPOLIA

Dasycladaceae

C. barbata L.

Caribisches Meer.

Die Alge enthält den Sarganin-Komplex (vgl. *Sargassum*). Breitspektrum-Antibioticum (1), (2).

Literatur: vgl. Lit.-Verz.

(1) Burkholder, P.R. u.a., Botanica Marina II (1960), Nr. 1/2.

(2) Martinez Nadal, N.G. u.a., Botanica Marina IX (1966), Nr. 1/2, 21.

ENTEROMORPHA

Ulvaceae

E.-Arten

gehören zu den am meisten untersuchten Grünalgen.
Außer den Polysacchariden, Proteinen, Aminosäuren, Pigmenten, ätherischen Ölen, wurden auch antibakterielle Substanzen festgestellt, außer Acrylsäure lipophyle Hemmstoffe (1), (2), (4).
Provitamin A, Vitamin B_1, B_2, Niacin und Vitamin C wurden nachgewiesen.
Der Geruchsstoff ist Thetin.

Die bekanntesten, vielfach kosmopolitisch vorkommenden Arten sind *E. compressa, E. intestinalis, E. linza, E. prolifera.*

Die Polysaccharide wurden untersucht (3).

E. linza
enthält Provitamin A, Nicotinsäure, Biotin, Cobalamin, Cholin.

E.-Arten werden in verschiedenen Ländern, besonders in Ostasien, meist als Salat gegessen. Sie werden auch kultiviert. Die Produkte kommen in Japan als „Awo-nori" oder „Ohashi-nori" in den Handel.

Literatur: Okazaki, Tokida u. Hirose u.a., vgl. Lit.-Verz.

(1) Roos, H., Kieler Meeresforsch. XIII (1957), Nr. 1.

(2) Katayama, T., Bull. Jap. Soc. Sci. Fish. 22 (1956), Nr. 4, 248–250.

(3) Medcalf, D.G. u.a., 7. Int. Seaweed Sympos. Sapporo, 1971.

(4) Glombitza, K.W., D.A.Z. 108 (1968), Nr. 25, 877.

HALIMEDA

Codiaceae

H. opuntia [L.] Lamouroux

Küsten des Caribischen Meeres und Brasiliens (1).

Antibiotische Aktivität gegen *Escherichia coli* und andere Mikroorganismen wurde nachgewiesen (2), (3).

Literatur: vgl. Lit.-Verz.

(1) Oliveira Filho, E.C. de, 8. Int. Seaweed Sympos., Bangor, 1974.

(2) Almodovar, L.R., Botanica Marina VI (1964), Nr. 1/2, 143.

(3) Olesen, P.E. u.a., Botanica Marina VI (1964), Nr. 3/4, 224.

MONOSTROMA

Monostromaceae

M. latissimum [Kuetz.] Wittr.

Küsten der japanischen Inseln, Pazifik- und Atlantikküste von Nordamerika, Küsten von Europa, Afrika, Neuseeland. Die Alge wird in Japan besonders in der Ise-, Mikawa- und Tokyo-Bay kultiviert.
– Aonori. –
Man unterscheidet verschiedene Typen.

Wachstum, Lebenszyklus, Struktur, Kultur, Ernte und Aufbereitung wurden eingehend untersucht (1), (2).

Inhaltsstoffe: Protein 16 %, Aminosäuren: Methionin, Glutaminsäure; Fett 0,2 %, Zucker 66,6 %, Asche 12,1 %, Chlorophyll a und b, Carotin, Xanthophyll, Vitamin C 38 mg% (2).

Eine Analyse der anorganischen Bestandteile ergab folgende Zusammensetzung des getrockneten Rohstoffs: Schwefel 6,27 g%, Kalium 0,65 g%, Magnesium 3,05 g%, Calcium 576 mg%, Phosphor

53 mg%, Eisen 278 mg%, Mangan 14 mg%, Molybdän 3,8 ppm, Selen 0.076 ppm (3).

Verwendung: Die aus *M.*-Arten hergestellten Aonori-Produkte haben einen hohen Nährwert und gewinnen ständig an Bedeutung. Die Algen werden auch als Salat gegessen.

M. nitidum Wittr.
Küsten der japanischen Inseln.
Die Alge wurde, wie auch *M. latissimum* untersucht und wird ebenfalls kultiviert (1), (4).

Inhaltsstoffe und Verwendung stimmen weitgehend mit denen von *M. latissimum* überein. Bemerkenswert ist der Gehalt an Riboflavin und Folsäure.

Struktur, Entwicklung, Lebenszyklus und Kultivierungsmöglichkeiten zahlreicher japanischer *M.*-Arten, wie *M. angicava, M. arcticum, M. crassidermum, M. fuscum, M. fuscum* var. *splendens, M. fuscum* var. *typicum, M. grevillei, M. groenlandicum, M. oxyspermum, M. pulchrum, M. undulatum, M. undulatum* var. *farlowii, M. zostericola* wurden von Segawa, Tokida, Kida, Tatewaki (5), (6) und anderen studiert.

M.-Arten
enthalten Acrylsäure und β-Dimethylpropiothetin mit antimikrobieller Wirkung (8).

M.-Arten werden an den japanischen Küsten in steigendem Maße kultiviert. Über die „Taneba"-Bezirke, in denen man die Sporen und jungen Keimlinge im Frühherbst in größeren Mengen findet, wurde berichtet. Die Autoren untersuchten die ozeanographischen Gesichtspunkte über die Bildung der „Taneba"-Bezirke (7).

M.-Arten
kommen auch an den europäischen Küsten vor.

Literatur: Okazaki, Segawa, Tokida, Tokida u. Hirose u.a., vgl. Lit.-Verz.

(1) Kida, W., Bull. Jap. Soc. Phycol. XV (1967), Nr. 3.

(2) Segi, T. u. W. Kida, Fac. of Fish., Pref. University of Mie, FAO Fish. Synopsis, Nr. 39, 1968.

(3) Johnston, H.W., 7. Int. Seaweed Sympos., Sapporo, 1971.

(4) Ohno, M., 7. Int. Seaweed Sympos. Sapporo, 1971.

(5) Kida, W., J. of Fac. of Fish, Pref. University of Mie, 7 (1967), Nr. 1.

(6) Tatewaki, M., Sci. Papers of the Inst. of Algological Research, Fac. of Sci., Hokkaido Univ. VI (1969), Nr. 1.

(7) Segi, T. u. W. Kida, Botanica Marina II (1961), Nr. 3/4, 223.

(8) Glombitza, K.-W., D.A.Z. 109 (1969), Nr. 25.

NITELLA

Characeae

N. hookeri

Die Alge enthält Vitexin und Orientin (Flavonglykoside) (1).

Literatur: vgl. Lit.-Verz.

(1) Schimmer, O., D.A.Z. 112 (1972), Nr. 47, 1879.

PALMELLA

Palmellaceae

P. couenta

Die Alge, die in kleinen Kolonien vorkommt, enthält Characin, eine campherähnliche Substanz.

Literatur: Merck Index u.a., vgl. Lit.-Verz.

PLEUROCOCCUS

Pleurococcaceae

P. naegelii
(Protococcus vulgaris)

Die Alge wächst auf Baumstämmen und an feuchten Mauern. Sie enthält ein gegen Streptokokken und Staphylokokken wirksames Phytonzid.
Verwendung bei Hautleiden und parasitären Erkrankungen (1).

Literatur: vgl. Lit.-Verz.

(1) Vonderbank, Pharmazie 5 (1950), 213.

RHIZOCLONIUM

Cladophorales

Rh. rivulare

Die grüne Frischwasseralge wird als Vermifugum benutzt.

Rh.-Arten
werden in Rußland (Westsibirien) auf Papier und andere technische Erzeugnisse ausgewertet (vgl. *Cladophora*).

Literatur: Chapman, Fott u.a., vgl. Lit.-Verz.

SCENEDESMUS

Coclastraceae

S. obliquus

Im Süßwasser aller Weltteile vorkommend. In umfangreichen Fabrikationsanlagen kultiviert.
(vgl. *Chlorella*).

S. obliquus erwies sich in ausgedehnten Versuchen als hochwertige Eiweißquelle. Die Alge wird mit Zusatz von Düngemitteln und Kohlendioxyd autotroph kultiviert. Die Ernte erfolgt durch Zentrifugierung. Die anschließende Walzentrocknung bewirkt die Aufschließung, die für die Verdaulichkeit notwendig ist.
An der Verbesserung der Technologien wird gearbeitet.
Toxikologische Testungen werden durchgeführt (1).

Inhaltsstoffe: Rohprotein ca. 55 %, fettes Öl mit einem hohen Anteil an ungesättigten Säuren. Vitamine, hoher Gehalt an Biotin.

Verwendung: Hochwertiger Eiweißrohstoff.
In Trébon (CSSR) werden galenische Präparate wie alkoholische und ölige Extrakte, Salben, Suppositorien, Puder und Tabletten aus der Alge hergestellt. Die Präparate beschleunigen den Heilungsprozeß von Gewebe und zeichnen sich durch Epithelisations- und Granulationswirkung aus (2), (3).
Algenextrakte werden auch in der Veterinärmedizin und in der Mikrobenzüchtung eingesetzt (4).

Der ernährungsphysiologische Wert von *Scenedesmus*-Stämmen wurde durch umfangreiche Untersuchungen an Menschen und Tieren geprüft.
Man versucht z.Zt., diese oder gleichwertige Mikroalgen in tropischen und subtropischen Ländern, wie Indien, Thailand, Peru als protein- und vitaminreiches Nahrungsergänzungsmittel einzusetzen. Die Erzeugung ist in den betreffenden Ländern in Zusammenarbeit mit der **Kohlenstoffbiologischen Forschungsstation** Dortmund und verschiedenen wissenschaftlichen Instituten des In- und Auslandes angelaufen.

Bei der Behandlung akuter Proteinmangelzustände, z.B. bei Kwashiorkor wurden Erfolge erzielt.
Schwierigkeiten bereiten teilweise die sog. „Akzeptationsbarrieren" (5).

S. acutus [Meyen] Chod.
Der Gehalt an freien und proteingebundenen Aminosäuren ist von den Züchtungsbedingungen abhängig.
Als freie Aminosäuren kommen Alanin und Glutaminsäure in hohen Konzentrationen vor.
Es laufen Untersuchungen zur Nutzung der Alge als Proteinquelle für die Ernährung und zur Reindarstellung der Aminosäuren (6).

Die Alge enthält ferner Spermin und Spermidin (antimutagen wirkende Amine), Proazulene und azulenähnliche Verbindungen (4).

S. quadricauda
Die Alge wird in der Tschechoslowakei gezüchtet.
Zur Auswertung der Eiweißquelle wurden Fütterungsversuche bei Küken und Ferkeln durchgeführt.

Literatur: vgl. Lit.-Verz.

(1) Soeder, C.J., D.A.Z. 115 (1975), Nr. 36.

(2) Rydlo, O. u. I.E. Malý, Farmac. Obzor 39 (1970), Nr. 2, 49–57, Zbl. Pharm. 110 (1970), Nr. 11.

(3) Rydlo, O., Pharmaz. Praxis 28 (1973), 90.

(4) Schimmer, O., D.A.Z. 112 (1972), Nr. 47, 1879.

(5) Payer, H.D. u.a., Umschau 73 (1973), Nr. 13, 404–405.

(6) Arustei, V. u.a., Farmacia (Bucuresti) 21 (1973), 7, 425–434, Zbl. Pharm. 113 (1974), Nr. 5.

SPIROGYRA

Zygnematales

Sp. arcta

weist bakteriostatische Effekte auf (1).

Die Alge enthält 3,5–6,4 % Gerbstoffe, Gallussäure.

Literatur: vgl. Lit.-Verz.

(1) Gessner, F., 17. Vortragstagung d. Deutschen Gesellschaft f. Arzneipflanzenforschung, Kiel, 1969.

SPONGOMORPHA

Cladophoraceae

Sp. arcta [Dillw.] Kütz.
(Acrosiphonia centralis)

Ostseeküsten.

Die Alge enthält ca. 12 % eines sauren wasserlöslichen Polysaccharids, Thetin, schwefelhaltiger Geruchsstoff, antimikrobielle Substanzen (1).

Literatur: vgl. Lit.-Verz.

(1) Janecke, H. u. W. Kehr, Pharmaz. Ztg. 105 (1960), Nr. 25, 684.

ULVA

Ulvaceae

U. lactuca L.

Kosmopolitisch. Häufigste *U.*-Art an den europäischen, nord- und südamerikanischen, ostasiatischen Küsten. – Meersalat, Sea Lettuce, Green Laver, Awosa.

Der Lebenszyklus der Alge wurde untersucht, ebenso die Photosynthese und die Proteinsynthese. *Ulva* wächst in nährstoffreichem Wasser besonders gut. Die Wirkung der Nährstoffanreicherung auf benthische Pflanzen wurde am Beispiel *Ulva* studiert (1), (2), (3).

Inhaltsstoffe: ca. 20 % wasserlösliches Polysaccharid, das bei der Hydrolyse, Xylose, Rhamnose, Glucose, Glucuronsäure, Schwefelsäure liefert.

Die Aminosäuren wurden analysiert. Alanin, Arginin, Asparaginsäure, Citrullin, Cystin, Glycin, Glutaminsäure, Histidin, Isoleucin, Leucin, Lysin, Methionin, Ornithin, Phenylalanin, Prolin, Serin, Threónin, Tryptophan, Tyrosin, Valin wurden festgestellt.

Weitere Bestandteile sind Sterole, Vitamin B_1 und C, antimikrobielle Substanzen, Acrylsäure und β-Dimethylpropiothetin (4), (5), (6), (17).

Verwendung: Die Alge wird in vielen Gegenden als Salat, Gemüse oder Bestandteil von Suppen gegessen. Volksheilmittel gegen Gicht, früher bei Skorbut.

U. fasciata Delile
Indische und Ostasiatische Küstengebiete.

Die Wirkung verschiedener Salzgehalte und Kohlenstoffquellen auf Wachstum, Reproduktion, Aminosäuresynthese, Fett- und Zuckergehalt wurde untersucht (7), (8).
An den indischen Küsten wurde das Wachstum der Algen in der Natur und in Kulturversuchen geprüft (9).
Proteingehalt ca. 26 %. Die Alge wird als Nahrung verwendet.

U. latissima
Die Alge kommt in großen Mengen an der Küste von Chile vor. Sie wird als Nahrungsmittel benutzt. Chilenische Bezeichnung „Luche".

Bei Singapore wächst *U. latissima* in großen Betten in den Flußmündungen und gilt als wertvolles Enten- und Schweinefutter.

U. linza
Küsten von Chile bis zum mittleren Californien.
Die Alge weist eine antimikrobielle Aktivität auf (10), (11).

U. penniformis
Die Alge wird in Sibirien in der Volksheilkunde benutzt.

U. pertusa Kjellman
Küsten von Formosa, China, Japan, Kurilen, Sachalin, Korea, Malayische Inseln, Californien. – Sea-Lettuce –.
Die Photosynthese, Vermehrungsvorgänge, Temperaturresistenz wurden untersucht (12), (13), (14).

Die Polysaccharide und die Aminosäuren wurden analysiert. Der Roh-Proteingehalt beträgt 31,55 % der getrockneten Alge. Die Alge enthält ätherisches Öl, sie ist reich an Biotin. Antibiotische Aktivität wurde festgestellt (15).

Die Alge besitzt anthelmintische Eigenschaften, sie wird in China zur Herabsetzung erhöhter Körpertemperatur eingesetzt.
Verwendung in der Ernährung.

U. rigida
Küsten von Indien.

Der Proteingehalt wurde untersucht (16).

Auf Cuba werden *U.*-Arten als Vermifugum benutzt.

Eine Anzahl von *U.*-Arten werden z.B. als Salate für Nahrungszwecke verwendet.

Literatur: Chapman, Okazaki, Tokida u. Hirose u.a., vgl. Lit.-Verz.

(1) Patil, B.A. u. G.V. Joshi, Botanica Marina XIII (1970), Nr. 2, 111.

(2) Patil, B.A. u. G.V. Joshi, Botanica Marina XIV (1971), Nr. 1, 22.

(3) Waite, Th. u. R. Mitchell, Botanica Marina XV (1972), Nr. 3, 151.

(4) Medcalf, D.G. u.a., 7. Int. Seaweed Sympos., Sapporo, 1971.

(5) Silva, G.F. u.a., Botanica Marina VIII (1966), Nr. 2/4, 244.

(6) Roos, H., Kieler Meeresforsch. XIII (1957), Nr. 1.

(7) Mohsen, A.F. u.a., Botanica Marina XV (1972), Nr. 4, 177.

(8) Mohsen, A.F. u.a., Botanica Marina XV (1972), Nr. 4, 182.

(9) Subbaramaiah, K., Botanica Marina XIII (1970), Nr. 1, 25.

(10) Pratt, R. u.a., J. Am. Pharm. Ass. 40 (1951), 575–579.

(11) Roos, H., Kieler Meeresforsch. XIII (1957), Nr. 1.

(12) Ogata, E. u. T. Matsui, Botanica Marina VIII (1966), Nr. 2/4, 199.

(13) Sawada, T., 7. Int. Seaweed Sympos. Sapporo, 1971.

(14) Biebl, R., Botanica Marina XV (1972), Nr. 3, 139.

(15) Kamimoto, K., Nippon. Saikingaku Zasshi 11 (1956), 307–313, Chem. Abstr. 51 (1957), 18138 i.

(16) Parekh, R.G. u. A.V. Rao, Indian J. of Technology 2 (1964), Nr. 11, 387–388, FAO, WFA 16 (1965), Nr. 4, 47.

(17) Glombitza, K.-W., D.A.Z. 109 (1969), Nr. 25.

Abt. X

PHAEOPHYTA

AGARUM
Laminariaceae

A. cribosum Bory und
A. fimbriatum

Nördliche ostasiatische Küsten.
Die Algen werden von den Japanern auf Alginsäure und Alginate ausgewertet.

Literatur: vgl. Lit.-Verz.

ALARIA
Alariaceae

A. esculenta [L.] Grev.

Kältere Küstengebiete des nördlichen Atlantik, Japanische Küsten, bes. von Hokkaido.
Der Gehalt an Alginsäure beträgt 30–35 %. Die Alge hat einen hohen Gehalt an Mannit. Weitere Bestandteile sind Xylose, Methylpentose, Aminosäuren, Niacin, Vitamin A, E, B_2.
Alginat-Rohstoff. In einigen Küstengebieten werden die Mittelrippen der *A. esculenta* gegessen und vielfach zu Futterzwecken für Rinder und Pferde verwendet. Das Algenmehl wird dem Kükenfutter als Zusatz beigegeben (1), (2).

A. crassifolia
Küsten von Japan und Korea.
Alginsäure- und Laminaran-Rohstoff.
Über die chemische Analyse wurde berichtet (3). Die Alge enthält 3,35 g% Stickstoff, 10,05 g% Rohprotein, 0,80 g% Schwefel, 5,70 g% Kalium, 1,82 g% Magnesium, 906 mg% Calcium, 488 mg% Phosphor, 8 mg% Eisen, 0,128 ppm Selen.

Junge *A.*-Pflanzen werden zu Nahrungs- und Futterzwecken verwendet.

A. fistulosa Post. et Rupr.
Küsten des nördlichen Pazifik. An der Küste von Nordamerika zwischen Alaska

und Californien kommt die Alge in großen Mengen vor.
Der Jodgehalt beträgt 0,1–0,67 %, der Gehalt an Kalisalzen, 5,75–22 %. Kelprohstoff zur Gewinnung von Jod- und Kalisalzen.

Eine Anzahl von *A.*-Arten an der Westküste von Nordamerika wurden im Rahmen cytologischer Untersuchungen bearbeitet (4).
Vielfach sind verschiedene *A.*-Arten nicht einwandfrei zu identifizieren. Es wurden daher experimentelle Kulturen von *Alaria* in sub-arktischem Meerwasser durchgeführt (5).

Literatur: vgl. Lit.-Verz.

(1) Seterlund, W. u.a., The Agricultural College of Norway, Institute of Poultry and Fur Animals, Report No. 22, WLD Fish. Abstr., 21 (1970), No. 3, 47.

(2) Jensen, A., 7. Int. Seaweed Sympos. Sapporo, 1971.

(3) Johnston, H.W., 7. Int. Seaweed Sympos., Sapporo, 1971.

(4) Robinson, G.G.C. u. K. Cole, Botanica Marina XIV (1971), Nr. 1, 56.

(5) South, G.R., Helg. Wiss. Meeresunters. 20 (1970), 216–228.

ARTHROTHAMNUS

A. bifidus

Küsten von China und Japan und der Kurilen.
Die Alge hat einen hohen Gehalt an Zucker und Jod.
Sie wird zur Jodgewinnung ausgewertet.
A. bifidus und andere ostasiatische *A.*-Arten werden zu verschiedenen Kombu-Produkten verarbeitet (vgl. *Laminaria*).

Literatur: Okazaki u.a., vgl. Lit.-Verz.

ASCOPHYLLUM

Fucaceae

A. nodosum [L.] Le Jolis
(*Fucus nodosus* L.)

Felsige Küsten des nördlichen Atlantischen Ozeans, besonders an den Küsten von Island, Norwegen, Schottland, Irland, Frankreich, Pyrenäenhalbinsel.
Atlantik- und Pazifikküsten von Canada, oft in großen Beständen – Knotentang, Knobbed Wrack, Pigweed.

Wachstum, Ernteprobleme, Trocknung und Inhaltsstoffe der Alge wurden vielfach eingehend untersucht. Diese Untersuchungen waren von besonderer Bedeutung, da es sich bei *A. nodosum* um einen in großen Mengen verwendeten Rohstoff handelt.
Jensen gab 1971 die allein als Futtermittelzusatz verwendete Menge mit 50.000 tons pro Jahr an.

Inhaltsstoffe: 17–20 % Mineralstoffe, zahlreiche Spurenelemente, Alginsäure, Fucoidan, Mannitol, Laminaran, 5–10 % Protein, Aminosäuren im Hydrolysat: Alanin, Arginin, Asparaginsäure, Citrullin, Cystin, Glycin, Glutaminsäure, Histidin, Isoleucin, Leucin, Lysin, Methionin, Ornithin, Phenylalanin, Prolin, Serin, Threonin, Tryptophan, Tyrosin, Valin, zahlreiche Vitamine (vgl. Tabelle bei Algenmehl). Tannin, Sterole, antibiotische Substanzen (1), (2), (22).
Nach neueren Untersuchungen wird der Gesamtjodgehalt mit 0,03–0,1 % angegeben, der Anteil an proteingebundenem Jod liegt zwischen 38–78 % (23).

Verwendung: Bestandteil von Entfettungs- und Schlankheitspräparaten (vgl.

Fucus vesiculosus). Vor allem zur Herstellung von Algenmehl, in geringerem Maße zur Fabrikation von Alginaten, die sich nach Maass für halbfeste Gele, dehnbare Filme und weniger elektrolytempfindliche Lösungen eignen. Zur Herstellung von Fucoidan.

Fucoidan

A. nodosum enthält 6–8 % Fucoidan, einen Membranschleim, der aus dem frischen Rohstoff gewonnen wird.
Die Zusammensetzung ist je nach Rohstoffart offenbar sehr unterschiedlich (vgl. Marine Algae).
Für ein gereinigtes Fucoidan wird von Conchie und Percival (3) folgende Zusammensetzung angegeben: 38,3 % Sulfat, 56,7 % L-Fucose, Spuren von Galactose, Xylose und Uronsäuren (19).

Fucoidan hat auch in geringen Konzentrationen eine hohe Viskosität. Es erscheint wichtig, das Produkt in stabiler Form herzustellen.
In der Pharmazie kann es u.U. als Blutantikoagulanz Verwendung finden.

Die metallionenbindenden Eigenschaften des Fucoidans wurden untersucht. Blei- und andere Schwermetallionen wurden gebunden (vgl. Carrageenan) (21).

Rohstoffe zur Fabrikation von Fucoidan sind ferner: *Ecklonia radiata*, *Fucus*-Arten, *Laminaria*-Arten, *Pelvetia canaliculata* und andere Braunalgen (vgl. dort).

Fucosterol

ist ein für zahlreiche Braunalgen charakteristisches Sterol. Es kommt aber auch in einigen Grün- und Rotalgen vor. Das Fucosterol könnte als Ausgangsmaterial zur Gewinnung von Hormonen und in der Steroidsynthese Bedeutung gewinnen.

Fucosan

ist in den Physodien oder Fucosanblasen verschiedener Braunalgen enthalten. Der Gehalt beträgt bei *A. nodosum* ca. 9 % des getrockneten Rohstoffs. Das Fucosan besitzt die Eigenschaften eines Gerbstoffes und wird auch als Tannin bezeichnet (vgl. *Sargassum ringgoldianum*).

Algenmehl – Seaweed Meal

A. nodosum ist der wichtigste Rohstoff zur Herstellung von Algenmehl. Die Zusammensetzung eines norwegischen Algenmehls aus *A. nodosum* wird von Jensen wie folgt angegeben:

Average composition of Norwegian Seaweed Meal

Component	Content
Moisture	12 – 15 %
Ash	17 – 20 %
Alginic acid	20 – 26 %
Mannitol	5 – 8 %
Laminaran	2 – 5 %
S	2,5– 3,5 %
K	2 – 3 %
Cl	3,1– 4,4 %
Na	3 – 4 %
Mg	0,5– 0,9 %
Ca	1 – 3 %
P	0,1– 0,15 %
B	40 – 100 mg/kg
Co	1 – 10 mg/kg
Cu	1 – 10 mg/kg
Fe	150 –1000 mg/kg
Mn	10 – 50 mg/kg
I	700 –1200 mg/kg
Zn	50 – 200 mg/kg
Mo	0,3– 1 mg/kg
Crude fiber	< 8 %
Crude protein	5 – 10 %
Ether extract	2 – 4 %
Fucoidin	≈ 10 %
N-free extractives	45 – 60 %

Component	Content
Caloric value	0,56 SFU/kg *
Ascorbic acid	500 –2000 mg/kg
Carotene	30 – 60 mg/kg
Biotin	0,1– 0,4 mg/kg
Folic acid	0,1– 0,5 mg/kg
Folinic acid	0,1– 0,5 mg/kg
Niacin	10 – 30 mg/kg
Riboflavin	5 – 10 mg/kg
Thiamin	1 – 5 mg/kg
Tocopherols	150 – 300 mg/kg
Vit. B_{12}	0,004 mg/kg
Vit. K	10 mg/kg
V	1,5– 3 mg/kg
Ni	2 – 5 mg/kg
Ba	15 – 50 mg/kg

* SFU = Scandinavian feed units.

Algenmehl wird vor allem als Futtermittelzusatz verwendet. Zahlreiche Arbeiten und Versuchsberichte wurden publiziert.
Wegen des Gehaltes an Mineralstoffen, Spurenelementen und Vitaminen spielt es besonders in der Aufzucht von Kälbern, Geflügel etc. eine Rolle.
Jensen und andere Autoren berichten über Experimente und Erfahrungen (4), (5), (6), (7).

Die Beigabe von *A. nodosum* zum Hühnerfutter hat im Gegensatz zu *Sargassum natans* nur geringen Einfluß auf die Sterblichkeitsrate der Tiere bei Infektion mit *Salmonella gallinarum* (8).

Weitere Rohstoffe für Algenmehl sind: *Fucus*-Arten, *Laminaria*-Arten, *Macrocystis pyrifera, Nereocystis luetkeana, Pelagophycus porra* (vgl. dort).

Da es sich bei *A. nodosum* um einen in wirtschaftlicher Hinsicht wichtigen Rohstoff handelt, wurden in den letzten Jahren eine Reihe von Untersuchungen durchgeführt, die hier erwähnt werden sollen:
Kulturversuche und Bestimmungen des Trockengewichtes, des Asche-, Chlor-, Mannitol- und Fettgehaltes in verschiedenen Medien (9). Der Austausch von Elektrolyten wurde studiert (10).
Bewuchsdichte und chemische Zusammensetzung wurden z.B. an der Küste von Island bestimmt (11).
Die jahreszeitlichen Schwankungen in *A. nodosum* an der norwegischen Küste wurden unter Berücksichtigung des Frisch- und Trockengewichtes und der Bestandteile der Trockensubstanz untersucht (12), ebenso Vorkommen und Verteilung von freilebendem *A. nodosum* (L.) Jolis ecad. *mackaii* (Turn.) Cotten („beach form") an der Küste von Neufundland (13).

Auf verschiedenen International Seaweed Symposia und in einer Anzahl von Publikationen wurde über ein Phytokolloid „Algasol" aus verschiedenen Algen wie *A. nodosum, Dictyopteris, Polysiphonia, Enteromorpha, Pelvetia, Padina* etc. berichtet, das hier erwähnt werden soll. Pharmakologische und klinische Studien wurden durchgeführt. Es wurde u.a. bei chronischer Bronchitis, Emphysem, Katarrhen, rheumatischen Erkrankungen eingesetzt (14), (15), (16), (17), (18).

Chapman, 1970, berichtet, das Fluidextrakte von *A. nodosum* bei Rheuma, Zerrungen etc. wirksam sind.

Literatur: Chapman, Fott, Hager, IV., Steinegger-Hänsel u.a., vgl. Lit.-Verz.

(1) Conover, J.T. u. J.McN. Sieburth, 5. Int. Seaweed Sympos., Halifax, 1965.

(2) Safe, L.M. u.a., J. pharmaceut. Sci., 63 (1974), 3, 464–466, Zbl. Pharm. 114 (1975), Nr. 3.

(3) Conchie, J. u. E.G.V. Percival, J. Chem. Soc. (1950), 827.

(4) Jensen, A., 7. Int. Seaweed Sympos., Sapporo, 1971.

(5) Seterlund, W. u.a., The Agricultural College of Norway, Institute of Poultry and Fur Animals, Report No. 22, WLD Fish. Abstr., 21 (1970), No. 3, 47.

(6) Jensen, A., Journal of the Science of Food and Agriculture, 20 (1969), No. 10, 622–26, WLD Fish., Abstr., 21 (1970), No. 2, 23.

(7) Jones, R.T. u.a., 8. Int. Seaweed Sympos., Bangor, 1974.

(8) Kim, Ch. S., 7. Int. Seaweed Sympos., Sapporo, 1971.

(9) Munda, I., Botanica Marina V (1963), Nr. 2–3, 84.

(10) Munda, I., Botanica Marina VI (1964), Nr. 1–2, 158.

(11) Munda, I., Botanica Marina VII (1964), Nr. 1–4, 76.

(12) Baardseth, E., Botanica Marina XIII (1970), Nr. 1, 13.

(13) South, G.R. u. R.D. Hill, Botanica Marina XIV (1971), Nr. 2, 137.

(14) Rossitto, G., 3. Int. Seaweed Sympos., Galway, 1958.

(15) Ferulano, O. u. F. Petraroia, Minerva Medica, Vol. 51 (1960), Nr. 85, 3586–3591.

(16) Galli, T. u. A. Zangara, Minerva Medica (1962).

(17) Claudio, F. u. B. Stendardo, 5. Int. Seaweed Sympos., Halifax, 1965.

(18) Cavi, G. de u. S. Guiseppe, 8. Int. Seaweed Sympos., Bangor, 1974.

(19) Anno, K. u.a., Carbohyd. Res. 13 (1970), 167–169.

(20) Lestang, G. de u. M. Guillet, 8. Int. Seaweed Sympos., Bangor, 1974.

(21) Tanaka, Y. u.a., 8. Int. Seaweed Sympos., Bangor, 1974.

(22) Smith, D.G. u. E.G. Young, J. biol. Chem. 217 (1955), 845.

(23) Stahl, E. u.a., D.A.Z. 115 (1975), Nr. 49.

BIFURCARIA
Cystoseiraceae

B. brassiciformis

Südafrika, Küsten des Kaplandes.
In Südafrika Rohstoff zur Gewinnung von Alginsäure und Alginaten.

Literatur: vgl. Lit.-Verz.

CHORDA
Chordaceae

Ch. filum [L.] Stackh.

Ozeanische Gebiete von der Arktis bis zur französischen Atlantikküste. Nördl. Japan. – Meersaite, Seatwine.
Die Ostseealge wurde auf antimikrobielle Substanzen untersucht (1).
Die Alge enthält Alginsäure und kann als Rohstoff zur Gewinnung von Alginsäure und Alginaten dienen.

In den skandinavischen Ländern wird die Alge während der Wintermonate oft als Viehfutterzusatz benutzt.
Phloroglucin konnte als Bestandteil festgestellt werden, ebenso eine antibiotische Substanz (2).

Literatur: vgl. Lit.-Verz.

(1) Roos, H., Kieler Meeresforsch. XIII (1957), Nr. 1.

(2) Glombitza, K.-W. u.a., Planta medica, 24 (1973), Nr. 4, p. 301.

CLADOSTEPHUS
Cladostephaceae

C. spongiosus [Hudson] C. Ag.

Küsten des Atlantischen Ozeans. – „Wolliger Seequirl".

C. verticillatus [Lightfoot] Lyngbye

Küsten des Nordatlantik und des Mittelmeeres. – „Echter Seequirl".

Die Algen enthalten Phloroglucin und weisen eine antibiotische Wirkung auf (1).

Literatur: vgl. Lit.-Verz.

(1) Glombitza, K.-W. u.a., Planta Medica, 24 (1973), Nr. 4, 301.

COLPOMENIA
Punctariaceae

C. sinuosa [Mert.] Werb. et Sol.

In wärmeren Meeresgebieten weit verbreitet, besonders an den indischen, chinesischen und japanischen Küsten. Rohstoff zur Gewinnung von Alginsäure und Alginaten. Die indische Provenienz enthält ca. 16–17 % Alginsäure.

Literatur: vgl. Lit.-Verz.

CUTLERIA
Cutleriaceae

C. multifida

Der Schleim soll bei Magengeschwüren lindernd wirken.

Literatur: Chapman u.a., vgl. Lit.-Verz.

CYMATHERE

C. triplicata

Küsten von Japan, Pazifikküsten von Nordamerika.
Die Alge enthält Alginsäure, Laminaran und Mannitol. Sie kann für eine industrielle Auswertung in Betracht gezogen werden.
Antimikrobielle Substanzen wurden festgestellt (1), (2), (3).

Literatur: vgl. Lit.-Verz.

(1) McCutcheon, R. u.a., J. Amer. Pharmac. Assoc. Sci. Ed. 38 (1949), 196.

(2) Pratt, R. u.a., J. Amer. Pharmac. Assoc. Sci. Ed. 40 (1951), 575.

(3) Mautner, H.G., Economic Botany 8 (1954), Nr. 2, p. 174.

CYSTOPHYLLUM
Cystoseiraceae

C. hakodatense

Küsten von Japan, Korea, Sachalin und der Kurilen.
Die Alge enthält antimikrobielle Substanzen (1).

C. muricatum

Küsten von Ceylon (Golf von Mannar) und Indien (Ostküste von Madras).
Die Alge enthält ca. 20 % Alginsäure (vgl. *Laminaria*).

Literatur: vgl. Lit.-Verz.

(1) Roos, H., Kieler Meeresforsch. XIII (1957), Nr. 1.

CYSTOSEIRA
Cystoseiraceae

C. barbata J. Ag.

Küsten der Adria und des Schwarzen Meeres.

Die Alge ist ein interessanter Alginat-Rohstoff mit einem hohen Gehalt an Alginsäuren (27–44 %).
Eine aus der Alge gewonnene Substanz zeigte antilipaemische Wirksamkeit (1), (2).

Die lipolytisch wirkende Substanz wurde fraktioniert. Die erste Fraktion zeigte lipolytische, die zweite hypoglykämische Wirkung (3).
Die Aminosäuren wurden untersucht (3).
Weitere Inhaltsstoffe sind 4,5–14 % Mannitol, Laminaran, Ascorbinsäure, Carotin, Vitamin B-Komplex, Jod, äther. Öl, Sterol (4).

Die extrazellulären Stoffwechselprodukte von *C. barbata* aus Kulturmedien wurden untersucht. Einige dieser Produkte zeigten eine hemmende Wirkung auf das Wachstum von *Escherichia coli* und *Staphylococcus aureus,* andere begünstigten das Wachstum z.B. von *Zea mays*-Keimlingen (5).

C. barbata, die in großen Mengen an der Küste des Schwarzen Meeres vorkommt, wird in Rußland auf Alginate ausgewertet. Der Alginsäuregehalt beträgt 38–44 %. Es wird Natriumalginat erzeugt, das vor allem in der russischen Baumwollindustrie, aber auch in anderen Industrien eingesetzt wird (6).

C. fimbriata
Mittelmeerküsten.

Äther. Extrakte zeigen einen ausgeprägten fungiziden Effekt. Der Wirkstoff ist wahrscheinlich eine Phenolverbindung (7).
Wichtigster Inhaltsstoff ist die Alginsäure (4).

C. mediterranea Ag. Sauvageau
Mittelmeerküsten.

Die Alge enthält unter anderem D-Mannuronsäure und L-Guluronsäure.
Alginat-Rohstoff (4).

C. prolifera J. Ag.
Küstengebiete Südostasiens.
Entwicklung und Taxonomie dieser Art wurde untersucht (8).

C. stricta [Mont.] Sauvageau
Mittelmeerküsten.
Die Alge wurde in verschiedener Hinsicht untersucht.
Die Analyse der Kohlenhydrate wie Mannitol, Laminaran, der Alginsäure, Proteine, Aminosäuren, Asche ermöglicht auch die Feststellung der physiologischen Vorgänge in der Alge, wie Zuwachs, Photosynthese, Atmung, Reproduktion.
Wichtigster Inhaltsstoff ist die Alginsäure (4), (9).
Außer den genannten *C.*-Arten wurden auch *C. balearica* und *C. crinita* untersucht. Der wichtigste Inhaltsstoff ist die Alginsäure (4).
Als Rohstoff zur Gewinnung von Alginsäure und Alginaten kann auch *C. abrotanifolia* in Betracht gezogen werden.

Verschiedene *C.*-Arten, wie
C. baccata [Gmelin] Silva
C. granulata C. Agardh.
C. discors C. Agardh.
C. tamariscifolia [Hudson] Papenfuß
enthalten Phloroglucin. Eine antibiotische Wirkung wurde festgestellt (10).

Literatur: vgl. Lit.-Verz.

(1) Güven, K.C. u. E. Atkin, Botanica Marina VII (1964), Nr. 1–4, 1.

(2) Güven, K.C. u.a., Int. Kongr. f. Pharmakognosie u. Phytochemie, 1970, D.A.Z. 110 (1970), Nr. 30.

(3) Güven, K.C. u.a., Arzneim.-Forsch. 24 (1974), Nr. 2, 144–147.

(4)) Güven, K.C. u. N. Bergisadi, Botanica Marina XVI (1973), Nr. 1, 49.

(5) Nasr, A.H. u.a., Botanica Marina XVI (1973), Nr. 4, 177.

(6) D.A.Z. 109 (1969), Nr. 3.

(7) Khaleafa, A.F. u.a., Botanica Marina XVIII (1975), Nr. 3, 163–165.

(8) Johnson, A., Botanica Marina X (1967), Nr. 1–2, 134.

(9) Pellegrini, L. u. M. Pellegrini, Botanica Marina XIV (1971), Nr. 1, 6.

(10) Glombitza, K.-W. u.a., Planta Medica 24 (1973), Nr. 4, 301.

DESMARESTIA

Desmarestiaceae

D. aculeata [L.] Lamour.

Nordatlantikküsten, Westküste von Nordamerika. – Stacheltang.

Bemerkenswert ist der hohe Gehalt an freier Schwefelsäure. Die Alge enthält ferner Citronen- und Bernsteinsäure, Laminaran, Mannitol und antimikrobielle Substanzen (1).

D. viridis

Arktische Gebiete, Nordatlantik.
Die Alge enthält ebenfalls Schwefelsäure. Sie zeigt Hemmwirkungen auf Bakterien. Mannitol wurde nicht gefunden (2).

Literatur: vgl. Lit.-Verz.

(1) Roos, H., Kieler Meeresforsch. XIII (1957), Nr. 1.

(2) Glombitza, K.-W., D.A.Z. 108 (1968), Nr. 25.

DICTYOPTERIS

Dictyotaceae

D. justii

Küsten des Caribischen Meeres.
Antimikrobielle Aktivität gegen *Staphylococcus aureus* und andere Mikroorganismen wurde festgestellt (1), (2).

D. polypodioides
(D. membranacea)
Küsten von Großbritannien und Irland, Mittelmeerküsten.

Die Alge wird in der Volksmedizin der Mittelmeerländer benutzt. Sie ist, wie auch andere *D.*-Arten, eßbar.

Japanische *D.*-Arten wurden eingehend studiert und z.B. das ätherische Öl von *D. divaricata* untersucht.
Die zahlreichen *D.*-Arten der pakistanischen Küsten wurden beschrieben (3).

Literatur: Chapman u.a., vgl. Lit.-Verz.

(1) Burkholder, P.R. u.a., Botanica Marina II (1960), Nr. 1/2, p. 149.

(2) Olesen, P.E. u.a., Botanica Marina VI (1964), Nr. 3/4, p. 224.

(3) Nizamuddin, M. u. S.M. Saifullah, Botanica Marina X (1967), Nr. 1/2, p. 169.

DICTYOTA

Dictyotaceae

D. divaricata

Küsten des Caribischen Meeres.
Eine bei Puerto Rico gesammelte Alge wies antibiotische Aktivität auf (1).

D. barbayresiana
Indien, Ostküste von Madras.
Die Alge enthält 17–18 % Alginsäure (vgl. *Laminaria*).

D. dichotoma [Huds.] Lamour.
Küsten des Atlant. Ozeans, des Mittel-

meeres, des Indischen und Pazifischen Ozeans.
Die Alge enthält Phloroglucin. Antibiotische Wirkung wurde festgestellt (2).

D.-Arten
Südostasien.
Verschiedene Arten werden für Nahrungszwecke in „algal gardens" kultiviert.
Japanische Arten enthalten Alginsäure.

Literatur: vgl. Lit.-Verz.

(1) Almodovar, L.R., Botanica Marina VI (1964), Nr. 1/2, p. 143.

(2) Glombitza, K.-W. u.a., Planta medica 24 (1973), Nr. 4, p. 301.

DURVILLEA

Durvilleaceae

D. antarctica [Chamisso] Hariot
(*D. utilis* Bory)

Küsten von Australien und Neuseeland, subantarktische Gebiete, Chile. – Bull Kelp.
Rohstoff zur Gewinnung von Alginsäure und Alginaten. Der Alginsäuregehalt beträgt ca. 30 %.
Teile der Alge werden in Chile als Cochayugo gegessen.
Sie wird auf Neuseeland als Vermifugum und gegen Scabies benutzt.
Über Vorkommen, Verbreitung und Erntemethoden wurde berichtet (1), (2), (3), (4).

Literatur: Chapman u.a., vgl. Lit.-Verz.

(1) South, G.R. u. C.H. Hay, 8. Int. Seaweed Sympos., Bangor, 1974.

(2) Hay, C.H. u. G.R. South, 8. Int. Seaweed Sympos., Bangor, 1974.

(3) Nizamuddin, M., Botanica Marina XI (1968), Nr. 1–4, 115.

(4) Kim, Dong Ho., Botanica Marina XIII (1970), Nr. 2, 140.

ECKLONIA

Alariaceae

E. maxima [Osbeck] Papenf.
(*E. buccinalis*)

Westküste von Südafrika, in großen Mengen vorkommend. Küsten von Australien, Tasmanien, Neuseeland.

Bamboo Seaweed, Seebambus.

Die Alge ist ein wichtiger Rohstoff zur Gewinnung von Alginsäure, Alginaten, Laminaran und Kelp-Produkten (vgl. *Laminaria*).
Der Alginsäuregehalt beträgt 35–38 %.
Der Gehalt an Laminaran ist beträchtlich.

E. bicyclis [Kjellm.] Setch.
Küsten von Japan.

Industriell zur Kaliumsalz- und Jodgewinnung. Wichtiger Rohstoff zur Fabrikation von Natriumalginat.

E. radiata
Küsten von Südafrika, Australien, Neuseeland.

Die Alge enthält Alginsäure, Laminaran, Mannitol.

In Südafrika wird *E. radiata* zusammen mit anderen Algen für Futterzwecke verwendet.

E. cava
Küsten von Japan.

Der Jodgehalt beträgt 0,25 %.

Rohstoff der japanischen Kelpindustrie, bes. zur Gewinnung von Jod und Jodsalzen.
Die Alge enthält Biotin und Laminin

(Aminosäure). Die Pharmakologie des Laminins wurde studiert. Es wirkt bei Hypertonie.

E.-Arten
Eine Anzahl weiterer *E.*-Arten wird ebenfalls industriell oder für Futterzwecke ausgewertet.

Literatur: Okazaki, Tokida u. Hirose u.a., vgl. Lit.-Verz.

ECTOCARPUS

Ectocarpaceae

E. siliculosus [Dillw.] Lyngb.

Küsten der Ostsee, des nördlichen Atlantik und des Mittelmeeres.
Antimikrobielle Substanzen wurden als Inhaltsstoffe festgestellt (1).
Es wurde beobachtet, daß *Ectocarpus* an Schiffskörpern resistent gegen Kupfer und Quecksilber aus Schiffsfarben – anstrichen wird, wie z.B. Insekten gegen DDT.

Das könnte eine Erklärung dafür sein, daß in manchen Fällen die Farbanstriche keinen vollen Schutz gegen negative Einflüsse bilden, da die Algen die Metallverbindungen aufnehmen (2), (3).
Die Locksubstanz der weiblichen Gameten konnte isoliert und die Struktur des ersten Algengamons, des Sirenin, aufgeklärt werden (4).

Literatur: vgl. Lit.-Verz.

(1) Roos, H., Kieler Meeresforsch. XIII (1957), Nr. 1.

(2) Russel, G. u. O.P. Morris, Nature 228 (1970), 288–289, W.F.A. 22 (1971), Nr. 2, 47.

(3) Newell, J., Puntal, Alicante, Nr. 202 (1971), 15–16, W.F.A. 22 (1971), Nr. 2, 47.

(4) Müller, D.G. u.a., Science [Washington] 171 (1971), 815, Chem. Ztg. (1971), Nr. 12.

EGREGIA

Alariaceae

E. menziesii [Turn.] Aresch.

Westküste von Nordamerika. – Feather-Boa Kelp, Ribbon Kelp.
Getrocknete Algen enthalten 18–20 % Alginsäure, ferner Laminaran und Mannitol.
Der Gehalt an Nitrat- und Phosphatverbindungen ist beträchtlich.
Extrakte der Alge haben eine antibiotische Wirkung (1).

Die Wachstumsraten von *Egregia* wurden untersucht (2).
Die Alge soll im Tierversuch auf Mäuse giftig wirken. Dieser Gesichtspunkt sollte Beachtung finden (Chapman).

E. laevigata
Küste von Californien. Die getrocknete Alge enthält 18–20 % Alginsäure und wird zur Gewinnung von Alginsäure und Alginaten ausgewertet.

Literatur: Chapman u.a., vgl. Lit.-Verz.

(1) Pratt, R. u.a., J. Am. Pharm. Ass. 40 (1951), 575–579.

(2) Widdowson, Th. B., 7. Int. Seaweed Sympos., Sapporo, 1971.

EISENIA

Alariaceae

E. bicyclis [Kjellm.] Setch.

Küsten von Japan.

Die Alge „Arame" wird in Japan zur Kaliumsalz- und Jodgewinnung herangezogen. Sie enthält 0,3 % in der frischen

Alge. Wichtiger Alginsäure-Rohstoff, „Arame" wird in Suppen und mit Soyasauce auch für Nahrungszwecke verwendet.
Der Gehalt an Laminaran und Mannitol wurde untersucht (1), (2).

Sie enthalt die Aminosäure Laminin mit blutdrucksenkender Wirkung. Die hochmolekulare Gewichtsfraktion eines wäßrigen Alkoholauszuges von *E. bicyclis* wurde auf ihre entzündungshemmende und Anticurare-Wirkung hin untersucht. Die entzündungshemmende Komponente scheint ein laminarinartiges Polymer zu sein.
Eine Verbindung, die entzündungshemmende und Anticurare-Wirkung zeigt, wurde als komplexes Polymer beschrieben (3).

Literatur: Okazaki, Tokida u. Hirose u.a., vgl. Lit.-Verz.

(1) Yamaguchi, T. u.a., Plant and Cell Physiol. 7 (1966), 217–229.

(2) Yamaguchi, T. u.a., Plant and Cell Physiol. 10 (1969), 425–440.

(3) Zelenski, S.G. u. L.R. Worthen, Botanica Marina XVII (1974), Nr. 4, p. 191–195.

FUCUS

Fucaceae

F. vesiculosus L.
(*F. quercus marina* Gmel.)

Küsten des nördlichen Atlantischen und Pazifischen Ozeans, an den Küsten der Ostsee, oft in großen Beständen in der Uferzone vorkommend. An der Küste des Weißen Meeres.
Blasentang, Schweinetang, Bladder Wrack, Varech vesiculeux.

Man unterscheidet verschiedene Formen der Alge.
Über die *Fucus*-Arten wurden zahlreiche Arbeiten publiziert (vgl. Marine Algae).

Inhaltsstoffe: 18–28 % Alginsäure, Mannitol, Mannitolglucopyranoside, bis 60 % Fucoidan, das bei der Hydrolyse bis 40 % Fucose liefert, Fucosterin, Laminaran, Trehalose, Glucose, Fructose, Sucrose.
Die Proteine und Aminosäuren wurden untersucht, ebenso der Gehalt an Carotin und Carotinoiden. Vitamin C. In frischen Thalli kommen Violaxanthin und Lutein vor. Beim Trocknungsprozeß oder bei der Lagerung wird das Violaxanthin in Zeaxanthin umgewandelt, Fucoxanthin (1). Mineralsalze, Spurenelemente. Der Jodgehalt beträgt 0,03–0,1–0,2 %. Der Gehalt an freiem und proteingebundenem Jod wurde untersucht (21). Der Bromgehalt beträgt 0,015 % (2).
Ätherisches Öl, Fettsäuren, antimikrobielle Substanzen, Phloroglucin, Phlorotannine (3), (4), (5), (6), (19), (20).

In *F.*-Arten wurde Dijodtyrosin nachgewiesen (7).
Der Tocopherol-Gehalt wurde untersucht (8), sowie 2 Polyolefine isoliert (9).
Die Phospho-, Glyco- und Sulfolipide wurden bestimmt (10).

Die Inhaltsstoffe sind zahlreichen Schwankungen unterworfen, die auf entwicklungsphysiologische und Standortfaktoren zurückzuführen sind (11).
Die Inhaltsstoffe wurden bei Kulturversuchen bestimmt (12), (13).
Die Schwankungen im Alginsäuregehalt wurden in Abhängigkeit von den Wellenbewegungen und der Tiefe des Vorkommens untersucht (14).

Verwendung: Die arzneiliche Wirkung beruht im wesentlichen auf dem Jodgehalt. Bestandteil von Entfettungs- und Schlankheitspräparaten. In der Volksheilkunde bei Fettleibigkeit, Struma, Basedow (Nebenwirkungen!). Die Wirkung bei Arteriosklerose ist umstritten.
In der Homöopathie bei Adipositas, Struma, Hyperthyreose. Meist in Form pharmazeutischer Präparate oder der Tinktur verordnet (15). Zur Gewinnung von Alginsäure, Alginaten und Fucoidan. Als Algenmehl (vgl. *Ascophyllum nodosum*) Futtermittelzusatz.

Fucus-Extrakte werden bei der Entwicklung von Duftstoffen (Fougère, Lavender) eingesetzt (16).

Fucus vesiculosus tostus
Aethiops vegetabilis, Kelp- oder Tangkohle wurde besonders in früheren Zeiten gegen Skrofulose und Kropf benutzt.

F. ceranoides
Diese Art wächst vielfach im Brackwasser oder nahe Flußmündungen. Bei Algen in der Danziger Bucht wurden 21–29 % Alginsäure festgestellt.

F. esculentus
Russische Küstengebiete. – Meerkohl. Die Alge wird bestimmten Süßwaren beigegeben, die als Prophylaktikum gegen die Entwicklung von Sklerose oder bei Störungen der Schilddrüsenfunktion gegeben werden. Die Höhe der Beimengung ist vom Jodgehalt der Alge abhängig (17).

F. evanescens
Küsten von Japan (Hokkaido), Kurilen, Sachalin, Küsten des Ochotskischen Meeres und an den Küsten von Alaska bis Oregon und an der canadischen Atlantikküste. Man unterscheidet mehr als 25 Formen, in großen Mengen, auch treibend, vorkommend.

F. serratus
Küsten des nördlichen Atlantik, vielfach in dichten Beständen. Sägetang, Serrated Wrack.

Inhaltsstoffe: Alginsäure, Laminaran (bis 20 %), Mannitol, Fucose, Ascorbinsäure und weitere Vitamine.

Mineralstoffe und Spurenelemente, u.a. 0,2 % Jod.
Antimikrobielle Substanzen (3), (18).

Die Inhaltsstoffe verschiedener Provenienzen wurden von einer Reihe von Autoren untersucht, auch im Hinblick auf die jahreszeitlichen Schwankungen.

Verwendung: Die Verwendung entspricht weitgehend der von *F. vesiculosus.*
Rohstoff zur Fabrikation von Alginsäure, Alginaten, Laminaran.

F. spiralis
(F. platycarpus)
Küsten der Nordsee und des Atlantik. Die Inhaltsstoffe wurden analysiert. Mannitol, Fucoidan, Vitamine, Phloroglucin wurden nachgewiesen (4), (5).

F. virsoides [Don.] J. Ag.
Felslitoral der Adria. Trockengewicht, Aschegehalt, Proteine, Mannitol- und Alginsäuregehalt, Fette und anorganische Bestandteile wurden untersucht (18).

Eine Anzahl weiterer *F.*-Arten wurde ebenfalls untersucht und hinsichtlich der Möglichkeiten einer Auswertung geprüft.

Literatur: Braun, Chapman, Hager, IV., Hörhammer, Steinegger-Hänsel u.a., vgl. Lit.-Verz.

(1) Bonnett, R. u.a., Proc. chem. Soc. [London] (1964), 419.

(2) Smith, D.G. u. E.G. Young, The Journal of Biological Chemistry, Vol. 205, No. 2, Dec. (1953).

(3) Roos, H., Kieler Meeresforsch. XIII (1957), Nr. 1.

(4) Glombitza, K.-W., D.A.Z. 108 (1968), Nr. 25.

(5) Glombitza, K.-W. u.a., Planta medica 24 (1973), Nr. 4, 301.

(6) Glombitza, K. W., 23. Vortrags-Tagung Ges. f. Arzneipfl.-Forsch., Groningen, 1975.

(7) Pohloudek-Fabini, R. u. H.A. Katterbach, Pharmazie 20 (1965), 176.

(8) Jensen, A., Journal of the Science of Food and Agriculture, 20 (1969), Nr. 8, 449–58. WLD Fish., Abstr., 21 (1970), Nr. 2, 47.

(9) Halsall, T.G. u. J.R. Hills, Chemical Commun. (1971), 9, 448–449 Zbl. Pharm. 111 (1972), Nr. 3, 6.

(10) Pham Quang, L. u. M.H. Laur, Botanica Marina XVIII (1975), 2, 105–113.

(11) Vreeland, V., 8. Int. Seaweed Sympos., Bangor, 1974.

(12) Munda, I., Botanica Marina V (1963), Nr. 2–3, 84.

(13) Munda, I., Botanica Marina VI (1964), Nr. 1–2, 158.

(14) Bérard-Therriault, L. u. A. Cardinal, Botanica Marina XVI (1973), Nr. 2, 96.

(15) Vevera, E., D.A.Z. 99 (1959), Nr. 10.

(16) Trabaud, L., Manufacturing Chemist 33 (1962), Nr. 11.

(17) Litvinov, V.S., Nahrung 6 (1962), Nr. 4, Beiheft 50.

(18) Zavodnik, N., Botanica Marina XVI (1973), Nr. 3, 155.

(19) Smith, D.G. u. E.G. Young, J. biol. Chem., 217 (1955), 845.

(20) Lindberg, B., Acta Chem. Scand. 7 (1953), 1119–1122.

(21) Stahl, E. u.a., D.A.Z. 115 (1975), Nr. 49.

GLOSSOPHORA

Dictyotaceae

G. kunthii

Küsten von Neuseeland, Chatham Islands, Chile, Peru, Juan Fernandez. Besonders an der Küste von Peru kommt sie in großen Mengen vor. Rohstoff zur Gewinnung von Alginsäure und Alginaten. Der Alginsäuregehalt beträgt ca. 25 %.

Literatur: vgl. Lit.-Verz.

HALOPTERIS

Stypocualaceae

H. scoparia

Mittelmeergebiete.

Äther. Extrakte zeigen einen ausgesprochen fungiziden Effekt. Der Wirkstoff ist wahrscheinlich eine Phenolverbindung (1).

Literatur: vgl. Lit.-Verz.

(1) Khaleafa, A.F. u.a., Botanica Marina XVIII (1975), Nr. 3, p. 163–165.

HALIDRYS

H. siliquosa [L.] Lyngb.

Küsten des nördlichen Atlantischen Ozeans. – Meereiche, Schotentang, Sea-Oak.

Die Alge enthält Alginsäure und kann als Rohstoff in Betracht gezogen werden.
Antibiotische Aktivität wurde festgestellt (1), (2), (3), (4), (5).

Die phenolischen Substanzen wurden untersucht. *H. siliquosa* enthält 5,7 % bez. auf das Trockengewicht. Es handelt sich um Trifuhalol, Bifuhalol, Hexaphenylpentaäther, Tetraphenyltriäther. Die gerbstoffartigen Polyphenole werden als Phlorotannine bezeichnet (6), (7).

Literatur: vgl. Lit.-Verz.

(1) Chesters, C.G.C. u. J.A. Stott, 2. Int. Seaweed Sympos., Trondheim, 1955.

(2) Stott, J.A., Inst. of Seaweed Research, Ann. Rep. 1956.

(3) ibid. 1957.

(4) ibid. 1958.

(5) Glombitza, K.-W., D.A.Z. 108 (1968), Nr. 25.

(6) Glombitza, K.-W. u. E. Sattler, Tetrahedron Lett., 1973, 4277.

(7) Sattler, E., Inaugural-Dissertation, Rheinische Friedrich-Wilhelms-Universität, Bonn, 1974.

HEDOPHYLLUM

Laminariaceae

H. sessile [Ag.] Setch.

Pazifikküste von Nordamerika, Vancouver Island.

Die Alge enthält Alginsäure, Laminaran und Mannitol in auswertbaren Mengen. Das Problem der Kultivierung wird untersucht.

Literatur: vgl. Lit.-Verz.

HETEROCHORDARIA

H. abietina [Rupr.] Setch. et Gardn.

Küsten des nördlichen Japan, der Kurilen, Sibiriens, Sachalins, der Aleuten und Alaskas.
Die Alge enthält 22,4 % Rohprotein und 46,5 % Zucker. Sie wird für Nahrungszwecke ausgewertet.
Eine ausführliche chemische Analyse wurde von Johnston auf dem 7. Int. Seaweed Sympos. 1971 in Sapporo gebracht.

Die Alge enthält die Aminosäure Laminin, die bei Hypertonie wirksam sein soll (1).

Literatur: vgl. Lit.-Verz.

(1) Takemoto, T., Japan Medical Gazette 3 (1966), Nr. 5, 5.

HIMANTHALIA

Himanthaliaceae

H. elongata S.F. Gray
(*H. lorea* [L.] Lyngb.)

Küsten des Atlantischen Ozeans von Norwegen bis Spanien, Küsten von Irland. – Riementang, Button Weed.
Die Alge wurde früher in der Kelp-Industrie verwendet.
Der Alginsäuregehalt beträgt 35–38 %.
Die Alge kann als Rohstoff ausgewertet werden, wenn sie in genügenden Mengen vorkommt.
Die chemische Zusammensetzung wurde untersucht, u.a. wurde Phloroglucin als Bestandteil festgestellt (1).

Literatur: vgl. Lit.-Verz.

(1) Glombitza, K.-W. u.a., Planta medica 24 (1973), Nr. 4, 301.

HIZIKIA

H. fusiforme [Harvey] Okamura

Küsten von Japan und Südkorea. – Hijiki.
Die Alge ist eßbar und wird als Gemüse benutzt. Zusammensetzung: 6–7 % Rohprotein, ca. 35 % Zucker, Provitamin A, Vitamin B_1, B_2, Niacin, ferner enthält die Alge einen ziemlich hohen Gehalt an Arginin (1). Wichtiges Nahrungsmittel in Japan.

Literatur: Okazaki, Tokida u. Hirose u.a., vgl. Lit.-Verz.

(1) Ito, K.u.a., Bull. Japan. Soc. of Scient. Fish. 32 (1966), Nr. 9, p. 727–729, W.F.A. 18 (1967), Nr. 3.

HYDROCLATHRUS

Punctariaceae

H. clathratus [Bory ex C.A. Agardh] Howe
(H. cancellatus)

Küsten des Roten Meeres, des Indischen Ozeans, Indonesiens, Ostasiens, Australiens.
Der Alginsäuregehalt der indischen Provenienz beträgt ca. 16 %.
Die Alge enthält u.a. Folsäure. Sie wird auf Hawaii gegessen.

Literatur: Tokida u. Hirose, u.a., vgl. Lit.-Verz.

ISHIGE

I. okamurai Yendo

Mittlere bis südliche Küsten Japans.

Das Laminaran der Alge wurde untersucht (1), ebenso die Alginate und ihre Biosynthese (2), (3).

Literatur: vgl. Lit.-Verz.

(1) Maeda, M. u. K. Nisizawa, Carbohyd. Res. 7 (1968), 97–99.
(2) Fujibayashi, S. u.a., The J. of Biochemistry 67 (1970), Nr. 1.
(3) Abe, K. u.a., Botanica Marina XVI (1973), Nr. 4, 229.

LAMINARIA

Laminariaceae

L. hyperborea [Gunn.] Foslie
(*L. cloustoni* Edm)
In der Literatur werden zahlreiche weitere Synonyme aufgeführt.

Nordseeküsten von Norwegen bis Frankreich, an der irischen und schottischen Küste, an der Atlantikküste, der Iberischen Halbinsel, Canadas, Grönlands, Islands. – Palmentang, Tangle, Talipenn. –
Es werden verschiedene Formen unterschieden.

Über Wachstum, Atmung, Ernährung, den Lebenszyklus, Reproduktion, jahreszeitliche Schwankungen, Dichte des Vorkommens, Erntezeiten, Erntemethoden und Trocknung wurde berichtet (1), (2), (3), (4), (5), (6), (7), (8), (9) (vgl. auch Marine Algae).
Die Möglichkeiten der Kultivierung von *L. hyperborea* wurden untersucht (10).

Inhaltsstoffe: Die chemische Zusammensetzung wurde eingehend untersucht. Sie ist z.T. beträchtlichen Schwankungen unterworfen.

Der Gehalt an Alginsäure differiert in den Blatteilen und Stengeln je nach der Jahreszeit.

Blätter enthalten im Frühjahr ca. 30 % des Trockengewichtes, im Herbst ca. 20 %.
Stiele weisen die jahreszeitlichen Schwankungen kaum auf. Der Gehalt beträgt 30–37 %.
Nach anderen Angaben beträgt der Gehalt 8–10 % in den Blättern, 19–23 % in den Stielen.
Es handelt sich hier offenbar um eine Frage der Provenienz.
Der Gehalt an Eiweiß, Alginsäure, Jod und Asche wurde bei den Stielen im peripheren Gewebe, in der äußeren und inneren Rindenschicht und in der Medulla bestimmt. Das periphere Gewebe enthält beträchtlich mehr Jod und Eiweiß, aber weniger Alginsäure und Asche, als der übrige Stiel (11).

Laminaran, im Juni 0 % im September 18 %–36 %. Das Laminaran aus dem *L. hyperborea*-Laubteil ist in kaltem Wasser unlöslich, während das Laminaran aus *L. digitata* und anderen *L.*-Arten löslich ist. Es enthält einen Anteil von 2–3 % Mannitol (12).

Protein, im Januar 12–15 %, im August 9 %. Freie Aminosäuren, u.a. Alanin, Asparaginsäure, Glutaminsäure wurden festgestellt.

Mannitol, im Mai 5 %, im Juli 18 %. Der Mannitolgehalt ist abhängig von der Tiefe, er schwankt von 18 % bei 3/4 m bis 36 % bei 6 m.
Beim Laminaran ist es umgekehrt. Der Gehalt sinkt bei gleichen Tiefenverhältnissen von 23 % auf 14 % ab.

Weitere Inhaltsstoffe sind Fucoidan, Glucose, Fructose, Laminitol, Laminaribiose, Laminarotriose, Mannitol-Glucosid-Verbindungen.
Vitamine: Vitamin A in Form des Provitamins β-Carotin, Niacin, Vitamin B_1, B_2, Folsäure, Vitamin E.
Pigmente: Chlorophyll a und b, β-Carotin, Fucoxanthin, 0,5–1,5 % Fett, ca. 0,1 % Fucosterol, Auxine (1), (71).

Mineralische Bestandteile: J, K, Na, Ca, Mg, Fe, SO_4, PO_4, Cl, Br, Cu, Zn (nach Jensen), ferner folgende Spurenelemente: Ag, As, Ba, Co, Cr, Li, Mn, Mo, Ni, Pb, Rb, Sb, Se, Sn, Sr, Ti, V.

Auch die mineralischen Bestandteile sind jahreszeitlichen Schwankungen unterworfen (1).

Verwendung: Stipites Laminariae bestehen aus bearbeiteten, getrockneten Stielen. Sie wurden früher in der Chirurgie und Gynäkologie als Quellstifte verwendet.

Wichtiger Rohstoff zur Gewinnung von Alginsäure und Alginaten.

Bestandteil von Algenmehlen für Futterzwecke (13).

Früher zur Herstellung von Kelp-Produkten, heute noch in verschiedenen Gebieten zur Jodgewinnung.

L. digitata [Huds.] Lamour.
(*L. flexicaulis* Le Jolis)
In der Literatur werden zahlreiche weitere Synonyme aufgeführt.
Küsten des nördlichen Atlantik und des pazifischen Ozeans, oft in großen Beständen. – Fingertang, Horsetail Kelp, Anguiller, Tali.
Man unterscheidet verschiedene Varietäten und Formen.

An der irischen Küste unterscheidet man *L. digitata* var. *typica* und *L. digitata* var. *stenophylla*.
In der amerikanischen Literatur wird eine *L. stenophylla* mit einem Alginsäuregehalt von ca. 40 % erwähnt. Die Identität mit der *L. digitata* var. *stenophylla* ist nicht gesichert.

Über den Lebenszyklus, Wachstum, Dichte des Vorkommens, Reproduktion, Erntezeiten und Erntemethoden, Trocknung liegen zahlreiche Arbeiten vor (14) (vgl. auch Marine Algae).

Inhaltsstoffe: Alginsäure (15–40 % des Trockengewichtes). Der Gehalt differiert in den einzelnen Pflanzenteilen (Blätter, Stiele). Er ist abhängig von der Provenienz. Die jahreszeitlichen Schwankungen sind geringer als bei Laminaran und Mannitol.

Laminaran: Der Gehalt schwankt je nach Jahreszeit, Herkunft und Pflanzenteil. Bei norwegischer Ware wurden im April 0 %, im September 18 % festgestellt. Bezogen auf die ganze Alge, die in Küstennähe wächst, wurden von anderen Autoren im April 2 %, im Juli 21 % festgestellt.

Mannitol (0 % im Januar, 28,9 % im Juni). Der Gehalt ist erheblichen jahreszeitlichen Schwankungen unterworfen. Der höchste Gehalt wurde im Sommer festgestellt. Er differiert in den verschiedenen Pflanzenteilen.

Fucoidan mit Fucose, Arabinose, D-Galaktose, Xylose, Mannose, Fructose. – Die Proteine und Aminosäuren wurden untersucht. Der Eiweißgehalt beträgt im März 12 %, im August 5 %.

Antimikrobielle Substanzen wurden nachgewiesen (15), (16), (17).

Lipide: Fucosterol, Cholesterol, Saringosterol, Methylen-Cholesterol.

Pigmente: Chlorophyll a und c, β-Carotin, Xanthophylle (u.a. Fucoxanthin, Neofucoxanthin).

Vitamine: B_{12}, Tocopherol (Vitamin E), Biotin, Nicotinsäure.

Indolessigsäure, Kinetin.

Mineralische Bestandteile.
Der Gesamtgehalt schwankt je nach Herkunft und Jahreszeit zwischen 19–42,5 % des Trockengewichtes (14).

Verwendung: Wichtiger Rohstoff zur Gewinnung von Alginsäure und Alginaten, Mannitol und Laminaran (vgl. dort).

L. saccharina [L.] Lamour.
An den Küsten des nördlichen Eismeeres, des nördlichen atlantischen und pazifischen Ozeans. An den Nordseeküsten zusammen mit anderen Laminarien, oft in großen Bestanden.
Verschiedene Formen kommen auch an den Küsten von Sachalin, des Ochotskischen und des Japanischen Meeres vor. –
Zuckertang, Sugar Wrack, Broadleaf Kelp.

Inhaltsstoffe: Auch bei *L. saccharina* ist der Gehalt an den wichtigsten Inhaltsstoffen von jahreszeitlichen Schwankungen abhängig.
Der Gehalt an Alginsäure beträgt 15–35 % des Trockengewichtes.

Das Laminaran aus *L. saccharina* unterscheidet sich von dem aus *L. hyperborea* (18).
Mannitol bis ca. 20 %. Fucose bis ca. 4 %.

In der russischen Provenienz (fernöstliche und nördliche Küsten der UdSSR) wurden 2,7–3 % Jod, bis 0,09 % Brom, Kupfer, Kobalt, Vitamin B_1, B_2 und B_{12} Vitamin C und Pantothensäure festgestellt.

Verwendung: Wichtiger Rohstoff zur Gewinnung von Alginsäure und Alginaten.
Bestandteil von Algenmehlen für Futterzwecke.
Laminaria-Pulver wird in Rußland bei

chronischer Verstopfung, bei Kropf und zur Prophylaxe bei Arteriosklerose angewandt, in Indien bei Kropf.

Die *L. saccharina* der ostasiatischen Küsten ist sehr formenreich. Tokida beschreibt
L. saccharina f. *linearis*
L. saccharina f. *bullata*
L. saccharina f. *membranacea*

Die Algen nehmen in der japanischen Kombu-Herstellung einen wichtigen Platz ein.

Eine ganze Anzahl von *L.*-Arten der ostasiatischen Küsten sind von beträchtlicher wirtschaftlicher Bedeutung.

L. angustata Kjellman
Küsten von Hokkaido und Hidaka, westliches Honshû (19).

Die Alge enthält die 1964 entdeckte Aminosäure Laminin (20), (21).
Weitere Aminosäuren sind L-Lysin, L-Arginin, Äthanolamin, Cholin, Glutaminsäure, Asparaginsäure, Alanin, Prolin (20), (22), (23).
Rohstoff für die Herstellung von Alginsäure und Alginaten. Zur Herstellung von Schnitzel-Kombu, der auch in beträchtlichen Mengen nach China exportiert wird.
Die Alge hat einen hohen Jodgehalt.
Frische Algen enthalten ca. 0,23 %. Der Extrakt enthält antimikrobielle Substanzen (16).

Die für die Ernährung wichtigen Salze wurden untersucht: N 1,07 g%,
Fett 1,60 g%, Ca 850 mg%, P 180 mg%,
Fe 10 mg%, K 3,3–4,9 g%.
Der Gehalt an Rohprotein beträgt
9,71 g% vom Trockengewicht (24).

Laminaria-Extrakte zeigen bei Patienten mit Arteriosklerose und erhöhtem Blutdruck günstige Wirkungen (25).

L. diabolica Miyabe
Küsten von Hokkaido, Sachalin und der Kurilen. Man unterscheidet f. *genuina* und f. *longipes*. Letztere kommt auch an der sibirischen Küste des japanischen Meeres vor.
Die Alge wird zur Herstellung von Kombu verwendet.
Rohstoff zur Jodgewinnung.

L. japonica Aresch.
Küsten von Japan (Hokkaido, von Muroran bis Kikonai), Korea, Küsten von Sibirien, China.
Die Alge ist von großer wirtschaftlicher Bedeutung und wird in steigendem Maße kultiviert. Fragen des Wachstums, der Fortpflanzung, der Ernte, der Kultivierung und der Düngung der Kulturen wurden untersucht.

Bestandteile: 17,1–32 % Alginsäure,
8,4–28,48 % Mannitol.

Für eine chinesische Provenienz werden folgende Bestandteile angegeben.
Carotin 0,57 mg/100 g getr. Alge,
Thiamin 0,09 mg/100 g getr. Alge,
Riboflavin 0,36 mg/100 g getr. Alge,
Niacin 1,60 mg/100 g getr. Alge,
Protein 8,20 mg/100 g getr. Alge,
Fett 0,10 mg/100 g getr. Alge,
Kohlenhydrate 57,00 mg/100 g getr. Alge, Anorgan. Salze 12,90 mg/100 g getr. Alge, Calcium 1,18 mg/100 g getr. Alge, Eisen 0,15 mg/100 g getr. Alge,
Phosphor 0,22 mg/100 g getr. Alge,
Jod 0,3–1,00 mg/100 g getr. Alge (26).

Der Gehalt an Glucose und Fucose wurde untersucht.
Die Veränderungen der Inhaltsstoffe während des Trocknungs- oder Fermentationsprozesses wurden untersucht.

Verwendung: Zur Herstellung von Kombu-Produkten und aufgrund des hohen Zuckergehaltes zu Süßigkeiten.

In China wird *L. japonica* als Medizinaldroge bei Schilddrüsenerkrankungen benutzt.
Zur Fabrikation von Alginsäure und Alginaten. Das Natrium-Alginat wird zu medizinischen Salben, zu plastischen Massen in der Zahnheilkunde sowie als Emulgator und Stabilisator benutzt.
Das Mannitol wird für Medien in der Bakterienkultur eingesetzt.

In Rußland wird *L. japonica* auf Jod ausgewertet.

Außer *L. japonica* Aresch. wird auch *L. japonica* var. *ochotensis* kultiviert, um das Aufkommen zu steigern.
2jährige Laminarien sind von besonders guter Qualität und haben einen guten Proteingehalt (27).

Chapman erwähnt eine *L. bracteata* der chinesischen Küsten, bei der es sich nach Ansicht des Autors aber vielleicht auch um *L. japonica* handelt.
Eine viskose Zubereitung wird in China bei Menstruationsstörungen benutzt.

L. longipedalis Okam.
Küsten von Japan (Hokkaido, Kushiro-Provinz).
Die Alge wird zur Herstellung von Kombu-Produkten verwendet, die von Japan nach Thaiwan, Hongkong, China, Vietnam und anderen Ländern exportiert wird.
Zur Fabrikation von Alginsäure und Alginaten.

L. longissima
Küsten von Japan und der Kurilen.
Die Alge hat einen hohen Salzgehalt.
Rohstoff zur Gewinnung von Alginsäure und Alginaten.
Die frische Alge enthält ca. 0,24 % Jod, sie wird zur Jodgewinnung ausgewertet.

L. ochotensis Miyabe
Küsten von Hokkaido am Japanischen Meer, an den Küsten des Ochotskischen Meeres, Küste von Sachalin, Korea, China.
Die Aminosäuren wurden untersucht, es wurden Glutaminsäure, Asparaginsäure, Prolin, Cystin, Tryptophan und andere festgestellt (28).

Die Alge ist einer der wichtigsten Kombu-Rohstoffe. Die Teshio-Provenienz hat einen besonders hohen Zuckergehalt.
Zur Gewinnung von Alginsäure und Alginaten.

L. religiosa Miyabe
Küsten von Hokkaido und Honshû.
Kombu-Rohstoff von sehr guter Qualität.
Zur Gewinnung von Jod. Die frische Alge enthält 0,16 %.
Weitere Inhaltsstoffe: N 0,96 g%, Fett 0,30 g%, Ca 1200 mg%, P 280 mg%, Fe 10 mg%, K 2,9–6,7 g%, Rohprotein 12,12 g% (24).
Über die japanischen Laminarien wurden zahlreiche Arbeiten publiziert.
Über Wachstum, Vermehrung, Entwicklung und Kultivierung wurde berichtet.
Laminarien werden auch an den chinesischen Küsten kultiviert.
Der Vitamin A-Gehalt verschiedener Laminarien entspricht dem von Kabeljau-Lebertran.
Die Sterole und ätherischen Öle wurden untersucht.
L. cichorioides Miyabe und *L. yezoensis* Miyabe enthalten die Aminosäure Laminin (21).

Weitere japanische *L.*-Arten werden nur in begrenztem Umfang geerntet, weil sie in kleinen Mengen vorkommen oder von geringerem Wert sind, z.B.
L. cichorioides Miyabe

L. coriacea Miyabe
L. cuneifolia J. Ag.
L. dentigera Kjellm.
L. fragilis Miyabe
L. longipes Bory
L. yendoana Miyabe.

Eine Anzahl weiterer *L.*-Arten wurden von verschiedenen Autoren untersucht.

An der Pazifikküste von Nordamerika (Alaska bis Mexico) wurden ungefähr 40 Arten festgestellt (29).
Die wichtigsten sind *L. andersonii, L. bullata,*

L. agardhii Kjellm.
Atlantikküste der USA und Kanadas.
Eine Anzahl von Vitaminen, u.a. B_{12}, Niacin und Pantothensäure wurden nachgewiesen. Die Eigenschaften des Natriumalginats aus der Alge wurden untersucht.
Die Tannine sind bei niedrigen Konzentrationen in der Lage, fäulniserregende Meeresorganismen zu vernichten (30).

L. andersonii
Küste von Californien, meist unter den *Macrocystis*-Beständen.
Die Alge enthält 14–24 % Alginsäure.
Der Jodgehalt wird mit 0,6 % angegeben.

L. bullata
Pazifikküste von Nordamerika (Vancouver Island).
Jodgehalt ca. 0,4 %.

L. ochroleuca La Pylaie
Küsten von Großbritannien, Frankreich, Marokko.

Der Gehalt an Alginsäure beträgt ca. 36–37 %, an Mannitol ca. 21–22 %, an Laminaran ca. 20 %.
Die Alge enthält Phloroglucin (31).

L. pallida [Grev.] J. Ag.
Küsten von Südafrika (Kapland). Die Alge kommt in großen Mengen vor, ist aber schwierig zu ernten.
Die Inhaltsstoffe Alginsäure, Mannitol usw. wurden untersucht.

Alginsäure und **Alginate**
Alginsäure ist ein saurer Membranschleim zahlreicher Braunalgen.
Alginate sind Salze der Alginsäure.
Algin wird als Sammelbegriff für Alginsäure, Alginate und Alginsäurederivate aber auch als Handelsbezeichnung für Natrium-Alginat benutzt.

Rohstoffe zur Gewinnung der Alginsäure und Alginate sind eine große Anzahl von Braunalgen, insbesondere *Laminaria*-Arten und *Macrocystis pyrifera* wegen der Ausdehnung der Vorkommen.
Weitere Rohstoffe sind *Alaria*-Arten, *Durvillea*-Arten, *Ecklonia maxima, Egregia*-Arten, *Lessonia*-Arten, *Nereocystis luetkeana, Pelagophycus porra, Sargassum*-Arten, *Turbinaria*-Arten, die „rockweeds", *Ascophyllum nodosum, Fucus*-Arten und andere (vgl. dort).

Angaben über die Höhe des Alginsäuregehaltes und der jahreszeitlichen Schwankungen erfolgen bei den Rohstoffen.

Die wichtigsten Produktionsländer sind die USA, Großbritannien, Frankreich, Japan, Norwegen.

Eine Anzahl weiterer Länder, die über geeignete Rohstoffbasen verfügen, produzieren ebenfalls Alginsäure und Alginate.

Produktion und Konsum weisen eine ständig steigende Tendenz auf.

Chemisch ist Alginsäure ein α-Mannuronsäure-Polymerisat, daneben enthält sie Guluronsäure bzw. entsprechende Polymerisate, je nach Herkunft und Roh-

stoff in wechselnden z.T. beträchtlichen Mengen.
Die unterschiedliche Zusammensetzung dürfte das verschiedenartige chemisch-physikalische Verhalten der Alginsäure und ihrer Salze erklären und ist für die industrielle Gewinnung und die praktische Verwendung von Bedeutung.

Über die Struktur und Biosynthese der Alginsäure liegen eine Anzahl von Arbeiten vor (vgl. Marine Algae) (32), (33), (34), (35).

Die Alginatlyase-Aktivitäten wurden untersucht (36), (37), (38).

Über die Fabrikation der Alginsäure und ihrer Derivate gibt es eine umfangreiche Patentliteratur (vgl. Maass).

Qualitäten: Die Alginsäure weist eine große Reaktionsfähigkeit auf und bildet mit Alkalien, Ammonium, Aminen und organischen Basen wasserlösliche, mit Schwermetallen und Erdalkalien wasserunlösliche Salze.

Wasserlösliche Salze sind z.B.
Ammonium-Alginat, Eisen-Alginat, Kalium-Alginat, Lithium-Alginat, Magnesium-Alginat, Natrium-Alginat.

Wasserunlösliche Salze sind:
Aluminium-Alginat, Kupfer-Alginat, Nickel-Alginat, Silber-Alginat, Zink-Alginat.
Bei Gegenwart von Ammoniak sind auch diese Salze wasserlöslich.

Unlöslich sind:
Barium-Alginat, Blei-Alginat, Calcium-Alginat, Quecksilbersalz-Alginat, Strontium-Alginat, Wismut-Alginat.

In organischen Lösungsmitteln sind die meisten Alginate, ebenso wie die Alginsäure selbst, unlöslich.

Die wichtigsten löslichen Alginate sind:
Natrium-Alginat, Kalium-Alginat und Ammonium-Alginat.
Das bekannteste unlösliche Alginat ist Calcium-Alginat.
Eine ganze Anzahl von Alginsäure-Derivaten werden in der Fach- und Patentliteratur beschrieben, wie Alginsäure-Ester (Methyl-Glykol-, Propylen-Glykol, Alkylen-Glykol, Glykol-Ester, Ester-Äther).
Aminosäure-Verbindungen, Amide, Vernetzte Produkte, Komplex-Verbindungen, Depolymerisate, Mischprodukte mit Gummen, Gelatine etc.

Über die Herstellung der verschiedenen Alginatverbindungen und Derivate liegen zahlreiche Patente vor (Maass).

Man unterscheidet eine Anzahl von Reinheitsgraden und Vermahlungen für lebensmitteltechnologische, pharmazeutische, kosmetische und technische Zwekke.

Die Herstellerwerke geben zu den von ihnen produzierten Qualitäten meist genaue Beschreibungen über Eigenschaften und Einsatzmöglichkeiten heraus. In vielen Fällen werden Spezialprodukte eingesetzt.

Cellulose-Alginate sind weniger gereinigte Handelsqualitäten, die neben dem Alginat noch Anteile von Cellulose enthalten und für verschiedene industrielle Zwecke eingesetzt werden.

Verwendung: In der Pharmazie: Alginsäure und Alginate von hohem Reinheitsgrad finden in der Pharmazie einen weiten Anwendungsbereich.
Lösungen von Alginaten bilden nach dem Eintrocknen abwaschbare Filme.
Sie eignen sich als blutstillendes Mittel, da sich das Alginat mit dem Blutcalcium

verbindet und eine die Wunde verschließende Haut bildet.

Calcium-Alginat wird zu Fäden, Gaze oder watteähnlichen Produkten verarbeitet, die im Körper resorbiert werden. Sie finden in der Chirurgie Verwendung.
Zur Fixierung von Knochenbrüchen werden Schienen aus Calcium-Alginat benutzt, die unmittelbar am Knochen befestigt werden und im Körper belassen werden können.

Alginate werden als Hilfsstoffe in Medikamenten und kosmetischen Präparaten eingesetzt, als strukturviskose Verdikkungsmittel, als semisolide Salben- und Cremebasis, als Schutzkolloid, als Emulgier- und Suspendiermittel, als Tablettenbindemittel, bei der Herstellung von Retard-Tabletten.

Calcium-Alginat quillt in Wasser, ohne in Lösung zu gehen und wirkt als Tablettensprengmittel.

Alginsäure ist wasserunlöslich, quillt aber in Wasser auf und dient als Tablettensprengmittel. Natrium-, Kalium-, Magnesium-, Ammonium-Alginate sind wasserlöslich und werden in der Pharmazie und Kosmetik als Verdickungsmittel, Emulgatoren und Suspendiermittel verwendet.

Natriumalginat wird in „Schlankheitsmitteln" verwendet. Das Alginat wird im Magen zu einem Gelee, das ein Sättigungsgefühl erzeugt.

Mit Calciumalginat werden Kapselpräparate hergestellt.

In der Zahntechnik werden Alginate für Gebißabdruckmaßen verwendet, sowie zu Fixativen für Prothesen (39), (40), (41), (42), (43), (70).

Ein besonderes Phänomen der Algen ist ihre Fähigkeit, Metallionen aus ihrer Umgebung aufzunehmen. Verschiedene Braun- und Rotalgen besitzen hierfür einen hohen Konzentrationsfaktor. Untersuchungen haben gezeigt, daß Alginat (Natriumalginat) in der Lage ist, mit radioaktivem Strontium Bindungen einzugehen und die Absorption im Magen- und Darmbereich zu verhindern.
Das trifft auch für andere Metallverbindungen, wie Barium, Cadmium und Zink zu.
Es handelt sich bei diesem Vorgang um einen Ionenaustausch zwischen sauren Polysacchariden und den infrage kommenden Metallionen. Es werden dabei unlösliche Salze der Makromoleküle gebildet, welche nicht absorbierbar sind und ausgeschieden werden.

Algenpolysaccharide können demnach als Präventivmaßnahme gegen Vergiftungen mit diesen Metallverunreinigungen, besonders in der Nachbarschaft von Chemiewerken, Minen etc. eingesetzt werden.

Die guluronsäurereichen Fraktionen sind bei radioaktivem Strontium wirksamer als die Mannuronsäure-Fraktion. Fraktionen, die durch enzymatische Zersetzung des Alginats entstehen, haben einen höheren Guluronsäuregehalt und verhindern wirksamer die Strontiumabsorption durch die Knochen (44), (45), (46), (47), (48), (49), (50), (69).

In der Kosmetik-, Seifen- und Waschmittelindustrie: Alginate verschiedener Viskositäten sind in der Kosmetik sowie auf dem Seifen- und Waschmittelsektor ein wichtiger Hilfsstoff.

Alginate dienen vor allem als Verdikkungs- und Dispergiermittel bei der Herstellung von Cremes, Gelees, Salben, flüssigen Emulsionen, Lotionen, Zahnpasten, Kompaktpuder, Badepräparaten sowie als Zusatz zu zahlreichen Präparaten der Haarkosmetik, wie Haarfarben, Haarfixativen, Shampoos etc. Verwendet werden vor allem Natriumalginat, Calciumalginat, Alginsäure, Propylenglykol-Alginate und Aminalginate.

Alginate weisen eine gute Verträglichkeit mit anderen in der Kosmetik verwendeten Produkten wie Stärken, Dextrin, Gummen, Pektin, Glyzerin, Methylcellulosen etc. auf.
In der Seifen- und Waschmittelindustrie werden die Alginate als Schaumstabilisatoren eingesetzt. Sie beeinflussen die Härte des Wassers günstig. Bei Rasiercremes wird durch Alginate die Konsistenz erhöht und bei Feinseifen die Pilierfähigkeit.
Bei flüssigen Seifen und Reinigungsmitteln wirkt sich ein Alginatzusatz ebenfalls günstig aus. Die Fähigkeit der Alginate, Filme auf der Haut zu bilden, wird bei Hautschutzmitteln ausgewertet.

Bei alkoholhaltigen Präparaten werden Aminalginate eingesetzt, die im Gegensatz zu Natriumalginaten Alkoholzusatz vertragen. Vor allem handelt es sich um Triäthanolaminalginat. Aber auch Propylenglykol-Alginate werden in der Kosmetik verwendet.

In der Lebensmitteltechnologie:

Back- und Konditoreiwaren.
Alginate verbessern die Backfähigkeit und sind Bestandteil von Backemulsionen. Sie werden zur Herstellung von Zuckergüssen, Eier- und Fruchtschaum, Cremefüllungen etc. in der Konditorei, zur Herstellung von Fruchtimitationen etc. verwendet sowie für pie fillings und meringues.

Geleeerzeugnisse
Mit wasserunlöslichen Alginaten (z.B. Calciumalginat) werden Gelee-Erzeugnisse hergestellt. In einigen Ländern wurden Alginate als Geliermittel zur Marmeladenherstellung vorgeschlagen. Ihr Vorteil besteht vor allem darin, daß die Alginatgelierung nicht vom Zuckergehalt abhängig ist und eine Übersüssung der Frucht- Erzeugnisse vermieden werden kann.

Milch- und Milcherzeugnisse
Alginate finden einen großen Anwendungsbereich bei der Herstellung von Milcherzeugnissen, wie Schlagsahneprodukten, Milchmixgetränken, Trinkkakao und Trink-Schokoladen, Puddings, kaltquellenden Puddingpulvern.

Bei der Herstellung von Schmelzkäse, Käsecreme und Weichkäse werden sie ebenfalls eingesetzt.

Wesentlich ist bei Milcherzeugnissen die Erhöhung der Viskosität und der Schlagfähigkeit von Sahne.

Alginate wirken bei Milchmix- und Kakao-Getränken als Stabilisator. Sie werden vielfach in Mischung mit Carrageenan angewandt.
Vitamin-C-Stabilisatoren bei Milcherzeugnissen.

Süßwarenindustrie
In der Süßwarenindustrie werden Alginate als Stabilisatoren und Geliermittel verwendet.

Speiseeis und Eiscreme
Ein wesentlicher Vorteil der Alginate ist ihre Fähigkeit, die Bildung von Eiskristallen während des Gefrierprozesses weitgehend zu verhindern. Weitere Vorteile der Alginat-Eiscremestabilisatoren sind die gleichmäßige Viskosität während des Herstellungsprozesses, gute Schlagfä-

higkeit, glattes Abschmelzen und volle Entfaltung der Aromastoffe. Es wird ein Zusatz von 0,3 % vorgeschlagen. Auch in Eisgetränken werden Alginate eingesetzt.

Suppen, Saucen, Mayonnaisen
Alginate werden zur Verdickung und Viskositätserhöhung bei Suppen, Saucen, Mayonnaisen und Senf verwendet.

Fett- und Margarineindustrie
Alginate werden in der Margarineindustrie als Emulgatoren und Stabilisatoren eingesetzt.
Natriumalginat wirkt als Schutzkolloid von fettlöslichem Vitamin A.

Getränkeindustrie
Klärmittel für Weine.
Alginatprodukte werden bei der Klärung von Zuckerrohsäften und ähnlichen Produkten eingesetzt.
Als Stabilisatoren verhindern sie das Absetzen in Fruchtgetränken. Auch bei Fruchtsaftpulvern wirkt sich ein Alginatzusatz vorteilhaft aus.
Alginate wirken als Schaumstabilisatoren bei Bier und Malzbier.

Diätetische Nährmittel
Alginate werden bei Erzeugnissen mit niedrigem Zuckergehalt eingesetzt.

Fleisch- und Wurstwarenindustrie
Fleisch- und Wurstwaren werden mit Alginatfilmen haltbarer gemacht. Alginatfäden dienen zum Umschnüren von Rollschinken, Würstchen etc.
Bei der Verwendung von Alginaten als Bindemittel bei Fleischerzeugnissen sind die jeweiligen gesetzlichen Vorschriften zu beachten.

Gefrierverfahren
Es wurden Verfahren zur Tiefgefrierung von Fischen in einem Alginatgel entwickelt. Außer bei Fischen kann es auch bei Fleisch, Geflügel und Früchten angewandt werden.

Alginate in der Industrie

Über den Einsatz von Alginaten und Alginat-Verbindungen in der Industrie als Emulgier-, Gelier-, Stabilisier-, Suspendier- und Verdickungsmittel, Schutzkolloid, Film- und Fadenbildner sind im Laufe der letzten 20 Jahre zahlreiche Einzelarbeiten und zusammenfassende Darstellungen erschienen. Erwähnt werden sollen folgende Industrien: Anstrichtechnik, Baustoff-Industrie, Blei- und Farbstift-Industrie, Brikett-Herstellung, Elektroden-Industrie, Emaille-Industrie, Feuerschutzmittel, Filter und Absorptionsmittel, Flotation, Gewebe-Herstellung, Gießerei, Holzschutz, Kautschuk-Industrie, Keramik- und Porzellan-Industrie, Kesselsteinentferner, Klebstoff-Industrie, Leder-Industrie, Mineralöl-Industrie, Papier- und Pappen-Industrie, Photo-Industrie, Polier- und Bohnermassen-Industrie, Schädlingsbekämpfungsmittel-Industrie, Schaumgummi-Herstellung, Schmiermittel-Industrie, Sprengstoff-Industrie Textil-Industrie, Textildruck (vgl. Marine Algae).

Laminaran
Laminaran ist ein Reserve-Kohlenhydrat in den Blättern der Laminarien und einer Anzahl weiterer Braunalgen. In den Stengeln ist es nicht oder nur in geringem Maße vorhanden (51), (52). Über die jahreszeitlichen Schwankungen wird bei den wichtigsten Rohstoffen hingewiesen. Der Gehalt beträgt im Herbst durchschnittlich 10–20 % des Trockengewichtes. Er kann bei *L. hyperborea* bis 36 % ansteigen.
Sorgfältige Trocknung der Algen ist eine Vorbedingung für eine gute Ausbeute.

Man unterscheidet zwei Formen des Laminarans. Die eine ist in kaltem Wasser löslich, die andere unlöslich bzw. schwer löslich aber löslich in heißem Wasser (53).

Chemische Unterschiede bestehen im Mannitol-Anteil.

Laminarose und Laminaritol werden als weitere Komponenten des Laminarans angegeben.

Verwendung: Der Einsatz von Natrium-Laminaran-Sulfat als Blutantikoagulans wurde geprüft, ebenso die antilipämische Aktivität. In der Literatur wird auf toxische Nebenwirkungen hingewiesen (1), (54), (55), (56), (57), (58), (59), (60), (61), (62), (63).

Über den Einfluß von Laminaran-Sulfat auf den Knochenwuchs wurde berichtet (64).

In Tierversuchen wurde festgestellt, daß Laminaran-Sulfat den Cholesterolspiegel senkt (65) und bei Sarkom 180 inhibierend wirkt (66).

Durch Hydrolyse wird Glucose gewonnen, die in der Tierfütterung eingesetzt wird.

Rohstoffe zur Fabrikation von Laminaran sind ferner: *Alaria esculenta, Eisenia bicyclis, Ecklonia*-Arten (vgl. dort).

Laminin

Laminarien werden in der japanischen Volksmedizin als blutdrucksenkende Mittel benutzt. Das wirksame Prinzip ist die basische Aminosäure Laminin, die 1964 von Takemoto u.a. aus *L. angustata* isoliert wurde. Die Pharmakologie des Laminins wurde untersucht. Klinische Versuche zeigten günstige Resultate bei Hypertonie (20), (21), (22), (23).

Laminin wurde auch in anderen Laminarien, wie *L. cichorioides, L. yezoensis* sowie in *Eisenia bicyclis, Ecklonia cava* und *Undaria*-Arten festgestellt.

Mannitol

Mannitol (Mannit) ist ein Zellsaftbestandteil der Laminarien und anderer Braunalgen.

Mannitol kommt auch in einer Anzahl anderer Pflanzen vor, z.B. *Fraxinus ornus.*

Es handelt sich um einen Zuckeralkohol der Hexitreihe, der auch als Mannitan (Anhydrid) vorkommt.

Der Mannitol-Gehalt ist bei den Laminarien und anderen Braunlagen erheblichen jahreszeitlichen Schwankungen unterworfen, auf die bei den wichtigsten Rohstoffen hingewiesen wird.

Die Höhe des Mannitol-Gehaltes ist außerdem von der Wassertiefe abhängig, in der die Algen wachsen.

Verwendung: Mannitol kann in der Pharmazie bei der Tablettenfabrikation, zur Herstellung von Kaugummi, Pudern etc. eingesetzt werden. Zu Diabetiker-Mitteln. In der Lack- und Farbenindustrie, Leder- und Papierindustrie, in der Pyrotechnik und Explosivstoffindustrie, in der Plastikindustrie (14).

Rohstoffe zur Fabrikation von Mannitol sind ferner: *Ecklonia*-Arten, *Fucus*-Arten (vgl. dort).

Kelp-Produkte

Die Bedeutung des Begriffs Kelp hat sich im Laufe der Zeit gewandelt.

Als Kelp bezeichnete man in England die Masse, die nach dem Verbrennen von Braunalgen zurückblieb. Aus ihr wurden Kalium- und Natriumsalze für die Glasfabrikation gewonnen. In Frankreich hießen die Verbrennungsrückstände „soude de varech".

Nach der Erfindung des Leblanc-Ver-

fahrens zur Gewinnung von Soda, verlor die Kelpbrennerei zunächst ihre Bedeutung, wurde aber nach der Entdekkung des Jods (1811) erneut interessant. In Amerika bezeichnet man die großen Braunalgen in frischem Zustand als Kelp, im Gegensatz zu den Rockweeds, die auf Felsen zwischen der Niedrig- und Hochwasser-Grenze wachsen (Fucaceen).
Algenmehl – Seaweed Meal (vgl. *Ascophyllum*) wird vielfach als Kelp Meal bezeichnet.

Die amerikanische Kelp-Industrie produzierte während des 1. Weltkrieges Jod und Jodsalze, Kalium- und Natriumsalze, Aceton, Äthylacetat, Äthylpropionat, Äthylbutyrat und „Kelpchar", eine Kohle, die als Entfärbungsmittel Verwendung findet.
In der UdSSR werden die Gewinnung von Alkohol, Aceton und organischen Säuren, wie z.B. Milchsäure aus Meeresalgen betrieben.
Die Gewinnung von Jod und Jodsalzen, Brom- und Kaliumsalzen hat in verschiedenen Gebieten auch heute noch ihre Bedeutung.

Rohstoffe zur Fabrikation von Kelp-Produkten sind ferner: *Alaria fistulosa, Ascophyllum nodosum, Fucus*-Arten, *Macrocystis pyrifera, Nereocystis luetkeana, Sargassum*-Arten (vgl. dort).

Kombu-Produkte
Die Rohstoffe der Kombu-Produkte sind ostasiatische Laminarien und einige andere Braunalgen.
Das wichtigste Produktionsland ist Japan (Hokkaido, Honshû). In China, Korea und auf Sachalin werden ebenfalls Kombu-Produkte hergestellt.

Kombu ist der Sammelbegriff für verschiedene eßbare Algenprodukte aus Braunalgen. Sie enthalten die wichtigsten für die menschliche Ernährung notwendigen Stoffe.
Neben den Vitaminen, Salzen und Spurenelementen ist auch der hohe Zuckeranteil wesentlich.

Die Aminosäuren wurden untersucht. Die Hauptanteile sind Glutamin- und Asparaginsäure, es folgen Prolin, Alanin und andere (67).

Man unterscheidet zahlreiche Qualitäten.

Rohstoffe zur Fabrikation von Kombu sind ferner: *Alaria*-Arten, *Arthrothamnus*-Arten (vgl. dort).

Mischungen von *Laminaria* mit anderen Algen, wie *Caulerpa, Rhodymenia* und *Grateloupia* werden als Rohstoffquelle für hochwertiges Eiweiß angesehen (68).

Literatur: Chapman, Fott, Hager, IV. Maass, Müller-Dietz, Okazaki, Steinegger-Hänsel, Tokida u. Hirose u.a., vgl. Lit.-Verz.

(1) Kain, J.M. (Mrs. Jones), Synopsis FAO, Nr. 87 (1971), FIRM/S 87.

(2) Lüning, K. u.a., 7. Int. Seaweed Sympos., Sapporo, 1971.

(3) Jones, J.M., 7. Int. Seaweed Sympos., Sapporo, 1971.

(4) Lüning, K., 4. European Marine Biology Symposium, Cambridge University Press, 1971.

(5) Schmitz, K. u.a., Zeitschrift für Pflanzenphysiologie, 67 (1972), Nr. 5, 418–429.

(6) Lüning, K. u.a., Marine Biology 23 (1973), 275–281.

(7) Ferrier, N.C. u.a., 8. Int. Seaweed Sympos., Bangor, 1974.

(8) Johnston, C.S. u.a., 8. Int. Seaweed Sympos., Bangor, 1974.

(9) Chapman, A.R.O., 8. Int. Seaweed Sympos., Bangor, 1974.

(10) Lüning, K., Helgoländer wiss. Meeresunters. 20 (1970), 79–88.

(11) Larsen, B. u. A. Haug, Botanica Marina II (1961), Nr. 3–4, 250.

(12) Annan, W.D. u.a., J. chem. Soc. (1965), 220.

(13) Jensen, A., 7. Int. Seaweed Sympos., Sapporo, 1971.

(14) Gayral, P. u. J. Cosson, Synopsis FAO, Nr. 89 (1973), FIRM/S 89.

(15) Chesters, C.G.C. u. J.A. Stott, 2. Int. Seaweed Sympos., Trondheim, 1955.

(16) Roos, H., Kieler Meeresforsch. XIII (1957), Nr. 1.

(17) Glombitza, K.-W., D.A.Z. 108 (1968), Nr. 25.

(18) Annan, W.D. u.a., J. chem. Soc. (1965), 885, Ann. Rep. (1965), 13.

(19) Ohmori, T., 7. Int. Seaweed Sympos., Sapporo, 1971.

(20) Takemoto, T. u.a., Yakugaku Zasshi 84 (1964), Nr. 12, 1176–1179.

(21) Takemoto, T., Japan Medical Gazette, 3 (1966), Nr. 5.

(22) Takemoto, T., Yakugaku Zasshi, 84 (1964), Nr. 12, 1180–1182.

(23) Takemoto, T., Yakugaku Zasshi, 85 (1965), Nr. 1, 37–40.

(24) Johnston, H.W., 7. Int. Seaweed Sympos., Sapporo, 1971.

(25) Kameda, Japan. Medical Gazette, 3 (1966), Nr. 5, 5.

(26) Cheng, Tien-Hsi, Economic Botany 23 (1969), Nr. 3.

(27) Hasegawa, Y., 7. Int. Seaweed Sympos., Sapporo, 1971.

(28). Oishi, K. u.a., Bulletin of the Japanese Society of Scientific Fisheries, 35 (1969), Nr. 12, 1189–92, WLD Fish. Abstr. 21 (1970), Nr. 3, 47.

(29) Druehl, L.D., 7. Int. Seaweed Sympos., Sapporo, 1971.

(30) Conover, J.T. u. J. McN. Sieburth, 5. Int. Seaweed Sympos., Halifax.

(31) Glombitza, K.-W. u.a., Planta medica 24 (1973), Nr. 4, 301.

(32) Hirst, E. u. D.A. Rees, J. chem. Soc. (1965), 1182, Ann. Rep. (1965), 15.

(33) Szejtli, J., Nahrung 10 (1966), 291–296, Pharm. Zh. 106 (1967), Nr. 1, 40.

(34) Nisizawa, K., 7. Int. Seaweed Sympos., Sapporo, 1971.

(35) Larsen, B. u. A. Haug, 7. Int. Seaweed Sympos., Sapporo, 1971.

(36) Kashiwabara, Y. u.a., The Journal of Biochemistry, Vol. 66 (1969), Nr. 4.

(37) Nisizawa, K. u.a., 8. Int. Seaweed Sympos., Bangor, 1974.

(38) Shiraiwa, Y. u.a., Botanica Marina XVIII (1975), Nr. 2, 97–104.

(39) Blaine, G., Postgraduate Medical Journal XXVII, 613.

(40) Czetsch-Lindenwald, H.v. Botanica Marina III (1961), Nr. 1, 22.

(41) Czetsch-Lindenwald, H.v. Botanica Marina IV (1962), Nr. 3–4, 255.

(42) McDowell, R.H., J. Soc. Cosmet. Chem. 21 (1970), Nr. 7, 441–457.

(43) Klaudianos, St., Pharm. Ind. 33 (1971), 296, D.A.Z. 111 (1971), Nr. 44.

(44) Skoryna, St.C. u.a., 5. Int. Seaweed Sympos., Halifax, 1965.

(45) Skoryna, St.C. u. Y. Tanaka, 6. Int. Seaweed Sympos., Santiago de Compostela, 1968.

(46) Tanaka, Y. u.a., The Canadian Medical Assoc. J. 99 (1968), 169–175.

(47) Tanaka, Y. u.a., American Assoc. for the Advancement of Science, Sympos., Chicago, 1970.

(48) Tanaka, Y. u.a., 7. Int. Seaweed Sympos., Sapporo, 1971.

(49) Skoryna, St.C. u.a., 7. Int. Seaweed Sympos., Sapporo, 1971.

(50) Tanaka, Y. (persönliche Mitteilungen).

(51) Powell, J.H. u. B.I.T. Meeuse, Economic Botany 18 (1964), Nr. 2, 164.

(52) Rüsanowski, P.C. u. R.L. Vadas, 8. Int. Seaweed Sympos. Bangor, 1974.

(53) Fleming, M. u. D.J. Manners, Biochem. J. (1965), 94.

(54) Dewar, E.T., 2. Int. Seaweed Sympos., Trondheim, 1955.

(55) Besterman, E.M.M. u. J. Evans, Brit. med. J. I (1957), 310.

(56) Burt, C.C., 3. Int. Seaweed Sympos., Galway, 1958.

(57) Hawkins, W.W. u. A.N. O'Neill, Can. J. Biochem. Physiol. 33 (1955), 545–552.

(58) Adams, S.S. u. H.M. Thorpe, J. Pharm. and Pharmacol. 9 (1957), 459–463.

(59) Hawkins, W.W. u. V.G. Leonard, Can. J. Biochem. Physiol. 36 (1958), 261–268.

(60) Mookerjea, S. u. W.W. Hawkins, Can J. Biochem. Physiol. 36 (1958), 261–268.

(61) Murata, K., J. Geront. 13 (1962), 30.

(62) Gollin, R.A. u.a., B. Pat. 911.484.

(63) Adams, S.S. u.a., J. Atherosclerosis 2 (1962), 314.

(64) Adams, S.S. u.a., Lancet, 618 (1958).

(65) Diluzio, N.R., US Patent 3081226 vom 12.3.1963.

(66) Jolles, B. u.a., Brit. J. Cancer 17 (1963), 169.

(67) Oishi, K. u.a., Bulletin of the Japanese Society of Scientific Fisheries, 33 (1967), Nr. 1, 41–44.

(68) Schlichting jr., H.E., Economic Botany 25 (1971), Nr. 3, 317.

(69) Tanaka, Y., 17. Vortragstagung der Deutschen Gesellschaft für Arzneipflanzenforschung, Kiel, 1969.

(70) Czetsch-Lindenwald, H.v. Botanica Marina III (1961), Nr. 1, 23.

(71) Lindberg, B. u. J. McPherson, Acta Chem. Scand. 8 (1954), 1547–1550.

LESSONIA

Lessoniaceae

L. nigrescens Bory

Pazifikküste Südamerikas, Falkland-Inseln.

Die baumartigen Algen kommen oft in großen Beständen vor und werden als Rohstoff zur Gewinnung von Alginsäure und Alginaten ausgewertet (1), (2).

L. flavicans Bory
(L. fusca)
Küsten des südlichen Chile, Argentinien (Patagonien), Falkland-Inseln.
Die Alge wird in gleicher Weise ausgewertet.

Literatur: vgl. Lit.-Verz.

(1) Powell, H.T., 8. Int. Seaweed Sympos., Bangor, 1974.

(2) Kim, Dong Ho., Botanica Marina XIII (1970), Nr. 2, 140.

MACROCYSTIS

Lessoniaceae

M. pyrifera [L.] C. Ag.

Ausgedehnte Vorkommen vor der Pazifikküste vom südlichen Californien und Mexico in Tiefen zwischen 7 und 25 m. Schätzungen belaufen sich auf 60–100 tons pro Hektar und eine jährliche Zuwachsrate von 100 tons pro Hektar.

Weitere Bestände von *Macrocystis* gibt es an den südamerikanischen Küsten von Peru, Chile, Argentinien (Patagonien), Australien (Tasmanien), Neuseeland, Kerguelen (1).
Falkland-Inseln (2).
Wachstum und Entwicklung wurden untersucht.

Volkstümliche Namen: Giant Kelp, Long Bladder Kelp, Brown Kelp, Birnentang.

Macrocystis ist eine Alge von beträchtlichen Ausmaßen. Sie wird 50–70 m lang, die Haftscheiben haben einen Durchmesser von mehr als 1 m und entwickeln bis zu 100 Stiele von 1 cm Dicke mit zahlreichen 1–1,5 m langen Blättern. Die Pflanzen werden 8 bis 10 Jahre alt und wachsen in der Vegetationsperiode täglich 30–60 cm.

Die Algen werden vor allem an der californischen Küste mit Spezialschiffen mechanisch geerntet.

Bei der Ernte sind bestimmte Vorschriften zu beachten, um einen Raubbau zu verhindern (3).

Die ausgedehnten Vorkommen an der californischen Küste bei Wassertemperaturen unter 18° C, Entwicklung und Verhalten wurden auch in den letzten Jahren wiederholt mit modernen Methoden untersucht (4), (5a), (5b), (6), (7), (8), (9), (10).

Untersuchungen an einem Kelpfeld an der südcalifornischen Küste brachten interessante Ergebnisse über die räumliche Verteilung von *M.* und anderen Algen (11).
Bei Santa Barbara wurden Messungen der Vorkommen und der geernteten Mengen, der Biomasse, der Zuwachs- und Absterberaten durchgeführt (12).

Da es sich bei *Macrocystis* um einen Rohstoff von großer wirtschaftlicher Bedeutung handelt, wurden Regenerations- und Kulturversuche vorgenommen (13), (14).

Inhaltsstoffe: 14–21 % Alginsäure mit 20–40 % L-Guluronsäure, L-Fucose. Die anorganischen Bestandteile wurden von zahlreichen Autoren untersucht. Zahlreiche Spurenelemente wurden festgestellt.
Die Alge ist reich an Vitaminen, besonders Vitamin B_2 und B_{12}.
Auxin und Wachstumshormone, Enzyme und Co-Enzyme wurden festgestellt und untersucht (15).

Aminosäuren des Proteinhydrolysats der ganzen Alge:
Alanin 2,13 %, Ornithin 2,11 %, Glutaminsäure 1,98 %, Asparaginsäure 1,45 %, Valin 1,06 %, Leucin 0,89 %, Glycin 0,76 %, Phenylalanin 0,63 %, Threonin 0,63 %, Lysin 0,60 %, Isoleucin 0,55 %, Serin 0,51 %, Arginin 0,36 %, Histidin 0,21 %, Methionin 0,19 %, Prolin Spuren, Cystin Spuren (20).

Extrakte von *Macrocystis* zeigen antibiotische Aktivität (16).
Wäßrige Extrakte haben auf Versuchstiere (Mäuse) einen toxischen Effekt (17).

Verwendung: Wichtiger Rohstoff zur Fabrikation von Alginsäure und Alginaten (vgl. dort).

Zur Herstellung von Algenmehlen für Futterzwecke (18).
In amerikanischen Krankenhäusern wird *Macrocystis pyrifera* in Tablettenform zur Bekämpfung der Schwangerschaftsanämie verwendet. In 6–8 Wochen war der Hämoglobingehalt auf 86 % angestiegen.
Bei Knochenschwund wurde die Alge in Tierversuchen erfolgreich erprobt (21).

Während des 1. Weltkrieges gab es in den USA eine ausgedehnte Kelpindustrie.
Aus *Macrocystis* wurden Kaliumsalze, Jod, Jodsalze, Azeton und andere Lösungsmittel gewonnen, sowie eine Kohle für Entfärbungsprozesse, die „Kelpchar".
Heute sind Alginsäure und Alginate die Hauptprodukte.
Die Produktion von Alkohol, Azeton und organischen Lösungsmitteln aus Braunalgen wird in der UdSSR betrieben.

M. angustifolia Bory
Küsten von Südaustralien, Victoria, Tasmanien, Südafrika (Kap) in Bereichen mit niedrigerem Wasser (19).

M. integrifolia Bory
Westküste von Südamerika (Valparaiso bis Peru), Nordamerika (Monterey bis Alaska) (19).

Literatur: vgl. Lit.-Verz.

(1) Asensi, A. u.a., 8. Int. Seaweed Sympos., Bangor, 1974.

(2) Powell, H.T., 8. Int. Seaweed Sympos., Bangor, 1974.

(3) Commercial Fisheries Review 33 (1971), No. 3, 30–32. WLD Fish., Abstr. 22 (1971), No. 3.

(4) Abbott, I.A. u. W.J. North, 7. Int. Seaweed Sympos., Sapporo, 1971.

(5a) Gherardini, G.L. u. W.J. North, 7.
(5b) Chi, E.Y. u. M. Neushul, 7. Int. Seaweed Sympos., Sapporo, 1971.

(6) Anderson, E.K. und W.J. North, 5. Int. Seaweed Sympos., Halifax, 1965.

(7) McPeak, R.H., 8. Int. Seaweed Sympos., Bangor, 1974.

(8) Wheeler, W.N., 8. Int. Seaweed Sympos., Bangor, 1974.

(9) Charters, A.C., 8. Int. Seaweed Sympos., Bangor, 1974.

(10) Harger, B.W.W. u.a., 8. Int. Seaweed Sympos., Bangor, 1974.

(11) Aleem, A.A., Botanica Marina XVI (1973), Nr. 2, 83.

(12) Coon, D., 8. Int. Seaweed Sympos., Bangor, 1974.

(13) North, W.J., 7. Int. Seaweed Sympos., Sapporo, 1971.

(14) North, W.J., 8. Int. Seaweed Sympos., Bangor, 1974.

(15) Lee, O., World Fishing 17 (1968), Nr. 11, 28–29, FAO World Fish. Abstr. 20 (1969), Nr. 1, 47.

(16) Roos, H., Kieler Meeresforsch XIII (1957), Nr. 1.

(17) Stoloff, L., Economic Botany 16 (1962), Nr. 2, 86–94.

(18) Jensen, A., 7. Int. Seaweed Sympos., Sapporo, 1971.

(19) Womersley, H.B.S., University of California Publications in Botany 27 (1954), Nr. 2, 109–132.

(20) Mateus, H. u.a., Botanica Marina XIX (1976), Nr. 3, 155.

(21) Gessner, F., 17. Vortragstagung der Deutschen Gesellschaft für Arzneipflanzenforschung, Kiel, 1969.

MYELOPHYCUS

M. caespitosum

Japanische Küsten.
Die Alge enthält einen hohen Anteil an Cholin und Inositol.

Literatur: Tokida u. Hirose u.a., vgl. Lit.-Verz.

NEREOCYSTIS

Lessoniaceae

N. luetkeana Post. et Rupr.

Pazifikküste von Nordamerika von Alaska bis Californien, vielfach ausgedehnte Bestände bildend. –
Bull Kelp, Black Kelp.
Die Alge ist ein wertvoller Rohstoff zur Gewinnung von Alginsäure und Alginaten. Der Alginsäuregehalt beträgt 13–20 %. Die chemische Zusammensetzung in bezug auf Protein, Fett, Fucosterol, Fucoidan, Mannitol etc. wurde untersucht. Die Blätter enthalten ca. 38 %, die Stiele ca. 50 % Asche (1).

Kandierte Stiel- oder Schwimmblasenstücke kommen als „Seatron" in den Handel.
Volksheilsmittel der Indianer.

N. luetkeana
ist ein wichtiger Rohstoff der Kelpindustrie.

Literatur: Chapman u.a., vgl. Lit.-Verz.

(1) Whyte, J.N.C. u.a., 8. Int. Seaweed Sympos., Bangor, 1974.

PADINA

Dictyotaceae

P. australis

Küsten des Indischen Ozeans und des südlichen Pazifik.

Der Alginsäuregehalt beträgt ca. 15 %. Die Alge wird vielfach als Salat gegessen. oder zu Geleeprodukten benutzt.

P.-Arten
werden in gleicher Weise verwendet.

Literatur: vgl. Lit.-Verz.

PELAGOPHYCUS

Lessoniaceae

P. porra

Küsten des südlichen Californien. –
Elkkelp.

Die Alge, die bis 45 Meter lang wird, enthält ca. 16 % Alginsäure. Sie wird zusammen mit *Macrocystis* und *Nereocystis* geerntet.
Der Kaliumgehalt beträgt ca. 20 % des

Trockengewichtes (vgl. *Laminaria*).

Literatur: vgl. Lit.-Verz.

PELVETIA

Fucaceae

P. canaliculata [L.] Dec. et Thur.

Küsten des nördlichen Atlantik, oft in großen Beständen in der Grenzzone des Hochwassers. –
Channel Wrack, Cow Tang.
Man unterscheidet die var. *libera*, var. *coralloides* und var. *radicans*.

Inhaltsstoffe: Kohlenhydrate, Polysaccharide, Alginsäure, Laminaran, Mannitol, Volemit.

Der Fucoidan-Anteil beträgt oft über 20 % des getrockneten Rohstoffs mit 35 % Fucose, 3 % Glucose, 22 % Galaktose, 6 % Arabinose. Vitamine, antibiotische Substanzen, Lipide (Phospho-, Glyco- und Sulfolipide) (1), (2).

Verwendung: Zur Gewinnung von Fucoidan und Fucose. In verschiedenen Küstengebieten als Viehfutterzusatz, meist in gekochtem Zustand.

P. fastigiata
Küsten des mittleren Californien.

Inhaltsstoffe: Fastigiatin, ein saures Tripeptid, antimikrobielle Substanzen, ein Toxin unbekannter Struktur (3), (4).

P. wrightii
Küsten von Japan (nördl. Honshû, Hokkaido), Kurilen, Sachalin, Korea, Sibirische Küste des Japanischen Meeres.
Man unterscheidet die f. *typica*, f. *babingtonii*, f. *japonica*.
Die Alge enthält einen hohen Anteil an Fucoidan, aus dem 3 Fraktionen mit Fucose, Galaktose und Galaktofucansulfat separiert wurden (5), (6), (7).

Literatur: Chapman u.a., vgl. Lit.-Verz.

(1) Chesters, C.G.C. u. J.A. Stott, 2. Int. Seaweed Sympos, Trondheim, 1955.

(2) Pham Quang, L. u. M.H. Laur, Botanica Marina XVIII (1975), Nr. 2, 105–113.

(3) Roos, H., Kieler Meeresforsch. XIII (1957), 1.

(4) Habekost, R.C. u.a., J. Washington Acad. Sci. 45 (1955), 101–103.

(5) Anno, K. u.a., Agr. Biol. Chem., Vol. 30 (1966), Nr. 5, 495–499.

(6) Anno, K. u.a., 6. Int. Seaweed Sympos., Santiago de Compostela, 1968.

(7) Anno, K. u. K. Uemura, 7. Int. Seaweed Sympos., Sapporo, 1971.

POSTELSIA

Lessoniaceae

P. palmaeformis

Pazifikküsten von Nordamerika. – Sea Palm.

Die Alge weist eine antibakterielle Aktivität auf (1), (2).

Literatur: vgl. Lit.-Verz.

(1) Mautner, H.G., Economic Botany 8 (1954), Nr. 2, p. 174.

(2) Pratt, R. u.a., J. Am. Pharmac. Ass. 40 (1951), 575–579.

SACCORHIZA

Laminariaceae

S. polyschides [Lightf.] Batt.
(*S. bulbosa* de la Pylaie)

Atlantikküsten von Europa (Spanien, Portugal), Nordafrika, Canada (Südwestküste von Nova Scotia).

Über Wuchsformen, Ökologie und Entwicklung der Alge wurde berichtet (1), (2), (3).

Über die biologischen Daten von *S. polyschides* erschien 1970 bei der FAO, Rom, eine Synopsis (Nr. 83) von T.A. Norton.
Die Alge war in früheren Zeiten ein wichtiger Kelp-Rohstoff.
Sie hat einen hohen Gehalt an Mannitol und Kalium und einen geringeren Gehalt an Alginsäure (4).
Die Alge enthält Phloroglucin. Über eine antibiotische Wirkung wurde berichtet (5).

Literatur: vgl. Lit.-Verz.

(1) Norton, T.A., J. mar. biol. Ass. U.K. (1969), 49, 1025–1045.

(2) Norton, T.A. u. E.M. Burrows, 6. Int. Seaweed Sympos., Santiago de Compostela, 1968.

(3) Norton, T.A. u. G.R. South, Oikos, 20 (1969), 320–326.

(4) Norton, T.A., FAO, Synopsis Nr. 83, 1970.

(5) Glombitza, K.-W. u.a., Planta medica 24 (1973), Nr. 4, 301.

SARGASSUM
Sargassaceae

Ungefähr 250 *S.*-Arten kommen vor allem an felsigen Küsten temperierter und wärmerer Meere vor.

S. confusum
Küsten von Japan, China, Korea, Kurilen, Sachalin, sibirische Küste des Japanischen Meeres.
Die Alge enthält Sargalin, ein blutzukkersenkendes Phenol, das bei saurer Hydrolyse in Arginin und ein anthelmintisch wirkendes Phenol zerfällt (Saito, Nakamura, 1951) (1).

S. duplicatum J. Ag.
Pazifik-Inseln (Guam). Dort wurde außerdem *S. polycystum* C. Ag. untersucht. Diese Art kommt auch an den Küsten des Indischen Ozeans vor. Sie wird vielfach für Nahrungszwecke verwendet (2).

S. enerve
Küsten des Pazifischen Ozeans, bes. Japan, Korea, Philippinen.
Rohstoff zur Gewinnung von Alginsäure und Alginaten.
In Japan als Hondawara zu Suppen und Soyasaucen.

S. fulvellum
Küsten von Japan und Korea. Die Alge enthält u.a. Folsäure.

S. fusiforme
Küsten von Japan und China.
Rohstoff zur Gewinnung von Alginsäure und Alginaten.
In China wird die Alge in der Volksheilkunde verwendet.

S. hemiphyllum
Küsten des Pazifischen Ozeans, bes. Japan und Philippinen.
Rohstoff zur Gewinnung von Alginsäure und Alginaten. Düngemittel.

S. horneri
Küsten von Formosa, Japan, China, Korea, Kurilen, Sachalin. Im Japanischen Meer kommt die Alge auch als „drifting seaweed" vor.
Die Alge liefert vor allem ein Natriumalginat von guter Qualität.

S. liniifolium
Küsten des Indischen Ozeans.
Alginsäure- und Alginat-Rohstoff.

S. micracanthum
Küsten von Japan.
Die Alge liefert ein Natriumalginat von guter Qualität.

S. muticum [Yendo] Fensholt
Die Alge kam ursprünglich nur an den japanischen Küsten vor und wurde dann auch im nordöstl. Pazifik festgestellt. Sie breitete sich in den letzten 20 Jahren an der Westküste Nordamerikas bis Californien und Mexico immer weiter aus. Die hohen Wachstums- und Vermehrungsraten sind der Grund für die rapide Ausbreitung. Sie wurde jetzt auch an der Küste von Großbritannien beobachtet. Vorkommen und Wachstum wurden untersucht (3), (4), (5).

S. natans
(S. bacciferum)
Küsten des Caribischen Meeres, im Golfstrom treibend, oft in großen Massen an den Küsten angeschwemmt.
Außer den bekannten Braunalgen-Bestandteilen wie Alginsäure etc. wurde in *S. natans* eine flüchtige saure, ölige Substanz festgestellt, die sich als aktiv gegen eine Reihe von Mikroorganismen erwies. Das Sarganin erwies sich als stärker wirksam als Penicillin.

Bei dem Sarganin-Komplex (Sarganin A und B) handelt es sich um ein Breitspektrumantibioticum, das in Tierversuchen nur einen geringen toxischen Effekt aufwies (6), (7), (8), (9).
Sargassum-Tannin wirkt antibiotisch und verzögert Fäulnisprozesse (10), (11).
Fütterungsversuche bei Hühnern mit Zusatz von *S. natans* zum Futter ergaben bei Infektion der Tiere mit *Salmonella gallinarum*, daß die Sterblichkeitsrate gegenüber den Kontrolltieren nur 50 % betrug (12).
In Südamerika wird *S. natans* bei Kropf- und Nierenleiden benutzt.

S. nigrifolium
Küsten von Japan und der Philippinen.

Die Alge liefert Alginsäure und Alginate.

S. plagiophyllum [Mert.] C. Ag.
Küsten von Indien, bes. Ostküste von Madras.
Der Alginsäuregehalt wird mit 27–28 % angegeben.
Die Ansiedlung und das Wachstum auf Betonsubstraten wurde untersucht, um die Möglichkeiten einer Kultivierung zu studieren (13).

S. polyceratium
Küsten des Caribischen Meeres.
Die Alge weist antibiotische Aktivität auf (14).

S. ringgoldianum
Küsten von Japan.

Inhaltsstoffe: Öle, Tannin, Arginin, Fucosterol, Sargasterol (15), (16).
Fucosan ist in den Physodien enthalten. Es handelt sich um einen Catechingerbstoff.
Wäßrige Extrakte der Alge werden zu Gerbzwecken verwendet.

S. serratifolium
Küsten des Indischen Ozeans, Chinas, Japans, Sachalins.
Rohstoff zur Gewinnung von Alginsäure und Alginaten.

S. siliquastrum
Küsten des Pazifischen Ozeans, bes. von Südchina und Japan.
Rohstoff zur Gewinnung von Alginsäure und Alginaten.

S. swartzii [Turner] C. Ag.
Indische Küsten (Gujarat).
Wachstum und Regeneration der Alge wurden studiert, um die Möglichkeiten

einer Kultivierung zu untersuchen.
Der Gehalt an Alginsäure steigt mit der vegetativen Entwicklung an und fällt wieder ab, wenn die Pflanzen fruktifizieren (10,92–19,71 %), (17), (18).

S. ***tenerrimum*** J. Ag.
Küsten von Indien (Ostküste von Madras, Kap Comorin).
Der Alginsäuregehalt beträgt ca. 30 %, nach anderen Angaben nur 6,29–11,02 % an der Gujarat-Küste. Der Mannitolgehalt beträgt ca. 9,4 %. Wachstum und Entwicklung der Algen wurden untersucht (17).

S. ***thunbergii***
Küsten von Südchina, Korea, Japan.
Die Alge enthält unter anderem Pantothensäure, Biotin, Inositol. Eine antibiotische Wirkung bei *Mycobacterium tuberculosis* wurde festgestellt.
In China gilt *S. thunbergii* als Medizinaldroge (19).

S. ***vulgare*** Ag.
Küsten des Atlantischen und Pazifischen Ozeans. Küsten des Caribischen Meeres.
S. vulgare von der türkischen Küste des Marmara-Meeres wurde untersucht.

Inhaltsstoffe: Alginsäure, Mannitol, äther. Öl, Protein.
Protein und Proteinfraktionen haben unterschiedliche pharmakologische Eigenschaften.
Das Gesamtprotein und die Fraktion I hat lipolytische Eigenschaften, das Gesamtprotein und die Fraktion II wirkt als Antikoagulans und die Fraktion III hat hypoglykämische Eigenschaften.
Die antilipämischen und hypoglykämischen Substanzen haben eine Polypeptid-Struktur (20), (21), (22).
S. vulgare wird in der Volksheilkunde einiger Länder als Wurmmittel verwendet.

S. wrightii
Küsten von Indien (Ostküste von Madras).
Der Alginsäuregehalt beträgt 25–30 % der Mannitolgehalt 7,3 %.

S.-Arten
In ostasiatischen Küstenländern werden *S.*-Arten vielfach für Nahrungs-, Futter- und Düngemittel verwendet.
An den japanischen Küsten kommen 50–70 Arten vor. Sie werden auf Alginsäure und Alginate industriell ausgewertet.

An den indonesischen Küsten kommen nach Weber van Bosse 58 *S.*-Arten vor.

Indische *S.*-Arten wurden vielfach untersucht. Alginate werden industriell gewonnen und eingesetzt.

Auch in zahlreichen anderen Meeren und Küstengebieten kommen *S.*-Arten vor, z.B. große Mengen gibt es entlang der gesamten brasilianischen Küste (23).

Im westlichen Atlantik kommen 2 pelagische Arten, *S. natans* und *S. fluitans,* vor, sowie 12 sessile, besonders im Sublittoral des Caribischen Meeres (24).
Die Algen an den Küsten von Florida liefern gute Alginat-Qualitäten.

S.-Arten der Sargasso-See.
Das Gebiet der Sargasso-See erstreckt sich zwischen 25° und 35° N-Breite und bildet ein Oval von den Bermudas bis zum 40. Längengrad. In der Sargasso-See finden sich, wie auch in anderen Gebieten der Weltmeere, treibende Algen, die zu mehr oder weniger großen Inseln zusammengetrieben werden. Die geschätzte Menge der schwimmenden Algen wird mit 4 bis 11 Millionen tons angegeben.

Verschiedene Autoren nehmen an, daß die Algen der Sargasso-See ursprünglich von den Arten abstammen, die an den

Küsten des Caribischen Meeres wachsen und dort losgerissen wurden.
Fritsch schreibt 1952: „The view that this vegetation consists in the main of an accumulation of detached plants, has found little support in recent years. Attaching disk have never been found on the plants of the Sargasso Sea and investigation on the spot has shown that there is continous growth of the younger parts, as the older die away."
Es scheint, daß ein Teil der schwimmenden *S.*-Arten nicht mit den an der Küste wachsenden zu identifizieren ist, während bei anderen die Abstammung noch deutlich erkennbar ist. In der Literatur werden *S. natans* und *S. hystrix* var. *fluitans* als wichtigste schwimmende Arten genannt.
Treibende *S.*-Arten wurden auch im nördlichen Atlantik angetroffen.
Die schwimmenden Tangmassen im Golf von Mexico werden auf ca. 90.000 tons geschätzt. Davis sagt: „it is indicated that the seaweed in the Gulf is the result of fresh weed floating in from the Atlantic."
Eine Ernte sollte u.U. möglich sein. Die Algen wurden untersucht, ca. 13–23 % Algin, weniger als 1 % Mannitol und ca. 4 % Fucoidan wurden festgestellt. Laminaran wurde nicht gefunden. Davis berichtet auch über Auswertungsmöglichkeiten. Auch von anderen Autoren wird auf diese interessanten Möglichkeiten hingewiesen.
Das Vorkommen von sterilen *S.*-Arten, *S. natans* [L.] J. Meyen und *S. fluitans* Børgesen nördlich und südlich des Sargasso-See-Wirbels wurde untersucht. Die Pflanzen außerhalb des Wirbels waren weniger gesund, die Zahl der epibiotischen Pflanzen, Tiere und Bakterien war größer als im Wirbel der See. Die *S.*-Arten gedeihen dort offenbar besser (25), (26), (27), (28), (29), (30).

Die Verbreitung und die Produktivität von *Sargassum* vor der Küste von Carolina wurde untersucht. Apikalmeristeme enthaltende Teile von *Sargassum* zeigten in 14tägigen Laborversuchen ca. 47 % Gewichtszunahme und ca. 20 % Längenzuwachs.
Das Frischgewicht von *Sargassum* betrug in der Sargasso-See ca. 830 kg, im Golfstrom ca. 1.860 kg, in den Küstengewässern 50 kg pro Quadratseemeile.

In der Sargasso-See entfielen in den oberen Metern der Wasserschicht 60 % der Netto-Gesamtproduktion auf *Sargassum* (31).

Literatur: Chapman, Hoppe, Seifen–Öle–Fette–Wachse 90 (1964), Nr. 21, Okazaki, Tokida u. Hirose u.a., vgl. Lit.-Verz.

(1) Güven, K.C. u. B. Tekinalp, Botanica Marina XIV (1971), Nr. 1, 63.

(2) Tsuda, R.T., 7. Int. Seaweed Sympos., Sapporo, 1971.

(3) Norton, T.A., 8. Int. Seaweed Sympos., Bangor, 1974.

(4) Nicholson, N. u.a., 8. Int. Seaweed Sympos., Bangor, 1974.

(5) Farnham, W.F. u. S. Lewey, 8. Int. Seaweed Sympos., Bangor, 1974.

(6) Martinez Nadal, N.G. u.a., J. Amer. Pharmac. Assoc. Sci. Ed. 50 (1961), 356.

(7) Martinez Nadal, N.G. u.a., Antimicrobial Agents and Chemotherapy, (1963), 68–72.

(8) Martinez Nadal, N.G. u.a., Botanica Marina IX (1966), Nr. 1/2, 21.

(9) Martinez Nadal, N.G. u.a., Botanica Marina IX (1966), Nr. 1/2, 62.

(10) Sieburth, J. McN. u. J.T. Conover, 5. Int. Seaweed Sympos., Halifax, 1965.

(11) Sieburth, J. McN u. J.T. Conover, Nature, London (1965), 208, 52.

(12) Kimm, Ch.S., 7. Int. Seaweed Sympos., Sapporo, 1971.

(13) Raju, P.V. u. R. Venugopal, Botanica Marina XIV (1971), Nr. 1, 36.

(14) Almodovar, L.R., Botanica Marina VI (1964), Nr. 1/2, 143–146.

(15) Tsuda, K. u.a., Pharm. Bull. Tokyo 5(1), 85–86, Chem. Abstr. (1958), 2043 a.

(16) Ito, K. u.a., Bull. Japan. Soc. of Scient. Fish., 32 (1966), Nr. 9, 727–729. World Fish. Abstr. 18 (1967), Nr. 3.

(17) Chauhan, V.D., Botanica Marina XIII (1970), Nr. 1, 57.

(18) Chauhan, V.D., Botanica Marina XV (1972), Nr. 1, 49.

(19) Kamimoto, K., Nippon Saikingaku Zasshi 11 (1956), 307–313, Chem. Abstr. 51 (1957), 18138 i.

(20) Aktin, E. u. K.C. Güven, Qualitas Plantarum et Materiae Vegetabiles 30. VI. 1965, Nr. 2.

(21) Güven, K.C. u. B. Tekinalp, Botanica Marina XIV (1971), Nr. 1, 63.

(22) Güven, K.C. u. N. Güven, Eczacilik Bülteni Vol. XVII (1975), 13–16.

(23) Oliveira Filho, E.C. de, 8. Int. Seaweed Sympos., Bangor, 1974.

(24) Diaz-Piferrer, M., 8. Int. Seaweed Sympos., Bangor, 1974.

(25) Schott, G., Geographie des Atlantischen Ozeans, 1912.

(26) Black, W.A.P. ex Altschul, Processed Plant Protein Foodstuffs – The Algae, 1958.

(27) Winge, O., Rep. on the Danish Oceanogr. Expeditions, 1908–1910, 1923.

(28) Davis, F.W., Univ. of Miami, Florida, 1950.

(29) Mautner, H.G., Economic Botany 8 (1954), Nr. 2.

(30) Conover, J.T. u. J. McN. Sieburth, Botanica Marina VI (1964), Nr. 1/2, 147.

(31) Howard, K.L. u. R.J. Menzies, Botanica Marina XII (1969), Nr. 1–4, 244–254.

SCYTOSIPHON

Scytosiphonaceae

S. lomentaria

Mittelmeergebiete.
Äther. Extrakte zeigen einen ausgesprochen fungiziden Effekt. Der Wirkstoff ist wahrscheinlich eine Phenolverbindung (1).

Literatur: vgl. Lit.-Verz.

(1) Khalefa, A.F. u.a., Botanica Marina XVIII (1975), Nr. 3, p. 163–165.

SPATHOGLOSSUM

Dictyotaceae

S. pacificum

Japanische Küsten.
Die Alge ist reich an Nicotinsäure, Folsäure u.a.

Literatur: Tokida u. Hirose u.a., vgl. Lit.-Verz.

STILOPHORA

Spermatochnaceae

St. rhizoides

Mittelmeergebiete.
Die Alge wird in der Volksheilkunde bei Skrofulose angewandt.

Literatur: Chapman u.a., vgl. Lit.-Verz.

TURBINARIA

Sargassaceae

T. conoides J. Ag.

Küsten von Indien (Madras, Malabar), Ceylon, Malayische Gebiete, Indonesien, südl. China, Australien, Philippinen.
Die Alge enthält ca. 23 % Alginsäure. Sterole.

T. dentata
Küsten von Indien (Madras).
Die Alge enthält ca. 20–22 % Alginsäure.

T. ornata [Turner] J. Ag.
Küsten des Indischen Ozeans, Küsten von Malaya, Indonesien, südl. China, Japan, Philippinen.
Der Alginsäuregehalt wurde untersucht. Er bleibt während des ganzen Jahres ziemlich gleich. Der Mannitolgehalt ist am Anfang der Wachstumsperiode am höchsten (1).

T. decurrens Bory
Küsten von Indien (Mandapam).

Inhaltsstoffe: 16,3–26,3 % Alginsäure, 1,5–8,7 % Mannitol.
Wachstum und jahreszeitliche Schwankungen der Inhaltsstoffe wurden untersucht. Rohstoff zur Gewinnung von Alginsäure und Alginaten, bes. wenn die Ernte in den Monaten Dezember bis Februar erfolgt (2).

T.-Arten
sind ein Rohstoff zur Herstellung von Alginsäure und Alginaten. Manche Arten enthalten bis 30 %.

Literatur: vgl. Lit.-Verz.

(1) Umamaheswara Rao, M. u S. Kalimutha, Botanica Marina XV (1972), Nr. 1, p. 57.

(2) Kaliaperumal, N. u. S. Kalimuthu, Botanica Marina XIX (1976), Nr. 3, 157.

UNDARIA

Alariaceae

U. pinnatifida [Harv.] Suringar

Japanische Küsten (bes. Westküste von Hokkaido), Küsten von China und Korea.
Man unterscheidet die Formen *typica* Yendo und *distans* Miyabe et Okamura sowie eine Anzahl von Hybriden.

Über die Kultivierung der Alge wurde mehrfach ausführlich berichtet, u.a., auf dem 8. Int. Seaweed Sympos., Bangor, 1974 (1), ebenso über die Analyse von *U. pinnatifida*. Die Alge enthält 1,56 g% Stickstoff, 9,74 g% Rohprotein, 1,00 g% Schwefel, 4,20 g% Kalium, 3,05 g% Magnesium, 1162 mg% Calcium, 195 mg% Phosphor, 43 mg% Eisen, Spuren von Mangan, 0,059 ppm. Selen (2).
Die Alge wird wegen ihrer wertvollen Inhaltsstoffe in steigendem Maße gefragt.
Die geernteten Rohstoffmengen sind beträchtlich.

Sie enthält Provitamin A, Vitamin B_1, B_2, C, Niacin, Mineralsalze, ca. 57 % Zucker, spezielle Proteine. Laminin wurde ebenfalls festgestellt (3).
Watanabe berichtete 1968, daß *U. pinnatifida* einen Bestandteil enthält, der bei Nicotinvergiftung als Antidotum wirkt. Sie enthält ferner eine Substanz, die das Wachstum von *Mycobacterium tuberculosis* inhibiert (4).
Der Rohstoff wird in verschiedener Art bearbeitet. Die Produkte kommen als Wakame auf den Markt. Sie sind ein wertvolles Nahrungsmittel.

U. peterseniana [Kjellm.] Okamura und
U. undarioides [Yendo] Okamura
Japanische Küsten.
Beide Arten werden ebenfalls zur Herstellung von Wakame-Produkten verwendet.

Literatur: Okazaki, Tokida u. Hirose u.a., vgl. Lit.-Verz.

(1) Chihara, M., 8. Int. Seaweed Sympos., Bangor, 1974.
(2) Johnston, H.W., 7. Int. Seaweed Sympos., Sapporo, 1971.
(3) Saito, Y., ex Tokida, J. u. H. Hirose, 1975.
(4) Kamimoto, K., Nippon Saikingaku Zasshi, 11 (1956), 307–313. Chem. Abstr. 51 (1957), 18138 i.

Abt. XI

RHODOPHYTA

ACANTHOPELTIS

A. japonica Okamura, Schottmüllera

Küsten von Japan und Korea. – Toriashi.
Die Alge wird meist zusammen mit anderen Agarophyten auf hartgelierenden Agar ausgewertet. Der Gehalt beträgt ca. 5 %.
Cholesterol wurde isoliert.

Literatur: Okazaki u.a., vgl. Lit.-Verz.

ACANTHOPHORA

A. spicifera [Vahl.] Børgesen

Küsten des Indischen Ozeans, der südostasiatischen Inseln, des caribischen Meeres.

Die Alge wird in Südostasien gegessen. Bei Puerto Rico gesammelte Alge weist antibiotische Aktivität auf (1).

Literatur: vgl. Lit.-Verz.

(1) Burkholder, P.R. u.a., Botanica Marina II (1960), Nr. 1/2, p. 149.

AEODES

Grateloupiaceae

A. orbitosa

Küsten von Südafrika, in größeren Mengen vorkommend.
Die Alge enthält Carrageenan.
In Südafrika wird aus *A. orbitosa* ein Extrakt hergestellt, der zur Klärung von Bier verwendet wird.

Literatur: vgl. Lit.-Verz.

AGARDHIELLA

Solieriaceae

A. tenera [J. Ag.] Schmitz

Golf von Mexico, Ostküste von Nordamerika, Pazifikküsten von Amerika bis Chile.
Die Alge enthält ein Agaroid bzw. Carrageenan und wird in Nordamerika zusammen mit anderen Algen industriell ausgewertet. In Chile Agar-Rohstoff.

A. robusta
Philippinen, Küsten von Pakistan.
Auf den Philippinen werden *A.*-Arten zusammen mit *Gracilaria lichenoides* (vgl. dort) zur Herstellung des Gelierproduktes Gulaman verwendet.

Literatur: vgl. Lit.-Verz.

AHNFELTIA
Phyllophoraceae

A. ***plicata*** [Huds.] Fries

Küsten des nördlichen Atlantischen Ozeans (Canada, USA), des Weißen Meeres, Küsten von Sachalin, Korea, Japanische Inseln, Californien, Pazifikküste von Südamerika (Chile).
Wichtige Rohstoffbasis des Russischen Agar, früher als Sachalin-Agar gehandelt. In Japan wird aus *A. plicata* der Itani-Agar hergestellt, bzw. wird die Alge zusammen mit anderen Rohstoffen zu Agar verarbeitet.
Die nordamerikanische Provenienz liefert ein Agaroid.

A. ***gigartinoides***
Küsten des südlichen Californien und Mexicos, liefert ein Agaroid.

A. ***concinna***
Japanische Küsten, liefert ein Funoran von geringerer Qualität.

Literatur: Okazaki u.a., vgl. Lit.-Verz.

ALSIDIUM
Rhodomelaceae

A. ***helminthochorton*** Ktzg.

Mittelmeergebiete, bes. bei Korsika, Sizilien und an den französischen Küsten.

Die Alge liefert das Korsikanische Wurmmoos, Helminthochorton, Muscus corsicanus.

Die Alge enthält ein Floridosid, einen alkaloidartigen Stoff, Aminosäuren. Der eigentliche Wirkstoff ist noch weitgehend unbekannt.

Vermifugum, bes. gegen Spulwürmer. Die Handelsware besteht vielfach aus einem Gemisch verschiedener Algen, u.a. aus *Polysiphonia-*, *Ceramium-*, *Ulva-*, *Cladophora-* und anderen Arten. Wurmwirksam ist lediglich *A. helminthochorton.*

Literatur: Chapman, Fott, Hager, IV. u.a., vgl. Lit.-Verz.

AMANSIA
Rhodomelaceae

A. ***multifida*** Lamour.

Wärmere atlantische Küsten Amerikas.

Bei Puerto Rico gesammelte Alge weist antibiotische Aktivität auf (1).

Literatur: vgl. Lit.-Verz.

(1) Burkholder, P.R. u.a., Botanica Marina II (1960), Nr. 1/2, p. 149.

ASPARAGOPSIS
Bonnemaisoniaceae

A. ***taxiformis*** [Delile] Collins et Harvey

Gebiete um Hawaii.

Die Alge hat einen jodartigen Geruch. Das ätherische Öl enthält Bromoform, chlor- und jodhaltige Haloforme (1).

Literatur: vgl. Lit.-Verz.

(1) Burreson, B.J. u.a., Tetrahedron Letters, 1975, 473, Chem. Ztg. 99 (1975), Nr. 8/9.

CALLOPHYLLIS
Callymeniaceae

C. megalocarpa

In temperierten und wärmeren Küstengebieten vorkommend.

Die Alge weist antibiotische Aktivität auf (1).

Literatur: vgl. Lit.-Verz.

(1) Pratt, R. u.a., J. Am. Pharm. Ass. 40 (1951), 575–579.

CAMPYLAEPHORA

C. hypnaeoides [J. Ag.] Okamura
(Ceramium hypnaeoides)

Küsten von Japan, China, Korea, Sachalin, Sibirien, Kurilen.
Die Alge wird in Japan als Rohstoff für einen weichen Agar, den „Ego"-Agar benutzt. Sie enthält 3,6-Anhydro-L-Galaktose.

C. crassa [Okamura] Nakamura
wird in gleicher Weise verwendet.
Beide Algen kommen in verschiedenen Formen vor.

Literatur: Okazaki u.a., vgl. Lit.-Verz.

CERAMIUM
Ceramiaceae

C. rubrum [Huds.] Agardh.

Küsten des nördlichen Atlant. Ozeans, an den japanischen Küsten.

C. rubrum und andere *C.*-Arten werden in Japan vielfach in Mischung mit anderen Rotalgen zur Agar-Fabrikation benutzt. Sie kommen dort in großen Mengen vor.
Die Taxonomie und geographische Verbreitung der *C.*-Arten an den südjapanischen Küsten wurde untersucht und eine Anzahl von *C.*-Arten zum ersten Mal beschrieben (1).

C. rubrum enthält ca. 40 % Phykokolloide mit Xylose, Arabinose, Galaktose, Galaktansulfat, Saccharose. Die Gelfähigkeit ist begrenzt, die Viskosität niedrig, aber die Stabilisatoreigenschaften sind ausgezeichnet (0,2 %) (2), (3).
Antimikrobielle Substanzen wurden festgestellt (4), (5), ebenso bei *C. diaphanum* und *C. byssoideum*, Puerto Rico (6).
Die Ceramium-Pigmente können als Farbstoffe in der Kosmetik und in der Textilindustrie eingesetzt werden.

Pigmente werden ferner aus *Rytiphlaea tinctoria, Plocamium coccineum* gewonnen.

Zahlreiche *C.*-Arten werden als Agar- bzw. Agaroid-Rohstoffe ausgewertet. Die Frage der Kultivierung wurde in den letzten Jahren diskutiert.

Literatur: Okazaki, Steinegger-Hänsel, Tokida u. Hirose u.a., vgl. Lit.-Verz.

(1) Itono, H., Botanica Marina XV (1972), Nr. 2, 74.

(2) Czapke, K., 8. Int. Seaweed Sympos., Bangor, 1974.

(3) Batey, J.F. u.a., 8. Int. Seaweed Sympos., Bangor, 1974.

(4) Roos, H., Kieler Meeresforsch. XIII (1957), Nr. 1.

(5) Chesters, C.G.C. u. J.A. Stott, 2. Int. Seaweed Sympos., 1955.

(6) Burkholder, P.R. u.a., Botanica Marina II (1960), Nr. 1/2, 149.

(7) Chamberlain, A.H.L. u. L.V. Evans, 8. Int. Seaweed Sympos., Bangor, 1974.

(8) Garbary, I.W.D., 8. Int. Seaweed Sympos., Bangor, 1974.

CENTROCERAS

C. clavulatum

Hawaii.
Die kleine Rotalge wird in der Volksheilkunde verwendet.

Literatur: Chapman u.a., vgl. Lit.-Verz.

CERATODICTYON
Gracilariaceae

C. spongiosum Zanardini

Japanische Küstengebiete.

Zahlreiche Aminosäuren wurden festgestellt, ferner Betain, L-Tyrosin, Glycin, L-Glutaminsäure, Taurin und andere (1).

Literatur: vgl. Lit.-Verz.

(1) Takemoto, T. u. T. Sai, Yakugaku Zasshi 84 (1964), Nr. 12, 1224–1227.

CHONDRIA
Rhodomelaceae

Ch. armata [Kütz.] Okamura

Küstengebiete von Südostasien, Malayischer Archipel, Polynesien, Formosa, Küsten der südlichen japanischen Inseln. –
Domoi oder Hanayanagi (japanische Bezeichnungen).

Inhaltsstoffe: Wirksames Prinzip ist die Domoi-Säure (Prolinderivat). Die Konstitution wurde aufgeklärt.

Weitere Bestandteile der Alge sind L-Citrullin, Asparaginsäure, L-Glutaminsäure, β-Aminoglutarsäure, Hypoxanthin, freie Aminosäuren, ein fliegentötendes Prinzip (1), (2), (3), (4), (5), (6), (7), (8), (9), (10), (11), (12).

Verwendung: Anthelminticum, bes. bei Ascariden (1), (2), (3), (4), (5), (6), (7), (8), (9), (10), (11), (12).

Ch. crassicaulis
Japanische Küsten.
Chondrin, eine Aminosäure, wurde aus der Alge isoliert (13).

Ch. littoralis
Küsten des Caribischen Meeres.
Antimikrobielle Aktivität gegen *Staphylococcus aureus* und andere Mikroorganismen wurde festgestellt (14).
Das aus der Alge isolierte Chonalgin. wirkt speziell gegen *Escherichia coli* und *Candida albicans.* Die Wirkung gegen Bakterien und Pilze wurde bestätigt. Die Antitumor-Aktivität wird untersucht (15), (16), (17).

Ch. oppositiclada Dawson
Aus der Alge wurde Chondriol (0,1 % vom Trockengewicht) isoliert. Die Konstitution des Alkohols wurde aufgeklärt. Ferner wurde Cycloeudesmol, ein Sesquiterpen mit starker antibiotischer Wirksamkeit gegenüber *Staphylococcus aureus* und *Candida albicans* isoliert (18), (19).

Literatur: Chapman, Hager, IV., Tokida u. Hirose, Yosisige, K. ex herba polonica XVI (1970), Nr. 1 u.a., vgl. Lit.-Verz.

(1) Takemoto, T. u. K. Daigo, Chem. and Pharm. Bull. 6 (1958), Nr. 5, 578–580.

(2) Takemoto, T. u. K. Daigo, Bull. Jap. Soc. Phyc. 7 (1959), Nr. 3, 91–93.

(3) Daigo, K., Pharm. Fac., Univ. of Osaka 79 (1959) (3), 76.

(4) ibid. 79 (1959) (3), 77.

(5) ibid. 79 (1959) (3), 78.

(6) ibid. 79 (1959) (3), 79.

(7) ibid. 79 (1959) (3), 80.

(8) Takemoto, T. u. K. Daigo, Archiv der Pharmazie 293/65 (1960), (6), 627.

(9) Takemoto, T., Jap. J. of Pharm. and Chem. XXXI, Nr. 8.

(10) Takemoto, T. u.a., Yakugaku Zasshi 85 (1965) (1), 83–85.

(11) Takemoto, T. u. T. Sai, Yakugaku Zasshi 85 (1965) (1), 33–37.

(12) Takemoto, T. u.a., Jap. J. of Pharm. and Chem. XXXIV, Nr. 10.

(13) Kuriyama, M. u.a., Bull. Jap. Soc. Sc. Fish. 26 (1960), Nr. 6, 627.

(14) Burkholder, P.R. u.a., Botanica Marina II (1960), Nr. 1/2, 149.

(15) Martinez Nadal, N.G., Res. Dep. Univ. of Puerto Rico, Inf. Bull. 1962–1963.

(16) Martinez Nadal, N.G. u.a., Antimicrobial Agents and Chemotherapy 1963, 68–72.

(17) Martinez Nadal, N.G. u.a., Botanica Marina IX (1966), Nr. 1/2, 21.

(18) Fenical, W. u. J.J. Sims, Tetrahedron Lett. 1973, 313, Chem. Ztg. 97 (1973), Nr. 7.

(19) Fenical, W. u. J.J. Sims, Tetrahedron Lett. 1974, 1137, Chem. Ztg. 98 (1974), Nr. 6.

CHONDRUS

Gigartinaceae

Ch. crispus [L.] Stackh.

Atlantikküsten von Europa und Nordamerika. Die wichtigsten Erntegebiete sind die Küsten von Norwegen, Großbritannien (Schottland, Hebriden, Orkney Inseln), Irland, Frankreich (Bretagne), Spanien, Portugal, Marokko. Atlantikküsten von Nordamerika von New Jersey bis Neufundland. Die Hauptproduktionsstätten der amerikanischen Carrageenanindustrie liegen an der Küste von Massachusetts und Maine. Ausgedehnte Vorkommen gibt es an der Küste von Nova Scotia, Prince Edward, Island, geringere Bestände bei New Brunswick, Rhode Island, New Hamshire.

Vorkommen, Lebenszyklus, Vermehrung, Ernte und Aufbereitung der Alge wurden untersucht und beschrieben (1), (2), (3), (4), (5), (6), (7).
Ch. crispus kommt vielfach in Mischung mit *Gigartina stellata* vor (vgl. dort). Beide Algen liefern das Carrageen oder Irish Moss, das naturell oder gebleicht in den Handel kommt. Amerikanische Ware besteht fast ausschließlich aus *Ch. crispus.*

Chondrus-, *Gigartina-* und andere Carrageenan liefernde Rhodophyceen werden als Carrageenophyten bezeichnet.

Handelsbezeichnungen: Carrageen, Carragheen, Fucus crispus, Lichen irlandicus, Alga perlada – Irländisches Moos, Knorpeltang, Perlmoos – Irish Moss, Dorset Weed – Mousse d'Irlande, Mousse perlée, Folhinha, Liquen irlanda, Carragen.

Inhaltsstoffe: 50–70 % Schleim (Carragan), der aus mindestens 5 Polysacchariden besteht. Hauptbestandteile

sind Kappa- und Lambda-Carrageenan (vgl. dort).
Floridosid, Digeneasid, 7–10 % Protein, Aminosäuren: Alanin, Arginin, Asparaginsäure, Citrullin, Cystin, Glycin, Glutaminsäure, Histidin, Isoleucin, Leucin, Lysin, Methionin, Ornithin, Phenylalanin, Prolin, Serin, Threonin, Tryptophan, Tyrosin, Valin (26).
Der biologische Wert des Proteins entspricht dem von Hühnereiweiß (27).
Sterine, Carotin, Vitamine, 3,58 % Natrium, 3,38 % Kalium, 1,33 % Calcium, Jod und Brom in kleinen Mengen.
Spuren von Mangan, Arsen, Nickel, Molybdän, Zink, Kupfer, Eisen (1).
Die frische Alge enthält Chlorophyll und Fucoerythrin (roter Farbstoff).

Verwendung: Mucilaginosum, bei Diarrhoe. Bestandteil zahlreicher Teegemische, bes. gegen Erkältungskrankheiten. Hemmwirkungen auf Bakterien wurden festgestellt (8).
In der Lebensmitteltechnologie und in der Kosmetik. Emulgiermittel, Verdikkungsmittel für Süßspeisen, Klärmittel für Wein, Bier und Honig. Appreturmittel in der Textil- und Papierindustrie. Zu Klebemitteln. In der Anstrichtechnik, bes. früher als „Malermoos".
Rohstoff zur Fabrikation von Carrageenan und Carrageenaten (vgl. dort).

Ch. crispus weist je nach Provenienz und Standort zahlreiche Varietäten oder Formen auf. Newton beschreibt die var. *filiformis*, var. *stellatus*, var. *aequalis*, var. *dilatata*, var. *typica*, var. *nana*.
An der Küste der Pyrenäenhalbinsel unterscheidet man var. *angustifrons* und var. *latifrons*.
Levring stellte 4 Formen an der norwegischen Küste fest: f. *typica*, f. *abbreviata*, f. *aequalis*, f. *polychotoma*.

Ch. armatus
Küsten von Japan.
Die Alge wird in Japan „Toge-tsunomata" genannt und zur Herstellung eines Algenschleims benutzt. Sie wird ebenso, wie auch andere *Ch.*-Arten zur Fabrikation von Funoran herangezogen.

Ch. canaliculatus [C. Ag.] Greville
Küsten von Peru und Chile.
Rohstoff zur Gewinnung von Carrageenan (25).

Ch. elatus
Küsten von Japan. – „Naga-tsunomata".

Inhaltsstoffe: L-Arabinose, D-Galaktose.

Ch. ocellatus Holmes
Küsten von Japan. – „Tsunomata".
Die Alge wird in der japanischen Textilindustrie verwendet, Carrageenan-Rohstoff.
Man unterscheidet verschiedene Formen.
Als Inhaltsstoffe wurden u.a. festgestellt: Riboflavin, Nicotinsäure, Pantothensäure.

Ch. pinnulatus [Harvey] Okamura
Küsten von Japan, Korea, sibirische Küste des Japanischen Meeres.
Tokida und Okazaki beschreiben zahlreiche Formen.
Die Alge wird in Japan zur Herstellung von Algenschleim industriell ausgewertet.

Ch. yendoi Yamada et Mikami
Nordküste von Japan.
Mehrere Formen der Alge werden industriell ausgewertet.

***Ch.*-Arten**
weitere *Ch.*-Arten werden in der Literatur genannt und beschrieben.

Carrageenan und **Carrageenate**
Der unveränderte Extrakt – Irish Moss

Extract – aus den Carrageenophyten ist das Carrageenan. Die definierten Salze bezeichnet man als Carrageenate.
Die Handelsprodukte sind meist keine chemisch reinen Salze, sondern Mischprodukte.

Carrageenan unterscheidet sich vom Agar vor allem durch einen höheren Sulfatanteil und einen höheren Aschegehalt.

Die Hauptproduktionsländer sind Frankreich, Großbritannien, Norwegen, die USA und Canada.

Inhaltsstoffe: 29–35 % Sulfate, 30–40 % d-Galaktose, geringe Mengen l-Galaktose, d-Glucose, nach verschiedenen Angaben auch 2-Keto-d-Gluconsäure, Raffinose, Fructose.

Carrageenan besteht hauptsächlich aus zwei Fraktionen, dem Kappa- (ca. 40 %) und dem Lambda-Carrageenan (ca. 60 %) (9), (24).
Zahlreiche Untersuchungen wurden durchgeführt (10), (11), (12), (13), (14).

Man hat einen in kaltem und einen in heißem Wasser löslichen Anteil festgestellt. Der Kalt-Extrakt entspricht der Lambda-Fraktion, der Heißextrakt der Kappa-Fraktion (15).
Das Problem der Kalt- oder Heiß-Extrakte ist von erheblicher praktischer Bedeutung, z.B. im Textildruck, wo speziell die Kalt-Extrakte eingesetzt werden (16).
Die molekulare Struktur und die physiko-chemischen Eigenschaften der Carrageenane und deren Bedeutung für die praktische Anwendung wurden beschrieben (17).

Der Sulfatgehalt des Kappa-Carrageenans wird mit 23–28 % angegeben, der des Lambda-Carrageenans mit 24–33 %.
Als Kationen wurden vor allem Natrium, Kalium, Calcium und Magnesium festgestellt. Für die physikalischen Eigenschaften ist der Gehalt an Calcium wichtig. Springer u. Middendorf stellten Lösungen von Carrageensäuren her. Sie zersetzen sich durch Spontanhydrolyse (15).

Neben den beiden Hauptfraktionen wurden weitere festgestellt.
Die My-Fraktion verschiedener Carrageenophyten wurde untersucht (18).

Über die Bestimmung des Jota-Carrageenans wurde berichtet (19).

Die Eigenschaften der Carrageenane sind weitgehend von der Art der Rohstoffe, der Erntezeit und der Extraktionsmethode abhängig (10), (20).
Carrageenane bilden mit Wasser kolloidale Lösungen bzw. Dispersionen. Die Lösungen zeigen Thixotropie. Die Gele schmelzen bei 27–41° C gegenüber 80–100° C bei Agar. Gelierung tritt nur bei Anwesenheit bestimmter Ionen ein.

Qualitäten
Gelstärke und Geliertemperatur der Carrageenane und ihrer Salze können je nach dem Verwendungszweck vielfach variiert werden.

Eine Einsatzmöglichkeit ist außer bei wäßrigen und milchigen Flüssigkeiten auch bei zucker- und alkoholhaltigen Medien gegeben. Diese Tatsache ist besonders in der Lebens- und Genußmittel-Industrie von Interesse.

Die Produkte werden in zahlreichen Sorten mit verschiedenen Viskositäten, gelierenden und nicht gelierenden Qualitäten gehandelt. Es gibt Spezialsorten für wäßrige Medien, Milch- und Milchprodukte.

Außer den reinen Carrageenanen sind vielfach auch Mischprodukte auf dem Markt, z.B. mit Zusätzen von Kalium-Salzen, Locust Bean Gum, Guar Gum, Dextrose etc.

Verwendung: In der Pharmazie: Emulgatoren, z.B. für Lebertran-Emulsionen, Granulier- und Bindemittel, z.B. für Tabletten und Dragees, Elexiere, Hustensirup, für Präparate mit Sulfonamiden, Metallsalzen etc.
In der Ulcus-Therapie werden depolymerisierte Carrageenane eingesetzt (21), (22).
Bei Erkrankungen der Blutgefäße (23), (30).

Carrageenan bindet Schwermetallionen, z.B. Blei. Dies erscheint im Hinblick auf die ständig steigenden Bleiemissionen besonders wichtig, da das Blei in die Nahrungskette und damit in den Magen-Darmtrakt gerät. Die metallbindenden Eigenschaften dieser Polysaccharide unterscheiden sich von denen der Alginate. Blei wird durch Alginate nicht gebunden (28), (29) (vgl. Alginate-Verwendung).
In der Kosmetik: Stabilisatoren, Suspendier- und Verdickungsmittel. Die Carrageenan-Produkte werden zu Hautcremes, Lotionen, Zahnpasten, Rasiercremes, Haarfixativen, Schaumstabilisatoren, Sonnenschutzmitteln etc. verwendet.

In der Seifenindustrie.

In der Lebens- und Genußmitteltechnologie: Einsatzmöglichkeiten gibt es für Bäckerei- und Konditoreierzeugnisse, Konfektfüllungen, Pralinen, Gelee- und Cremeerzeugnisse, Glasuren für Milch-, Kakao- und Schokoladenprodukte. Eiscreme und Eisdesserts, Salate, Saucen, Suppen etc. werden mit Carrageenanen oder Carrageenaten hergestellt.
In der Käse-, bes. in der Weichkäseindustrie. In der Fleisch- und Fischindustrie. Zur Klärung von Fruchtsäften, Bier etc. Diätetische Nährmittel werden vielfach mit Carrageenanen hergestellt.

Die Produzenten unterrichten die Konsumenten über die Anwendungsmöglichkeiten.

In verschiedenen Industrien werden Carrageenane und Carrageenate als Stabilisatoren, Verdickungsmittel etc. eingesetzt, z.B. in der Farben-, Leder-, Papier-, Poliermittel-, Textil- und Textildruckindustrie, in der Keramik-, Tinten-, Druckfarben-Industrie.
Sie werden zu Wachsemulsionen, Graphitsuspensionen, Hektographierprodukten, in der Latexaufbereitung etc. verwendet.
Bestandteil von Pestiziden und Holzschutzmitteln.

Weitere Rohstoffe zur Fabrikation von Carrageenan und Carrageenaten sind ferner: *Gigartina*-Arten (vgl. dort).

Literatur: Braun, Chapman, Fott, Hager, IV., Hörhammer, Okazaki, Steinegger-Hänsel, Tokida u. Hirose u.a. vgl. Lit.-Verz.

(1) MacFarlene, C.I., Chondrus crispus Stackhouse, Synopsis, 1968.

(2) Taylor, A.R.A., Industrial Development Branch Fisheries Service, Ottawa, Canada, 1970, WLD Fish. Abstr. 22 (1971), Nr. 2, 47.

(3) Taylor, A.R.A., 7. Int. Seaweed Sympos., Sapporo, 1971.

(4) Taylor, A.R.A., 8. Int. Seaweed Sympos., Bangor, 1974.

(5) Tveter, E. u. A.C. Mathieson, 8. Int. Seaweed Sympos., Bangor, 1974.

(6) Mathieson, A.C. u. E. Tveter, 8. Int. Seaweed Sympos., Bangor, 1974.

(7) McCandless, E.L. u. J.S. Craigie, Botanica Marina XVII (1974), Nr. 3, 125–129.

(8) Glombitza, K.-W., D.A.Z. 108 (1968), Nr. 25.

(9) Smith, D.B. u. W.H. Cook, Arch. Biochem. and Biophys. 45 (1953), 232.

(10) Black, W.A.P. u.a., 5. Int. Seaweed Sympos., Halifax, 1965.

(11) Maass, H., Pharmazie 4 (1968), 118–123, Pharm. Zh. 108 (1969), Nr. 5.

(12) McCandless, E.L. u. S. Richer, 7. Int. Seaweed Sympos., Sapporo, 1971.

(13) Cundall, R.B. u.a., Analyst. Cambridge, 98 (1973), 1173, 857–862. Zbl. Pharm. 114 (1975), Nr. 1.

(14) Gordon-Mills, E. u. E.L. McCandless, 8. Int. Seaweed Sympos., Bangor, 1974.

(15) Springer, R. u. L. Middendorf, Archiv der Pharmazie 294/66 (1961), 693.

(16) Schulzen, H., Botanica Marina Suppl. 1962.

(17) Schmitt, M., Botanica Marina III (1961), Nr. 1, 17.

(18) McCandless, E.L., 8. Int. Seaweed Sympos., Bangor, 1974.

(19) Anderson, W. u. W. Bowtle, Analyst, Cambridge, 99 (1974), 1176, 178–183. Zbl. Pharm. 114 (1975), Nr. 1, 65.

(20) Goring, D.A.J. u. E.G. Young, Can. J. Chem. 33 (1955), 480.

(21) Hawkins, W.W. u. V.G. Leonard, Can. J. Biochem. Physiol. 41 (1963), Nr. 5, 1325–1327.

(22) Stanley, N.F. u. D.W. Ronn, 8. Int. Seaweed Sympos., Bangor, 1974.

(23) Schneider, G., D.A.Z. 102 (1962), Nr. 47.

(24) Black, W.A.P. u.a., J. of the Science of Food and Agriculture 16 (1965), Nr. 10, 573–585.

(25) Kim, Dong Ho, Botanica Marina XIII (1970), Nr. 2, 140.

(26) Smith, D.G. u. E.G. Young, J. biol. Chem. 217 (1955), 845.

(27) Larsen, B.H. u. W.W. Hawkins, J. Sci. Food and Agric. 12 (1961), 523.

(28) Tanaka, Y. u.a., 8. Int. Seaweed Sympos., Bangor, 1974.

(29) Paskins-Hurlburt, A.J. u.a., Botanica Marina XIX (1976), Nr. 1, 59.

(30) Czetsch-Lindenwald, H.v. Botanica Marina III (1961), Nr. 1, 25.

CHRYSYMENIA

Rhodymeniaceae

Ch. wrightii

Japanische Küsten.

Verschiedene Extrakte zeigten Hemmwirkung auf *Mycobacterium avium* und *Mycobacterium tuberc.* (1).

Literatur: vgl. Lit.-Verz.

(1) Kamimoto, K., Nippon. Saikingaku Zasshi 11 (1956), 307–313, Chem. Abstr. 51 (1957), 18138 i.

CORALLINA

Corallinaceae

C. officinalis L.

Auf der nördlichen Hemisphäre weit verbreitet, besonders im nördlichen Atlantik und im Mittelmeer.

Inhaltsstoffe: Mineralische Bestandteile. Corallinaceen sind durch Calcium- und Magnesiumcarbonat meist stark verkalkt. Im Pazifik sind sie wesentlich an der Bildung von Korallenriffen beteiligt. Glucose, antimikrobielle Substanzen, Glyceritol-Glykoside (1).

C. rubens L.
Küsten des Marmarameeres.

Chemische und chromatographische Untersuchungen des Extraktes und seiner Fraktionen zeigten eine Polypeptid-Struktur, Fraktion I enthielt 7 verschiedene Monosaccharide.
Cholesterol, Vitamin B_{12}, ätherisches Öl mit 1,8-Cineol, Terpineol, Geraniol.

Eine Antikoagulans- und Antithrombin-Wirkung wurden festgestellt. Proteinfraktionen zeigten lipolytische und hypoglykämische Effekte (2), (3).

C. granifera Ell. et Sol.
Die Sterole der Algen wurden untersucht, und Cholesterol festgestellt (4).

C.-Arten
wurden in früheren Zeiten als Vermifugum benutzt.

Literatur: vgl. Lit.-Verz.

(1) Roos, H., Kieler Meeresforsch. XIII (1957), Nr. 1.

(2) Güven, K.C. u.a., Haemostasis 2 (1973/74), 260–268.

(3) Güven, K.C. u.a., Planta Medica 27 (1975), Nr. 1, 5–13.

(4) Güven, K.C. u. N. Bergişadi, Eczacilik Bülteni, Vol. XVII (1975), 30–32.

CORALLOPSIS

C. salicornia [Ag.] Grev.
(*Sphaerococcus salicornia* Ag.)

Küsten des Pazifischen Ozeans.
Agar-Rohstoff, wie auch *C. salicornia* var. *minor.* Diese Art wird in Indonesien und Malaya auch als Gemüse gegessen.

Literatur: vgl. Lit.-Verz.

CYSTOCLONIUM

Rhodophyllidaceae

C. purpurascens [Huds.] Kuetz.

Küsten der Ostsee und des Nordatlantik. Eine in der Kieler Förde gesammelte Alge enthielt antimikrobielle Substanzen (1).

Literatur: vgl. Lit.-Verz.

(1) Roos, H., Kieler Meeresforsch. XIII (1957), Nr. 1.

DASYA

Dasyaceae

D. pedicellata Ag.

Atlantikküsten Europas, Nord- und Mittelamerikas, Mittelmeer.
Eine bei Puerto Rico gesammelte Alge wies antibiotische Aktivität auf (1).

Literatur: vgl. Lit.-Verz.

(1) Burkholder, P.R. u.a., Botanica Marina II (1960), Nr. 1/2, p. 149.

DELESSERIA

Delesseriaceae

D. sanguinea [L.] Lamouroux

Europäische Atlantikküsten, Ostseeküsten. –
Blutroter Seeampfer, Dock-leaved Delesseria.

Die Alge enthält im Frühjahr und im Sommer einen blutgerinnungshemmenden Stoff, der in chemischer und physiologischer Hinsicht dem Heparin aus tierischer Leber oder Lunge ähnelt.

Die gerinnungshemmende Wirkung des Algenstoffes kann durch intravenöse Injektion geringer Mengen Thionin wieder aufgehoben werden (1).

Delesseria enthält antimikrobielle Substanzen (Acrylsäure) (2), (3).

Literatur: Chapman, Fott u.a., vgl. Lit.-Verz.

(1) Elsner, H. u.a., Naunym-Schmiedeberg's Archiv f. experimentelle Pathologie und Pharmakologie 190 (1938), Nr. 5.

(2) Roos, H., Kieler Meeresforsch. XIII (1957), Nr. 1.

(3) Glombitza, K.-W., D.A.Z. 108 (1968), Nr. 25.

DIGENEA
Rhodomelaceae

D. simplex [Wulf.] C. Agardh.

Im Mittelmeer, in den wärmeren Gebieten des Atlantischen und Indischen Ozeans, an den Küsten von Japan, der Philippinen und Australiens. Große Vorkommen an den Küsten von Florida, im Golf von Mexico.
Die Alge wird von einigen Autoren als Agar- oder Agaroid-Rohstoff angesehen. Sie hat in dieser Hinsicht aber nur geringe Bedeutung, da der Gehalt lediglich 10–15 % beträgt.
In Ostasien wird die Alge für Nahrungszwecke verwendet.
Bedeutung hat *D. simplex* als Anthelminticum gegen Ascariden und Oxyuren. Wurmwidrige Bestandteile sind die α-Kainsäure (Digeneasäure), die ca. zehnmal stärker wirksam als Santonin ist, und die α-Allokainsäure, die schwach wurmwirksam ist (1), (2), (3), (4), (5).

Das ätherische Öl der Alge und andere Komponenten wurden untersucht.

D. simplex enthält offenbar einen relativ hohen Prozentsatz an Jod. Die Angaben über die Höhe differieren stark.

Literatur: Auterhoff, H. Die Japanische Pharmakopöe von 1961, D.A.Z. 104 (1964), Nr. 16, Chapman, Hager, IV., Okazaki, Tokida u. Hirose, Yosisige, K., herba polonica 16 (1970), Nr. 1 u.a., vgl. Lit.-Verz.

(1) Kawaguchi u.a., Bull. Jap. Soc. Sc. Fish. 19 (1953), Nr. 4, p. 481–486, Chem. Abstr. 48031 (1955).

(2) Takemoto, T., Jap. J. of Pharmacy and Chemistry XXXI, Nr. 8.

(3) Takemoto, T., Shiraishi Pharm. Comp., Osaka, 1958.

(4) Nitta, J. u.a., Nature 181 (1958), 4611, p. 761–762.

(5) Sanno, Y., J. Pharm. Soc. Japan. LXXVIII 80 (1960), Nr. 5, p. 603.

(6) Takemoto, T., Mitteilungen.

DILSEA
Dumontiaceae

D. edulis Stackhouse

Europäische Küsten.
Die Alge enthält wasserlösliche Poly-

saccharide und Florideenstärke, ein Reservepolysaccharid, welches auch in anderen Rhodophyceen festgestellt wurde. Die Extraktstoffe gelieren nicht. Die Alge wird an der irischen und an der nordamerikanischen Küste gegessen.

Literatur: vgl. Lit.-Verz.

DUMONTIA
Dumontiaceae

D. incrassata [Müller] Lamouroux

Küsten des nördlichen Atlantischen und Pazifischen Ozeans. Die Alge kommt in großen Mengen bei Tomei (Japan) vor. Sie liefert einen wasserlöslichen Schleim und wird in Japan zur Gewinnung von Funoran benutzt. Sie wird auch für Nahrungszwecke verwendet.

Literatur: Okazaki u.a., vgl. Lit.-Verz.

ENDOCLADIA
Endocladiaceae

E. muricata J. Ag.

Küsten der USA (Californien), Brasilien.

Die Alge enthält Carrageenan mit einem Anteil von Kappa-Carrageenan, der dem von *Chondrus crispus* entspricht.

Literatur: vgl. Lit.-Verz.

EUCHEUMA
Solieriaceae

E. muricatum [Gmel.] Weber van Bosse
(E. spinosum)
(E. denticulatum)
(Fucus muricatus)

Küstengebiete von Malaya, Indonesien (Westjava, Madura, Sundainseln, bes. Makassar, Ceram) sind die Hauptherkunftsgebiete. Die Alge kommt aber auch an den chinesischen und japanischen Küsten sowie in anderen Gebieten vor. Sie wächst in zahlreichen Formen oft an den Korallenbänken.

An den Küsten der Philippinen wird sie kultiviert.

E. muricatum
wird vielfach als zusätzlicher Agar-Rohstoff benutzt. Sie kommt als „Singapore-Weed" in den Handel.
Das Phykokolloid der *Eucheuma* wird als Eucheuman bezeichnet.

Die Inhaltsstoffe der Alge wurden untersucht (1).

In Indonesien wird die *Eucheuma* für Nahrungszwecke benutzt.
Sie wird in Ostasien in der Textil- und Papierindustrie eingesetzt.
Aus ihr wird durch Kochen ein gelatineartiges Produkt, der Makassar- oder Java-Agar hergestellt.
Aus *E.*-Arten macht man auf den Philippinen in Mischung mit anderen Drogen ein Hustenmittel.

Der alte malayische Name für *Eucheuma* heißt zwar Agar, aber nach heutigen Gesichtspunkten entsprechen die *Eucheuma*-Phykokolloide nicht den Anforderungen an einen Agar.

In Indonesien wurden Kultivierungsversuche mit *E. muricatum (E. spinosum)* und *E. edule* durchgeführt, die ermutigende Resultate zeigen (2).

E. serra J. Agardh.
Küsten von Zanzibar und Tanganyika. Die Handelsware „Zanzibar-Weed" besteht vielfach aus Mischungen mehrerer Formen und Arten. Sie wird als zusätzlicher Phykokolloid-Rohstoff oder zur Gewinnung eines Eucheumans benutzt, das sich aber von dem aus „Singapore-Weed" unterscheidet.

E. cottonii
Küsten von Zanzibar. Die Alge enthält ein Eucheuman, sie wird ebenfalls als „Zanzibar-Weed" gehandelt.

E. isiforme
Küsten von China und Japan. Küste von Florida, Mexico, Cuba.
Die Ökologie und Morphologie der *E.*-Arten an der Küste von Florida wurde untersucht (3).

E. nudum C. Agardh.
Küsten von Florida.
Ökologie und Inhaltsstoffe wurden studiert (4).
Die Alge erscheint für eine industrielle Auswertung interessant.

E. striatum
Hawaii, Philippinen.
Auf dem 8. Int. Seaweed Sympos., 1974, in Bangor wurde über die Kultivierung der Alge und die Produktivität der Algenfarmen auf den Philippinen berichtet. Der Rohstoff wird in beträchtlichen Mengen exportiert (5).

E.-Arten
Zahlreiche Arten der ostasiatischen Küsten sind Agaroid-Rohstoffe von geringerer Bedeutung. Sie werden auch vielfach für Speisezwecke benutzt.

Eucheuman
sind Extrakte aus *E.*-Arten. Sie enthalten Glucuronsäure, Anhydrogalaktose, Galaktose, Xylose.

Eucheuman aus „Singapore-Weed" ergibt 1 %ige viskose Lösungen. Eucheuman aus „Zanzibar-Weed" bildet weiche elastische Gele mit thixotropem Charakter.

Verwendung: Der Verwendungsbereich des Eucheumans liegt zwischen dem von Agar und Carrageenan. Einsatzgebiete sind vor allem wäßrige und milchenthaltende Medien in der Lebensmitteltechnologie, Pharmazie und Kosmetik.

Literatur: Okazaki u.a., vgl. Lit.-Verz.

(1) McCandless, E.L. u. J. Lehoczky-Mona, 5. Int. Seaweed Sympos., Halifax, 1965.

(2) 13th Session of the Indo-Pacific Fisheries, Council (1968), Brisbane, Ocasional Paper 69/6.

(3) Cheney, D.P., 8. Int. Seaweed Symposium, Bangor, 1974.

(4) Dawes, C.J., 8. Int. Seaweed Symposium, Bangor, 1974.

(5) Doty, M.S. u.a., 8. Int. Seaweed Symposium, Bangor, 1974.

FALKENBERGIA

F. hillebrandii

Küsten des Caribischen Meeres.
Antimikrobielle Aktivität gegen Staphylococcus aureus und andere Mikroorganismen wurde nachgewiesen (1), (2).

Literatur: vgl. Lit.-Verz.

(1) Burkholder, P.R. u.a., Botanica Marina II (1960), Nr. 1/2, p. 149.

(2) Olesen, P.E. u.a., Botanica Marina VI (1964), Nr. 3/4, p. 224.

FURCELLARIA
Furcellariaceae

F. fastigiata [Huds.] Lamouroux
(Fucus fastigiatus)

Die Alge kommt vor allem im Kattegat, aber auch an den Ostseeküsten, Küsten von Norwegen, Irland, Canada (Nova Scotia) vor.
Die Alge ist die Basis der dänischen Phykokolloidindustrie. Sie liefert das

Furcellaran
„Dänischer Agar".

Über *Furcellaria fastigiata* und das Furcellaran liegen zahlreiche Publikationen vor (vgl. Marine Algae).

Furcellaran kommt in einer großen Anzahl von Sorten auf den Markt, die auf den jeweiligen Verwendungszweck abgestimmt sind und meist die Bezeichnung der Fabrikmarken tragen. Man unterscheidet gebleichte und ungebleichte Qualitäten für wäßrige oder milchige Flüssigkeiten. Den größten Anteil (über 90 %) stellt die gebleichte Qualität.

Verwendung: Das Haupteinsatzgebiet des Furcellarans ist die Herstellung von Milchpuddingpulvern. Ferner wird das Produkt zu Konditorei-Erzeugnissen und Eisspezialitäten, oft zusammen mit anderen Gummen, wie Guar oder Johannisbrotkernmehl verwendet. Zur Herstellung diätetischer Präparate, insbesondere auch von Baby- und Kinder- sowie Diabetiker-Nahrung.
Hilfsmittel für pharmazeutische Präparate.
Furcellaran kann in der Konservenindustrie eingesetzt werden, da es Erhitzungen in Autoklaven verträgt, z.B. bei Fisch-, Fleischkonserven, Marmeladen, Gelees.
In der Kosmetik, z.B. in der Zahnpastenindustrie.

Literatur: Chapman u.a., vgl. Lit.-Verz.

GELIDIELLA
Gelidiaceae

G. acerosa [Forsk.] Feldm. et Hamel
(Gelidium rigidum)

Wärmere Meere, Küsten von Indien, Indonesien, südl. China, Japan.

In Japan wird die Alge zusammen mit anderen Agarophyten auf Agar ausgewertet.
Wichtiger Rohstoff der indischen Agar-Industrie. Vorkommen und Wachstum wurden untersucht (1), (2).

Agar aus *G. acerosa* bildet ein festes Gel.

Literatur: Okazaki u.a., vgl. Lit.-Verz.

(1) Raju, P.V. u. P.C. Thomas, Botanica Marina XIV (1971), p. 71–75.

(2) Thomas, P.C. u.a., Botanica Marina XVIII (1975), Nr. 4.

GELIDIOPSIS
Gracilariaceae

G. variabilis [J. Ag.] Schmitz

Küsten des Indischen Ozeans.

G. rigida
Küsten von Malaya, Indonesien, Philippinen.
Rohstoff für die Agar-Fabrikation. Der Phykokolloidgehalt beträgt ca. 24–25 %.

Literatur: vgl. Lit.-Verz.

GELIDIUM
Gelidiaceae

G. amansii Lamour.

Küsten von Japan, besonders an der Westküste von Hokkaido. Tengusa-Agar. – Korea, China. Küsten des Indischen Ozeans, Californiens und Mexicos.
An den japanischen Küsten kommen verschiedene Varietäten und Formen vor, u.a. f. *typicum*, f. *elatum*, f. *elegans*, f. *latioris*, f. *teretiusculum* (Segawa, 1957).

G. amansii ist der wichtigste Agar-Rohstoff harten Typs, der japanischen Produktion. Die Alge wird in ost- und südostasiatischen Gebieten auch in zahlreichen Zubereitungen gegessen.

Inhaltsstoffe: Der Phykokolloidgehalt beträgt 25–30 % des Trockengewichtes. Die Polysaccharide wurden untersucht. Der Agar enthält D-Galaktose, L-Galaktose, 3,6-Anhydro-Galaktose.

Über die Agarose wurde gearbeitet.
G. amansii ist reich an Riboflavin, Folsäure, Cholin, Gigartinin. Der Arginingehalt ist gering (1), (33).
Antibiotisch wirkende Substanzen wurden nachgewiesen (2).
Über Wachstum, Entwicklung und Kultivierungsmöglichkeiten der Alge wurden eine Reihe von Arbeiten publiziert (3), (4).

G. arborescens
Küsten von Nordamerika (südliches Californien), Japan, China.
Agar-Rohstoff, meist in Mischung mit anderen Arten.

G. attenuatum
Küsten von Japan und China.
Rohstoff für das in Japan verwendete „Isingglass".

G. australe
(G. pulchrum)
Küsten von Californien.
Der Phykokolloidgehalt beträgt 32–37 %. Es ähnelt dem Carrageenan aus *Chondrus crispus.*

G. capillaceum
Küsten des Mittelmeeres und Portugals.
Die Alge wird zusammen mit *G. corneum* verarbeitet.

G. cartilagineum
Küsten der Canarischen Inseln, Südafrikas, Mexicos, Californiens, Japans.
Wichtiger Agar-Rohstoff von guter Qualität, der besonders in den USA verarbeitet wird. Phykokolloidgehalt 40–45 %.
Die Alge wurde eingehend untersucht (vgl. *G. amansii*). Sie enthält außerdem Laminitol.

In Japan wird *G. cartilagineum* in der Volksmedizin bei Erkältungskrankheiten und Skrofulose verwendet.
Wäßrige Extrakte wirken im Tierversuch bei Mäusen giftig.

G. caulacanthum
Küsten von Neuseeland.
Die Alge wird zusammen mit anderen Rohstoffen verarbeitet, ist aber industriell von geringerer Bedeutung.
Ökologie und Physiologie wurden untersucht (5).

G. corneum [Huds.] Lamouroux
(G. corneum var. *sesquipedale)*
Europa: Küsten von Spanien (Galizien, Asturien, Santander), Portugal, Italien (Strasse von Messina). Afrika: Küste von Marokko, Südafrika. Asien: Küsten von Japan und China. Nordamerika: Küste von Californien.

Wichtiger Agar-Rohstoff, besonders für die Produktionen in Spanien, Portugal und Marokko.

G. coulteri
Küsten von Südcalifornien und Mexico.
Agar-Rohstoff. Die Alge wurde eingehend untersucht.

G. crinale
Wärmere Küstengebiete Japans, Golf von Guinea.
Agar-Rohstoff, der ein hart gelierendes Produkt liefert und meist zusammen mit anderen *G.*-Arten verwendet wird.

G. densum
Südcalifornien, meist zusammen mit *G. cartilagineum* verarbeitet.

G. divaricatum
Küsten des Pazifischen Ozeans.
Agar-Rohstoff, der ein hart gelierendes Produkt liefert, in Japan zur Herstellung von „Isingglass".

G. elegans Kuetz.
Küsten von Japan.
Die Alge als „Tengusa"- oder „Kinnhusa"-Agar bezeichnet, wird zusammen mit *G. amansii* verarbeitet.

G. filicinum Bory
Küsten von Chile.
Agar-Rohstoff (36).

G. floridanum
Küsten von Brasilien.
Die Alge wird industriell ausgewertet (6).

G. grubbae Fan sp. nov.
Chinesische Küste (Shantung).
Die Alge wurde als neue Art beschrieben (7).

G. japonicum Okam.
Küsten von Japan und Korea. – „Onikusa"-Agar. – Wichtiger Agar-Rohstoff des harten Typs in der japanischen Produktion.

G. latifolium Grev.
Küsten von Malaya, Indonesien, Japan, China, Pazifikküste der USA. Küsten des Schwarzen Meeres.

Javanischer Rohstoff enthält 23 %, Bandoeng-Rohstoff 35 % Phykokolloid, in Japan und China auch zur „Isingglass"-Herstellung benutzt.
Die Lipase der türkischen Provenienz wurde untersucht (8).

G. liatulum
Küsten von Japan.
Wichtiger Agar-Rohstoff des harten Typs.

G. lingulatum
Chilenische Küstengebiete.
Phykokolloidgehalt 18–23 %. Rohstoff des chilenischen Agar (36).

G. linoides
Japan, Korea, China. – „Ito-Tengusa". Agaroid-Rohstoff, der weiche Gele ergibt und zusammen mit anderen *G.*-Arten verwendet wird.

G. micropterum
Indien (Ostküste von Madras).
Agaroid-Rohstoff. Gehalt ca. 43 %.

G. nudifrons
Küsten der USA (Californien), Japans (in tieferem Wasser).
Agar-Rohstoff, der industriell ausgewertet wird.

G. pacificum
(*G. polycladum* Sond.)
Küsten von Formosa, Japan, Korea. – „Obusa"-Agar.
Wichtiger Agar-Rohstoff des harten Typs. In Japan auch zur Herstellung von „Isingglass" verwendet.

G. pristoides
Küste von Südafrika (Strandfontain).
Diese Art wurde mehrfach chemisch untersucht. Stoloff beschreibt das Phykokolloid als Agar. Der Rohstoff wird wirtschaftlich ausgewertet.

G. pusillum
Küsten von Japan (f. *foliaceum*), Pakistan, Westafrika, meist in wärmeren Gebieten.
Agar-Rohstoff des harten Typs, oft in Mischung mit anderen Arten benutzt.

G. robustum [Gard.] Holl. et Abbott
(*G. cartilagineum* var. *robustum*)
Küste von Britisch-Columbien bis Mexico, bes. an der südcalifornischen Küste.
Die Alge kommt in industriell auswert-

baren Mengen vor. Sie ist einer der wichtigsten Rohstoffe der amerikanischen Agar-Industrie. Die Verbreitung und insbesondere die Sporenbildung wurden untersucht, ebenso das Wachstum nach der Ernte, die jahreszeitlichen Schwankungen des Agargehaltes und die Regeneration in den abgeernteten Arealen.

Die besten Erntemonate sind August bis November, weil dann der Agar-Gehalt am höchsten und die Regeneration am besten sind (9), (10), (11).

G. spinulosum
Küste von Marokko.
Phykokolloidgehalt ca. 33 %. Agar-Rohstoff.

G. subcostatum Schmitz
Küsten von Japan, Korea, Formosa. – „Hirakusa"-Agar. Agar-Rohstoff des harten Typs.
Die koreanische Provenienz liefert eine geringwertige Qualität.

G. tsengii Fan sp. nov.
Die Alge wurde bei Honkong entdeckt und als neue Art beschrieben (7).

***Gelidium*-Arten**
sind besonders in Japan wichtigster Agar-Rohstoff. Seit Beginn dieses Jahrhunderts werden in Japan *G.*-Arten und andere Agarophyten in Steinbetten in verschiedenen Küstenregionen künstlich angesiedelt. Seit einiger Zeit werden solche Areale auch erfolgreich gedüngt (12).

Die *G.*-Arten liefern nach Tseng den „Standard"-Agar. Okasaki bringt eine Übersicht über die Agar-Rohstoffe und die Herstellungsprozesse.

G.-Arten
In zahlreichen Küstengebieten, z.B. von Ceylon, Chile, Großbritannien, Indien, Indonesien, Italien, Japan, Korea, Philippinen, USA, Venezuela kommen weitere *G.*-Arten vor, die untersucht und auf ihre Eignung als Rohstoff geprüft werden.

Agar
Agar-Agar, heute meist nur Agar genannt, ist ein gelbildender Extrakt aus bestimmten Rhodophyceen, den Agarophyten, z.B. *Acanthopeltis japonica, Ahnfeltia plicata, Gelidium*-Arten, *Gracilaria*-Arten, *Pterocladia*-Arten und anderen (vgl. dort).

Entsprechend der US-Pharmacopoe ist Agar ein wasserlösliches Kolloid aus Rhodophyceen, unlöslich in kaltem, löslich in kochendem Wasser.

Eine 1,5 %ige Lösung ist klar und bildet bei 32–39°C ein festes, elastisches Gel, welches nicht unter 85° C schmilzt. Phykokolloide, die nicht dieser Definition entsprechen, werden als Agaroide bezeichnet. Die entsprechenden Rohstoffe sind Agaroidophyten.
Bekannte Agaroide sind Eucheuman, Furcellaran, Phyllophoran und andere (vgl. dort).

Provenienz, Erntezeit, Aufbereitung der Rohstoffe und die Verfahrenstechnik spielen bei der Herstellung der Produkte eine ausschlaggebende Rolle (35).

Handelsbezeichnungen: Agar, Agar-Agar, Gelatina japonica, Isingglass, Kanten.

Qualitäten:
Entsprechend den Produktionsländern unterscheidet man im Handel zahlreiche Agar-Provenienzen.

Neben dem japanischen Agar kommen besonders im europäischen Handel spanischer, marokkanischer und koreanischer Agar vor. Die übrigen Provenienzen spielen eine geringere Rolle, z.B. Agar aus Portugal, Südafrika und Chile.

Die US-Produktion wird fast ausschließlich im eigenen Lande aufgenommen.

Neben den verschiedenen Provenienzen unterscheidet man aber auch eine ganze Anzahl von Agar-Typen.

Während früher meist japanischer Agar in Fäden (Kobe I-III, Yokohama I-III), bzw. in „Stangen" oder „Schnitzel" gehandelt wurde, besteht das Hauptkontingent heute aus Agar in Pulverform.

Weitere Qualitäts-Unterschiede liegen in der Gel-Stärke, dem Gelier- und Schmelzpunkt, der Farbe und im Aschegehalt bzw. bei den Pulversorten auch in der Siebgröße. Genaue Angaben darüber machen Selby et Selby, 1959 (13). Während z.B. der Kobe-Agar eine stärkere Gelkraft hat, weist der Yokohama-Agar eine bessere Löslichkeit auf. Qualitäts-Zertifikate basieren auf den analytischen Daten.

In der Bundesrepublik kommen die größten Einfuhren aufgrund der bevorzugten Qualitäten aus Marokko und Spanien.

Inhaltsstoffe: Nach Angaben von Tseng ist Agar das „getrocknete, amorphe, keinen Stickstoff enthaltende, gelatineartige Extrakt aus *Gelidium* und anderen Agarophyten", das unlöslich in kaltem, aber löslich in heißem Wasser ist und dessen 1%ige neutrale Lösung bei 35–50° C zu einem festen Gel erstarrt, welches bei 80–100° C wieder schmilzt. In chemischer Hinsicht betrachtet Tseng Agar als Schwefelsäure-Ester eines linearen Galaktans (14).

Wie bei allen Algen-Produkten sind die Angaben über die chemische Zusammensetzung nur dann als zuverlässig anzusehen, wenn die Art der Algen angegeben wird, von denen das untersuchte Produkt stammt. Die Differenzen in der Literatur sind in erster Linie darauf zurückzuführen, daß Produkte uneinheitlicher Zusammensetzung analysiert wurden. Vom eigentlichen Agar sind die Produkte aus *Eucheuma* oder *Hypnea* abzutrennen, da sie eindeutig andere Eigenschaften als das Agar aus *Gelidium* oder *Gracilaria* besitzen.

Nach Jones & Peat besteht Agar aus einer Kette von etwa 9-β-d-Galaktopyranose-Einheiten, die in 1,4'Verbindung mit einer sulfatierten l-Galaktose zusammenhängen (15).

C. Araki (16) hat sich eingehend mit der Strukturaufklärung von Agar befaßt. Er fand die von Takahashi und Shirahamo (17) angegebene Fraktionierung von Agar in 2 Komponenten nach Acetylierung bestätigt. Ein Anteil von 70 % des so behandelten Agar ließ sich in Chloroform lösen, die restlichen 30 % blieben ungelöst. Die lösliche Fraktion bezeichnet er als Agarose-Acetat, die unlösliche Fraktion als Agaropektin-Acetat. Nach Methylierung von Agar ergaben sich gleichfalls 2 gleichartige Fraktionen. Der Gehalt an Sulfat und Asche ist bei Agaropektin wesentlich höher als bei Agarose. Auch physikalisch unterscheidet sich Agaropektin durch seine niedrigere Gelierfähigkeit. Als beiden Fraktionen gemeinsame Untereinheit wurde von Araki Agarobiose festgestellt, in welcher β-d-Galaktose und 3,6-Anhydro-l-Galaktose in 1:4 Verbindung stehen. Diese Erkenntnisse beruhen auf Untersuchungen an einem Agar aus *Gelidium amansii.* Die Verbindung zu der nächsten Agarobiose-Einheit läuft über die 1,3'Position. Auch

dieses Zwischenstück ist von Araki isoliert worden und erhielt die Bezeichnung Neoagarobiose. Ebenso wurde das aus diesen beiden Disacchariden bestehende Tetrasaccharid aus Enzymhydrolysaten isoliert. Die Anhydrogalaktosid-Bindung ist sehr säureempfindlich.
Nach Araki ist in Agarose-Acetat aus *Gelidium amansii* 0,8 % SO_4 enthalten, während das Acetat des Agaropektins einen Gehalt von 3,2 % SO_4 aufweist.
Eine neue Methode der Herstellung von Agarose wurde von Hjertén angegeben (18).
Über den Schwefelgehalt des Agars liegen unterschiedliche Angaben vor. Percival (19), (20), Barry & Dillon (21) geben 1,3–1,4 % Sulfat an. Für aus Handelsagar gewonnene Agarose ermittelte Araki 0,3 % und für aus dem gleichen Material isoliertes Agaropektin 5,5 % Sulfat. H.H. Selby (22) bestreitet das Vorkommen von Schwefel in Agar und gibt Werte um 0,1 % Schwefel an. Untersuchungen von Schmid ergaben für Handelsagar verschiedener Provenienz folgende Werte: Spanien 0,78 % S, Marokko 1,0 % S, Japan 0,57 % S, Korea 1,14 % S (23).
Einen Beitrag zur Kenntnis des Schwefelgehaltes leisteten Springer und Middendorf 1961 (24), die in Agar aus *Gelidium corneum* 1,53 % S fanden. Sie geben ferner an, daß bei diesem *Gelidium*-Agar auf 7 Monosaccharid-Einheiten ein Schwefelsäure-Rest kommt. Das Vorkommen von Schwefelsäure in Agar nehmen die Autoren aufgrund ihrer Untersuchungen nunmehr als gesichert an.
Das Ausmaß der Veresterung mit Schwefelsäure ist beim Agar mit Sicherheit geringer als beim Carrageenan. Die differierenden Angaben der einzelnen Autoren gehen wahrscheinlich auf die verschiedenen Algen und ihre unterschiedlichen Standorte zurück.
Nach Tseng (l.c.) ist Agar frei von Stickstoff, es liegen jedoch Analysen vor, die bis zu 7 % Stickstoff im Agar ergeben haben (13), (14), (15). Es ist aufgrund der heutigen Kenntnis wahrscheinlich, daß es sich dabei um Verunreinigungen handelt, wenn man nicht Ammonium-Verbindungen des Agar annimmt.
Erwähnt sei, daß von Araki 1937 (25) d-Glucuronsäure festgestellt wurde. Als weiterer Bestandteil ist von Hirase (26) Brenztraubensäure festgestellt worden, die mit ihrer Carboxylgruppe an Galaktose hängt. Es entfällt 1 Brenztraubensäure- auf 51 Hexose-Einheiten.

Über die Relationen zwischen der Struktur und den biologischen Eigenschaften wurde eingehend berichtet (34).

Über die enzymatische Hydrolyse von Agar wurde berichtet (27) ebenso über Festigkeitsprüfungen von Agar-Gelen (28).

Verwendung: Die wichtigste Eigenschaft des Agars für seine industrielle Verwertung ist seine beträchtliche Gelierkraft, geben doch schon 1%ige Aufkochungen feste schneidbare Gallerten. In der Pharmazie wird Agar als Abführmittel bei chronischer Obstipation verwendet, vielfach mit Zusatz von Anthrachinondrogen. Als Arzneimittelträger für Suppositorien, Vaginalkugeln etc. und als Nährboden für Bakterienkulturen spielt Agar eine wichtige Rolle (29), (37).
In der Lebensmitteltechnologie benutzt man Agar zum Gelieren und Verdicken in der Süßwaren-Industrie, in der Bäckerei und Konditorei, vor allem für Ge-

bäck, welches nur eine niedrige Temperatur verträgt. Zur Herstellung von Pudding- und Cremespeisen. In der Käsebereitung, Stabilisator für Mayonnaise und Salate. Auch im Haushalt wird Agar als Verdickungsmittel benutzt.
Das größte Einsatzgebiet ist in den USA und in Australien, die Verwendung von Agar in der Fisch- und Fleischwaren-Industrie, besonders für Dosenpackungen als Schutzsubstanz gegen unerwünschte Beeinflussung durch die Blechemballage, das Schütteln durch den Transport etc. In den USA zum Verdicken von Jams, Marmeladen etc. Als Stabilisator von Kakao-Getränken wird neuerdings Carrageenan bevorzugt und für die Herstellung von Speiseeis Natriumalginat und Carrageenan.
Klärmittel für Wein, Bier und Liköre.
In der Kosmetik dient Agar als Stabilisator für Emulsionen, Bestandteil von Hautcremes, Lotionen etc.
In der Photoindustrie wird Agar ebenfalls benutzt. Technische Qualitäten werden in der Papierindustrie zum Leimen, in der Textilindustrie als Appreturmittel verwendet. Der prozentuale Anteil des Agarkonsums für technische Zwecke ist im Verhältnis zu dem in der Lebens- und Genußmittelbranche, sowie der Pharmazie gering.
In der Kriminalogie, in der Zahntechnik, zur Anfertigung von Sammlungspräparaten, für Artisten und auf anderen Gebieten wird Agar zu plastischen Massen verwendet.
In der Laboratoriumspraxis wird Agar als Hilfsmittel bei zahlreichen Untersuchungen und Bestimmungen verwendet, z.B. werden Mikrotomschnitte in Agar-Gele eingebettet.

Ein interessantes Einsatzgebiet ist die Verwendung als Ausgangsmaterial für die Beimpfung von Getreide bei der Züchtung von *Claviceps purpurea.*

Weitere Rohstoffe zur Fabrikation von Agar sind ferner:
Acanthopeltis japonica, Ahnfeltia plicata, Ceramium-Arten, *Gelidium*-Arten, *Gracilaria*-Arten, *Pterocladia*-Arten vgl. dort.

Agarose
ist der Hauptbestandteil des Agar.
Das Produkt wird zur Elektrophorese, Immunodiffusion und Virustitration verwendet. Es wurden gereinigte Agarosepräparate mit geringem Schwefelgehalt und guten elektroendosmotischen Eigenschaften hergestellt (30).

Agarose wird auf biomedizinischem Gebiet benutzt. Es werden Produkte gewünscht, deren Geliertemperatur niedriger als normal ist. Methoden der viskosimetrischen Bestimmung wurden erarbeitet (31).

Die enzymatische Hydrolyse wurde untersucht (32).

Literatur: Braun, Chapman, Fott, Hager, IV., Okazaki, Schmid, O.J. ex Marine Algae, 1971, Steinegger-Hänsel, Tokida u. Hirose u.a., vgl. Lit.-Verz.

(1) Ito, K. u.a., Bull. Japan. Soc. of Scient. Fish. 32 (1966), Nr. 9, 727–729, World Fish. Abstr. 18 (1967), Nr. 3.

(2) Kamimoto, K., Nippon Saikingaku Zasshi 11 (1956), 307–313, Chem. Abstr. 51 (1957), 18138 i.

(3) Tsuchiya, Y. u. K.G. Hong, Tohoku Journal of Agricultural Research 16 (1965), Nr. 2, 141–46, FAO World Fish. Abstr. 17 (1966), Nr. 4, 47.

(4) Ogata, E. u. T. Matsui, Botanica Marina, VIII (1966), Nr. 2/4, 199.

(5) Chapman, V.J. u.a., 5. Int. Seaweed Sympos., Halifax, 1965.

(6) Oliveira Filho, E.C. de, 8. Int. Seaweed Sympos., Bangor, 1974.

(7) Fan, Kung-Chu, Botanica Marina II (1961), Nr. 3/4, 247.

(8) Aktin, E. u. K.C. Güven, Arzneimittel-Forsch. 19 (1969), 190–193.

(9) Guzmán-del Próo, S.A. u.a., 7. Int. Seaweed Sympos., Sapporo, 1971.

(10) Barilotti, C.D. u. W. Silverthorne, 7. Int. Seaweed Sympos., Sapporo, 1971.

(11) Barilotti, C.D., 8. Int. Seaweed Sympos., Bangor, 1974.

(12) Yamada, N., 7. Int. Seaweed Sympos., Sapporo, 1971.

(13) Selby, H.H. u. T.A. Selby, Agar ex Whistler, R.L. u. BeMiller, J.N, Industrial Gums, Academic Press Inc., New York, 1959.

(14) Tseng, C.K., Science 101 (1945), 597.

(15) Jones, W.G. u. Peat, M.S., J. Chem. Soc. (1942), 225.

(16) Araki, C.
a) J. Chem. Soc. Japan, 58 (1937), 1213.
b) IV. Intern. Congress Biochem. (1958).
c) Bull. Chem. Soc. Japan, 9 (1956), 543.

(17) Takahashi, E. u. K. Shirahamo, J. Agr. Chem. Japan 8 (1932), 659.

(18) Hjertén, St., Biochim. Biophys. Acta 62 Suppl. 1 (1962), 445.

(19) Percival, E.G.V., Nature 137 (1936), 997.

(20) Percival, E.G.V. u. T.G.H. Thompson, J. Chem. Soc. (1942), 750.

(21) Barry, V.C. u. T. Dillon, Chem. & Ind. (1944), 167.

(22) Selby, H.H. u. T.A. Selby, Industrial Gums, Academic. Press. Inc. New York, 1959.

(23) Schmid, O.J., Unpublished Data 1962.

(24) Springer, R. u. L. Middendorf, Arch. Pharmazie 294 (1961), Nr. 66, 693.

(25) Araki, C., J. Chem. Soc. Japan 58 (1937), 1213.

(26) Hirase, S., Bull. Chem. Soc. Japan (1957), 30, 68, 70, 75.

(27) Young, K. u.a., 7. Int. Seaweed Sympos., Sapporo, 1971.

(28) Matsuhashi, T., 7. Int. Seaweed Sympos., Sapporo, 1971.

(29) Seip, W.F., 8. Int. Seaweed Sympos., Bangor, 1974.

(30) Barteling, S.J., Clin. Chem. 15 (1969), 1002–1005, Zbl. Pharm. (1970), Nr. 8.

(31) Guiseley, K.B., 7. Int. Seaweed Sympos., Sapporo, 1971.

(32) Day, D.F. u. W. Yaphe, 8. Int. Seaweed Sympos., Bangor, 1974.

(33) Ito, K. u. Y. Hashimoto, Nature (London), 211 (1966), 417, Chem. Ztg. 90 (1966), Nr. 20.

(34) Yaphe, W. u. M. Duckworth, 7. Int. Seaweed Sympos., Sapporo, 1971.

(35) Hoppe, H.A., Botanica Marina IX

(1966), Nr. 1/2, 5–11.
(36) Kim, Dong Ho, Botanica Marina XIII (1970), Nr. 2, 140.
(37) Czetsch-Lindenwald, H.v. Botanica Marina III (1961), Nr. 1, 22.

GIGARTINA

Gigartinaceae

G. stellata Stackh.
(*G. mamillosa* [Good. et Woodw.] Ag.)

Atlantikküsten von Norwegen, Großbritannien, Irland, Frankreich, Spanien, Portugal, Marokko, Canada (Nova Scotia). Nach Segawa kommt die Alge auch an den japanischen Küsten vor.

Die Alge wird vielfach zusammen mit *Chondrus crispus* aufgebracht und kommt als Carrageen in den Handel. Die Botaniker unterscheiden verschiedene *G.*-Varietäten und Formen.

Inhaltsstoffe: *G. stellata* ist ein wichtiger Carrageenan-Rohstoff. Der Anteil an Kappa-Carrageenan entspricht dem von *Chondrus crispus.*
Der Gehalt an Kappa- und Lambda-Carrageenan ist jahreszeitlichen Schwankungen unterworfen (6).

Die Polysaccharide wurden von verschiedenen Autoren untersucht. Der Gehalt an Carrageenan, Gelierfähigkeit und Viskosität wurden während einer längeren Periode untersucht (1).
Weitere Inhaltsstoffe sind: D-Mannitol, Floridosid, Aminosäuren mit einem hohen Anteil an Prolin, Vitamine, antibiotische Substanzen, Substanzen mit antikoagulanter Wirkung (2), (3).
Anorganische Bestandteile.

Verwendung: Bestandteil des Carrageens oder Irish Moss. Rohstoff zur Carrageenanfabrikation (vgl. *Chondrus crispus*).

G. acicularis
Küsten von Portugal, Marokko (Tanger bis Agadir), Canada. Die Alge enthält Carrageenan mit einem niedrigen Gehalt an Kappa-Carrageenan. Das Phykokolloid unterscheidet sich von dem aus *G. stellata* (6).
Die Handelsware besteht oft aus Mischungen mit anderen *G.*-Arten.

Extrakte aus *G. acicularis* haben einen hohen, das Heparin noch übertreffenden Hemmeffekt bei der Blutgerinnung. Es wurden aber pathologische Veränderungen in den Organen festgestellt.

G. angulata
G. clavifera
G. decipiens
Küsten von Neuseeland. Die Algen werden als Klärmittel für Bier in der Brauereiindustrie verwendet. Zur Gewinnung von Carrageenan.

G. asperifolia
Küste von Californien. Die Alge enthält Carrageenan.

G. canaliculata
Küste von Californien. Die Alge enthält Carrageenan.

G. chamissoi [C. Ag.] J. Ag.
Küsten von Peru und Chile.
Die Alge kommt in großen Mengen vor. Sie enthält Carrageenan (7).

G. cristata
Küste von Californien. Die Alge enthält Carrageenan mit einem niedrigen Gehalt an Kappa-Carrageenan.

G. corymbifera
Küste von Californien. Die Alge wird als Agaroid-Rohstoff benutzt.

G. exasperata
Bei dieser Art wurden die Möglichkeiten einer Kolonisierung und das Wachs-

tum auf künstlichen Substraten, wie Polyäthylen- und Nylon-Netzen und auf festen Unterlagen untersucht. Die Aussichten sind erfolgversprechend (4).

G. intermedia Suringar
Küsten von Japan (Bucht von Oshoro). Die Alge wird zur Agar-Fabrikation herangezogen.

G. leptorhynchos
Die Alge wurde chemisch untersucht. Es wurden Taurine isoliert (5).

G. ochotensis und
G. pacifica
Küsten von Japan (Bucht von Oshoro, nördlicher Teil von Honshû, Hokkaido), Korea, Sachalin, Küsten des Ochotskischen Meeres.

Die Algen werden in Japan industriell zur Gewinnung eines „Algenschleimes", ähnlich dem Funoran, ausgewertet bzw. auch zur Agar-Herstellung herangezogen.

G. pistillata [Gmel.] Stackh.
Atlantikküsten von Europa, Marokko, Südafrika, Canada.
Die Alge enthält Carrageenan mit einem niedrigen Gehalt an Kappa-Carrageenan (6).

G. radula J. Ag.
Küsten von Südafrika und Australien.
Die Alge enthält Carrageenan mit einem niedrigen Gehalt an Kappa-Carrageenan (6).
Die Handelsware aus Südafrika besteht teilweise aus der ähnlich aussehenden *G. spatula* (Levring).

G. serrata
Küste von Californien.
Die Alge enthält Carrageenan. Sie wurde früher zur Herstellung von Agar herangezogen.

G. stiriata
Küsten von Südafrika. Die Alge enthält Carrageenan mit einem Anteil von Kappa-Carrageenan, der dem von *Chondrus crispus* entspricht.

G. teedii [Roth] Lamour und
G. tenella Harv.
Küsten von Japan.
Die Algen werden zur Herstellung einer Paste ausgewertet, die in der Textilindustrie Verwendung findet.

G.-Arten
Zahlreiche weitere *G.*-Arten wurden hinsichtlich ihres Phykokolloidgehaltes und ihrer Einsatzmöglichkeiten untersucht.

Literatur: Hager, IV., Hörhammer, Okazaki, Steinegger-Hänsel u.a., vgl. Lit.-Verz.

(1) Mathieson, A.C. u. E. Tveter, 8. Int. Seaweed Sympos., Bangor, 1974.

(2) Chesters, C.G.C. u. J.A. Stott, 2. Int. Seaweed Sympos., Trondheim, 1955.

(3) Garcia Pineda, M.D. u. D. Montequi, Bol. del Inst. Español de Oceanogr. 72 (1955).

(4) Waaland, J.R., 8. Int. Seaweed Sympos., Bangor, 1974.

(5) Wickberg, B., 3. Int. Seaweed Sympos., Galway, 1958.

(6) Black, W.A.P. u.a., J. of the Science of Food and Agriculture 16 (1965), Nr. 10, 573–585, FAO, W.F.A. 17 (1966), Nr. 4.

(7) Kim, Dong Ho., Botanica Marina XIII (1970), Nr. 2, 140.

GLOIOPELTIS
Endocladiaceae

G. tenax [Turn.] J. Ag.

Küsten von Japan, bes. bei Osaka, China, bei Chekiang und Amoi. – Mafunori (japan.).
Die Alge bildet den wichtigsten Rohstoff für das Funoran, Funori (japan.) oder Hailo (chines.).

G. furcata
Küsten von Japan, Sachalin, Korea, Sibirien, am Japanischen Meer, China. Die Alge ist an den ostasiatischen Küsten weit verbreitet. – Fukoro-Funori (japan.).
Funoran-Rohstoff, bes. in Südchina.
Das Produkt wird vor allem bei der Herstellung schwarzer Seide verwendet, geringere Qualitäten bei der Papierfabrikation.

G. complanata
Küsten von Japan. – Hana-Funori.
Die Alge gilt, wie auch andere *G.*-Arten ebenfalls als Funoran-Rohstoff.

G.-Arten
werden an den ostasiatischen Küsten vielfach kultiviert.

Funoran
ist im Gegensatz zu anderen Phykokolloiden kein Extrakt. Es handelt sich vielmehr um die durch eine spezielle Behandlung löslich gemachten Algen. Das Produkt geliert nicht.
Über verschiedene Fraktionen und die Struktur des Funorans wurde auf dem 7. Int. Seaweed Symposium, Sapporo, 1971, eingehend berichtet (1), (2).

Es ist von besonderem Interesse, daß die zuerst gewonnene Fraktion das Wachstum von Sarcom-180-Tumoren im Tierversuch erheblich inhibierte (2).
Funoran enthält Polysaccharide (Galaktose-Verbindungen), Sulfate (18,5 %), Riboflavin, Folsäure.

In der Pharmazie wurde Funoran als Blutantikoagulanz vorgeschlagen.

Funoran findet in der Seiden- und Papierherstellung Verwendung. In der Kosmetik wird es bei Haarwell- und Haarfärbepräparaten eingesetzt.

Funoran findet in der Porzellanmalerei und in der Farbenindustrie Verwendung. Es wird auch in manchen Bereichen statt Stärke benutzt.

Zur Funoran-Gewinnung werden an den Küsten von Japan und China auch *Ahnfeltia concinna, Chondrus elatus, Ceramium*-Arten, *Dumontia incrassata, Grateloupia*-Arten, *Gymnogongrus pinnulata, Iridaea*-Arten herangezogen (vgl. dort).

Literatur: Chapman, Okazaki, Tokida u. Hirose u.a., vgl. Lit.-Verz.

(1) Yaphe, W. u. M. Duckworth, 7. Int. Seaweed Sympos., Sapporo, 1971.

(2) Hirase, S. u. K. Watanabe, 7. Int. Seaweed Sympos., Sapporo, 1971.

GRACILARIA
Gracilariaceae

G. confervoides [L.] Grev.
(*G. verrucosa* [Hudson] Papenfuss)

Südafrika („Sea String"). Ägyptische Mittelmeerküste.
Japanische Küsten, Küsten der Kurilen, Sachalin, Korea, Formosa, China, Philippinen, Indonesien, Thailand, Ceylon, Indien, Pakistan, Australien (Südostküste), Neuseeland.
Küsten des Schwarzen Meeres.
Nord-, Mittel- und Südamerika, bes. Chile (21).

Es handelt sich um eine sehr variable Art, von wenigen Zentimetern bis 4 Meter Länge, an Felsen festsitzend oder in den Buchten in großen Mengen treibend.

Über Wachstum, Entwicklung, Kulturversuche, Ernte und Aufbereitung liegen zahlreiche Publikationen vor (vgl. u.a. Marine Algae) (1), (2), (3).

Der Phykokolloidgehalt ist starken Schwankungen unterworfen. Er ist offenbar von der Erntezeit und der Herkunft abhängig.

Es wurden eine Anzahl Untersuchungen über die Inhaltsstoffe durchgeführt, speziell über die Polysaccharide: D-Galaktose, L-Galaktose, Agarose, Floridosid, Sterole wurden festgestellt, die Lipase und Enzyme untersucht (19), (20), (23).

Das Phykokolloid einer japanischen Ware hatte nur eine geringe Gelstärke. Eine Behandlung mit Natriumhydroxydlösung kann die Gelstärke verbessern. Der 3,6-Anhydrogalaktose-Gehalt wird größer, der Galaktosegehalt geringer. *G. confervoides* ist einer der wichtigsten Rohstoffe der japanischen Agar-Industrie (4), (20).

Eine Analyse japanischer Algen ergab folgende Werte (berechnet auf das Trockengewicht): Stickstoff 4,61 g%, Roh-Protein 28,79 g%, Schwefel 2,79 g%, Kalium 9,50 g%, Magnesium 1,27 g%, Calcium 310 mg%, Phosphor 240 mg%, Eisen 40 mg%, Mangan 113 mg%, Molybdän 1,60 ppm, Selen 0,07 ppm.
Bemerkenswert ist der hohe Mangangehalt (5).

Die Verteilung sowie die ökologischen, chemischen und industriellen Gesichtspunkte der chilenischen Provenienz wurden studiert ebenso Methoden und Resultate der chilenischen Agarfabrikation.
Chemische Untersuchungen des Rohstoffs wurden durchgeführt (21), (22), (24).

G. armata
Küsten des tropischen und subtropischen Atlantik, Westküste der USA.
Agar- oder Agaroid-Rohstoff.

G. blodgettii Harvey
Küsten von Japan. Indonesien, USA (Florida, Ostküste von North-Carolina), Brasilien.
Agaroid-Rohstoff. Die indonesische Provenienz wird hauptsächlich nach Japan exportiert.
In Brasilien werden größere Quantitäten geerntet (6).

G. canaliculata
Philippinen.
Agar-Rohstoff.

G. caudata
Westküste der USA. Agar-Rohstoff.

G. cervicornis
Küsten der USA (Florida, zwischen Miami und Key West), Cuba.
Agaroid-Rohstoff.

G. compressa
Küsten von Japan, Indien (Madras).
Agaroid-Rohstoff. In Japan wird die Alge zusammen mit anderen Arten verarbeitet. Die indische Provenienz enthält ca. 17 % Phykokolloid.

G. cornea
Atlantikküsten. Westküste von Florida, Westindische Inseln, Nord-Brasilien.
Agar- bzw. Agaroid-Rohstoff, in Westindien wird die Alge zu Geleespeisen verwendet.

G. corticata J. Ag.
Küsten von Indien (Madras, Veraval), Pakistan (Manora), vielfach auch als „Drift Weed".
Phykokolloidgehalt ca. 17 %. Agaroid-

Rohstoff. Die Entwicklung der Alge wurde in ihren einzelnen Phasen studiert (7), (8).

G. crassa Harvey
Küsten von Ceylon, Indien (Madras), Thailand, Vietnam, Indonesien, Philippinen.
Phykokolloidgehalt ca. 30 %. Agaroid-Rohstoff. Die Alge wird in Vietnam und auf den Philippinen gegessen.

G. debilis [Forsskal] Børgesen
Küsten des Caribischen Meeres.
Die Alge wird auf den Märkten als „Seamoss Jelly" oder „Seamoss Tea" gehandelt.
Untersuchungen haben ergeben, daß es sich um einen hochwertigen Agar-Rohstoff handelt. Der Agar wäre insbesondere für die Lebensmitteltechnologie geeignet.
Da die Alge nicht in großen Mengen vorkommt, wurden das Regenerationsvermögen und die vegetative Vermehrung untersucht, um die Eignung für Großkulturen zu prüfen (9).

G. dura
Küsten von Marokko.
Agaroid-Rohstoff, zusammen mit anderen Algen industriell ausgewertet.

G. edulis [Gmel.] Silva
Ostküste Südindiens (Golf von Mannar).

Kultivierungsversuche im freien Wasser ergaben 3 Ernten im Jahr. Die Ansiedlung erfolgte auf Seilen, die unter der Wasseroberfläche ausgelegt wurden. Der Agar-Gehalt der Algen und die Qualität des Agars wurden bestimmt. Der Agar ist von guter Qualität. Eine Erhöhung der Gelstärke wurde durch Beigabe von 5 % Kaliumchlorid erzielt (10), (11).

G. floridiana
Küsten der USA (Florida).

Die Alge liefert einen viskosen Extrakt und kann als Agar- oder Agaroid-Rohstoff angesehen werden.

G. foliifera
Küsten von Indien (Madras), USA (North Carolina und Florida), Cuba.

Agar-Rohstoff, besonders in den USA von wachsender Bedeutung.
Die indische Provenienz enthält ca. 12 % Phykokolloid. Der Agar der alkalibehandelten Alge ergibt feste Gele.
Die chemischen und physikalischen Eigenschaften wurden untersucht (12).

G. gigas Harvey
Küsten von Japan.

Agaroid-Rohstoff, der in Mischung mit anderen Arten wirtschaftlich ausgewertet wird.
Die Alge enthält Provitamin A und Cobalamin (Tokida) und einen geringen Gehalt an Arginin (13).

G. lemanaeformis [Bory] Weber van Bosse
Küste von Chile (Coquimbo bis Concepcion).
Die Alge kommt in beträchtlichen Quantitäten vor und ist ein wichtiger Agar-Rohstoff. Chemische Untersuchungen wurden durchgeführt (21), (22).

G. lichenoides
Küsten von China, Japan, Australien, Indonesien, Malaya, Küsten der pazifischen Inseln, Indien, Ceylon, Philippinen. Man unterscheidet die f. *lichenoides*, f. *lemania*, f. *coronipifolia*.
In Japan wird die Alge zusammen mit anderen Arten als Agar- bzw. Agaroid-Rohstoff ausgewertet.
Die indische Provenienz enhält ca. 19 %

Phykokolloid und wird zu Agar verarbeitet.
Ceylon-*Gracilaria* wurde getrocknet und gebleicht als „Ceylon Moss" nach Europa und Amerika exportiert und wird auch auf den einheimischen Märkten verkauft. Heilmittel bei Erkältungskrankheiten.

Indonesischer Rohstoff wird nach China und Japan exportiert.
In ganz Ostasien wird die Alge für zahlreiche Nahrungs- und Genußmittel und pharmazeutische Zubereitungen verwendet.

G. multipartita
Ostküste von Nordamerika (North Carolina, Beaufort). Küsten von Südindien.
Die Qualität der amerikanischen Provenienz entspricht etwa der von *G. confervoides.*
Die indische Alge ergibt ein weicheres Gel.

G. secundata
Küsten von Australien.

Aus der Alge wurde das bisher in der Natur nicht bekannte 1,3-Dimethylhistidin isoliert (14).

G. taenioides
Küsten von Ceylon, Malaya, Indonesien, Australien, Japan, Korea.
Agar- bzw. Agaroid-Rohstoff. Die Alge wird in Indonesien gegessen.

G. textorii [Sur.] J. Ag.
Küsten von Japan (Kagoshima).

Die Alge enthält Thiamin, Nicotinsäure, Pantothensäure, Folsäure, Biotin, Inositol (Tokida), Arginin und einen sehr hohen Anteil an Gigartinin (13).
Ein Keto-Steroid wurde isoliert. Es handelt sich dabei um einen Cholesterol-Metaboliten (15).

G.-Arten
enthalten Agar oder ein Agaroid.
Vor allem an den japanischen Küsten kommen zahlreiche Arten vor, die gemeinsam mit anderen wirtschaftlich ausgewertet werden. Die beste Qualität kommt aus Akkeshi (Hokkaido).

Die *G.*-Arten der canadischen Küsten (Prince Edward Island) wurden in bezug auf ihr Wachstum untersucht (16), (17).

Die Ernte und weitere Bearbeitung in Chile wurde beschrieben. Der Rohstoff wird zu einem großen Teil exportiert (18).

Gracilaria Gum
Einige *G.*-Arten liefern einen Agar, andere aber auch Agaroide.

Die Erkenntnisse über die chemischen und physikalischen Eigenschaften der Phykokolloide aus diesen Meeresalgen konnten im Laufe der letzten Jahre wesentlich erweitert und vertieft werden.
Es erscheint durchaus möglich, daß für verschiedene genau zu definierende Produkte spezielle Anwendungsgebiete gefunden werden.

Die aus *Gracilaria*-Arten gewonnenen Produkte werden in der neueren Literatur vielfach als Gracilaria Gum bezeichnet.

Rohstoffe und Vorkommen:
Die wichtigsten Arten sind
G. confervoides
(= G. verrucosa)
Küsten von Südafrika, Asien, Australien, Nord-, Mittel- und Südamerika.

G. armata
besonders Westküste der USA.

G. blodgettii
besonders Küsten von Japan, USA (Florida, North Carolina).

G. cornea
Küsten der USA (Florida), Westindien, Nordbrasilien.

G. floridiana
Küsten der USA (Florida).

G. lichenoides
Küsten von Asien und Australien.

G. multipartita
besonders Ostküste von Nordamerika, Küsten von Südindien u.a.

Die aus den verschiedenen *G.*-Arten gewonnenen Produkte zeigen hinsichtlich Geliertemperatur und Gelstärke voneinander abweichende Daten.
Vgl. Tabelle, die dem Whistler, R.E. Schachat et M. Glicksman entnommen wurde.

Gelling Properties of common *Gracilaria* species.

	Gelling temperature	Concentration %	Breaking load g *)
Commercial strip agar	37°	1	80
	37°	1,5	270
Japanese Agar	38°	1	70
	38°	1,5	80
Gracilaria confervoides (North Carolina)	43°	0,5	113
	43°	1	407
	59°	1,5	650
Gracilaria confervoides (California)	47°	1	120
	47°	1,5	190
Gracilaria cornea (Florida)	46°	1	0
	46°	2	10
	46°	3	15
Gracilaria floridiana (Florida)	48°	1	20
	48°	2	110
	48°	3	210
Gracilaria confervoides (South Africa)	37°	1	187
	37°	1,5	337
Gracilaria confervoides (Australia)	46°	1	95
	46°	1,5	167

* grams per cm of plunger circumference.

Der Gehalt von *G. confervoides* North Carolina beträgt 26–28 % des getr. Rohstoffes (Stoloff et Lee).

Verwendung: Die weicher gelierenden Produkte finden ihre Anwendungsbereiche vor allem dort, wo härter gelierende Produkte z.B. Agar aus *Gelidium corneum* nicht angebracht sind, z.B. auf verschiedenen Gebieten der Lebensmitteltechnologie.

Chinese Moss
wird in ostasiatischen Gebieten vor allem in China meist aus *G. confervoides* hergestellt. Es handelt sich um gewaschene, gebleichte und getrocknete Algen. Gelier- und Verdickungsmittel.

Gulaman
ist ein besonders auf den Philippinen aus *G. lichenoides* und *Agardhiella tenera* hergestelltes Geliermittel.
In Indonesien wird das Produkt als Gulaman-Dagat bezeichnet.

Ogo-nori
ist ein Produkt aus *G. confervoides*, das in Ostasien als Verdickungsmittel benutzt wird.

Literatur: Okazaki, Tokida u. Hirose u.a., vgl. Lit.-Verz.

(1) Mitrakos, K., Botanica Marina VII (1964), Nr. 1/4, 64.

(2) Oza, R.M. u. V. Krishnamurthy, Botanica Marina XI (1968), Nr. 1/4, 118.

(3) Ogata, E. u.a., 7. Int. Seaweed Sympos., Sapporo, 1971.

(4) Tagawa, S. u. Y. Kojima, 7. Int. Seaweed Sympos., Sapporo, 1971.

(5) Johnston, H.W., 7. Int. Seaweed Sympos., Sapporo, 1971.

(6) Oliveira Filho, E.C. de, 8. Int. Seaweed Sympos., Bangor, 1974.

(7) Oza, R.M., Botanica Marina XVIII (1975), Nr. 4, 199–201.

(8) Oza, R.M., Botanica Marina XIX (1976), Nr. 2, 107.

(9) Goldstein, M.E., Botanica Marina XVI (1973), Nr. 4, 226.

(10) Raju, P.V. u. P.C. Thomas, Botanica Marina XIV (1971), Nr. 2, 71.

(11) Thomas, P.C. u. V. Krishnamurthy Botanica Marina XIX (1976), Nr. 2, 115.

(12) Matsuhashi, T. u. K. Hayashi, 7. Int. Seaweed Sympos., Sapporo, 1971.

(13) Ito, K. u.a., Bull. Jap. Soc. of Scient. Fish., 32 (1966), Nr. 9, 727–729, World Fish. Abstr. 18 (1967), Nr. 3.

(14) Madgwick, J.C. u. B.J. Ralph, Botanica Marina XV (1972), Nr. 3, 170.

(15) Kanazawa, A. u. M. Yoshioka, 7. Int. Seaweed Sympos., Sapporo, 1971.

(16) Edelstein, T. u.a., 8. Int. Seaweed Sympos., Bangor, 1974.

(17) Goldstein, M.E., 8. Int. Seaweed Sympos., Bangor, 1974.

(18) Cable, W.D., Botanica Marina XVII (1974), Nr. 1, 60.

(19) Aktin, E. u. K.C. Güven, Arzneimittel-Forsch. 19 (1969), 190–193.

(20) Yaphe, W. u. M. Duckworth, 7. Int. Seaweed Sympos., Sapporo, 1971.

(21) Kim, Dong Ho, Botanica Marina XIII (1970), Nr. 2, 140.

(22) Henriquez, P. u.a., Botanica Marina, XV (1972), Nr. 3, 117.

(23) Hong, K.C. u. R.L. Cruess, 8. Int. Seaweed Sympos., Bangor, 1974.

GRACILARIOPSIS

G. vermiculophylla Ohmi

Küsten von Japan (Hokkaido).
Die Alge wird in Japan, wie auch andere *G.*-Arten, z.B. *G. rhodetricha* Dawson und *G. chorda* [Holmes] Ohmi als Agaroid-Rohstoff ausgewertet.

Literatur: Okazaki u.a., vgl. Lit.-Verz.

GRATELOUPIA

Grateloupiaceae

G. ramosissima

Japanische Küsten.
Die Alge enthält Folsäure.

G. turuturu

Japanische Küsten.

Die Alge enthält im Azetonextrakt eine Substanz, die gegen *Mycobacterium tuberc.* wirksam ist (1).

G.-Arten, u.a.
G. filicina [Wulf] J. Ag.
G. divaricata Okam.
G. okamurai Yamada
G. imbricata Holm.
Japanische Küsten.
Die Gelstoffe der Algen werden zu kosmetischen Pasten, Stukkaturarbeiten etc. verarbeitet.
Die *Grateloupia*-Polysaccharide wurden untersucht (2), (3).

G. livida
Küsten von Japan.
Die Alge hat einen beträchtlichen Gehalt an Gigartinin, wenig Arginin und Gongrin (4).

G. elliptica
hat nur einen geringen Gehalt an Arginin (4).

G.-Arten
werden in Japan auch als Rohstoff zur Funoran-Herstellung benutzt.

Einige *G.*-Arten werden als Anthelminticum benutzt (5).

Literatur: Okazaki, Tokida u. Hirose u.a., vgl. Lit.-Verz.

(1) Kamimoto, K., Nippon Saikingaku Zasshi 11 (1956), 307–313, Chem. Abstr. 51 (1957), 18138 i.

(2) Parolis, H. u. J.R. Nunn, 8. Int. Seaweed Sympos., Bangor, 1974.

(3) Fujiwara-Arasaki, T. u. N. Mino, 8. Int. Seaweed Sympos., Bangor, 1974.

(4) Ito, K. u.a., Bull. Japan. Soc. of Scient. Fish., 32 (1966), Nr. 9, p. 727–729, W.F.A. 18 (1967), Nr. 3.

(5) Gessner, F., 17. Vortragstagung der Deutschen Gesellschaft für Arzneipflanzenforschung, Kiel, 1969.

GRIFFITHSIA

Ceramiaceae

G. globifera

Küsten des Caribischen Meeres.
Die bei Puerto Rico gesammelte Alge wies antibiotische Aktivität auf (1).

Literatur: vgl. Lit.-Verz.

(1) Burkholder, P.R. u.a., Botanica Marina II (1960), Nr. 1/2, p. 149.

GYMNOGONGRUS

Phyllophoraceae

G. pinnulata

Küsten von Japan und China.
Die Alge wird in Japan gegessen, das Phykokolloid wird in der Haarkosmetik eingesetzt. Die Alge dient auch als Rohstoff zur Funoran-Herstellung.

G. flabelliformis
Japanische Küsten.
Die Alge hat einen hohen Gehalt an Gigartinin und Gongrin (3).

G. furcellata [C. Ag.] J. Ag.
Küsten von Chile.
Agar-Rohstoff (4).

G. linearis [Turner] J. Agardh.
und andere *G.*-Arten, bes. der Pazifikküste von Nordamerika wurden in bezug auf Vorkommen, Ökologie etc. studiert (1), (2).

G.-Arten
enthalten carrageenanartige Phykokolloide, die in Japan als Appreturmittel in der Seidenfabrikation benutzt werden.

Literatur: Okazaki u.a., vgl. Lit.-Verz.

(1) Newroth, P.R. u. J.W. Markham, 7. Int. Seaweed Sympos., Sapporo, 1971.

(2) Markham, J.W. u. P.R. Newroth, 7. Int. Seaweed Sympos., Sapporo, 1971.

(3) Ito, K. u.a., Bull. Japan. Soc. of Scient. Fish. 32 (1966), Nr. 9, 727–729, W.F.A. 18 (1967), Nr. 3.

(4) Kim, Dong Ho, Botanica Marina XIII (1970), Nr. 2, 140.

HALOPITYS

Rhodomelaceae

H. incurvus Batt.

Die Alge enthält Bromphenole mit antibiotischer Wirkung (1).

Literatur: vgl. Lit.-Verz.

(1) Glombitza, K.-W. u.a., Planta medica 25 (1974), Nr. 2, 105.

HALOSACCION

Rhodymeniaceae

H. glandiforme

Küsten des nördlichen Ostasien.
Extrakte der Algen zeigen antibiotische Aktivität (1).

Literatur: vgl. Lit.-Verz.

(1) Pratt, R. u.a., J. Am. Pharm. Ass. 40 (1951), 575–579.

HYPNEA

Hypneaceae

H. musciformis [Wulfen] Lamouroux

Wärmere Teile des Atlantischen Ozeans, bes. an der Ostküste der USA. Von Florida bis Nantucket, Küsten am Golf von Mexico und im Caribischen Meer, Westküste Afrikas, Mittelmeer.

Die Alge wird auf Hypnean ausgewertet (vgl. dort).

H. musciformis
Kommt an der indischen Küste (Gujarat) in reichlichen Mengen vor. Die Herstellung und Eigenschaften des indischen Hypneans wurden beschrieben. Der Fabrikationsprozess unterscheidet sich von dem des Agar. *Hypnea* darf einer wiederholten Gefrierung und Auftauung nicht ausgesetzt werden. Wachstumszyklus und Phykokolloidgehalt der Alge wurden untersucht.

Die beste Ernteperiode sind in Indien die Wintermonate (1), (2).
Der Phykokolloidgehalt beträgt ca. 24 %.

Hypnea wird in Griechenland und in der Türkei als Vermifugum benutzt.

H. musciformis
wird an den Küsten Brasiliens in großen Mengen geerntet (3). Die größten Vorkommen befinden sich bei Recife innerhalb der Riffe.

H. musciformis
kommt an der Küste von Senegal vor. Außer *H. musciformis* wurden auch *H. cervicornis* J. Ag. und eine weitere Art untersucht und die Eignung als Rohstoff geprüft. Das Phykokolloid wird als Carrageen-Extrakt bezeichnet (4).

H. cervicornis J. Ag.
Küsten der Inseln im Pazifik (Hawaii), Küsten tropischer und subtropischer Gebiete.
Die Sporenbildung und die Entwicklung wurden untersucht, um die Möglichkeiten einer Kultivierung zu prüfen. Man unterscheidet bei der Sporenbildung verschiedene Typen. Wenn genügend Nährstoffe zur Verfügung stehen und eine ge-

eignete Umwelt vorhanden ist, dürften bei Kulturen von *H. cervicornis* 4 Ernten im Jahr möglich sein.

Die Alge liefert einen Kappa-Carrageenan enthaltenden Gelstoff. Die steigende Nachfrage macht eine Kultivierung erforderlich (8), (9), (10).

H. charoides und
H. chordacea Kützing
Küsten tropischer und subtropischer Gebiete wurden ebenfalls untersucht.

H. japonica Tanaka
und weitere 15 bis 20 *H.*-Arten und Formen kommen besonders an den Küsten der südlichen japanischen Inseln vor.
Die Alge enthält u.a. einen ziemlich hohen Gehalt an Gigartinin (5).
Über die Isolierung eines kollagenolytischen Enzyms bei der Implantation eines Polysaccharids aus *H. japonica* im Tierversuch wurde berichtet (6) sowie über „The effects of *H. japonica*-Extract on bone metabolism in the rat" (7).

H. nidifica J. Ag.
Hawaii.
Die Alge wird von der einheimischen Bevölkerung bei Magenbeschwerden benutzt.
Die Alge liefert einen besonders hochwertigen Gelstoff (10).

H. spicifera
Südafrikanische Küstengebiete. Das Phykokolloid wurde untersucht und vielfach als Agar-Rohstoff bezeichnet.

Hypnean
ist ein Extrakt aus *H.*-Arten. Der wichtigste Rohstoff ist *H. musciformis*.
Wichtigstes Produktionsland sind die USA.
Hypnean bildet feste Gele und wird vielfach als eine Art Agar angesehen. Es ist in seiner Struktur dem Carrageenan ähnlich (vgl. *Chondrus*).

Verwendung: Die Einsatzmöglichkeiten ähneln weitgehend denen von Agar. Die Gelkraft übertrifft die aller anderen bekannten Phykokolloide. Sie kann ebenso wie der Schmelzpunkt weitgehend durch Konzentrationsänderung, Variierung des Salzgehaltes und der Elektrolyten beeinflußt werden.

Literatur: Okazaki u.a., vgl. Lit.-Verz.

(1) Rama Rao, K. u. V. Krishnamurthy, Botanica Marina XI (1968), Nr. 1–4, 129.
(2) Rama Rao, K., Botanica Marina XIII (1970), Nr. 2, 163.
(3) Oliveira Filho, E.C. de, 8. Int. Seaweed Sympos., Bangor, 1974.
(4) Mollion, M.J., Botanica Marina XVI (1973), Nr. 4, 221.
(5) Ito, K. u.a., Bull. Japan. Soc. of Scient. Fish. 32 (1966), Nr. 9, 727–729, World Fish. Abstr. 18 (1967), Nr. 3.
(6) Hong, K.C. u. R.L. Cruess, 8. Int. Seaweed Sympos., Bangor, 1974.
(7) Hong, K.C., 7. Int. Seaweed Sympos., Sapporo, 1971.
(8) Mshigeni, K.E., Botanica Marina (1976), Ms. 336.
(9) Mshigeni, K.E., Botanica Marina (1976), Ms. 336.
(10) Mshigeni, K.E., Botanica Marina (1976), Ms. 336.

IRIDAEA
Gigartinaceae

I. cordata [Turn.] Bory
(Iridophycus cordata)

Westküste von Nordamerika.

Die Alge wird zur Herstellung des Iridophycan benutzt.
Zur Kultivierung der Alge auf künstlichen Substraten wurden Labor- und Feldversuche durchgeführt. In diese Versuche wurde auch *I. heterocarpa* einbezogen (1).

I. flaccida
(*I. laminaroides* Bory)
Central-Californien bis Oregon. Diese Art kommt auch an der südamerikanischen Pazifikküste vor (Chile) (4). Küsten von Japan.
Sie liefert in Nordamerika das Iridophycan.
Die Alge enthält Kappa-Carrageenan, Galaktansulfat, Dulcitol, Sorbitol, ein Floridosid. Die Aminosäuren wurden untersucht, ebenso weitere chemische Bestandteile (2), (3). Ein wäßriger Extrakt wird als blutgerinnungshemmendes Mittel eingesetzt.
In Japan wird die *Iridaea* zu dem Produkt Ginnansô verarbeitet, ebenso *I. cornucopiae, I. subdichotomum* und andere.

Eine Anzahl weiterer *I.*-Arten werden auf Iridophycan ausgewertet, z.B. *I. ciliata* Kützing, Küsten von Chile (4).

Iridophycan
ist der Extrakt aus *I.*-Arten. Die Produktion dieses Phykokolloids begann 1945 in den USA. Iridophycan wird von einigen Autoren zur Gruppe der Carrageenane gerechnet.
Der *Iridaea*-Schleim besteht aus κ-Carrageenan (36 %), Galaktanen.

Stabilisator für Schokoladen- und andere Mixgetränke, bes. in den USA.

In der Papier-, Textil- und Farbenindustrie werden technische Qualitäten verwendet.

Ginnansô
wird in Japan aus *Iridaea*-Arten, *Rhodoglossum pulchrum, Neodilsea yendoana, Turnerella mertensiana, Gigartina*-Arten hergestellt (vgl. dort).
Ginnansô gehört ähnlich dem Funoran zur Gruppe der Algenschleime.
Es wird wegen seiner klebenden und leimenden Eigenschaften in der Papier- und Textilindustrie und zu Stuckpasten benutzt.

Literatur: Chapman, Okazaki u.a., vgl. Lit.-Verz.

(1) Waaland, J.R., 8. Int. Seaweed Sympos., Bangor, 1974.

(2) Silva, G. u.a., Botanica Marina, VIII (1966), Nr. 2/4, 244.

(3) Henriques, P. u.a., Botanica Marina XV (1972), Nr. 3, 117.

(4) Kim, Dong Ho., Botanica Marina XIII (1970), Nr. 2, 140.

LAURENCIA
Rhodomelaceae

L. obtusa [Huds.] Lamouroux

Küsten des Atlantischen Ozeans und fast aller wärmeren Meeresgebiete.
An der caribischen Küste gesammelte Algen wiesen antimikrobielle Aktivität gegen verschiedene Mikroorganismen auf (1), (2), (3).

Wenn bei der Agar-Gewinnung z.B. aus *Gracilaria*-Arten Beimengungen von *Laurencia* vorhanden sind, kann es zur partiellen Hydrolyse von Agar kommen (4).

L. elata
Aus der Alge wurde Elatol, ein Brom

und Chlor enthaltender Sesquiterpenalkohol isoliert. Das farblose Öl ist zu 0,8 % in der trockenen Alge enthalten (5).

L. glandulifera Kützing
Isoliert wurde 0,35 % Laurencin, ein ungesättigter cyclischer bromhaltiger Äther.
Weitere Inhaltsstoffe sind bromhaltige Sesquiterpene, Isomere des Spirolaurenons (Bromverbindungen). Glanduliferol ist ein weiterer Brom und Chlor enthaltender Sesquiterpenalkohol (6), (7), (8).

L. intermedia Yamada
Aus der Alge wurde das bromhaltige Sesquiterpenoid Laurinterol sowie Desbromlaurinterol isoliert. Isolaurinterol ist in Spuren vorhanden (9).

L. nipponica Yamada
Isoliert wurden die bromhaltigen Verbindungen Laureatin, Isolaureatin (Terpenoide), Laurencin, Lauresinol (instabiles Sesquiterpenoid), Isoprelaurefucin (Bromäther) (10), (11), (12), (13).

L. okamurai
Japanische Küsten.
Die Alge enthält Nicotinsäure, Pantothensäure, Folsäure.

L. papillosa
und andere *L.*-Arten, Küsten des Pazifischen Ozeans, werden von der einheimischen Bevölkerung vielfach für Nahrungszwecke verwendet.

L. pinnatifida
Küsten des Atlantischen Ozeans. Die Alge wird in Schottland und Irland als Gewürz „Pepper-Dulse" verwendet.
Das Galaktan der Alge wurde untersucht (14).
Eine Hemmwirkung auf Bakterien wurde festgestellt (17).

L. subopposita
Isoliert wurde die Verbindung Oppositol, ein Brom-Sesquiterpenalkohol (15).

L.-Arten
Aus *L.*-Arten wurden eine Anzahl bromhaltiger Verbindungen isoliert sowie Rhodophytin, ein leicht bewegliches Öl mit ungewöhnlicher thermischer und Alkalistabilität. Ausbeute 0,05 % (16).
Als weitere Sesquiterpen werden Laureatin und Laurencin angegeben (18).

Literatur: Tokida u. Hirose u.a., vgl. Lit.-Verz.

(1) Burkholder, P.R. u.a., Botanica Marina II (1960), Nr. 1/2, 149.

(2) Almodovar, L.R., Botanica Marina VI (1964), Nr. 1/2, 143.

(3) Olesen, P.E. u.a., Botanica Marina VI (1964), Nr. 3/4, 224.

(4) DeLoach, W.S. u.a., Duke Univ. Press. (1946), Nr. 3.

(5) Sims, J.J. u.a., Tetrahedron Letters (1974), 3487, Chem.-Ztg. 98 (1974), Nr. 12.

(6) Irie, T. u.a., Tetrahedron Letters (1965), 1091, Chem.-Ztg. 89 (1965), Nr. 20.

(7) Suzuki, M., Tetrahedron Letters (1974), 821, Chem.-Ztg. 98 (1974), Nr. 6.

(8) Suzuki, M. u.a., Tetrahedron Letters (1974), 821, 1807, Chem.-Ztg. 98 (1974), Nr. 9.

(9) Irie, T. u.a., Tetrahedron Letters (1970), 3271, Chem.-Ztg. 95 (1971), Nr. 3.

(10) Irie, T. u.a., Tetrahedron Letters (1968), 2091, Chemie (1968), Nr. 12.

(11) Irie, T. u.a., Tetrahedron Letters (1968), 2735.

(12) Irie, T. u.a., Tetrahedron Letters (1969), 1343, Chem.-Ztg. 93 (1969), Nr. 19.

(13) Kurosawa, E. u.a., Tetrahedron Letters (1973), 4135, Chem.-Ztg. 98 (1974), Nr. 4.

(14) Batey, J.F. u.a., 8. Int. Seaweed Sympos., Bangor, 1974.

(15) Hell, S.S. u.a., J. Amer. Chem. Soc. 95 (1973), 7187, Chem.-Ztg. 98 (1974), Nr. 4.

(16) Fenical, W., J. Amer. Chem. Soc. 96 (1974), 5580, Chem.-Ztg. 99 (1975), Nr. 7.

(17) Glombitza, K.-W., D.A.Z. 108 (1968), Nr. 25.

(18) Schimmer, O., D.A.Z. 112 (1972), Nr. 47.

LITHOTHAMNION
Corallinaceae

L. calcareum [Pallas] Areschoug und
L. corallioides Crouan

Küsten von Frankreich (Bretagne), Großbritannien (Cornwall), Irland, Mittelmeerküsten.
Die *Lithothamnion*-Bänke an der Küste der Bretagne bestehen aus beiden Arten, die bisher als eine Art, *L. calcareum*, angesehen wurden. – Man unterscheidet eine Anzahl von Varietäten und Formen (1).

Nach Untersuchungen über die Entwicklung der beiden Arten wird *L. calcareum* [Pallas] Areschoug von verschiedenen Autoren der Gattung *Phymatolithon* zugerechnet und als *Ph. calcareum* [Pallas] nov. comb. bezeichnet (2). *Lithothamnion*-ähnliche Algen kommen auch an den brasilialischen Küsten vor (3).

Der Thallus dieser Kalkalgen ist meist völlig verkrustet. – Rohstoffe der „maerl"-Industrie.

Inhaltsstoffe: ca. 80 % Calciumcarbonat, ca. 10–12 % Magnesiumcarbonat, zahlreiche Spurenelemente (4).

Verwendung: Kalkalgen dienen als Neutralisierungsmittel, als Filtermaterial zur Entfernung unerwünschter Komponenten aus Wasser, wie giftige Elemente, radioaktive Substanzen etc.

Bestandteil pharmazeutischer und kosmetischer Präparate. Zusatz zu Tierfuttermitteln.
In großen Mengen als Bodenverbesserungsmittel „maerl".

L. crassum
L. polymorphum
L. sonderi
L. papillosum
L. tortuosum

Mittelmeer- und Atlantikküsten. Diese und andere *L.*-Arten werden in der „maerl"-Industrie ausgewertet.
L.-Arten sind auch am Aufbau der Korallenfelsen und Riffe im Indischen und Pazifischen Ozean beteiligt.

Literatur: vgl. Lit.-Verz.

(1) Cabioch, J., Botanica Marina IX (1966), Nr. 1/2, 33.

(2) Adey, W.H. u. D.L. McKibbin, Botanica Marina XIII (1970), Nr. 2, 100.

(3) Oliveira Filho, E.C. de, 8. Int. Seaweed Sympos., Bangor, 1974.

(4) Blunden, G. u.a., Economic Botany 29 (1975), Nr. 2, 140.

LOMENTARIA
Lomentariaceae

L. catenata

Japanische Küsten.
Die Alge enthält Pantothensäure.

Literatur: Tokida u. Hirose u.a., vgl. Lit.-Verz.

LOPHOCLADIA

L. trichoclados [Ag.] Schmitz

Küsten des Caribischen Meeres.
Die Alge weist eine antibiotische Aktivität auf (1).

Literatur: vgl. Lit.-Verz.

(1) Burkholder, P.R. u.a., Botanica Marina II (1960), Nr. 1/2, p. 149.

MASTOPHORA

M. zonalis
(Zonaria zonalis)

Küsten des Caribischen Meeres.
Die Alge weist eine antibiotische Aktivität auf (1).

Literatur: vgl. Lit.-Verz.

(1) Burkholder, P.R. u.a., Botanica Marina II (1960), Nr. 1/2, p. 149.

MURRAYELLA

M. periclados [Ag.] Schmitz

Küsten des Caribischen Meeres, an den Wurzeln von Mangroven wachsend.
Die Alge weist antimikrobielle Aktivität gegen *Staphylococcus aureus* und andere Mikroorganismen auf (1).

Literatur: vgl. Lit.-Verz.

(1) Burkholder, P.R. u.a., Botanica Marina II (1960), Nr. 1/2, p. 149.

ODONTHALIA
Rhodomelaceae

O. corymbifera

Küsten von Hokkaido, der Kurilen, Sachalin, Korea, Sibirien.

Die getrocknete Alge enthält bis 6 % Brom und ist ein wertvoller Rohstoff zur Gewinnung von Bromsalzen (1).
Weitere ostasiatische *O.*-Arten sind *O. aleutica* und *O. camtschatica*.

Literatur: vgl. Lit.-Verz.

(1) Tokida, J., Fac. of Fish. Hokkaido Univ. 2 (1954), Nr. 1.

PHYCODRIS
Delesseriaceae

Ph. sinuosa [Good. et Woodw.] Kütz.

Nördl. Atlantikküsten, Ostsee.
Die Alge enthält antimikrobielle Substanzen (1).

Literatur: vgl. Lit.-Verz.

(1) Roos, H., Kieler Meeresforsch. XIII (1957), Nr. 1.

PHYLLOPHORA
Phyllophoraceae

Ph. nervosa [D.C.] Grev.

Die Alge kommt vor allem im Schwarzen Meer vor, oft zusammen mit *Ph. rubens*.

Inhaltsstoffe: Die organischen und anorganischen Bestandteile wurden von verschiedenen Autoren untersucht. Der Jodgehalt beträgt 0,27–0,45 % der getrockneten Alge.

Die Alge zeigt antilipämische Aktivität. Es wurden 2 Fraktionen von polypeptider Struktur gewonnen. Die Säurehydrolyse ergab Asparagin, Glutaminsäure und Leucin. Eine hypoglykämische Wirkung konnte nicht festgestellt werden.

Die Ausbeute an ätherischem Öl beträgt 0,04 % mit Geraniol und 1,8-Cineol.

Die Alge enthält eine kristalline Substanz mit Alkaloidcharakter, Hordenin.

Wichtigster Bestandteil ist das Agaroid Phyllophoran (vgl. dort). Es ist zu 20–25 % in der Alge enthalten (1), (2), (3).

Verwendung: Phyllophoran-Rohstoff.

In Rußland wird die Alge industriell zur Jodgewinnung ausgewertet, ferner zur Herstellung von Nahrungs- und Futtermittelzusätzen (4).

Ph. brodiaei
Küsten der Nord- und Ostsee.
Die Alge enthält antimikrobielle Substanzen (5).

Ph. clevelandii
Küsten von Californien und Mexico.
Agaroid-Rohstoff.

Ph. membranifolia
Küsten der Nord- und Ostsee. Canadische Küsten.
Die Alge enthält antimikrobielle Substanzen (5).
Sie liefert ein weiches Gel.

Ph. rubens [L.] Greville
Europäische Küsten des Atlantischen Ozeans bis zur Küste von Marokko, in großen Mengen im nordwestlichen Teil des Schwarzen Meeres.

In der UdSSR Rohstoff zur Herstellung eines Agaroids, dem Phyllophoran.

Ph. truncata [Pallas] Newroth et A.R.A. Taylor
Ph. pseudoceramoides [Gmelin) Newroth et A.R.A. Taylor
Ph. traillii Holmes ex Batters
Ph. palmettoides J. Ag.
Ph. crispa [Hudson] Dixon
Küsten des Nordatlantik (Canada).

Ph. heredia [Clemente] Endlicher
Küsten des Nordatlantik (Canada), Mittelmeerküsten.
Verteilung, Morphologie und Lebenszyklus dieser Arten wurden untersucht. Über eine wirtschaftliche Auswertung ist z.Zt. noch nichts bekannt (6).

Phyllophoran
Rohstoffe zur Herstellung dieses Agaroids sind ***Ph. nervosa*** und ***Ph. rubens***, bes. an der Küste des Schwarzen Meeres.

Inhaltsstoffe: Das gereinigte Agaroid enthält 13–15 % Mineralanteile, löslich in kaltem Wasser sind 40 % mit Glucose-, Laevulose und ca. 15 % Sulfat-Anteilen. Der unlösliche Anteil besteht aus Galaktose und ca. 22 % Sulfat.

In heißem Wasser ist Phyllophoran völlig löslich. Die Gelstärke kann durch Elektrolyte, Alkohol, Zucker etc. moderiert werden.

Verwendung: Der Verwendungsbereich des Phyllophorans deckt sich weitgehend mit dem von Agar.
Das Produkt wird in der Lebensmitteltechnologie verwendet, z.B. bei Konditoreiwaren, Obstgelees, Marmeladen etc. als Verdickungsmittel für Suppen und Saucen, in der Speiseeis- und Milchindustrie.

Das Produkt wurde eingehend von Güven und seinen Mitarbeitern untersucht. Es ist für bakteriologische Zwecke geeignet (3), (7).

In der UdSSR wird aus den *Phyllophora*-Abfällen die bei der Phyllophoran-

Produktion anfallen ein Aminosäurepräparat hergestellt, das als Futterzusatz bei Teichfischen, bes. Karpfen, verwendet wird (8).

Literatur: Müller-Dietz u.a., vgl. Lit.-Verz.

(1) Güven, K.C. u. E. Aktin, Eczacilik Bülteni IV (1962), 199–200.

(2) Güven, K.C. u.a., Eczacilik Bülteni Vol. XI (1969), 177–184.

(3) Güven, K.C. u.a., Botanica Marina XV (1972), Nr. 1, 46.

(4) Grjuner, V.S. u. L.A. Evmenova, Ryl. Choz. 10 (1961), 61–62, Nahrung 6 (6), Beiheft 1962.

(5) Roos, H., Kieler Meeresforsch. XIII (1957), Nr. 1.

(6) Newroth, P.R. u. J.W. Markham, 7. Int. Seaweed Sympos., Sapporo, 1971.

(7) Güven, K.C. u.a., Eczacilik Bülteni Vol. VIII (1966), Nr. 1, 10–14.

(8) Pharmazie (Pharmaz. Praxis) (1972), Nr. 7.

Phymatolithon siehe *Lithothamnion.*

PLOCAMIUM

Plocamiaceae

P. coccineum [Huds.] Lyngbye

Europäische Atlantikküsten. – Kammtang.

Die Alge enthält Phycoerythrin, sie wurde im Altertum von den Römern wegen des roten Farbstoffs zur Herstellung von Schminken benutzt. Das Pigment wird in der Kosmetik verwendet. Andere *P.*-Arten enthalten ebenfalls Phycoerythrin.

P. pacificum

enthält außerdem halogenierte Monoterpene unter anderem Violacen (1).

P. telfairiae

Japanische Küstengebiete, enthält eine schwach antibakterielle Substanz (2).

Literatur: vgl. Lit.-Verz.

(1) Mynderse, J.S. u. D.J. Faulkner, J. Amer. Chem. Soc. 96 (1974), 6771, Chem. Ztg. 99 (1975), Nr. 8/9.

(2) Kamimoto, K., Nippon Saikingaku Zasshi 11 (1956), 307–313, Chem. Abstr. 51 (1957), 18138 i.

POLYIDES

Polyideaceae

P. rotundus [Gmel.] Greville

Nördliche Atlantikküsten.

Bei der Ernte von *Furcellaria fastigiata* (vgl. dort) kommen Beimengungen von *P. rotundus* vor.
Die Alge kann als Rohstoff ausgewertet werden, wenn sie in genügenden Mengen vorkommt. Sie enthält ein Agaroid, und liefert ein festeres Gel als f. *fastigiata* (1), (2).

Die Alge wurde hinsichtlich ihrer Inhaltsstoffe untersucht (3).

Literatur: vgl. Lit.-Verz.

(1) Brennan, A.T., Inst. f. Ind. Res. and Stand., Dublin, 1950.

(2) Dangeard, P., Coll. Int. du Centre Nat. de la Recherche Scient., Dinard, 1960.

(3) Black, W.A.D. u.a., 5. Int. Seaweed Sympos., Halifax, 1965.

POLYSIPHONIA
Rhodomelaceae

P. violacea [Roth.] Grev.

Europäische Küsten des Atlantischen Ozeans, Ostsee- und Mittelmeerküsten.

P. violacea
P. elongata
P. fastigiata
P. nigrescens
Atlantik- und Ostseeküsten (1), (2), (3).

P. ferulacea
Küsten des Caribischen Meeres enthalten antimikrobielle Substanzen (4).

P. lanosa L.
Das Vorhandensein antibiotischer Substanzen wurde festgestellt.

P. lanosa und andere *P.*-Arten enthalten Bromphenole, die algicide und antibakterielle Wirkungen bei grampositiven und gramnegativen Organismen haben (5), (6), (11), (12).
Auch die übrigen Inhaltsstoffe wurden untersucht (7).

P. morrowii
Japanische Küsten.
Rohstoff zur Gewinnung von Bromverbindungen.

P. subulifera [C. Ag.] Harvey
Türkische Küsten des Marmara-Meeres.
Die antilipaemischen Eigenschaften wurden getestet (8).

P.-Arten
Japanische Küsten.
Zahlreiche Arten wurden von Segi untersucht (9), (10).

Literatur: vgl. Lit.-Verz.

(1) Roos, H., Kieler Meeresforsch. XIII (1957), Nr. 1.

(2) Chesters, C.G.C. u. J.A. Stott, 2. Int. Seaweed Sympos., Trondheim, 1955.

(3) Institute of Seaweed Research, Annual Reports 1945–1955.

(4) Burkholder, P.R. u.a., Botanica Marina II (1960), Nr. 1/2, 149.

(5) Annual Reports 1956, 1957, 1958.

(6) Stoffelen, H. u.a., Planta medica 22 (1972), Nr. 4, 396.

(7) Batey, J.F. u.a., 8. Int. Seaweed Sympos., Bangor, 1974.

(8) Aktin, E. u. K.C. Güven, Qualitas Plantarum et Materiae Vegetabiles XII (1965), Nr. 2.

(9) Segi, T., Rep. Fac. Fish. Univ. of Mie 3 (1959), Nr. 2, 257–266, 3 (1960), Nr. 3, 608–626.

(10) Segi, T., 7. Int. Seaweed Sympos. Sapporo, 1971.

(11) Glombitza, K.-W. u.a., Planta medica 18 (1970), Nr. 2.

(12) Glombitza, K.-W. u.a., Planta medica 25 (1974), Nr. 2, 105.

PORPHYRA
Bangiaceae

P.-Arten sind die wichtigsten Algen, die für die menschliche Ernährung aufgrund ihrer wertvollen Inhaltsstoffe Verwendung finden (vgl. *P. tenera*). Sie haben dadurch aber auch einen indirekten medizinischen Effekt.

P.-Arten – Akusanori, Purple Laver – sind in Japan seit mehr als 2.000 Jahren bekannt und werden dort seit 1670 kultiviert. Über moderne Methoden berichten Tokida und Hirose, 1975.

P. atropurpurea
Küsten von Indonesien, der Philippinen

und Hawaii. Die Sammlung der Alge ist schwierig, da sie an exponierten Stellen wächst.

Als Medizinaldroge wird sie zu Umschlägen verwendet (1).
Auf Hawaii gilt sie als besondere Delikatesse. Zusätzliche Importe von *Porphyra* aus Japan decken den Bedarf.

P. capensis
Küsten von Südafrika, besonders an der Westküste.
Die Alge enthält 25–30 % Schleim.
Die Polysaccharide wurden untersucht.

P. columbina
Küsten von Neuseeland, Süd- und Oststaaten von Australien, Chile.
Die Aminosäuren wurden untersucht (2).
Auf Neuseeland werden fermentierte Algen als Abführmittel benutzt (3).

P. crispata
Ostasiatische Küsten.
Die Inhaltsstoffe, besonders die Phycoerythrine wurden untersucht (4).

P. kunthiana
Küsten von Chile. Die Alge wird zusammen mit der Grünalge *Ulva latissima* als „Luche" gegessen.

P. laciniata [Lightf.] Ag.
Küsten der japanischen Inseln, sie kommt auch an europäischen Küsten vor.
In Japan gehört *P. laciniata* zu den wichtigsten eßbaren Algen. In Großbritannien wird sie als „Laver" bezeichnet. Der Genuß der Alge ist seit dem 15. Jahrhundert bekannt.

P. lanceolata
Küsten der USA von Washington bis Californien, bekannt als „Red Jabot Laver".

P. leucosticta
Küsten des Indischen und Pazifischen Ozeans.
Auf Hawaii wird die Alge als „limu luan" geschätzt. In Großbritannien wird sie in der „Laverbread"-Industrie verwendet.

P. linearis Grev.
Küsten von Nova Scotia (Canada).
Die Alge ist für den menschlichen Genuß geeignet. Sie enthält hohe Konzentrationen an Isofloridosid und freie Aminosäuren.

Eine Analyse ergab folgende Werte (μM/g berechnet vom Trockengewicht): Lysin 4,80, Histidin 6,60, Arginin 4,80, Asparaginsäure 3,54, Threonin 20,70, Serin 15,20, Glutaminsäure 144,00, Prolin 44,30, Glycin 55,70, Alanin 412,00, Methionin 8,50, Isoleucin 1,60, Leucin 2,30, Tyrosin 1,05, Phenylalanin 1,15.

Die Alge hat einen angenehmen Geruch und Geschmack. Sie sollte frisch oder getrocknet genossen werden. Waschen mit Frischwasser beeinträchtigt den Geschmack. Floridosid und andere lösliche Bestandteile werden durch das Waschen ausgeschwemmt (5).

P. naiadum
Küste der USA von Washington bis Californien, „Red Fringe".
Die Farbstoffe wurden untersucht.
B-Phycoerythrin, allo-Phycocyanin, Phycobilin wurden isoliert.

P. nereocystis
Küsten des Pazifischen Ozeans (Californien). Die Alge wächst an der *Nereocystis luetkeana* (vgl. dort). Dadurch ist ihr Vorkommen auf die Areale der Braunalge beschränkt. *P. nereocystis* ist schmackhafter als *P. perforata*. Kultivierungsversuche wurden durchgeführt (6).

Die Alge enthält Vitamin C (Der Gehalt liegt um 50 % höher als bei Orangen), beträchtliche Mengen Vitamin B. Sie wird besonders auch in China gegessen und dorthin exportiert.

P. perforata
Pazifikküste der USA, von Alaska bis Südcalifornien.
Die Alge liefert „California Laver" oder „Purple Laver". Die geernteten Mengen belaufen sich jährlich auf mehrere 100.000 Pfund. Das Produkt wird gern von den in den USA lebenden Chinesen gegessen oder auch nach China exportiert.
Es wurden Kulturversuche durchgeführt.

Der Lebenszyklus der Alge und anderer *P.*-Arten der amerikanischen Pazifikküste wurde untersucht (7).
Während japanische *P.*-Arten im Littoral von Oktober bis April wachsen, wächst *P. perforata* an der Westküste der USA (Californien) von Februar bis September.
P. nereocystis wächst in der gleichen Region im Sublittoral, während der Winter- und Frühjahrsmonate. Der Grund ist eine Frage der Wassertemperatur (8).

P. suborbiculata
Küsten des Pazifischen Ozeans.
Die Alge ist besonders in China als „tsu choj" bekannt.
Die *P. suborbiculata* f. *latifolia* wurde bisher nicht kultiviert, erscheint aber dafür besonders interessant, da sie von guter Qualität ist, die Wachstumsperiode in eine Zeit fällt, wo andere Arten nicht wachsen und sie resistenter gegen *Pythium porphyrae* ist.

Die *Conchocelis*-Phase (Entwicklungsstadium der *Porphyra*) war früher nicht bekannt, wurde aber in den letzten Jahren studiert (9).

P. tenera Kjellman
Küsten von Japan, China und anderen ostasiatischen Gebieten. – Nori oder Amanori.
Die Alge wird in verschiedenen Formen auf großen Arealen kultiviert. Die Produktion der Nori-Produkte stellt einen bedeutenden Wirtschaftsfaktor dar (10), (11).

Ökologie, Sporenbildung und Wachstum der Alge, die Umweltfaktoren in den Kultivierungsgebieten, Fragen der Wassertemperatur, der Einfluß von Industrieabwässern, die Krankheiten der Alge wurden studiert, ebenso die Physiologie und die Chemie.
Der „*Conchocelis*"-Phase wurde besondere Aufmerksamkeit gewidmet.
Moderne Aufbereitungsverfahren wurden erarbeitet (12), (13), (14), (15).

Inhaltsstoffe: ca. 40 % Polysaccharide, mit Mannose, D-L-Galaktose, ca. 29–35 % Rohprotein, Aminosäuren, spez. Glutaminsäure, Glycin und Alanin.

Flüchtige Bestandteile, die den charakteristischen Geruch hervorrufen. Die Alge enthält 0,037–0,085 % ätherisches Öl.

Farbstoffe: Chlorphyll, Carotinoide, Chromoproteine (16).
Ca. 0,7 % Lipide, ca. 35 % sind Phospholipide, ca. 25 % Triglyceride (17).
Hoher Gehalt an Provitamin A, Carotin, B_1, B_2, B_6, Niacin, C, ferner Folsäure, Biotin, Cobalamin, Cholin. Mineralstoffe: Calcium, Natrium, Phosphor, Eisen.

Eine Substanz, die den Cholesterolgehalt des Blutes herabsetzt.

P. enthält eine hohe Konzentration einer viskosen Galaktan-Verbindung, die durch einen enzymatischen oder alkalischen Prozeß in Agarose umgewandelt werden kann (18).

P. tenera enthält D-L-Galaktose.

Nach Untersuchung zahlreicher *P.*-Proben geben Rees und Conway folgende Zusammensetzung der wasserlöslichen Polysaccharide an:
5–19 % 3,6-Anhydro-L-Galaktose,
3–18 % Estersulfat, 3–28 % 6-O-Methyl-D-Galaktose, 24–45 % D-Galaktose,
1-4 linked-L-Galaktose-6-Sulfat (32), (33).

Verwendung: *P. tenera* und andere *P.*-Arten liefern wichtige Produkte für die menschliche Ernährung, die gleichzeitig als Präventiv-Medikamente angesehen werden können (Tokida und Hirose, 1975).

P. umbilicalis [L.] Kütz.
wird als charakteristische Art angesehen. Sie kommt an den Atlantikküsten von Europa und Nordamerika vor. In England als „Laver" in mancherlei Zubereitungen bekannt.
An den japanischen Küsten kommen
P. umbilicalis f. *laciniata*
P. umbilicalis f. *linearis*
P. umbilicalis f. *vulgaris*
vor, ebenso an der pazifischen Küste von Nordamerika.

Besonders üppig wächst die Alge am Kap von Nichimotoro (Japan). Sie wird im Frühjahr von Fischern geerntet und zur Herstellung des „Asakusa-nori" verwendet. *P. umbilicalis* wird auch kultiviert (19).
Die Beeinträchtigungen durch ausfließendes Mineralöl wurden untersucht (20).

Inhaltsstoffe: Die Polysaccharide, Proteine und Glykoproteine wurden untersucht, die Aminosäuren bestimmt.
Bei milder physikalischer Separation wurden sie in beträchtlichen Mengen festgestellt.
Das Porphyran aus der Alge wurde studiert (21).

Freie Aminosäuren μM/g berechnet vom Trockengewicht:
Lysin 3,60, Histidin 1,90, Arginin 3,30, Asparaginsäure 2,72, Threonin 17,80, Serin 13,70, Glutaminsäure 84,00, Prolin 4,90, Glycin 29,50, Alanin 173,00 (5).
Weitere Inhaltsstoffe sind Volemit, Scyllitol und Laminitol.

P. yezoensis Ueda
Küsten von Japan (Bucht von Oshoro, Hokkaido). Die Alge wird kultiviert.

Eine Analyse ergab folgende Werte:
Stickstoff 5,35 g%, Rohprotein 33,45 g%, Schwefel 2,23 g%, Kalium 3,30 g%, Magnesium 2,04 g%, Calcium 350 mg%, Phosphor 510 mg%, Eisen 74 mg%, Selen 0,134 ppm (22).
Der Ascorbinsäuregehalt wurde untersucht. Er ist kaum von der Erntezeit abhängig, geht aber bei der Lagerung zurück (23).

Es wurde eine peptidartige Substanz isoliert und physiko-chemisch untersucht. Die Autoren bezeichnen sie zunächst als „Substanz 334" (24).

Weitere *P.*-Arten, die an den japanischen Küsten vorkommen und teilweise kultiviert werden , sind:
P. amplissima
Arktische und subarktische Küsten.
P. akasakai Miura
P. angusta
P. bulbopes
P. crassa
P. dentata

P. kuniedai Kurogi
P. ochotensis
P. okamurai
P. onoi
P. pseudo-linearis Ueda
P. seriata Kjellman
P. tasa
P. variegata
P. vulgaris
P. denticulata
P. lucasii
kommen an den australischen Küsten vor (Levring).

Die *Porphyra*-Arten der Aleuten wurden untersucht (25).
An den argentinischen Küsten wurden in Zusammenarbeit mit japanischen Fachleuchten Kulturversuche gemacht.

Die *Porphyra*-Arten der brasilianischen Küsten wurden untersucht.
Im Gegensatz zu früheren Publikationen wurden
P. acanthophora Oliveira Filho et Coll. sp. nov. var. *acanthophora* und var. *brasiliensis* sowie
P. spiralis Oliveira Filho et Coll. sp. nov. var. *spiralis* und var. *amplifolia* festgestellt (26), (27).

In China sind *P.*-Arten volkstümliche Nahrungspflanzen (28).
An den koreanischen Küsten werden *P. tenera* in mehreren Formen, *P. yezoensis* und andere Arten kultiviert (29).
Bei Neuseeland kommen
P. columbina Mont. und
P. subtumes J. Ag. ex Laing
vor und wurden untersucht (30).

Südafrika bietet *Porphyra* auf dem internationalen Markt an.

An den Küsten von Uruguay kommen mehrere *P.*-Arten vor, die beschrieben wurden (31).

Nori-Produkte
Die Nori-Produkte werden aus *Porphyra*-Arten hergestellt. Die besten Qualitäten sind die „Hoshi-nori"-Produkte.
Produktionsländer sind besonders Japan, aber auch Korea, China und andere ostasiatische Gebiete. An den Küsten von Süd-Korea gibt es ausgedehnte *Porphyra*-Kulturen. Die Japaner haben an den Küsten von Chittagong Kulturen angelegt.
Europäische und amerikanische *P.*-Produkte werden als „Laver" oder „Laverbread" bezeichnet.

Der Wert der Nori-Produkte für die menschliche Ernährung liegt in dem hohen Gehalt an Eiweiß, Vitaminen und Mineralstoffen.

Nori-Produkte werden als Gemüse, als Zusatz zu Saucen, Suppen und anderen Gerichten gegessen. Vor der Verwendung werden sie vielfach geröstet, dabei geht die rotviolette Farbe in grün über.

Porphyran
Als Porphyran werden die mit heißem Wasser aus *Porphyra*-Arten extrahierten Polysaccharide bezeichnet.
Der Gehalt an Porphyran und seine Zusammensetzung ist bei den einzelnen Arten verschieden.

P. capensis enthält ca. 30 % Prophyran mit D-Galaktose, L-Galaktose, 6-O-Methyl-D-Galaktose, 3,6-Anhydrogalaktose.

Literatur: Chapman, Fott, Okazaki, Tokida u. Hirose u.a., vgl. Lit.-Verz.

(1) Zaneveld, J.S., Economic Botany 13 (1959), Nr. 2.

(2) Silva, G.F. u.a., Botanica Marina VIII (1968), 2/4, 244.

(3) Brooker, S.G. u. R.C. Cooper, Eco-

nomic Botany 15 (1961), Nr. 15.

(4) Su, J.-Ch. u. Y.-Ch. Lu, 7. Int. Seaweed Sympos., Sapporo, 1971.

(5) McLachlan, J. u.a., 7. Int. Seaweed Sympos., Sapporo, 1971.

(6) Woessner, J., 8. Int. Seaweed Sympos., Bangor, 1974.

(7) Cole, K. u. E. Conway, 8. Int. Seaweed Sympos., Bangor, 1974.

(8) Arasaki, S., 8. Int. Seaweed Sympos., Bangor, 1974.

(9) Iwasaki, H. u. N. Sasaki, 7. Int. Seaweed Sympos., Sapporo, 1971.

(10) Imada, O. u.a., 7. Int. Seaweed Sympos., Sapporo, 1971.

(11) Chihara, M., 8. Int. Seaweed Sympos., Bangor, 1974.

(12) Jwasaki, H., Pl. Cell. Physiol. Tokyo (1965), 6, 325.

(13) Ogata, E. u. T. Matsui, Botanica Marina VIII (1966), 2/4, 199.

(14) Noda, H. u. Y. Horiguchi, 7. Int. Seaweed Sympos., Sapporo, 1971.

(15) Ishio, S. u.a., 7. Int. Seaweed Sympos., Sapporo, 1971.

(16) Aruga, Y., 8. Int. Seaweed Sympos., Bangor, 1974.

(17) Kaneda, T. u. H. Ando, 7. Int. Seaweed Sympos., Sapporo, 1971.

(18) Yaphe, W. u. M. Duckworth, 7. Int. Seaweed Sympos., Sapporo, 1971.

(19) Conway, E., 5. Int. Seaweed Sympos., Halifax, 1965.

(20) Schramm, W., 7. Int. Seaweed Sympos., Sapporo, 1971.

(21) Gunawardena, P. u. F. Williamson, 8. Int. Seaweed Sympos, Bangor, 1974.

(22) Johnston, H.W., 7. Int. Seaweed Sympos., Sapporo, 1971.

(23) Shih, S.-Y. u. M.-H. Chi, Hai Yang Yu Hu Chao, 7 (1965), Nr. 1, 65–72, Chemical Abstracts 63 (1965), Nr. 5, 6246 a.

(24) Sivalingam, P.M. u.a., Botanica Marina XIX (1976), Nr. 1, 1.

(25) Wynne, M.J., 7. Int. Seaweed Sympos., Sapporo, 1971.

(26) Oliveira Filho, E.C. de, 8. Int. Seaweed Sympos., Bangor, 1974.

(27) Oliveira Filho, E.C. de u. J. Coll, Botanica Marina XVIII (1975), Nr. 4, 191–197.

(28) Cheng, Tien-Hsi, Economic Botany 23 (1969), Nr. 3.

(29) Kang, J.W., 7. Int. Seaweed Sympos., Sapporo, 1971.

(30) Conway, E. u. A.P. Wylie, 7. Int. Seaweed Sympos., Sapporo, 1971.

(31) Coll, J. u. E.C. de Oliveira Filho, Botanica Marina XIX (1976), Nr. 3, 189.

(32) Anderson, N.S. u. D.A. Rees, J. Chem. Soc. 1965, 5880.

(33) Rees, D.A. u. E. Conway, Biochem. J. 84 (1962), 411.

PTEROCLADIA

Gelidiaceae

P. lucida [R. Br.] J. Ag.

Küsten von Australien, Tasmanien, Neuseeland.

Agar-Rohstoff, der wirtschaftlich ausgewertet wird.

P. capillacea
(P. pinnata)
Küsten von Australien, Neuseeland, Japan, China, Brasilien (Ost- und Südostküste).
Die Alge wird zusammen mit anderen Arten als Agar-Rohstoff ausgewertet. Auch an den ägyptischen Küsten gewinnt der Rohstoff zunehmende Bedeutung.
Über die brasilianische Provenienz wurde 1974 in Bangor berichtet (1).

P. tenuis Okamura
P. densa Okamura
P. nana Okamura
Japanische Küsten. Die Algen sind ein wichtiger Agar-Rohstoff und dem *Gelidium* gleichwertig.

Über Strukturen und biologische Eigenschaften des Agars wurde auf dem 7. Int. Seaweed Sympos. in Sapporo berichtet (2).

Literatur: Okamura, Steinegger-Hänsel u.a., vgl. Lit.-Verz.

(1) Oliveira Filho, E.C. de 8. Int. Seaweed Sympos., Bangor, 1974.

(2) Yaphe, W. u. M. Duckworth, 7. Int. Seaweed Sympos., Sapporo, 1971.

RHODOGLOSSUM
Gigartinaceae

Rh. pulchrum

Küsten des nördlichen Japan, Sachalins und der Kurilen.
Rohstoff zur Gewinnung von Ginnansô (vgl. *Iridaea*). Cholesterol wurde nachgewiesen.

Rh. japonicum Mikami
Rh. hemisphaericum Mikami
verschiedene Formen dieser Algen der japanischen Küsten liefern eine Paste, die bei der Stuckherstellung benutzt wird.

Rh. affine
Küste von Californien, und andere *Rh.*-Arten enthalten Carrageenan (vgl. *Chondrus*).

Rh. lanceolatum [Harv.] J. Ag.
Küsten von Tasmanien.
Die Alge enthält Carrageenan.

Literatur: Okazaki u.a., vgl. Lit.-Verz.

RHODOMELA
Rhodomelaceae

Rh. larix

Pazifikküste von Nordamerika, Japan, Küsten des Japanischen und Ochotzkischen Meeres.
Die getrocknete Alge enthält ca. 3 % Brom. Sie wird in Japan auf Bromsalze ausgewertet. Der Ätherextrakt enthält Bromphenol und wirkt aktiv gegen Mikroorganismen. Der Bromgehalt des Extraktes beträgt bis 38 % (1), (2).

Rh. confervoides
Die Alge zeigt Hemmwirkungen auf Bakterien (3).

Rh. subfusca [Woodw.] Ag.
Atlantikküsten von Europa und Nordamerika, Ostseeküsten, Japanische Inseln.
Die Alge enthält bromierte Phenole mit antibakterieller Wirkung bei grampositiven und gramnegativen Organismen (2), (4).

Literatur: vgl. Lit.-Verz.

(1) Mautner, H.G., J. Amer. Pharm. Ass., Sci. Ed. 42 (1953), 294–296.

(2) Roos, H., Kieler Meeresforsch. XIII (1957), Nr. 1.

(3) Glombitza, K.-W., D.A.Z. 108 (1968), Nr. 25.

(4) Glombitza, K.-W. u.a., Planta medica 25 (1974), Nr. 2, 105.

RHODYMENIA

Rhodymeniaceae

Rh. palmata [L.] Grev.

Küsten des Atlantischen Ozeans, bes. an der Nordostküste von Canada, von Alaska bis Californien, Küsten von Japan. Die Alge ist in vielen Küstenländern unter volkstümlichen Namen bekannt. z.B. Dulse (Schottland, Canada), Dillesk (Irland), Søl (Norwegen). Sie wird gegessen oder zu Futterzwecken verwendet. Besonders in Canada wird Dulse zu Speisezwecken oder als Gewürz benutzt.
Die Alge wurde von einer ganzen Anzahl von Autoren untersucht. Sie enthält Xylose, Xylan, Floridosid. Der biologische Wert des Proteins wurde untersucht. Protein 25,3–42 %. Folgende Aminosäuren wurden festgestellt: Alanin, Arginin, Asparaginsäure, Citrullin, Cystin, Glycin, Glutaminsäure, Histidin, Isoleucin, Leucin, Lysin, Methionin, Ornithin, Phenylalanin, Prolin, Serin, Threonin, Tryptophan, Tyrosin, Valin (4).
Kohlehydrate 44,2 %, anorganische Salze, Spurenelemente, Vitamin C 49 mg p. %g. Ferner sind in der Alge enthalten: Carotin, Niacin, Thiamin, Riboflavin, Nicotinsäure, Vitamin B_6, Pantothensäure, Biotin, Vitamin B_{12}, Folsäure (1).
In verschiedenen Küstengebieten kommen eine Anzahl weiterer *Rh.*-Arten vor, die für weitere Untersuchungen interessant erscheinen (vgl. Marine Algae). Die Rhodymeniales der japanischen Küsten wurden untersucht, außer *Rh. palmata* z.B. *Rh. marginicrassa* (neue Art), *Rh. intricata* [Okam.] Okam., *Rh. pertusa* [Post. et Rupr.] Rupr. (2), (3).
Über die Kultur der *Rh.*-Arten wurde gearbeitet.

Dulsan

Es handelt sich um die aus *Rh.*-Arten, insbesondere *Rh. palmata* isolierten Polysaccharide. Es hat keine gelbildenden Eigenschaften. Für Nahrungszwecke erscheint es ratsamer, die Algen frisch oder getrocknet zu verwenden.

Literatur: vgl. Lit.-Verz.

(1) Kanaza, A. u.a., J. of the Fish. Research Bord of Canada 23 (1966), Nr. 6, 915, W.F.A. 18 (1967), Nr. 2.

(2) Lee, I.K. u. M. Kurogi, 7. Int. Seaweed Sympos., Sapporo, 1971.

(3) Yabu, H., 7. Int. Seaweed Sympos., Sapporo, 1971.

(4) Smith, D.G. u. E.G. Young, J. biol. Chem. 217 (1955), 845.

RISSOELLA

Rissoellaceae

R. verruculosa [Bertol.] J. Ag.

Mittelmeerküsten (Frankreich).
Die Alge ist vom Frühjahr bis zum Beginn des Sommers leicht zu ernten und kann als Rohstoff für die Carrageenan-Gewinnung ausgewertet werden.

Literatur: vgl. Lit.-Verz.

RYTIPHLAEA

Rhodomelaceae

R. tinctoria [Clem.] Ag.

Mittelmeergebiete und angrenzende Küsten des Atlantischen Ozeans.

Die Alge enthält einen wasserlöslichen roten Farbstoff, das Floridorubin, der bei Zusatz von Säuren orangegelb wird. Er wird durch Kristallisation aus alkoholischer Lösung gewonnen.

Verwendung: Farbstoff.

Literatur: vgl. Lit.-Verz.

SARCONEMA

S. filiforme

Küsten von Pakistan und Indien (Madras).
Die Alge enthält ca. 20 % eines Agaroids und könnte industriell ausgewertet werden.
Andere *S.*-Arten kommen ebenfalls an den Küsten des Indischen Ozeans vor.

Literatur: vgl. Lit.-Verz.

SPHAEROCOCCUS
Sphaerococcaceae

Sp. cartilagineus

Küsten von China und des Pazifischen Ozeans.
Die Alge wird in der chinesischen Medizin verwendet.

Sp. gelatinosus
Sp. serra
Ostasiatische Küsten. Agar-Rohstoffe.

Literatur: vgl. Lit.-Verz.

SPYRIDIA
Ceramiaceae

Sp. filamentosa [Wulfen] Harv.

Küsten von Japan, wärmeren Gebieten des Atlantischen Ozeans und des Mittelmeeres.
Agaroid-Rohstoff. Indische *Sp.*-Arten können ebenfalls ausgewertet werden.

Literatur: vgl. Lit.-Verz.

SUHRIA
Gelidiaceae

S. vittata [L.] J. Ag.

Südafrikanische Küsten. „Red Ribbons". Aus der Alge werden in Südafrika Geleespeisen hergestellt. Sie enthält ein Phykokolloid und wird zur Herstellung des südafrikanischen Agars verwendet (vgl. *Gelidium*).

Literatur: vgl. Lit.-Verz.

WRANGELIA

W. argus
W. bicuspidata
W. penicillata

Caribisches Meer.

Die *W.*-Arten enthalten antimikrobielle Substanzen, die gegen *Staphylococcus aureus* und andere Mikroorganismen wirksam sind (1), (2).

Literatur: vgl. Lit.-Verz.

(1) Burkholder, P.R. u.a., Botanica Marina II (1960), Nr. 1/2, p. 149.

(2) Olesen, P.E. u.a., Botanica Marina VI (1964), Nr. 3/4, p. 224.

YATABELLA

Y. hirsuta Okam.

Küsten von Japan.
Die Alge enthält Carrageenan mit einem höheren Gehalt an Kappa-Carrageenan als *Chondrus crispus*.

Literatur: vgl. Lit.-Verz.

Allgemeines Literaturverzeichnis

zu Cyanophyta, Euglenophyta, Pyrrophyta, Chrysophyta, Chlorophyta, Phaeophyta, Rhodophyta

Die bereits in früheren Auflagen der Drogenkunde benutzte Literatur ist mit einem * gekennzeichnet.

Araki, Ch.: Seaweed Polysaccharides, ex Wolfrom, M.L., Carbonhydrate Chemistry of Substances of Biological Interest. Pergamon Press Ltd., London, 1959.

Black, W.A.P.: The Algae ex Altschul, Processed Plant Proteins Foodstuffs. Academic Press Inc., New York, 1958.

Braun, H.: Heilpflanzen-Lexikon für Ärzte und Apotheker. Gustav Fischer Verlag, Stuttgart, 1968.

Chapman, V.J.: Seaweeds and their Uses. Methuen & Co., Ltd., London, 1970.

Englers's: Syllabus der Pflanzenfamilien, I. Band, Gebrüder Bornträger, Berlin, 1954.

Fott, B.: Algenkunde. Gustav Fischer Verlag, Jena, 1971.

Fritsch, F.E.: The Structure and Reproduction of the Algae. University Press, Cambridge, 1952 (II) and 1956 (I).

* Hagers: Handbuch der Pharmazeutischen Praxis, 2. Ausgabe Band I und II, 1938, Ergänzungsband 1944, 2. Ergänzungsband Band I und II, 1958. Springer-Verlag, Berlin–Göttingen–Heidelberg.

Hagers: Handbuch der Pharmazeutischen Praxis, 4. Ausgabe, Band I–IV. Springer-Verlag, Berlin–Heidelberg–New York, 1967–1973.

Hegnauer, R.: Chemotaxonomie der Pflanzen, Band I. Birkhäuser-Verlag, Basel–Stuttgart, 1962.

* Hoppe, Heinz, A.: Drogenkunde, 1.–6. Auflage. Cram. de Gruyter & Co., Hamburg, 1941–1949.

Hoppe, Heinz, A.: Drogenkunde, Handbuch der pflanzlichen und tierischen Rohstoffe, 7. Auflage. Cram. de Gruyter & Co., Hamburg, 1958.

Hoppe, H.A.: Geschichtliche Entwicklung der Auswertung von Meeresalgen. Botanica Marina III Suppl. 1962.

Hoppe, H.A. et Schmid, O.J., Meeresalgen als moderne Industrieprodukte. Botanica Marina III, Suppl. 1962.

Hoppe, H.A. u. O.J. Schmid: Phykokolloide als moderne Industriehilfsmittel und ihre Einsatzmöglichkeiten in der kosmetischen und verwandten Industrie. Seifen–Öle–Fette–Wachse, 1962, Nr. 21.

Hoppe, H.A., Meeresalgen und Meeresalgenprodukte in der Pharmazie. Deutsche Apotheker-Zeitung 106 (1966), Nr. 7., 197–200.

Hoppe, H.A.: Beiträge zur Terminologie der Phykokolloide aus Rhodophyceen, Botanica Marina IX (1966), Nr. 1/2, 5.

Hörhammer, L.: Teeanalyse. Springer-Verlag, Berlin–Heidelberg–New York, 1970.

Humm, H.J.: The Brown Algae – Algin From Kelps and Fucoids and The Red Algae of Economic Importance, Agar and Related Phycocolloids. – ex Tressler, D.K. et Lemon, J. Mc. W., Marine Products of Commerce, Reinhold Publishing Corporation, New York, 1951.

Hunnius, C.: Pharmazeutisches Wörterbuch. Walter de Gruyter & Co., Berlin–New York, 1975.

International Seaweed Symposia: Second. Trondheim, 1955, Third. Galway, 1958, Fourth. Biarritz, 1961, Fifth. Halifax, 1965, Sixth. Santiago de Compostela, 1968, Seventh. Sapporo, 1971, Eight. Bangor, 1974.

Kylin, H.: Die Gattungen der Rhodophyceen. C.W.K. Gleerups Förlag, Lund, 1956.

Levring–Hoppe–Schmid, Marine Algae -- A Survey of Research and Utilization. Cram, de Gruyter & Co., Hamburg, 1969.

Maass, H.: Alginsäure und Alginate. Straßenbau, Chemie und Technik, Verlagsgesellschaft mbH., Heidelberg, 1959.

The Merck Index of Chemicals and Drugs. Merck & Co., Inc., Rahway, N.J., 1960.

Müller-Dietz, H.: Arzneipflanzen in der Sowjetunion, 1.–7. Lieferung. Berichte des Osteuropa-Instituts an der Freien Universität Berlin, Berlin, 1960–1972.

Okazaki, A.: Seaweeds and their Uses in Japan, Tokai University Press, 1971.

Pax, F., Meeresprodukte. Ein Handwörterbuch der Marinen Rohstoffe. Gebr. Bornträger, Berlin, 1962.

Pschyrembel, W.: Klinisches Wörterbuch, Walter de Gruyter & Co., Berlin, 1964.

Schmid, O.J. u. H.A. Hoppe: Neuere Erkenntnisse über Inhaltsstoffe der Meeresalgen. Chemiker-Zeitung 89 (1965), Nr. 16, 549–553.

Segawa, S., The Seaweeds of Japan. Hoikusha, Osaka, Japan, 1957.

Smith, F. et Montgomery, R.: The Chemistry of Plant Gums and Mucilages. Reinhold Publishing Corporation, New York, 1959.

Steinegger, E. und R. Hänsel: Lehrbuch der Allgemeinen Pharmakognosie. Springer-Verlag, Berlin –Heidelberg–New York, 1968.

Straßburger: Lehrbuch der Botanik, Gustav Fischer-Verlag, Stuttgart, 1967.

Tokida, J., The Marine Algae of Southern Saghalien. Fac. of Fish. Hokkaido University, Vol. 2(1), 1954.

Tokida, J. et H. Hirose, Advance of Phycology in Japan. VEB Gustav Fischer Verlag, Jena, 1975.

Vinogradov, A.P.: The Elementary Chemical Composition of Marine Organisms. Sears Foundation for Marine Research, Yale University, New Haven, 1953.

Whistler, R.L. et BeMiller, J.N.: Industrial Gums. Academic Press Inc., New York and London, 1959.

Zander: Handwörterbuch der Pflanzennamen. Verlag Eugen Ulmer, Stuttgart, 1972.

Zeitschriften

vgl. Literatur-Angaben bei den einzelnen Abschnitten.

Abt. XII

FUNGI

ACHLYA

Saprolegniaceae

A. bisexualis

Untersucht wurden: die im Wasser lebenden weiblichen Pflanzen des Algenpilzes.

Inhaltsstoffe: Antheridiol (Steroid-Sexualhormon), es wird von den Pflanzen abgeschieden.

Literatur: Edwards, J.A. u.a., J. Amer. chem. Soc. 91 (1969), 1248, Chemie (1969), Nr. 8.

AGARICUS

Agaricaceae

A. campestris

Auf Wiesen und Triften wachsend. Champignon. Speisepilz.

A. bisporus [Lge.] Sing.
(Psalliota bisporus)

Kulturchampignon.

Inhaltsstoffe: Der Preßsaft enthält Agaritin (Glutaminsäurederivat).

Der Pilz enthält ein hochaktives Ferment.
Eine flüchtige Substanz, die Bakterienwachstum hemmt.
Die Vorstufe eines Enzyminhibitors wurde isoliert (1), (2), (3), (4), (5), (6).

Über die Champignonkultur sind zahlreiche Spezialarbeiten erschienen. Es soll hier nur auf die internationalen Kongresse und W. Hunte „Champignonanbau" hingewiesen werden.

Literatur: Hegnauer u.a., vgl. Lit.-Verz.

(1) Levenberg, B., J. Amer. chem. Soc. 82 (1961), 503–504, Pharm. Zh. 101 (1962), Nr. 5.

(2) Daniels, E.G. u.a., J. Amer. chem. Soc. 83 (1961), 3333–3334, Pharm. Zh. 101 (1962), Nr. 9.

(3) Kelly, R.B. u.a., J. org. Chem. 27 (1962), 3229.

(4) Eger, G., Naturwissenschaften 49 (1962), 261, D.A.Z. 102 (1962), Nr. 25.

(5) Weaver, R.F. u.a., J. biol. Chemistry 246 (1971), 2010.

(6) Weaver, R.F. u.a., J. biol. Chemistry 246 (1971), 2015, Chem. Ztg. 95 (1971), Nr. 22.

Agaricus emeticus siehe ***Russula emetica.***

Agaricus imperialis siehe ***Amanita muscaria.***

Agaricus maculatus siehe ***Amanita pantherina.***

Agaricus muscarius siehe ***Amanita muscaria.***

Agaricus nebularis siehe ***Clitocybe nebularis.***

Agaricus ruber siehe ***Russula rubra.***

AGROCYBE

Bolbitiaceae

A. dura

Kosmopolitisch.

Inhaltsstoffe: Eine gegen Bakterien wirksame Substanz, Acetylenverbindungen.

Literatur: Hegnauer u.a., vgl. Lit.-Verz.

ALTERNARIA

Dematiaceae

A. tenuis auct.

Europa, Nordamerika, an verschiedenen Pflanzen verbreitet.

Inhaltsstoffe: Dibenzo-α-pyrone. Altenuisol (Cumarin) (1).

Giftig!

A.-Arten
enthalten Alternariol, Alternariolmethyläther, Atenuene. Sie wirken cytotoxisch (1).

A. solani
Nordamerika, erzeugt „Potato-blight", eine gefährliche Kartoffelkrankheit.

Literatur: Hegnauer u.a., vgl. Lit.-Verz.

(1) Pero, R.W. u.a., Tetrahedron Lett. (1973), 945, Chem. Ztg. 97 (1973), Nr. 9.

AMANITA

Amanitaceae

A. muscaria [L. ex Fr.] Hook.
(*Fungus muscarius*)
(*Agaricus muscarius* L.)
(*Agaricus imperialis* Batsch.)

Europa bis Sibirien, Nordamerika, Südafrika. In lichten Laub- und Nadelholzwäldern.
Fliegenpilz, Fliegenschwamm, Fly Agaric, Agaric des Mouches.

Inhaltsstoffe: Muscarin (0,0002 %), Ibotensäure (atropinartig wirkend), Muscazon, Muscaridin (curareartig wirkend), Muscimol.
Der rote Farbstoff wurde als Muscarufin bezeichnet. Weitere Untersuchungen ergaben, daß es sich bei den Fliegenpilzfarbstoffen um Betalaine handelt, das gelbe Muscaflavin, das rotviolette Muscapurpurin, das rotbraune Muscarubin und 7 orangegelbe Musca-aurine.
Ferner Cholin, Trimethylamin, ätherisches Öl, Amanitol, Xanthin, Bufotenin und andere biogene Amine, Putrescin, Betain.
Das Vorhandensein von L-Hyoscyamin und Bufotenin ist umstritten (1), (2), (3), (4), (5), (6), (7), (8), (9), (10), (11), (12), (13), (14), (15), (16), (17), (18), (19), (20).

Verwendung: In der Homöopathie bei Störungen des Zentralnervensystems, bei klimakterischen Bewerden, bei chronischem Gelenkrheuma (21).
Der Pilz hat psychotrope Eigenschaften. Parasympathomimeticum. In der experimentellen Pharmakologie angewandt.

Vergiftungserscheinungen sind Erregungszustände, Tobsucht, Halluzinationen.

Sehr giftig!

In der sibirischen Provenienz soll Muscarin fehlen oder ist Nebenwirkstoff.
Der Pilz spielt dort als Rauschmittel eine Rolle.
Psychotrope Wirkstoffe sind 3-Hydroxyisoxazol-Derivate. Vermutlich sind weitere Wirkstoffe vorhanden (22), (23).
A. muscaria ist vielleicht mit der „Soma" identisch, die in früheren Zeiten eine kultische Bedeutung hatte (24).

In der südafrikanischen Provenienz wurden L-Hyoscyamin und 5 weitere Stickstoffbasen festgestellt (25).

A. muscaria
Nordamerika (Washington, Californien, Oregon).

Es handelt sich offenbar um eine chemische Rasse, die Amanitatoxine enthält (26).

Sehr giftig!

A. muscaria-Varietäten sind:
A. muscaria var. *formosa* Fr.
Zitronengelber Fliegenpilz.

A. muscaria var. *regalis* Fr.
Königsfliegenpilz.

A. muscaria var. *umbrina* Fr.
Brauner Fliegenpilz.

A. muscaria var. *euumbrina* R. Sch.
Umbrabrauner Fliegenpilz.

A. muscaria var. *aureola* Kalchbr.
Goldgelber Fliegenpilz.

Giftig!

A. muscaria var. *regalis* gilt als besonders giftig!

A. phalloides Fries
(*A. viridis* Pers.)
(*A. virescens* Vaill.)
(*A. bulbosa* Bull.)
Europa, Nordasien. Laubwälder.
Grüner Knollenblätterpilz, Grüner Knollenblätterschwamm, Grüner Wulstling, Deadly Agaric, Death Cap. – Agaricus phalloides (hom.).

Inhaltsstoffe: Amanitatoxine:
1. Phalloidin-Gruppe: Phalloidin, Phallacidin, Phalloin, Phallisin, Phallin A und B.
Phalloidin kann in das ebenfalls giftige Norphalloin umgewandelt werden.
2. Amanitin-Gruppe: α-, β-, γ-, δ-, ϵ-Amanitin, Amanin (Sulfoxide), Amanullin.
Es handelt sich bei beiden Gruppen um Cyclopeptide. Das stärkste Gift ist das α-Amanitin.
Antamanid ist eine in *A. phalloides* enthaltene Substanz, die in ausreichenden Mengen verabreicht die Wirkung der Toxine aufhebt (antitoxisches Cyclopeptid).
Weitere Inhaltsstoffe sind Aminosäuren (4), (15), (16), (24), (27), (28), (29), (30), (31), (32), (33), (34), (35), (36), (37), (38), (39), (40), (41).

Verwendung: In der Homöopathie (21).

Die Amanitatoxine zerstören vor allem Leber und Niere.

Sehr giftig!

***A. phalloides*-Varietät**
Nordamerika.
Eine braune Varietät enthält keine Amamitatoxine.

A. bisporigera
Nordamerika.

Inhaltsstoffe: Reich an Toxinen, bes. α- und β-Amanitin (15), (26).

Sehr giftig!

A. caesarea Scop.
Südeuropa, Nordamerika.
Kaiserschwamm, Kaiserling.
Geschätzter Speisepilz.

A. mappa Batsch.
(*A. citrina* Schaeff.)
Europa (Kiefernwälder).
Gelber Knollenblätterpilz, Gelblicher Wulstling.

Inhaltsstoffe: Bufotenin (Mappin), Bufotenin-N-oxyd, Serotonin, N-Methylserotonin, Tryptamin-Verbindungen, Chlorogensäure (7), (15), (42), (43).
Der Pilz hat eine psychotrope Wirkung.

Sehr giftig!

A. mexicana
Mexico.
Irrsinnspilz. Nanácatl.

Inhaltsstoffe: Muscarin und andere Toxine.

In Mexico als Rauschmittel benutzt.

Giftig!

A. pantherina D.C.
(*Agaricus maculatus* Schaeff.)
Europa, Nordamerika.
Pantherpilz, Pantherschwamm.

Inhaltsstoffe: Bufotenin, Muscarin, Muscimol, Ibotensäure. Nachgewiesen wurden ein Indolderivat, zwei Alkaloide. Der Pilz hat eine psychotrope Wirkung. Vergiftungserscheinungen sind Erregungszustände, Tobsucht, Halluzinationen (7).

Sehr giftig!

A. porphyria Fr.
Europa.
Brauner Wulstling.

Inhaltsstoffe: Bufotenin, Bufotenin-N-oxyd, Serotonin, N-Methylserotonin, eine Tryptaminverbindung (42), (43).

A. pseudoporphyria Hongo
Japan.

Inhaltsstoff: 1-2-Amino-4-chlor-4-pentensäure wurde isoliert (44).

A. rubescens [Pers.] Fr.
Europa.
Perlpilz, Perlenwulstling, „Hellroter Fliegenpilz".

Inhaltsstoffe: Muscarin (in den Pusteln).

Giftig!

A. solitaria Bull.
Europa.
Einsiedler-Wulstling.

Der Pilz ist leicht mit den hochgiftigen *A. virosa* und *A. verna* zu verwechseln.

Giftverdächtig!

A. strobiliformis [Paul.] Quel.
Japan.
„Ibotengutake".

Inhaltsstoffe: Ibotensäure (Aminosäure). Eine fliegentötende Substanz wurde isoliert, ferner Asparaginsäure, Serin, Prolin, Glutaminsäure, Alanin, Valin, Leucin, Isoleucin, Thyrosin, Phenylalanin (45), (46), (48).

A. tenuifolia
Nordamerika.

Inhaltsstoffe: Reich an Toxinen, α- und β-Amanitin wurden nachgewiesen (15).

A. verna Bull.
(*A. phalloides* Fr. var. *verna* Bull.)
Südl. Europa,
Frühlingsknollenblätterpilz, Destroying Angel, Deadly Agaric.

Inhaltsstoffe: Die Wirkstoffe sind noch wenig erforscht. Es handelt sich um ein Kapillar- und ein Krampfgift. Toxische Peptide. α- und β-Amanitin konnten nachgewiesen werden (15), (26), (47).
Die Toxine sind leber- und nierenschädigend.

Sehr giftig!

A. virosa Fr.
Europa (Schattige, feuchte Wälder).
Weißer Knollenblätterpilz, Kegeliger Wulstling.

Inhaltsstoffe: Die Wirkstoffe sind noch nicht erforscht. Sie ähneln denen von *A. phalloides*. α-Amanitin ist in geringen Mengen vorhanden (15), (26).

Verwendung: In der Homöopathie. Die Toxine sind leber- und nierenschädigend.

Sehr giftig!

Weitere *A.*-Arten:
A. aspera Fr.
Rauher Wulstling.
A. cariosa Fr.
Hohlzelliger Wulstling.

A. excelsa Fr.
Eingesenkter Wulstling
A. spissa Fr.
Grauer Wulstling
A. valida Fr.
Bräunlicher Wulstling
gelten als giftig.

Literatur: Gessner, Hager, IV., Hegnauer, Kroeber, Kuschinsky-Lüllmann, Marini-Bettòlo ex Wagner-Hörhammer, Mutschler, Reko, Schindler, Steinegger-Hänsel, Wagner u.a., vgl. Lit.-Verz.

(1) Schindler, Pharmazie 4 (1949), 178.

(2) Kwasniewski, D.A.Z. 94 (1954), 1177.

(3) List, P.H., D.A.Z. 100 (1960), Nr. 44.

(4) List, P.H., Pharm. Zh. 100 (1961), Nr. 7.

(5) Chem. Ztg. 84 (1960), Nr. 18.

(6) Schuller, P.L. u. C.A. Salemink, Planta medica 10 (1962), 327–334.

(7) Worthen, L.R. u.a., Economic Botany 16 (1962), Nr. 4.

(8) Buck, R.W., J. Amer. med. Assoc. 185 (1963), 663–664, Pharm. Zh. 102 (1963), Nr. 12.

(9) Tyler, jr., V.E., D.A.Z. 104 (1964), Nr. 22.

(10) Tyler, jr., V.E. u. D. Gröger, Planta medica 12 (1964), 334–339.

(11) Takemoto, T. u.a., Yakugaku Zasshi 84 (1964), Nr. 12.

(12) Waser, P.G., Planta medica 13 (1965), 297.

(13) Müller, G.F.R. u. C.H. Eugster, Helv. Chim. Acta 48 (1965), 910–926, Pharm. Zh. 105 (1966), Nr. 5.

(14) Groll, R. u.a., Helv. chim. Acta, 48 (1965), 927–930, Pharm. Zh. 105 (1966), Nr. 5.

(15) Schmid, R., Naturwiss. Rundschau 21 (1968), Nr. 12.

(16) Wieland, Th., Umschau 68 (1968), Nr. 13.

(17) Hofmann, A., D.A.Z. 110 (1970), Nr. 36.

(18) Mothes, K., D.A.Z. 111 (1971), Nr. 30.

(19) Pharmazie heute, Februar 1972, Beilage zur D.A.Z.

(20) Döpp, H., Umschau 74 (1974), Nr. 16.

(21) Maaz, Pharm. Ztg. 84 (1948), 428.

(22) Eugster, C.H., Naturwissenschaften 55 (1968), 305–313, Pharm. Zh. 108 (1969), Nr. 7.

(23) Paape, W., Pharm. Zh. 108 (1969), Nr. 9.

(24) Schmid, R., Naturwiss. Rdsch. 23 (1970), Nr. 1.

(25) Salemink, C.A. u.a., Planta medica 11 (1963), 139–144.

(26) Tyler, jr., V.E. u.a., J. pharmac. Sci. 55 (1966), 590–593, Pharm. Zh. 107 (1968), Nr. 2.

(27) Krause, Pharmazie 2 (1947), 465.

(28) Wieland, Th., Liebigs Ann. Chem. 577 (1952), 215.

(29) Wieland, Th. Liebigs Ann. Chem. 617 (1958), 152–162, Pharm. Zh. 99 (1960), Nr. 5.

(30) Wieland, Th. u. A. Höfer, Liebigs. Ann. Chem. 619 (1958), 35–42, Pharm. Zh. 99 (1960), Nr. 9.

(31) Wieland, Th., Helv. chim. Acta 44 (1961), 919–926, Pharm. Zh. 101 (1962), Nr. 2/3.

(32) Wieland, Th. u.a., Liebigs Ann. Chem. 700 (1966), 120–125, Pharm. Zh. 107 (1968), Nr. 3.

(33) Wieland, Th. u. J. X. de Vries, Liebigs Ann. Chem. 700 (1967), 174–179, Pharm. Zh. 107 (1968), Nr. 3.

(34) Gebert u.a., Liebigs Ann. Chem. 705 (1967), 227–237, Pharm. Zh. 107 (1968), Nr. 2.

(35) Wieland, Th. u.a., Liebigs Ann. Chem. 704 (1967), 226, Pharm. Zh. 107 (1968), Nr. 2.

(36) Wieland, Th. u.a., Angew. Chem. 80 (1968), 209, D.A.Z. 109 (1969), Nr. 11.

(37) Faulstich, H. u. Th. Wieland, Liebigs Ann. Chem. 713 (1968), 186–195, Pharm. Zh. 108 (1969), Nr. 6.

(38) Wieland, Th. u. R. Jeck, Liebigs Ann. Chem. 713 (1968), 196–200, Pharm. Zh. 108 (1969), Nr. 6.

(39) Wieland, Th. u. A. Buku, Liebigs Ann. Chem. 717 (1968), 215–220, Pharm. Zh. 108 (1969), Nr. 7.

(40) Wieland, Th. u.a., Liebigs Ann. Chem. 722 (1969), 173–178, Pharm. Zh. 108 (1969), Nr. 12.

(41) Wieland, Th., D.A.Z. 111 (1971), Nr. 23.

(42) Tyler jr., V.E. u. D. Gröger, D.A.Z. 104 (1964), Nr. 22.

(43) Tyler jr., V.E. u. D. Gröger, Planta medica 12 (1965), 397–402.

(44) Hatanaka, S.-I. u.a., Tetrahedron Letters (1974), 3931, Chem. Ztg. 99 (1975), Nr. 5.

(45) Takemoto, T. u.a., Yakugaku Zasshi 84 (1964), Nr. 12, 1232–1233.

(46) Takemoto, T. u.a., Yakugaku Zasshi 84 (1964), Nr. 12, 1186–1188.

(47) Wieland, Th. u.a., Naturwissenschaften 53 (1966), 39–40, Pharm. Zh. 105 (1966), Nr. 11.

(48) Takemoto, T., Japan. Medical Gazette 3 (1966), Nr. 5.

AURICULARIA

Auriculariaceae

A. auricula-judae
(Hirneola auricula-judae)

Europa.

Verwendet wird: der an lebenden Stämmen von *Sambucus niger* wachsende Schwamm.

Handelsbezeichnungen: Fungus Sambuci – Holunderschwamm, Judasohren.

Inhaltsstoffe: Schleimsubstanzen.

Verwendung: In frischem Zustand früher bei entzündeten Augen verwendet (1).

A. mesenterica

enthält ca. 45 % Schleim mit 13–18 % Uronsäure, 12–25 % Arabinose und 57–75 % Mannose.

Literatur: Hegnauer u.a., vgl. Lit.-Verz.

(1) Maaz, Pharmaz. Ztg. 84 (1948), 428.

BATHYRELLA
Coprinaceae

B.-Arten

Mittel- und Südamerika.

Inhaltsstoffe: Halluzinogene Substanzen.

Verwendung: Von Indianern zu rituellen Zwecken benutzt.

Literatur: Wagner u.a., vgl. Lit.-Verz.

BOLETUS
Polyporaceae

B. satanas Lenz.

Nord- und Mitteleuropa, Nordamerika, in Laubwäldern.
Satanspilz, Satansröhrling.

Inhaltsstoffe: Muscarin, Boletol, ein Krampf- und ein Kapillargift (noch nicht identifiziert).

Verwendung: In der Homöopathie.

Giftpilz!

B. bovinus
Aus den Rohextrakten wurden Chinonverbindungen (Bovichinone) isoliert (1).

B. luridus [Schaeff.] Fr.
Europa. Hexenpilz, Hexenröhrling.

Inhaltsstoff: Muscarin.

Giftpilz, besonders in rohem Zustand.

B. pachypus Fr.
Europa, Asien. Dickfußröhrling.

Inhaltsstoff: ein chemisch unerforschter Bitterstoff.

B. scaber
Graukappe, Kapuzinerpilz, Speisepilz.
Er enthält phenolische Inhaltsstoffe (2).

Bekannte Speisepilze sind:
B. versipellis
(B. rufus)
Rotkappe, Frauenschwamm.
B. edulis
Steinpilz, Herrenpilz.
B. badius
Maronenpilz
B. bovinus
Kuhpilz.
B. luteus
Butterpilz
und andere *B.*-Arten.

Literatur: Gessner, Hager, IV., Hegnauer, Kroeber, Mutschler u.a., vgl. Lit.-Verz.

(1) Beaumont, P.C. u. R.L. Edwards, J. chem. Soc. (London) (C) (1971), 2582, Chem. Ztg. 95 (1971), Nr. 23/24.

(2) Edwards, R.L., u. G.C. Elsworthy, J. chem. Soc. (London) (C) (1967), 410, Chem. Ztg. 91 (1967), Nr. 21.

Boletus laricis siehe ***Fomes officinalis.***

Bovista gigantea siehe ***Calvatia gigantea.***

CALVATIA
Lycoperdaceae

C. gigantea
(*C. maxima*)
(*Lycoperdon bovista* Pers.)
(*Lycoperdon giganteum* Batsch.)
(*Bovista gigantea* Nees)

Mitteleuropa, Nordamerika, Australien.

Verwendet wird: der Pilz.

Handelsbezeichnungen: Lycoperdon Bovista – Bovista – Riesenbovist, Weißer Bovist, Hasenbovist, Stäubling.

Inhaltsstoffe: Tyrosin (im frischen Pilz 0,03 %), Leucin und andere Aminosäuren, ein xanthinartiger Körper,

Glucosamin (evtl. ein Zersetzungsprodukt der Membransubstanz), Sterine, wahrscheinlich Ergosterin und Mycosterin, Pilzcerebrin, ca. 20 % Kohlehydrate, Fermente, Lycoperdin (Farbstoffglykosid).

Verwendung: In der Homöopathie, bes. bei Anaemie, Hautleiden und chronischen Katarrhen. Stypticum. Bei Menorrhagien (1). – In der Volksheilkunde als blutstillendes Mittel (2).

C. lilacina [Berk.] Henn.
Aus der Kulturflüssigkeit konnte eine Substanz isoliert werden, die antibakterielle und fungizide Aktivität aufweist. Es handelt sich um p-Carboxyphenylazoxycyanid (3).

Literatur: Gessner, Hager, III u.a., vgl. Lit.-Verz.

(1) Schindler, Pharmazie 6 (1951), 286.

(2) Maaz, Pharm. Ztg. 84 (1948).

(3) Bianco, M.A. u. J.C. Scurti, Tetrahedron Letters (1974), 3431, Chem. Ztg. 99 (1975), Nr. 5.

CANDIDA

Cryptococcaceae

C. utilis [Henneberg] Rodden et Kreyer-van Rey
liefert Wuchs- oder Nährhefe.

Inhaltsstoffe: 46–54 % Rohprotein mit einem hohen Gehalt an Lysin und Glutaminsäure, 5–7 % Ribonucleinsäure, 4–7 % Gesamtlipide, aus denen ein Sphingoglykolipid (Cerebrosid) isoliert wurde (1), (2).
Ferner Ergosterin, 25–35 % Kohlenhydrate, Vitamine der B-Gruppe.

Verwendung: Eiweiß- und vitaminreiches Nährmittel.
Zur Gewinnung von Ergosterin, Hefe-Adenylsäure, Glutathion und anderen Verbindungen.

C. pseudotropicalis
findet sich im Kefyr (vgl. *Saccharomyces*).

Literatur: Hager, IV., 1973 u.a., vgl. Lit.-Verz.

(1) Wagner, H. u. W. Zofesik, Biochem. Zeitschrift 346 (1966), 333–342.

(2) Wagner, H. u. W. Zofesik, Biochem. Zeitschrift 346 (1966), 343–350.

CEPHALOSPORIUM

Moniliaceae

C.-Art

Bei Sardinien im Meer gefunden.
Aus dem Pilz wurde das Antibioticum Cephalotin entwickelt, das gegen penicillinresistente Organismen wirksam ist (1), (2).

Literatur:

(1) Naturw. Rundschau 22 (1969), 503.

(2) Burkholder, P. u. K. Ruetzler, Nature 222 (1969), 983, Naturw. Rundschau 23 (1970), Nr. 4.

CLAVICEPS

Clavicipitaceae

C. purpurea [Fries.] Tulasne

Mutterkornpilz, Roter Keulenkopf.
Man unterscheidet bei dem parasitisch lebenden Pilz die Entwicklungszustände *Sphacelia segetum*, Konidien, und *Sclerotium clavus* im Fruchtknoten zahlreicher Gräser, besonders des Roggens, *Secale cereale* L. Das Dauermycel, Sklerotium, bildet die Droge **Secale cornutum**.

Der Pilz kommt besonders in Europa,

Nordafrika und Südamerika vor. Die beim Roggenanbau gesammelte Droge kommt aus Spanien, Portugal, Polen, Rußland und den Balkanländern. Mutterkorn stammt vielfach aus parasitischen und saprophytischen Kulturen (siehe dort).

Der Alkaloidgehalt variiert bei den verschiedenen Provenienzen erheblich, auch der Gehalt an einzelnen Alkaloiden ist sehr unterschiedlich.
Secale cornutum aus Kulturen weist einen höheren Gehalt an Wirkstoffen auf, als die Drogen aus Wildsammlung.

Handelsbezeichnungen: Secale cornutum, Fungus secalis, Ergota, Ergotum secale – Mutterkorn, Kriebelkorn, Schwarzkorn – Ergot of Rey – Ergot de seigle, Seigle ergoté – Esporão de Centeio, Cornezuelo de centeno.

Inhaltsstoffe: Die wichtigsten Gruppen der Inhaltsstoffe von Secale cornutum sind: Alkaloide, Farbstoffe, Amine und Aminosäuren, Fermente, fettes Öl, Sterine.

Über die Chemie der Inhaltsstoffe von *C.*-Arten wurde in den vergangenen Jahrzehnten intensiv gearbeitet.
C. purpurea enthält eine Anzahl therapeutisch wichtiger Alkaloide. Der Gesamtalkaloidgehalt konnte durch geeignete Maßnahmen (Kultivierung) auf über 1 % wesentlich gesteigert werden.

Als „klassische" Alkaloide werden die Ergobasin (= Ergometrin)-, Ergotamin- und Ergotoxin-Gruppen angesehen.
Unter den Alkaloidderivaten sind pharmakologisch die Dihydro-Alkaloide von Bedeutung.
Unter den partialsynthetischen Verbindungen sind die Homologen des Ergometrins und das Lysergsäurediäthylamid von besonderem Interesse (1), (2), (3), (4).

Die große Zahl der Alkaloide, die leichte Zersetzbarkeit, der zum Teil sehr komplizierte chemische Bau und die damit zusammenhängenden Isomerisierungsmöglichkeiten sind die Gründe dafür, daß trotz der intensiven Forschungsarbeiten immer noch weitere Mutterkornalkaloide und neue chemische Reaktionen derselben entdeckt werden.
Hofmann schreibt dazu: Man findet bei den Mutterkornalkaloiden einen Reichtum, sowohl was die chemischen Strukturen als auch was die pharmakologischen Wirkungskomponenten anbelangt, wie kaum bei einer anderen Alkaloiddroge (5), (6).

Alkaloide
Die Alkaloide des Secale cornutum gehören zur Klasse der Indolalkaloide. Grundkörper ist das Ergolin.

Vom Ergolin werden abgeleitet: 1. Lysergsäure und Isolysergsäure, 2. Clavine.

Alkaloide der Lysergsäure- und Isolysergsäuregruppe
(die linksdrehende Form mit der Endung „-in" ist die pharmakologisch wirksame Form, die rechtsdrehende Form mit der Endung „-inin" ist nur schwach wirksam oder unwirksam).

Ergin	Erginin
Ergotamin	Ergotaminin
Ergosin	Ergosinin
Ergocristin	Ergocristinin
Ergokryptin	Ergokryptinin
Ergocornin	Ergocorninin
Ergobasin	Ergobasinin
(= Ergometrin)	(= Ergometrinin)
(= Ergonovin)	(= Ergonovinin)
(wasserlösliches Alkaloid)	

Ergostin Ergostinin
Ergosecalin Ergosecalinin
vgl. (6), (7), (154).

Alkaloide der Clavingruppe
Agroclavin, Elymoclavin, Festuclavin, Pyroclavin, Costaclavin, Molliclavin, Penniclavin, Isopenniclavin, Setoclavin, Isosetoclavin (7).

Chanoclavin
(Secaclavin)
kommt im Mutterkorn, in saprophytischen Kulturen des Mutterkornpilzes von *Pennisetum typhoideum* und in den Samen von *Rivea corymbosa* und *Ipomoea tricolor* vor.
Chanoclavin nimmt in der Gruppe der Clavinalkaloide eine besondere Stellung ein. Der Anteil an der Clavinfraktion ist beträchtlich.

Die Alkaloid-Verhältnisse in den wachsenden Sklerotien sind sehr kompliziert. Auch bei gleichaltrigem und gleichentwickeltem Mutterkorn gibt es hinsichtlich der quantitativen Zusammensetzung erhebliche Differenzen (8), (9).

Chanoclavin ist wahrscheinlich die biogenetische Vorstufe von Lysergsäurealkaloiden (10), (11).
Über isomere Verbindungen des Chanoclavins und Abwandlungsprodukte wird berichtet (12), (13), (14), (15).

Chanoclavin-I-Cyclase
ist ein Schlüsselenzym der Ergolinbiosynthese. Es wurde in alkaloidproduzierenden saprophytischen Mutterkornstämmen gefunden (16).

Wildmutterkornsorten enthalten 9–38 % Clavinalkaloid-Anteile, Zuchtmutterkorn bis 79 %.
Die Untersuchungen sind für die Mutterkornzüchtung von Bedeutung (17), (18), (19).

Einige Clavinalkaloide sind Zwischenstufen auf dem Biosyntheseweg zur Lysergsäure.
Bei den „chemischen Rassen" unterscheidet man zwischen clavigenen und lysergenen Stämmen, je nach den vorzugsweise produzierten Alkaloiden.
Zur Nutzbarmachung der therapeutisch wertlosen Clavinalkaloide im Sinne einer partialsynthetischen Abwandlung mit dem Ziel, neue pharmakologisch interessante Ergolinverbindungen zu erhalten, wurden geeignete Verfahren entwickelt (20), (21).

Folgende Alkaloide der Lysergsäuregruppe werden in der Literatur eingehend beschrieben.

Ergin
Alkaloid vom Amidtyp.

Die Substanz hat eine psychotomimetische Wirkung mit narkotischer Komponente.

Ergobasin
Ergometrin, Ergonovin, Alkaloid vom Alkanolamidtyp.

In der Nachgeburtsperiode bei starken Uterusblutungen. In der Veterinärmedizin.

Zur Darstellung von Ergobasin-Verbindungen.

Ergobasin hat ausgeprägte pharmakologische Eigenschaften, die von denen anderer Mutterkornalkaloide abweichen. Die Umwandlung von Peptidalkaloiden in Ergobasin ist von großem Interesse. Hydrolyseverfahren liefern ein brauchbares Ausgangsmaterial. Es können auch andere Derivate des Lysergsäureamids hergestellt werden (25).

Die Biosynthese wurde untersucht (26), (27).

Ergocornin
Alkaloid vom Peptidtyp.

Zur Darstellung von Ergocornin-Verbindungen.

Ergocristin
Alkaloid vom Peptidtyp.

In der Geburtshilfe gegen atonische Uterusblutungen, nach der Entbindung. Im Wochenbett zur Gebärmutterrückbildung. Bei Menorrhagien, bei bestimmten Arten von Migräne.
In der Veterinärmedizin.

Zur Darstellung von Ergocristin-Verbindungen.

Ergokryptin
(α-Ergokryptin = Ergomollin und β-Ergokryptin) (24). Alkaloide vom Peptidtyp.

Zur Darstellung von Ergokryptin-Verbindungen.

Dihydroergokryptin wird als Sympathicolyticum bei Zerebralsklerose, Altershochdruck, Durchblutungsstörungen, Angina pectoris, Schock angewandt.

Ergosecalin
Alkaloid vom Peptidtyp.

Ergosin
Alkaloid vom Peptidtyp.

Ergostin
Alkaloid vom Peptidtyp.

Ergotamin
Alkaloid vom Peptidtyp.

Über die Biosynthese wurde berichtet (22), (23).
Ergotamin und seine Derivate sind Sympathicolytica. Sie werden in der Neurologie, bei Schilddrüsenüberfunktion, bei klimakterischen Beschwerden, bei Störungen des vegetativen Nervensystems angewandt.

Dihydro-Ergotamin dient der Behandlung von Migräne.

Die entsprechenden rechtsdrehenden Formen der Alkaloide werden ebenfalls beschrieben.

Alkaloide der Clavingruppe

Agroclavin
kommt im Mutterkorn von
Agropyron semicostatum
A. ciliare
Pennisetum typhoideum
und den daraus entwickelten saprophytischen Kulturen vor.

Elymoclavin
kommt im Mutterkorn von
Elymus mollis
Pennisetum typhoideum
saprophytischen Kulturen und verschiedenen Windenarten vor.

Festuclavin
findet sich in Mutterkornpilzen von
Agropyron-Arten
Phalaris-Arten
und in Kulturen von
Aspergillus fumigatus.

Pyroclavin
kommt in den Mutterlaugen von Festuclavin, in der Alkaloidfraktion der Sklerotien der saprophytischen Kulturen des Mutterkornpilzes von *Agropyron*-Arten vor.

Costaclavin
kommt in saprophytischen Kulturen des Mutterkornpilzes vom *Agropyron*-Typ zusammen mit anderen Clavin-Alkaloiden vor.

Molliclavin
kommt in den Sklerotien und saprophytischen Kulturen des Mutterkornpilzes von *Elymus mollis* vor.

Penniclavin
kommt im Mutterkornpilz von
Pennisetum typhoideum
Agropyron semicostatum
Trisetum bifidum
Festuca rubra
und in geringen Mengen auch im Roggenmutterkorn vor.

Isopenniclavin
kommt neben anderen Clavin-Alkaloiden in saprophytischen Kulturen des Mutterkornpilzes von *Pennisetum typhoideum* vor.

Setoclavin
kommt in saprophytischen Kulturen des Mutterkornpilzes von
Pennisetum typhoideum
Elymus mollis
Agropyron semicostatum
Trisetum bifidum
Festuca rubra
vor.

Isosetoclavin
wurde zusammen mit Setoclavin aus dem Mutterkornpilz von *Pennisetum typhoideum* und japanischer Grasarten isoliert.

Abwandlungsprodukte von Mutterkornalkaloiden
I. Abwandlungsprodukte von Peptidalkaloiden: Dihydroalkaloide, Lumi-Ergotamin, 2-Brom-Ergotamin, 1-Methyl-Ergotamin, 1-Methyl-Dihydroergocornin.

II. Abwandlungsprodukte des Ergobasin: Lysergsäure-butanolamid (= Methylergobasin, Methylergin), 1-Methyl-Lysergsäure-propanolamid bzw. 1-Methylsäurebutanolamid (= 1-Methylergobasin bzw. 1-Methylmethergin), Lysergsäurediäthylamid (LSD 25)
(28), (29).

Lysergsäure
Zur Partilalsynthese von Mutterkornalkaloiden verwendet.

Lysergsäure-diäthylamid
(LSD)
Am stärksten wirkendes psychotropes Pharmakon. Medizinisch bei psychischen Störungen versucht.
LSD ruft schizophrenieähnliche Zustände hervor. Sehr gefährliches psychoaktives Rauschgift (7), (28), (29).

Lysergen
kommt in saprophytischen Kulturen des Mutterkornpilzes vom *Elymus*-Typ vor.

Lysergin
kommt in saprophytischen Kulturen des Mutterkornpilzes vom *Agropyron*-Typ vor.

Lysergol
kommt in saprophytischen Kulturen des Muttterkornpilzes vom *Elymus*-Typ und in den Samen von *Rivea corymbosa* vor.

d-Lysergyl-l-valin-methylester
kommt in Spuren in einer Anzahl von Mutterkorndrogen vor (30).

Bei Zucht- und Wildmutterkorn wurde ein Alkaloid aufgefunden, das dem Lumi-Ergotamin ähnelt, aber nicht mit diesem identisch ist (31).

Ergotalum
ist eine Mischung der Phosphate aller Mutterkornalkaloide.
Verwendung wie Secale cornutum.

Über Verfahren zur Gewinnung der Mutterkornalkaloide wurde berichtet (32), (33).

Rohalkaloide weisen die höchste Toxizität auf. Hydrierte Alkaloide sind weniger giftig (34).

Die pharmakologischen Eigenschaften der Mutterkornalakloide Ergobasin, Ergotamin, Ergosin, Ergocristin, Ergokryptin und Ergocornin wurden untersucht. Die Hauptwirkungen sind:

1. Erregende Wirkung auf die glatte Muskulatur.
2. Adrenolytischer bzw. sympatholytischer Effekt.
3. Zentrale Wirkungen.

Ergobasin zeigt cytotoxische Wirkungen (35).

Farbstoffe
Neben den Alkaloiden sind gelbe und rote Farbstoffe beim Mutterkorn von besonderem Interesse.
Über die Elektrophorese, die Papier- und Dünnschichtchromatographie der Farbstoffe wurde berichtet (36), (37).

Gelbe Farbstoffe: Ergochrome (Xanthonderivate), Secalonsäuren, Ergoflavin, Ergochrysine, Chrysergonsäure (Gemisch).

Orangerote Farbstoffe (Anthrachinon-Carbonsäuren): Clavorubin, Endocrocin.

Methylanthrachinonverbindungen. Stoffwechselprodukte des Pilzes (38), (39), (40), (41), (42), (43), (44).

Biogene **Amine** (unspezifische Secalealkaloide): Histamin, Tyramin, Ergothionein, Äthyl-, n-Propyl-, Isobutyl-, Isopropylamin, Isoamyl-n-Hexyl-, β-Phenyl-, Methyl-, Trimethylamin, Agmatin, Cadaverin, Putrescin, Cholin, Acethylcholin, Betain, Guanosin (45), (46), (47).

Im Honigtau wurden 19 **Aminosäuren** festgestellt, unter anderem Leucin, Isoleucin, L-(–)-Tyrosin, L-(–)-Histidin, Tryptophan.

Aliphatische **Amide**: Ergocerebrin, α-Hydrocytricosansäure, α-Hydroxydicosansäure, ein weiteres Cerebrin (48).

Fermente
Diastase, Lipase, ein emulsinartiges Ferment.

Über die Aktivität alkaloidbildender Fermente wird berichtet (49).

Fettes Öl, Sterine:
30–35 % mit ca. 25 % Palmitin-, ca. 2 % Stearin-, ca. 3 % Myristin-, ca. 20 % Öl-, ca. 30–35 % Ricinol-, ca. 13 % Linol- und Spuren von Linolensäure, Ergosterin, Fungisterin, Stigmasterin, α-Dihydroergosterin (ca. 30 % der Sterine).

Beim Bestrahlen mit UV-Licht geht Ergosterin in Vitamin D_2 über.

Secale cornutum enthält ferner: Squalen, Mannit, Mannan, Trehalose, Clavicepsin (Mannitverbindung).

Der Zucker im Honigtau und in Secale cornutum wurde untersucht (50).

Es wird über eine therapeutisch interessante Diäthylharnstoff-Verbindung berichtet (51).

Der Lebenszyklus von *Claviceps*-Arten, die Bildung der Alkaloide und ihre Abhängigkeit von den verschiedensten Faktoren wurden studiert. Da der Bedarf an der Droge und ihren Wirkstoffen in den vergangenen Jahren weiter gestiegen ist, fanden die Probleme der Züchtung besonderes Interesse. Eine Reihe von Fragen konnten aber bisher noch nicht verbindlich gelöst werden.

Zur **Biosynthese** der Mutterkornalkaloide wurden eine Anzahl von wichtigen Untersuchungen publiziert (52), (53), (54), (55), (56), (57).

Die Untersuchungen verschiedener Arbeitsgruppen ergaben unterschiedliche Ergebnisse. Neue Alkaloide wurden entdeckt (154).

Durch Versuche wurde nachgewiesen, daß frisch geerntete, noch nicht völlig reife und ausgetrocknete Sklerotien zur Alkaloidbildung befähigt sind (58).

Über die Rolle des Tryptophans und der Mevalonsäure, als Bausteine der Mutterkornalkaloide wurde berichtet (59), (60), (61), (62).

Prüfung und Wertbestimmung:
Der Untersuchung einer so wertvollen Droge wie Secale cornutum mit zahlreichen komplizierten Inhaltsstoffen wurde große Aufmerksamkeit gewidmet. Über quantitative Analysen, biologische Standardisierung, spektrophotometrische Untersuchungen, Trennung von Alkaloiden durch säulenchromatographische Verfahren, Dünnschichtchromatographie, Massenspektrometrie, direkte Auswertung von Dünnschichtchromatogrammen durch Remissions- und Fluoreszenzmessungen wurde berichtet (63), (64), (65), (66), (67), (68), (69), (70), (71), (72), (73), (74), (153).

Die Untersuchung von Getreideerzeugnissen auf einen möglichen Gehalt an Mutterkorn ist problematisch. Eine unabhängige gesundheitliche Beurteilung kann nur durch biologische Bestimmungsmethoden ermöglicht werden (75).

Die Stabilität hydrierter Mutterkornalkaloide gegenüber Licht- und Hitzeeinwirkungen wurde untersucht (76).

Chemische Rassen von C.-Arten
Unter *C. purpurea*-Rassen versteht man Einheiten mit bestimmten Alkaloidgruppen (77).
Wegen ihrer pharmakologischen Eigenschaften sind die Rassen mit den „klassischen" Alkaloiden besonders interessant (78), (79), (80).

Über Probleme der biologischen Synthese der Mutterkornalkaloide und ihre züchterische Bearbeitung bei verschiedenen chemischen Rassen wurde berichtet. Bei der Züchtung können Degenerationserscheinungen auftreten (81), (82), (83), (84), (85).

Parasitische Kultur von *C. purpurea*
Die parasitische Kultur von *C. purpurea* auf Roggen hat in den vergangenen Jahren einen bedeutenden Umfang angenommen.

Fur die Kultur wird der Impfstoff durch Konidienzucht auf Nährböden gewonnen, die mit Mycelstückchen von Sklerotien beimpft werden (77), (78), (86), (87), (88), (89).
Es werden meist Agar-Nährböden oder Nährsubstrate aus Rhizomen von *Helianthus tuberosus* benutzt.
Man unterscheidet Handimpfung und Maschinenimpfung.
Der Alkaloidgehalt kann bei Kulturen durch Selektion gesteigert werden. Durchschnittsgehalt 0,3 %.
Durch Düngung des Roggens kann eine Steigerung des Alkaloidgehaltes erreicht werden.

Békésy entwickelte 1935 in Ungarn eine Impftechnik, die im wesentlichen auch heute noch gebräuchlich ist. Methoden der Impfung, der Konservierung des Impfmaterials und der Konservierung der Sporen wurden entwickelt, agrartechnische Fragen mußten bearbeitet werden.
Zur Gewinnung des Mutterkorns im Großanbau wird der Roggen etwa 10 Tage vor der Reife mit dem Mähdrescher geerntet. Entscheidend für die Höhe des Gesamtalkaloidgehaltes ist die Trocknungsart. Künstliche Wärme mindert den Gehalt erheblich (90).

Für die feldmäßige Erzeugung von Mutterkorn werden Impfgeräte benutzt (91).
Die Krankheiten und Schädlinge des Mutterkorns wurden untersucht. Eine chemische Bekämpfung ist z.Zt. nicht durchführbar, da dabei die Wirtspflanze, der Roggen und die Sklerotien geschädigt würden.

Empfohlen wird der Anbau in Gegenden mit geringer Luftfeuchtigkeit (92). Seit 1963 wird u.a. auch in Finnland der Feldanbau von Mutterkorn betrieben. Es werden Stämme verwendet, die nur Ergotamin und Ergobasin produzieren. Der Alkaloidgehalt variiert zwischen 0,46 und 0,76 %. Wegen der klimatischen Schwierigkeiten ist man bemüht, sich auf saprophytische Kulturen umzustellen (93).

Mutterkornkulturen zeigen nach langjähriger vegetativer Zucht einen Rückgang im Ernteertrag und im Alkaloidgehalt. Die Fähigkeit zur Fruchtkörperbildung geht zurück. Durch wiederholte generative Zucht konnten Verbesserungen auf das Fünffache der Ernteerträge der Kontrollversuche erzielt werden (94).
In Ungarn wird eine Züchtung von Mutterkorn mit bestimmten Alkaloiden betrieben. Die Anbaufläche betrug 1974 ca. 3.000 ha. Das Problem der Mechanisierung der Ernte wird bearbeitet.

Impfungen von *Hordeum vulgare* ergaben positive, von *Triticum sativum* negative Ergebnisse (95).

Die Gewinnung von *C. purpurea* kann auch beim Anbau von Waldstaudenroggen, Johannisroggen und anderen Roggensorten erfolgen (Heeger).

Züchtung von *C. purpurea* auf saprophytischen Nährböden

Die saprophytische Kultur von *C. purpurea* ist möglich. Schwierigkeiten bestehen darin, daß Alkaloide nur unter bestimmten Ernährungsbedingungen gebildet werden und für die Alkaloidproduktion im Gegensatz zur parasitischen Kultur ein längerer Zeitraum (bis 45 Tage) benötigt wird.

Zahlreiche Beiträge beschäftigen sich mit der biologischen Problematik der saprophytischen Kultur.
Die *Sphacelia*-Phase, die der Entstehung des Sklerotiums vorausgeht, enthält keine Alkaloide. Der Wachstumsbeginn des Sklerotiums ist in der natürlichen parasitischen Kultur vom Fließen des Honigtaus begleitet. Der Honigtau ist reich an Nährstoffen, hauptsächlich an Glyciden.
Die Alkaloide bilden sich zum größten Teil in den Sklerotien in der Zeit des Reifens der Sklerotien, gleichzeitig erfolgt eine Häufung von Pigmenten an der Oberfläche der Sklerotien.
Bei der saprophytischen Kultur kommt es darauf an, die natürliche Entwicklung nachzuahmen (96).
Der Einfluß physikalischer Faktoren auf das Wachstum und die Alkaloidbildung wurde studiert (97).
Der Alkaloidstoffwechsel des Mutterkorns in saprophytischer Kultur und die Biosynthese insbesondere der Clavinalkaloide wurde eingehend untersucht (98), (99), (100), (101), (102), (103), (104), (105), (106).

Im Zusammenhang mit der Alkaloidbildung wurde der Tryptophanstoffwechsel untersucht (107), (108).

Eine spezielle Type von *C. purpurea* wies in saprophytischer Kultur eine

mengenmäßig bedeutende Alkaloidproduktion auf. In einer ersten Fraktion eines Extraktes konnten Ergosin, Ergosinin, Ergokryptin und Ergokryptinin nachgewiesen werden, in der zweiten Fraktion Agroclavin und Pyroclavin, in der dritten Fraktion vor allem Setoclavin und Isosetoclavin (109).
Wuchsstoffe, wie Indolyl-3-Essigsäure, steigerten die Ausbeute an Clavinalkaloiden erheblich (110).
Eine Beeinflussung des Alkaloidspektrums durch Veränderung des Nährstoffangebotes erscheint möglich, ist aber nur sinnvoll, wenn der Gehalt an pharmazeutisch wertvollen Alkaloiden gesteigert wird (111), (112).

Arten und Rassen, die zur Alkaloidbildung in saprophytischen Kulturen befähigt sind, bildeten Elymoclavin aus Agroclavin (113).
Bei den Pigmentstoffen des Mutterkorns aus saprophytischen Kulturen handelt es sich um Farbstoffe der Anthrachinongruppe (114), (115).
Die Analyse der freien Aminosäuren ergab, daß Alanin und Lysin vorherrschen (116).

Es wurde ein Begleitalkaloid des Ergotamins, das Ergostin aufgefunden (117), ferner Isolysergol (118).

Verwendung: Secale- und Secale-Alkaloid-Präparate werden in der Geburtshilfe und in der Gynäkologie eingesetzt, die wasserunlöslichen Alkaloide besonders in der Nachgeburtsperiode, bei starken Blutungen. Uterustonicum und Uterushämostypticum (119).

In der Neurologie mit Wirkung auf das vegetative und zentrale Nervensystem (120). Zur Behandlung erhöhter Erregbarkeit des Sympathikus.
Migränemittel (121), (122), (123), (124).
Bei Angina pectoris (125).

In der Homöopathie als Gefäßmittel, bei Menorrhagie, Wehenschwäche, cerebraler Arteriosklerose, Migräne, Hypertonie.

Zur Gewinnung der Alkaloide und Alkaloidverbindungen.

Zur Bereitung von Pulvis Secalis desoleatus, Pulvis secalis cornuti standardisatus und zahlreichen Secale- und Secale-Alkaloid-Präparaten (126).

Wirtspflanzen
Außer auf Roggen wachsen *C.*-Arten auf einer ganzen Anzahl weiterer Wirtspflanzen (78), (89), (127).
Man kennt insgesamt über 300 Wirtspflanzen.

Secale cornutum
von verschiedenen Wirtspflanzen zeigt Unterscheide im Gesamtalkaloidgehalt und in der Zusammensetzung der Alkaloidgruppen.

Secale von
Alopecurus-Arten enthält 0,551 % Ges.-Alk.
Baldingera arundinacea enthält 0,270–0,320 % Ges.-Alk.
Festuca-Arten enthält 0,600 % Ges.-Alk.
Lolium perenne enthält 0,445 % Ges.-Alk.
Molinia-Arten enthält 1,190 % Ges.-Alk.
Phalaris-Arten enthält 0,600 % Ges.-Alk.
Phragmites communis enthält 0,270–0,320 % Ges.-Alk.
Carex arenaria enthält 0,9 % Ges.-Alk.
(80), (128).

Agropyron
Auf *A. repens* werden Sklerotien mit dem höchsten Gewichtsdurchschnitt erzeugt (129).

Die Sklerotien auf einer *A.*-Art in Mittelasien (Wüste von Ili) waren reich an Ergometrin, enthielten aber keine Clavin-Alkaloide. Auf Roggen geimpft enthielten die Sklerotien 0,2 % Alkaloide (nicht entfettete Droge) mit 80 % Ergometrin, ferner Ergocristin, Ergokryptin und Spuren von Ergotamin. In saprophytischer Kultur entstanden keine Alkaloide. Die Farbstoffe wurden untersucht, ebenso der Tryptophanstoffwechsel (130), (131).

A. ciliare
Im Mutterkorn und in saprophytischen Kulturen kommt Agroclavin vor.

A. semicostatum
Im Mutterkorn und in saprophytischen Kulturen kommt Agroclavin, Penniclavin, Setoclavin vor.

A.-Arten
Im Mutterkorn und in saprophytischen Kulturen kommt Festuclavin, Pyroclavin, Costaclavin, Lysergin vor.

Alopecurus
A. pratensis
Rußland. Im Mutterkorn wurden je nach Herkunft 0,117–0,550 % Alkaloide nachgewiesen.

Elymus
E. mollis
Im Mutterkorn und in saprophytischen Kulturen kommt Elymoclavin, Molliclavin, Setoclavin vor.

Festuca
F. rubra
Im Mutterkornpilz kommt Penniclavin und Setoclavin vor.

Pennisetum
P. typhoideum
Im Mutterkorn und den daraus entwickelten saprophytischen Kulturen wurden Chanoclavin, Agroclavin, Elymoclavin, Penniclavin, Isopenniclavin, Setoclavin, Isosetoclavin nachgewiesen.

Aus saprophytischen Kulturen von *Pennisetum*-Mutterkornstämmen wurde das Alkaloid Norsetoclavin isoliert (132).
Die Bildung von Agroclavin und Elymoclavin aus Mevalonolakton wurde untersucht (133), sowie die Umwandlung von Chanoclavin in Agroclavin (134).

Phalaris
Ph.-Arten
Im Mutterkornpilz kommt Festuclavin vor.

Trisetum
T. bifidum
Im Mutterkornpilz kommt Penniclavin und Setoclavin vor.

Weitere Wirtspflanzen sind:
Ampelodesma tenax
Mittelmeergebiete, bes. Marokko, Algerien.
Das Mutterkorn ist gedreht und wird bis 9 cm lang.

Ammophila arenaria
Avena sativa
Calamagrostis epigeios
Triticum aestivum

Sklerotien eines Wildgrasmutterkorns aus Südamerika enthielten 1,2 % Alkaloide, bezogen auf Ergotoxin.
80 % der Alkaloide entfallen auf Ergokryptin, ferner wurden Ergocornin, Ergotamin, Ergometrin und Spuren von Ergocristin nachgewiesen (135).

Claviceps-Arten

C. fusiformis
Diese Art wurde in neuerer Zeit in die Untersuchungen einbezogen (136).

C. gigantea
Mexico.
Aus den Sklerotien die von angebautem

Mais gesammelt wurden, konnten die Alkaloide Festuclavin, Pyroclavin, Chanoclavin und D-Dihydrolysergol isoliert werden (137).

C. lutea A. Möller
Amerika, wächst auf *Paspalum*-Arten.

C. maritima
In den Sklerotien wurden nachgewiesen: 32 % Lipide, 0,78 % Alkaloide vom Lysergsäuretyp mit Ergokryptin und Ergokryptinin als Hauptbestandteilen, ferner D-Lysergsäure und ihr Amid. Rohstoff zur Gewinnung von Ergokryptin und Lysergsäure.

In saprophytischen Kulturen werden die Alkaloide nicht in ausreichenden Mengen produziert (138).

C. microcephala Tul.
Europa, wächst auf *Phragmites communis, Aira caespitosa, Molinia coerulea, Nardus strictus, Poa annua.*
Die Sklerotien sind 4–9 mm lang.

C. nigricans Tul.
Europa, wächst auf *Scirpus multicaulis* und anderen *S.*-Arten.
Die Sklerotien sind dunkelrot bis schwarz.

C. paspali Stev. et Hall.
Amerika, wächst auf *Paspalum*-Arten, Weidegräsern, die oft in starkem Maße befallen werden. Die Sklerotien sind kugelig (78).
C. paspali wird in Submerskultur zur Gewinnung von Lysergsäure-Derivaten (70 % Paspalsäure und 30 % Lyserg- und Isolysergsäure) gezüchtet. Sie werden als Ausgangsprodukte für die partialsynthetische Darstellung von Secale-Alkaloiden benutzt (139).

Die Lysergsäure-Derivate erwiesen sich als wirksame Vorstufen der natürlich vorkommenden Lysergsäureamide (140), (141).

Die Gewinnung von Ergobasin und anderen „klassischen" Alkaloiden in saprophytischer Submerskultur ist noch immer problematisch.
Die Vorstufe der Lysergsäure-Derivate, das Alkaloid Elymoclavin, kann jedoch aus bestimmten *C. purpurea*-Stämmen gewonnen werden.
Elymoclavin war bislang pharmazeutisch nicht interessant.

Stämme von *C. paspali* können jedoch in saprophytischer Submerskultur in beträchtlichen Mengen zugesetztes Elymoclavin in Lysergsäureamide bzw. Lysergsäure umwandeln.
Damit wurde eine praktische Nutzbarmachung von Elymoclavin möglich (142), (143).

Aus dem Trockenmycel wurden Paspalin und Paspalicin isoliert (144).
Ein violettes Pigment, das sich bei der Alkaloidproduktion in Submerskulturen bildet, wurde untersucht (145).

Die Langzeitlagerung und Produktionsfähigkeit von *C. paspali*-Stämmen unter flüssigem Stickstoff wurde untersucht (146) und auch die Wirkung verschiedener Lösungsvermittler (147).

Aus den Sklerotien von *C. paspali,* die auf *P. dilatatum* wuchsen, wurden verschiedene Stämme isoliert, um die saprophytische Kultur zu untersuchen.
Für die Alkaloidproduktion ist die Zusammensetzung der Nährlösung wichtig (148).

Ein Stamm von *C. paspali* der auf *P. distichum* parasitierte wurde isoliert. In Submerskultur bildete er in kurzer Zeit Lysergsäurederivate. Offenbar gibt es bei *C. paspali* verschiedene Rassen (149).

Es wurden mehrere hundert Stämme gezüchtet, Ein weiteres Ergolinderivat wurde isoliert (150), ebenso Chanoclavin (151).

*C. **pulsilla*** Ces.
Europa, wächst auf *Andropogon ischaemium.*

*C. **rolfelsii*** Stev. et Hall.
Amerika, Südafrika, wächst auf Futtergräsern.

*C. **setulosa*** Quel.
Europa, wächst auf Futtergräsern.

*C. **wilsonii***
Europa, wächst auf *Glyceria*-Arten und entwickelt gelblichweiße Sklerotien.

Man war lange Zeit der Ansicht, daß nur *Claviceps*-Arten Ergolin-Derivate bilden könnten. Heute ist bekannt, daß Ergoline, besonders Clavin-Alkaloide auch von anderen Pilzen, wie *Aspergillus, Penicillium, Rhizopus* synthetisiert werden und z.B. in bestimmten Convolvulaceen vorkommen (57).

Bemerkungen
Secale cornutum und die daraus gewonnenen Substanzen sind sehr giftig (Ergotismus).

LSD ist ein gefährliches Rauschmittel.

Der Pilz befällt zahlreiche Gramineen und verursacht dadurch Ertragsausfälle und Krankheiten, z.B. bei Rindern und besonders beim Geflügel.
Die Droge selbst wird von Pilzen und tierischen Schädlingen befallen (152).

Literatur: Braun, Flück, Hager, IV., Heeger, Hegnauer, Kuschinsky-Lüllmann, Marini-Bettòlo ex Wagner-Hörhammer, Müller-Dietz, Mutschler, Schultz-Zymalkowski, Stahl, Steinegger-Hänsel, Wagner u.a., vgl. Lit.-Verz.

(1) Voigt, R., D.A.Z. 99 (1959), Nr. 14.

(2) Voigt, R., Pharmazie 17 (1962), Nr. 7, 422.

(3) Voigt, R., Pharm. Zh. 101 (1962), Nr. 5, 314.

(4) Gröger, D., Pharmazie 20 (1965), (Ph. Praxis), 125.

(5) Hofmann, A., Chem.-Ztg. 89 (1965), Nr. 13.

(6) Hofmann, A., D.A.Z. 105 (1965), Nr. 22.

(7) Hofmann, A., D.A.Z. 98 (1958), Nr. 42.

(8) Voigt, R., Scientia pharmac. 28 (1960), 123–143, Pharm. Zh. 100 (1961), Nr. 2.

(9) Voigt, R., Pharmazie 17 (1962), 156–165, Pharm. Zh. 101 (1962), Nr. 9.

(10) Voigt, R. u. M. Bornschein, Pharmazie 19 (1964), 342–344.

(11) Voigt, R. u.a., Pharmazie 22 (1967), 326.

(12) Stauffacher, D. u. H. Tscherter, Helv. chim. Acta 47 (1964), 2186–2194, Pharm. Zh. 104 (1965), Nr. 9/10, 654.

(13) Cassady, J.M. u.a., Int. Tagung f. Arzneipfl.-F. 1970, D.A.Z. 110 (1970), Nr. 31.

(14) Voigt, R. u.a., Pharmazie 27 (1972), Nr. 3, 175.

(15) Voigt, R. u. P. Zier, Pharmazie 27 (1972), Nr. 12, 773.

(16) Erge, D. u. W. Maier, Pharmazie 29 (1974), Nr. 1, 72.

(17) Voigt, R., Pharmazie 17 (1962),

101–106, Pharm. Zh. 11 (1962).

(18) Ogunlana, E.O. u.a., Int. Tagung f. Arzneipfl.-F. 1970, D.A.Z. 110 (1970), Nr. 31.

(19) Wilson, B.J. u. E. Ramstad, Int. Tagung f. Arzneipfl.-F. 1970, D.A.Z. 110 (1970), Nr. 31.

(20) Eich, E., D.A.Z. 114 (1974), Nr. 44.

(21) Eich, E., Pharmazie 30 (1975), Nr. 8.

(22) Stadler, P.A. u. A.J. Frey, Chem. Ztg. 86 (1962), Nr. 20.

(23) Floss, H.G. u.a., Lloydia, Columbus 34 (1971), Nr. 4, 442–445, Zbl. Pharm. 112 (1973), Nr. 4, 423.

(24) Schlientz, W. u.a., Pharmac. Acta Helvetiae 43 (1968), 497–509, Pharm. Zh. 108 (1969), Nr. 7, 474.

(25) Pöhm, M., 6. Arbeitstagung der Deutschen Ges. f. Arzneipfl.-F. e.V., Tübingen, 1958, D.A.Z. 98 (1958), Nr. 42.

(26) Voigt, R. u. M. Bornschein, Pharmazie 19 (1964), 772.

(27) Floss, H.G. u.a., Lloydia, Columbus 34 (1971), Nr. 4, 449–450, Zbl. Pharm. 112 (1973), Nr. 4, 423.

(28) Cerletti, A., 6. Arbeitstagung der Deutschen Ges. f. Arzneipfl.-F. e.V. Tübingen, 1958, D.A.Z. 98 (1958), Nr. 42.

(29) Cerny, A. u. M. Semonsky, Pharmazie 26 (1971), Nr. 12, 740–741, Zbl. Pharm. 111 (1972), Nr. 7.

(30) D.A.Z. 104 (1964), Nr. 6.

(31) Voigt, R., Naturwissenschaften 46 (1959), Nr. 77, Pharm. Zh. 99 (1960), Nr. 5, 244.

(32) Mascov, V. u. L. Rosa, Farmacia, Buouroati 21 (1973), Nr. 5, 281–290, Zbl. Pharm. 113 (1974), Nr. 5.

(33) Mascov, V. u.a., Farmacia, Bucuresti 21 (1973), Nr. 9, 557–566, Zbl. Pharm. 114 (1975), Nr. 2.

(34) Haffner, G. u. W. Preuss, D.A.Z. 107 (1967), 1171–1173, Pharm. Zh. 107 (1968), Nr. 6.

(35) Hotovy, R., 6. Arbeitstagung der Deutschen Ges. f. Arzneipfl.-F. e.V., Tübingen, 1958, D.A.Z. 98 (1958), Nr. 42.

(36) Avšic-Sernec, T. u. M. Perpar, Pharmazie 18 (1963), Nr. 6, 430.

(37) Kornhauser, A. u.a., Pharmazie 20 (1965), 447.

(38) Franck, B. u. T. Reschke, Angew. Chemie 71 (1959), 407, D.A.Z. 99 (1959), Nr. 28.

(39) Franck, B., Pharm. Zh. 100 (1961), Nr. 8.

(40) Franck, B. u. J. Zimmer, Chem. Ber. 98 (1965), 1514–1521, Pharm. Zh. 106 (1967), Nr. 1.

(41) Franck, B. u. G. Baumann, Chem. Ber. 99 (1966), 3863–3874, Pharm. Zh. 107 (1968), Nr. 3.

(42) Franck, B. u. G. Baumann, Chem. Ber. 99 (1966), 3875–3883, Pharm. Zh. 107 (1968), Nr. 3.

(43) Franck, B. u.a., Tetrahedron Letters (London) (1965), 2031–2037, Pharm. Zh. 106 (1967), Nr. 1.

(44) Schneider, R. u.a., Pharmazie 25 (1970), 367.

(45) Kordts, D. u.a., Pharmazie 15 (1960), 586.

(46) Kordts, D. u. R. Voigt, Scientia pharmac. 29 (1961), 81–94, Pharm. Zh. 100 (1961), Nr. 11, 611.

(47) Steiner, M. u. Th. Hartmann, Biochem. Z. 340 (1964), 436, Chem. Ztg. 89 (1965), Nr. 4.

(48) Simon, J.W.A. u.a., J. chem. Soc. (London) (1965), 4164–4168, Pharm. Zh. 106 (1967), Nr. 5.

(49) Voigt, R. u. M. Bornschein, Pharmazie 21 (1966), 380.

(50) Pöhm, M. u.a., Sci. pharmac. (Wien) 39 (1971), Nr. 1, 1–8, Zbl. Pharm. 111 (1972), Nr. 4.

(51) Zikán, V. u. M. Semonsky, Pharmazie 23 (1968), 147.

(52) Mothes, K. u. D. Gröger, 6. Arbeitstagung der Deutschen Ges. f. Arzneipfl.-F. E.V., Tübungen, 1958, D.A.Z. 98 (1958), Nr. 42.

(53) Winkler, K. u. D. Gröger, Pharmazie 17 (1962), 658.

(54) Voigt, R., Pharmazie 23 (1968), 285, 353, 419.

(55) Basmadjian, G. u.a., Int. Tagung f. Arzneipfl.-F. 1970, D.A.Z. 110 (1970), Nr. 31.

(56) Johne, S. u. D. Gröger, Pharmazie 29 (1974), Nr. 1, 72.

(57) Gröger, D. u.a., Pharmazie 30 (1975), Nr. 7, 440.

(58) Winkler, K. u. K. Mothes, Planta medica 10 (1962), 208–220, Pharm. Zh. 101 (1962), Nr. 11.

(59) Chem. Ztg. 82 (1958), Nr. 6.

(60) Chem. Ztg. 84 (1960), Nr. 18.

(61) Robbers, J. u.a., Int. Tagung f. Arzneipfl.-F. 1970, D.A.Z. 110 (1970), Nr. 31.

(62) Ambike, S.H. u. R.M. Baxter, J. pharmac. Sci. 59 (1970), Nr. 8, 1149–1152, Zbl. Pharm. 110 (1971), Nr. 5.

(63) Kapoor, A.L. u.a., Pharm. Acta Helvet. 32 (1957), 411, D.A.Z. 88 (1958), Nr. 42.

(64) Wellhörner, D.A.Z. 98 (1958), Nr. 43.

(65) Klavehn, M. u.a., D.A.Z. 101 (1961), Nr. 4, 75.

(66) Klavehn, M. u. H. Rochelmeyer, D.A.Z. 101 (1961), Nr. 17, 477.

(67) Voigt, R. u. A. Kachler, Pharm. Zh. 101 (1962), Nr. 2/3, 95.

(68) Röder, K. u.a., Pharmac. Acta Helvet. 42 (1967), 407, D.A.Z. 109 (1969), Nr. 7.

(69) Gibson, M.S., J. Chromatogr. 44 (1969), 631, D.A.Z. 111 (1971), Nr. 52.

(70) Haffner, G., Int. Kongr. f. Pharmakognosie u. Phytochemie, 1970, D.A.Z. 110 (1970), Nr. 30.

(71) Reichelt, J. u. S. Kudrnáč, J. Chromatogr., Amsterdam 87 (1973), Nr. 2, 433–436, Zbl. Pharm. 114 (1975), Nr. 3.

(72) Mişcov, V. u.a., Farmacia, Bucuresti 21 (1973), Nr. 8, 499–510, Zbl. Pharm. 114 (1975), Nr. 2.

(73) Voigt, D. u.a., Pharmazie 29 (1974), Nr. 10/11, 697.

(74) Eich, E. u. W. Schunack, Planta

medica 27 (1975), Nr. 1, 58.

(75) Kröller, E., Deutsche Lebensmittel Rundschau 66 (1970), 115–118, D.A.Z. 110 (1970), Nr. 41.

(76) Auterhoff, H. u. A. Walter, D.A.Z. 115 (1975), Nr. 50.

(77) Silber, Pharmazie 7 (1952), 854.

(78) Rochelmeyer, H., Pharmazie 4 (1949), 326.

(79) Rochelmeyer, H., S.A.Z. 90 (1950), 39.

(80) Rochelmeyer, H., D.A.Z. 94 (1954), 1.

(81) Rochelmeyer, H., 6. Arbeitstagung der Deutschen Ges. f. Arzneipfl.-F. e.V. Tübingen, 1958, D.A.Z. 98 (1958), Nr. 42.

(82) Rochelmeyer, H., D.A.Z. 101 (1961), Nr. 43, 1384.

(83) Rochelmeyer, H., Pharm. Zh. 101 (1962), Nr. 2/3.

(84) Rochelmeyer, H., Pharmazie 17 (1962), Nr. 10, 638.

(85) Stahl, E. u. R. Kunde, Chem. Ztg. 98 (1974), Nr. 1.

(86) Freudenberg-Rosendahl, Pharmazie 6 (1951), 536.

(87) Freudenberg-Rosendahl, Pharmazie 8 (1953), 416.

(88) Freudenberg-Rosendahl, Pharmazie 8 (1953), 531.

(89) Hecht, M., Österr. Apoth. Ztg. 9 (1955), 75.

(90) Békésy, N. v., Herba hung. 2 (1963), 331–342, Pharm. Zh. 103 (1964), Nr. 9, 685.

(91) Hecht, M. Scientia pharmac. 32 (1964), 104–111, Pharm. Zh. 104 (1965), Nr. 3.

(92) Békésy, N. v. u. C. Kökényesy, Pharmazie 22 (1967), 336.

(93) Aho, E., Int. Tagung der Ges. f. Arzneipfl. F., Helsinki, 1972.

(94) Békésy, N. v., Herba hung. Budapest 11 (1972), Nr. 1, 47–54, Zbl. Pharm. 112 (1973), Nr. 1.

(95) Dim-Zajec u.a., Farm. Glas. 7 (1951), Nr. 44.

(96) Kybal, J. u. F. Stary, 6. Arbeitstagung der Deutschen Ges. f. Arzneipfl.-F. e.V., Tübingen, 1958, D.A.Z. 98 (1958), Nr. 42.

(97) Gjerstad, G., Norges Apotekerforenings Tidsskrift 64 (1956), 461, 464, D.A.Z. 98 (1958), Nr. 24.

(98) Gröger, D., D.A.Z. 99 (1959), Nr. 40.

(99) Gröger, D., Pharmazie 15 (1960), 715.

(100) Taylor, E.H. u. E. Ramstad, J. pharmac. Sciences 50 (1961), 681–683, Pharm. Zh. 101 (1962), Nr. 8, 498.

(101) Voigt, R. u. D. Wichmann, Pharmazie 16 (1961), 35–42.

(102) Voigt, R. u. D. Wichmann, Pharmazie 16 (1961), 369–373.

(103) Teuscher, E., Pharmazie 16 (1961), 570–578.

(104) Wichmann, D. u. R. Voigt, Pharmazie 17 (1962), 411–418.

(105) Teuscher, E., Pharmazie 18 (1963), 561.

(106) Flesch, P. u.a., Arch. Pharmaz.

299 (1966), Nr. 8, Pharm. Zh. 105 (1966), Nr. 9.

(107) Teuscher, E., Pharmazie 20 (1965), 778.

(108) Kaplan, H. u.a., Lloydia 32 (1969), Nr. 4, 489–497, Zbl. Pharm. 110 (1971), Nr. 3.

(109) Klavehn, M. u. H. Rochelmeyer, D.A.Z. 101 (1961), 471–481.

(110) Teuscher, E. u. D. Gröger, Arch. Pharmaz. 298 (1965), 695–699, Pharm. Zh. 105 (1966), Nr. 5.

(111) Voigt, R. u. S. Keipert, Pharmazie 20 (1965), 785.

(112) Voigt, R. u. S. Keipert, Pharmazie 22 (1967), 329–336.

(113) Tyler, V.E. u.a., Planta medica 13 (1965), 315.

(114) Perényi, T. u.a., Planta medica 14 (1966), 42.

(115) Boross, L. u. T. Perényi, Planta medica 14 (1966), 232.

(116) Kirsten, G.u.a., Planta medica 14 (1966), 241.

(117) Schlientz, W. u.a., Helv. chim. Acta 47 (1964), 1921–1933, Pharm. Zh. 104 (1965), Nr. 9/10, 654.

(118) Agurell, S., Acta pharmac. suecica 3. (1966), 7–10, Pharm. Zh. 106 (1967), Nr. 5.

(119) Probst, V., D.A.Z. 98 (1958), Nr. 43.

(120) Kern, D.A.Z. 92 (1952), 427.

(121) Fuchs, J. amer. med. Assoc. 143 (1950), 1462.

(122) Schubert, R., D.A.Z. 98 (1958), Nr. 43.

(123) Zoglio, M.A. u.a., J. pharmac. Sci. 58 (1969), 222–225, Zbl. Pharm. 109 (1970), Nr. 2.

(124) Kristl, P.E., D.A.Z. 111 (1971), Nr. 40.

(125) Schimert u.a., Klin. Wschr. 27 (1949), 59.

(126) Semonský, M., Pharm. Ind. 32 (1970), 899, D.A.Z. 111 (1971), Nr. 36.

(127) Hecht u.a., Scientia Pharm. 22 (1954), 23.

(128) Blažek, Zd., Pharmazie 8 (1953), 1051.

(129) Blažek, Zd. u. F. Starý, Pharmazie 17 (1962), 419.

(130) Gröger, D., D.A.Z. 100 (1960), Nr. 43.

(131) Gröger, D., Pharm. Zh. 100 (1961), Nr. 8.

(132) Ramstad, E. u.a., Lloydia 30 (1967), 441–444, Pharm. Zh. 108 (1969), Nr. 2, 147.

(133) Seiler, M. u.a., Chemical Commun. (1970), Nr. 21, 1394–1395, Zbl. Pharm. 110 (1971), Nr. 5.

(134) Johne, S. u.a., Pharmazie 27 (1972), Nr. 12, 801.

(135) Szendey, G.L. u.a., Naturwissenschaften 48 (1961), 223, D.A.Z. 101 (1961), Nr. 26.

(136) Schmauder, H.P. u. D. Gröger, Pharmazie 29 (1974), Nr. 1, 72.

(137) Agurell, S. u. E. Ramstad, Acta pharmac. Suecica 2 (1965), 231–237, Pharm. Zh. 106 (1967), Nr. 1.

(138) Samuelson, R.J. u. G. Gjerstad,

Medd. Norsk. farmac. Selsk, 28 (1966), 229–237, Pharm. Zh. 107 (1968), Nr. 3.

(139) Hofmann, A., Planta medica 9 (1961), 354–367.

(140) Agurell, S., Acta pharmac. Suecica 3 (1966), 11–22, Pharm. Zh. 105 (1966), Nr. 9.

(141) Agurell, S., Acta pharmac. Suecica 3 (1966), 23–32, Pharm. Zh. 105 (1966), Nr. 9.

(142) Eich, E., Int. Tagung der Ges. f. Arzneipfl.-F., Helsinki, 1972.

(143) Eich, E., Planta medica 23 (1973), Nr. 4.

(144) Fehr, Th. u. W. Acklin, Helv. chim. Acta 49 (1966), 1907–1910, Pharm. Zh. 107 (1968), Nr. 5.

(145) Kelleher, W.J. u.a., Lloydia, Columbus 34 (1971), 2, 188–194, Zbl. Pharm. 112 (1973), Nr. 4, 423.

(146) Kelleher, W.J. u. F.R. Botnick, Lloydia 32 (1969), 401–404, Zbl. Pharm. 109 (1970), Nr. 11.

(147) Kelleher, W.J. u.a., Lloydia 32 (1969), 3, 327–333, Zbl. Pharm. 110 (1971), Nr. 2.

(148) Gröger, D. u. V.E. Tyler, Lloydia 26 (1963), 174–191, Pharm. Zh. 103 (1964), Nr. 9, 685.

(149) Gröger, D. u. D. Erge, Pharmazie 19 (1964), 775–781.

(150) Kobel, H. u.a., Helv. chim. Acta 47 (1964), 1052–1063, Pharm. Zh. 104 (1965), Nr. 1, 37.

(151) Gröger, D., Pharmazie 20 (1965), 523.

(152) Mühle, D.A.Z. 98 (1958), Nr. 43.

(153) Bayer, J., Pharm. Zh. 99 (1960), Nr. 8, 478.

(154) Gröger, D., Planta medica 28 (1975), Nr. 1, 37.

CLITOCYBE

Tricholomataceae

C. ***gigantea*** Bres.

Westeuropa, Trichterling.

Inhaltsstoffe: Clitocybine, antibiotisch wirkende Substanzen.

Verwendung: Clitocybine sind gegen Tuberkelbazillen wirksam (1), (2).

C. ***gigantea*** [Fr. ex Sow.] Quél. var. *candida* [Bres.] Heim

Inhaltsstoffe: Clitocybin, cyanogene Substanzen.

C. ***candida*** Bres.
Westeuropa. – Weißer Riesentrichterling.

Inhaltsstoff: Clitocybin, Antibioticum (2).

C. ***diatreta***

Inhaltsstoffe: Diatretin 1 (Diatretinamid), Diatretin 2 (Diatretinnitril). Es handelt sich um Acetylenverbindungen.

C. ***nebularis*** [Batsch ex Fr.] Kummer (*Agaricus nebularis*)

Inhaltsstoff: Nebularin (Deaminoadenosin).

Verwendung: Tuberculostaticum.

C. ***subilludens*** Murr.

Inhaltsstoff: Atromentin mit muskeltonisierendem Effekt.

C. ***fragans*** Fr.
C. ***geotropa***
C. ***infundibuliformis*** [Schaeff.] Fr.

C. maxima
enthalten cyanogene Substanzen und wirken antibiotisch (3), (4), (5).

C. cerussata
C. dalbata
C. illudens
C. rivulosa
enthalten Muscarin (6), (7).

C. suaveolens
Der Pilz enthält p-Methylnitrosaminobenzaldehyd, welches offenbar nicht cancerogen wirkt. Die Nitrosamine gehören sonst zu den stärksten Cancerogenen (8).

Literatur: Gessner, Hager, IV., Hegnauer u.a., vgl. Lit.-Verz.

(1) Maaz, Pharm. Ztg. 84 (1948), 428.

(2) Hein, W.-H., D.A.Z. 90 (1950), Nr. 17.

(3) Wagner-Jauregg, Pharmazie 2 (1947), 481.

(4) Hollande, Compt. rend. 221 (1945), 361, 224 (1947), 1534.

(5) Kühlwein, S.A.Z. 90 (1950), 424.

(6) Genest, K. u.a., J. pharmac. Sci. 57 (1968), 331–333, Pharm. Zh. 108 (1969), Nr. 8.

(7) Swenberg, M.-L. L., u.a., D.A.Z. 110 (1970), Nr. 31.

(8) Preussmann, R., Planta medica 22 (1972), Nr. 3.

CONOCYBE
Bolbitiaceae

C.-Arten

Mittel- und Südamerika.

Inhaltsstoffe: Halluzinogene Substanzen.

Verwendung: Von Indianern zu rituellen Zwecken benutzt. *C.*-Arten gehören zu den mexicanischen Zauberpilzen (1), (2), (3).

Literatur: Steinegger-Hänsel, Wagner u.a., vgl. Lit.-Verz.

(1) Hofmann, A., D.A.Z. 104 (1964), Nr. 22.

(2) Schmid, R., Naturw. Rdsch. 23 (1970), Nr. 1.

(3) Dörner, G. (Rez.), D.A.Z. 103 (1963), Nr. 51.

COPRINUS
Coprinaceae

C. comatus [Fr.] Gray.

Schopftintling.

Inhaltsstoffe: Biogene Amine und Monoaminosäuren. Tryptamin, Tryptophan (1), (5).

C. atramentarius Bull.
Häufig vorkommend.
Faltentintling.

Inhaltsstoffe: Tetraäthylthiuramdisulfid, Tryptamin, Tryptophan.

Der Pilz ist wohlschmeckend. Er ist unverträglich, wenn Alkohol genossen wird, wahrscheinlich entstehen latente Leberschäden (2), (3), (4), (5).

C. micaceus Fries

Inhaltsstoffe: Tryptamin, Tryptophan (5).

C.-Arten
Folgende Inhaltsstoffe wurden gefunden: Dimethylhistamin, Urocaninsäure, Imidazolylessigsäure, Propionsäure, Betaine (4).

Literatur: Hegnauer u.a., vgl. Lit.-Verz.

(1) List, P.H., Arch. Pharm. Ber. Deutsche Pharmaz. Ges., 291/63 (1958), 502–513, Pharm. Zh. 99 (1960), Nr. 8.

(2) List, P.H. und H. Reith, Arzneim. Forsch. 10 (1960), 34–40, Pharm. Zh. 100 (1961), Nr. 2.

(3) Pharm. Zh. 100 (1961), Nr. 2.

(4) List, P.H., Pharm. Zh. 100 (1961), Nr. 7.

(5) Worthen, L.R. u.a., Economic Botany 16 (1962), Nr. 4.

CORDYCEPS

Clavicipitaceae

C. sinensis [Berkeley] Saccardo

China. Der Pilz lebt parasitisch auf Raupen.
Der Pilz bildet die süßschmeckende Cordicepssäure (stereoisomer mit Chinasäure). Die Droge enthält bis 7 % Cordicepssäure.
Bekanntes chinesisches Tonicum.

C. militaris
enthält Cordycepin, Purinderivat mit antibiotischer Wirkung.

Literatur: Hegnauer u.a., vgl. Lit.-Verz.

CORTICIUM

Telephoraceae

C. rolfsii Curzii

Europa.

Untersucht wurde: der Pilz.

Inhaltsstoffe: Höchstwahrscheinlich Atropin bzw. Hyoscyamin (1).

C. croceum und
C. salicinum
enthalten Corticrocin und Cortisalin (Polyene).

Literatur: Hegnauer u.a., vgl. Lit.-Verz.

(1) Mutschler, E. u. H. Rochelmeyer, Arch. Pharmaz. Ber. dtsch. pharmaz. Ges. 293/65 (1960), 662–668, Pharm. Zh. 100 (1961), Nr. 8.

CORTINARIUS

Cortinariaceae

C. sanguineus

Inhaltsstoffe: Emodin, Physcion, Erythroglaucin, Democybin, Endocrocin und 5 weitere Anthrachinonpigmente (1).

C. semisanguineus
enthält ähnliche Anthrachinon-Verbindungen wie *C. sanguineus.*

C.-Arten
enthalten Benzylsenföl und Benzaldehydcyanhydrin.

Literatur: Hegnauer u.a., vgl. Lit.-Verz.

(1) Steglich, W. u.a., Chem. Ber. 102 (1969), Nr. 12, Zbl. Pharm. 109 (1970), Nr. 8.

DAEDALEA

Polyporaceae

D. juniperina

Europa, Nordamerika.

Untersucht wurde: die Pflanze.

Inhaltsstoff: Junipal (Thiophenderivat) (1).

D. quercina
Europa, Nordamerika, Eichenwirrschwamm, bes. an lebenden Stämmen von *Quercus* und *Fagus.*

Inhaltsstoffe: Bakterienhemmende Substanzen (2).

Literatur: Hegnauer u.a., vgl. Lit.-Verz.

(1) Hörner, L., Pharmazie 17 (1962), 638.

(2) Kühlwein, S.A.Z. 90 (1950), 424.

DERMOCYBE

Cortinariaceae

D. cinnabarina [Fr.] Wünsche

Kosmopolitisch.

Inhaltsstoffe: Physcion, Erythroglaucin, Fallacinol, Acetylfallacinol, Endrocrocin (Pigmentglykoside), Cinnalutein, Cinnarubin (Anthrachinoncarbonsäuren) (1).

D. sanguinea [Wulf. ex. Fr.] Wünsche

Inhaltsstoffe: Anthrachinonglukoside (2).

Literatur: Hegnauer u.a., vgl. Lit.-Verz.

(1) Steglich, W. u. W. Reininger, Chem. Ber. 105 (1972), Nr. 9, Zbl. Pharm. 112 (1973), Nr. 4.

(2) Steglich, W. u. W. Lösel, Chem. Ber. 105 (1972), Nr. 9, Zbl. Pharm. 112 (1973), Nr. 4.

ECHINODONTIUM

Polyporaceae

E. tinctorium Ellis et Ev.

Nordamerika.

Untersucht wurde: der Pilz.

Inhaltsstoffe: Echinodol (Triterpen) (1).

Verwendung: Bei den Wasco-Indianern wird der Pilz als bakterizides Mittel benutzt.

Literatur:

(1) Bond, F. Th. u.a., J. Amer. chem. Soc. 88 (1966), 3882, Chem. Ztg. 91 (1967), Nr. 1.

ELAPHOMYCES

Elaphomycetaceae

E. cervinus [Pers.] Schröter
(*E. granulatus* Fries)
(*E. officinalis* Nees)
(*Lycoperdon cervinum*)

Mittel- und Osteuropa, Nordamerika. Hauptlieferländer: Tschechoslowakei, Polen, Rußland.

Verwendet wird: der Pilz.

Handelsbezeichnungen: Fungus cervinus, Boletus cervinus – Hirschbrunst, Hirschtrüffel – Harts Truffles – Trufos de ciervo.

Inhaltsstoffe: Mannit, Kohlenhydrate, Pektin, Farbstoffe. Der eigentliche Wirkstoff ist unbekannt.

Verwendung: Brunstmittel in der Veterinärpraxis (1), besonders bei Rindern und Schweinen.

Literatur: Gessner, Hager, IV., Jaretzky u.a., vgl. Lit.-Verz.

(1) Maaz, Pharm. Ztg. 84 (1948), 428.

FLAMMULINA

Tricholomataceae

F. velutipes [Curt. ex Fr.]

Gemäßigte Zonen aller Kontinente.

Der Pilz enthält zwei tumorinhibierende Polysaccharide. Sie wirken wachstumseinschränkend bei Sarkom 180. Flammulin ist ein cancerostatisch wirkendes Polypeptid (1), (2).

Literatur:

(1) Strauch, R. u. K. Hiller, Pharmazie 29 (1974), Nr. 10/11.

(2) Herout, V., D.A.Z. 108 (1968), Nr. 25.

FOMES

Polyporaceae

F. officinalis Faull.
(*F. laricis* [Jacq.] Murr.)
(*Polyporus officinalis* Fries)
(*Polyporus laricis* Jacq.)
(*Boletus laricis* Jacq.)

Der Pilz kommt als Parasit überall dort vor, wo die Lärche – *Larix decidua* – wächst, hauptsächlich in der Schweiz, Tirol, Norditalien, Südfrankreich, Ungarn, sowie auf der Sibirischen Lärche – *Larix sibrica* – in Nordrußland und Sibirien, bes. in Archangelsk. – USA.

Verwendet wird: der getrocknete Hut des Pilzes.

Handelsbezeichnungen Agaricus albus, Boletus, Fungus oder Polyporus Laricis – Lärchenschwamm, Löcherschwamm, Purgierschwamm – Larch Agaric – Agaric blanc – Agarico branco – Agarico blanco.

Inhaltsstoffe: 10–30 % Pilzcellulose, 50–80 % Harze (α, β-, γ- und δ-Harze). Das β-Harz enthält 14–16 % Agaricin (= Agaricinsäure). Ein Weichharz, 4–6 % Fett, Ricinolsäure, Phosphor-, Oxal- und andere Säuren, Gummi, Eiweiß, Mannit, Wachs, Bitterstoff.

Weitere Inhaltsstoffe sind Triterpensäuren, Polyacetylene (1), (2).

Verwendung: Amarum und Purgans. Bei Bronchialasthma und Nachtschweiß der Phthysiker. – In der Homöopathie vielfach verwendet. – In der Likörindustrie als Bittermittel. Zur Darstellung des Agaricins. Antihydroticum.

In den Handel kommt meist Agaricus albus mundatus.
Echte französische Ware wird als „mâle" bezeichnet. Fälschungen von anderen *P.*-Arten als „femelle".

F. annosus Fr. Karst.
(*Trametes radiciperda*)
Der Kiefernwurzelschwamm verursacht Holzfäule und ist sehr schädlich für Forstkulturen.

Inhaltsstoff: ein biologisch aktives Sesquiterpen (3).

F. cinnamomeus
Aus dem Pilz wird Fomitin, ein Fluidextrakt hergestellt und bei Blasenleiden, Dysmenorrhoe und Hämorrhoiden angewandt.

F. fomentarius [L.] Fr.
(*Polyporus fomentarius* Fr.)
Nord- und Mitteleuropa, Balkanländer, bes. an alten Buchen und Birken.

Verwendet wird: die mittlere, lockere Schicht des Fruchtkörpers.

Handelsbezeichnungen: Fungus chirurgorum – Wundschwamm, Blutschwamm, Zunder- oder Feuerschwamm – Touchwood – Agaric de chêne.

Inhaltsstoffe: Fomentarsäure, Mannofucogalactan, Glucoronoglucan.

Verwendung: Äußerlich als Blutstillmittel. – Volksheilmittel bei Blasenleiden. – Mit Salpeter getränkt früher als Feuerschwamm oder Zunder.

F. igniarius [L.] Fr.
Europa, bes. an Pflaumen- und Apfelbäumen die „Weißfäule" verursachend. Der aus dem Pilz hergestellte Feuerschwamm ist holzig und als Verfälschungen von *F. fomentarius* anzusehen.

F. marginatus Fr.
Der aus dem Pilz hergestellte Feuerschwamm ist holzig und nur als Zunder zu verwenden.

F. ungulatus
(F. pinicola)
An alten Stümpfen von *Abies, Picea, Pinus.*
Der frische Pilz wird in der Homöopathie verwendet.

Literatur: Braun, Gessner, Hager, IV., Hegnauer, Hörhammer, Jaretzky, Kroeber, Merck-Index, Müller-Dietz u.a., vgl. Lit.-Verz.

(1) Schulte, K.E. u.a., Arch. Pharmaz. 302 (1969), Nr. 12, Zbl. Pharm. 109 (1970), Nr. 9.

(2) Kapoor, S.K. u.a., Congr. Pharm. Hung., Budapest, 1974.

(3) Kepler, J.A. u.a., J. Amer. chem. Soc. 89 (1967), 1260–1261, Pharm. Zh. 107 (1968), Nr. 12.

Fungus muscarius siehe ***Amanita muscaria.***

FUNGUS-Arten
(nicht identifiziert)

Japan.
Aus dem Mycel wurde Radicloninsäure (Hydroxydicarbonsäure) isoliert.
Die Substanz ist ein Pflanzenwuchsregulator, der das Wachstum von Wurzeln anregt (1).

Literatur:

(1) Sassa, T. u.a., Tetrahedron Letters (1973), 2333, Chem. Ztg. 97 (1973), Nr. 12.

Illudin ist ein Pilzmetabolit mit antibiotischer und cancerostatischer Wirkung (1).

Literatur:

(1) Herout, V., D.A.Z. 108 (1968), Nr. 25.

GANODERMA
Polyporaceae

G. applanatum [Pers.] Pat.

Inhaltsstoffe: Polysaccharide mit Antitumoreigenschaften, wirksam bei Sarkom-180. Die Toxizität ist gering (1).

Literatur: vgl. Lit.-Verz.

(1) Strauch, R. u. K. Hiller, Pharmazie 29 (1974), Nr. 10/11.

GOMPHIDIUS
Gomphidiaceae

G. rutilis

Aus den Rohextrakten wurden Chinonverbindungen (Bovichinone) isoliert (1).

Literatur: vgl. Lit.-Verz.

(1) Beaumont, P.C. u. R.L. Edwards, J. chem. Soc. [London] (C) (1971), 2582.

GYMNOPILUS
Cortinariaceae

G.-Arten

Kosmopolitisch.

Untersucht wurden: die Pilze.

Inhaltsstoffe: Hispidin und Bis-noryangonin wurden in *G. aeruginosus, G. braendlei, G. luteofolius, G. obscurus, G. punctifolius* nachgewiesen (1).

Literatur:

(1) D.A.Z. 110 (1970), Nr. 31.

GYROMITRA
Helvellaceae

G. esculenta Pers.
(*Helvella esculenta* Pers.)

Europa, Nordamerika. Frühjahrslorchel, Giftmorchel, Stockmorchel.

Inhaltsstoffe: Gyromitrin (sehr toxisch).
Helvellasäure ist ein toxisches Gemisch (1), (2), (3), (4), (5).

Giftpilz! Vorsicht bei Genuß der Pilze, die mit der Speisemorchel – *Morchella esculenta* [L.] Pers. – verwechselt werden können.

Literatur: Gessner, Hager, IV., Hegnauer, Kroeber, Mutschler u.a., vgl. Lit.-Verz.

(1) List, P.H., Pharmazie 21 (1966), 565.

(2) List, P.H., Pharmazie 22 (1967), 222.

(3) List, P.H. u. P. Luft, Tetrahedron Letters (London) (1967), 1893–1894, Pharm. Zh. 108 (1969), Nr. 4.

(4) List, P.H. u. P. Luft, Arch. Pharmaz., 301 (1968), 294–305, Pharm. Zh. 107 (1968), Nr. 11.

(5) List, P.H. u. G. Sundermann, D.A.Z. 114 (1974), Nr. 9.

GYROPORUS

G. cyanescens

Inhaltsstoffe: Das blaufärbende Prinzip des Kornblumenröhrlings ist das Gyrocyanin (1).

Literatur:

(1) Besl, H. u.a., Chem. Ber. 106 (1973), 3223, Chem. Ztg. 98 (1974), Nr. 4.

HELMINTHOSPORIUM

Dematiaceae

H. hevea

Inhaltsstoffe: Heveadrid (Nonadrid, Säureanhydrid) (1).

H. gramineum
verursacht die Streifenkrankheit der Gerste.

H.-Arten
enthalten Anthrachinone und Xanthone.

Literatur Hegnauer u.a., vgl. Lit.-Verz.

(1) Crane, R.I. u.a., J. C.S. Perkin I, (1973). 194, Chem. Ztg. 97 (1973), Nr. 8.

Helvella esculenta siehe ***Gyromitra esculenta.***

Hirneola auricularia-judae siehe ***Auricularia auricula-judae***.

HYALODENDRON

H.-Art

Aus dem Kulturmedium wurde Hyalodendron, eine fungitoxische Verbindung isoliert. Es handelt sich um Epidithiodioxopiperazin (1).

Literatur:

(1) Strunz, G.M. u.a., J. Chem. Soc., Perkin I (1973), 2600, Chem. Ztg. 98 (1974), Nr. 4.

HYDNELLUM

H. ferrugineum

Inhaltsstoffe: Hydnuferrugin (Pigment).

H. zonatum
enthält ebenfalls Hydnuferrugin.

H.-Arten
enthalten Thelephorinsäure (1).

Literatur:

(1) Gripenberg, J., Tetrahedron Lett. (1974), 619, Chem. Ztg. 98 (1974), Nr. 5.

Hypholoma fasciculare siehe ***Namatoloma fasciculare***.

INOCYBE

Cortinariaceae

I. lateraria

Gemäßigte Zonen.
Ziegelroter Rißpilz, Gemeiner Faserkopf, Falscher Mousseron.

Inhaltsstoffe: 0,33–1,6 % Muscarin (Alkaloid). Weitere Bestandteile sind Muscazon, Muscimol.

I.-Arten haben eine hypnotische und halluzinogene Wirkung.

Sehr giftig!

Eine Anzahl weiterer *I.*-Arten enthalten ebenfalls Muscarin und sind giftig, z.B.
I. fastigiata [Fr. ex Sch.] Quél.
I. umbrina Bres.
I. patouillardi Bres.

I. pyriodora
I. corydalina
enthalten 0,7 % äther. Öl (bezogen auf das Trockengewicht).

Literatur: Gessner, Hegnauer, Kroeber, Marini-Bettòlo ex Wagner-Hörhammer, Mutscher u.a., vgl. Lit.-Verz.

INOLOMA

Agaricaceae

I. traganum Fr.

Der Pilz, Lila-Dickfuß, enthält eine antibiotisch wirkende Substanz.

Literatur: Gessner u.a., vgl. Lit.-Verz.

INONOTUS

Polyporaceae

I. obliquus [Pers.] Pil.
(*Polyporus obliquus* Fr.)

Sowjetunion, europäische und asiatische Gebiete. „Birkenpilz".

Inhaltsstoffe: Mono- und Polysaccharide, Phenole, Säuren, Steroide.
Umstrittenes Krebsmittel der Volksheilkunde.

Literatur: Müller-Dietz u.a., vgl. Lit.-Verz.

IRPEX

Hydnaceae

I. fusco-violaceus und andere *I.*-Arten

Europa, Nordamerika, bes. an Nadelhölzern.

Untersucht wurde: der Pilz.

Inhaltsstoffe: Irpexin, dem Biformin verwandt.

Bemerkungen: Giftig! vgl. *Polyporus*.

Literatur: Vogel u.a., vgl. Lit.-Verz.

Ithyphallus impudicus siehe ***Phallus impudicus***.

LACTARIUS

Russulaceae

L. deliciosus

Europa.
Echter Reizker.

Inhaltsstoffe: Lactarioviolin, Hämagglutinine, Mannit, Stearate, Sesquiterpene, Azulenogene. Lactarioviolin ist gegen *Mycobacterium tuberculosis* aktiv (1), (4).

L. rufus Fr. ex Scopoli
Weißrußland, feuchte Nadelwälder, Rot-

brauner Milchling.

Inhaltsstoffe: Lactarorufin A, B, C und D (bitterschmeckende Stoffe – Sesquiterpene). Als weitere Bestandteile wurden bereits früher angegeben Lipide, Zucker, Glyceride, Lactarinsäure.

Der Pilz gilt als giftig, wird jedoch im Osten nach Abkochung mit Wasser gegessen (2), (5).

L. torminosus
Europa, Nordasien, Nordamerika. Giftreizker, Birkenreizker.

Inhaltsstoffe: Der Milchsaft enthält ein Zellgift, das Leberschädigungen und heftige Gastroenteritis hervorruft.

Giftpilz!

L. vellereus Fries

Inhaltsstoffe: Velleral und Iso-Velleral (scharf schmeckende Stoffe) (3).

Eine Reihe weiterer *L.*-Arten werden frisch als giftig, getrocknet als ungiftig bezeichnet.

L.-Arten enthalten Stearinsäure.

Literatur: Gessner, Hegnauer, Kroeber, Mutschler, Vogel u.a., vgl. Lit.-Verz.

(1) Kühlwein, S.A.Z. 90 (1950), 424.
(2) Kocor, D.A.Z. 112 (1972), 910.
(3) List, P.H. u. H. Hackenberg, Arch. Pharmaz. 302 (1969), 125–143, Pharm. Zh. 108 (1969), Nr. 12.
(4) Herout, V., D.A.Z. 108 (1968), Nr. 25.
(5) Daniewski, W.M., D.A.Z. 115 (1975), Nr. 50.

LENTINUS
Tricholomataceae

L. edodes [Berk.] Sing.

Inhaltsstoffe: Letinan (Glucan) aus dem durch Reduktion und Hydrolyse Pachymaran entsteht, welches Antitumoreigenschaften aufweist (1). Ferner 4-Methoxytoluchinon, Triterpene.

Literatur: Hegnauer u.a., vgl. Lit.-Verz.

(1) Strauch, R. u. K. Hiller, Pharmazie 29 (1974), Nr. 10/11.

LENZITES
Polyporaceae

L. sepiaria

Europa, an Birken, Buchen und Eichen.

Der Pilz, Sägeblättling, enthält bakterienhemmende Substanzen (1).

Literatur:

(1) Kühlwein, S.A.Z. 90 (1950), 424.

LEPIOTA
Agaricaceae

L. helveola Bres.

Mitteleuropa, Fleischroter Schirmling.

Inhaltsstoffe: Der Wirkstoff ist leberschädigend.

L. subincarnata Lange
Fleischbrauner Schirmling, ist eine nahe verwandte Art.

Giftpilze!

Literatur: Gessner u.a., vgl. Lit.-Verz.

LYCOPERDON
Lycoperdaceae

L. perlatum
(L. gemmatum)

Europa, auf Triften, in Wäldern.

Der Pilz wird in der Homöopathie und in der Volksheilkunde als Blutstillmittel verwendet (1), (2).
Vgl. *Calvatia.*

Literatur: Gessner u.a, vgl. Lit.-Verz.

(1) Schindler, H., Pharmazie 6 (1951), 286.

(2) Maaz, Pharm. Ztg. 84 (1948).

Lycoperdon bovista siehe ***Calvatia gigantea.***

Lycoperdon giganteum siehe ***Calvatia gigantea.***

Lycoperdon cervinum siehe ***Elaphomyces cervinus.***

MARASMIUS
Tricholomataceae

M.-Arten

bilden Substanzen, die das Wachstum von *Staphylococcus aureus* hemmen (1).

Einige *M.*-Arten, wie
M. oreades [Bolt.] Fr.
M. hariolorum [Fries] Quél.
M. rotula Fries
produzieren cyanogene Verbindungen.

Literatur: Hegnauer u.a., vgl. Lit.-Verz.

(1) Bendz, Ark. Kemi 3 (1951), 495.

Morchella esculenta siehe ***Gyromitra esculenta.***

NAMATOLOMA
Strophariaceae

N. fasciculare
(Hypholoma fasciculare)

Europa, Nordamerika, Südafrika.
Bitterer Schwefelkopf.

Inhaltsstoffe: Die Wirkstoffe sind unbekannt. Vermutlich handelt es sich um ein Kapillargift.

Giftpilz!

N. epixanthum
Starkriechender Schwefelkopf, wird oft mit *N. fasciculare* verwechselt. Er ist weniger giftig!

Literatur: Gessner, Kroeber u.a., vgl. Lit.-Verz.

Pachyma hoelen siehe ***Poria cocos.***

PANAEOLUS
Coprinaceae

P. campanulatus [Fr.] Quélet
(*P. linnaeanus* Imai)

Südamerika.

Inhaltsstoffe: Die Pilzfruchtkörper enthalten Serotonin, eine Tryptophan-Verbindung, Tryptamin, Harnstoff, kein Psilocybin und Psilocin (1), (3).

Verwendung: Von verschiedenen Indianerstämmen bes. in Mexico zu halluzinogenen Zwecken verwendet (2).

P. sphinctrinus [Fr.] Quélet
Der Pilz enthält Psilocybin.

P. papilionaceus
Japan. „Waraitake", „Jumping Mushroom".
Der Pilz wirkt berauschend und ruft Halluzinationen hervor (4).

Literatur: Hegnauer, Wagner u.a., vgl. Lit.-Verz.

(1) Tyler jr., V.E. u. D. Gröger, D.A.Z. 104 (1964), Nr. 22.

(2) Schmid, R., Naturw. Rdsch. 23 (1970), Nr. 1.

(3) Worthen, L.R. u.a., Economic Botany 16 (1962), Nr. 4.

(4) Sanford, J.H., Economic Botany 26 (1972), Nr. 2.

PHALLUS
Phallaceae

Ph. impudicus
(Ithyphallus impudicus)

Nördl. Hemisphäre.

Stinkmorchel, Giftmorchel, Stinkschwamm. Der Pilz verbreitet einen sehr unangenehmen Geruch.

Inhaltsstoffe: Hauptbestandteil der Geruchsstoffe ist Phenylacetaldehyd. Weitere Bestandteile sind Phenylcrotonaldehyd, Formaldehyd, Acetaldehyd, Methylmercaptan, Schwefelwasserstoff (1), (2), (3), (4), (5). Schleim (Polyglucuronid, auch als Phallin bezeichnet).

Ph. impudicus wurde in der Volksheilkunde gegen Gicht angewandt (6).

Giftpilz!

Literatur: Gessner, Hegnauer u.a., vgl. Lit.-Verz.

(1) Wiegandt, H., Naturwissenschaften 53 (1966), 200, Chem. Ztg. 91 (1967), Nr. 7.

(2) List, P.H. u. B. Freund, Naturwissenschaften 53 (1966), 585, Chem. Ztg. 91 (1967), Nr. 7.

(3) List, P.H. u. B. Freund, Naturwissenschaften 54 (1967), 648, Pharm. Zh. 107 (1968), Nr. 10.

(4) List, P.H., D.A.Z. 108 (1968), Nr. 25.

(5) List, P.H. u. B. Freund, Planta medica 1968, Suppl.

(6) Maaz, Pharm. Ztg. 84 (1948), 428.

PHELLINUS
Polyporaceae

Ph. linteus [Berk. et Curt] Aoshima

Inhaltsstoffe: Polysaccharide mit Antitumoreigenschaften. Wirksam bei Sarkom-180. Die Toxizität ist gering (1).

Literatur:

(1) Strauch, R. u. K. Hiller, Pharmazie 29 (1974), Nr. 10/11.

PHOLIOTA
Strophariaceae

Ph. spectabilis

Japan. „ô-waraitake".
Der Pilz ist giftig, er beeinflußt das Nervensystem in starkem Maße und ruft starkes Lachen, Tanzen und Singen hervor (1).

Literatur: vgl. Lit.-Verz.

(1) Sanford, J.H., Economic Botany 26 (1972), Nr. 2.

PLEUROTUS
Agaricaceae

P. griseus

Nordamerika, Grauer Seitling, enthält Pleurotin, ein antibiotisches Prinzip. Pleurotin ist gegen grampositive Organismen und *Mycobacterium tuberculosis* aktiv. Es ist wasserunlöslich (1).

P. mutilis
enthält den Bitterstoff Pleuromutilin (2).

Literatur: Vogel u.a., vgl. Lit.-Verz.

(1) Kühlwein, S.A.Z. 90 (1950), 424.

(2) Cocker, W., D.A.Z. 106 (1966), Nr. 28.

POLYPORUS
Polyporaceae

P. sulphureus Bull.

Der Pilz wächst vorwiegend auf Eichen. Schwefelporling.

Inhaltsstoffe: Amine, freie Aminosäuren, eine Base (1), (2), (3).
Der Pilz kommt als Verfälschung von *Fomes officinalis* vor.

P. anthracophilus
Der Pilz erzeugt eine Anzahl Acetylenverbindungen.

P. betulinus
Europa, Sibirien, Nordamerika. – Birkenschwamm.
Die korkige weiße Masse der Fruchtkörper wird zu Kohlestiften verarbeitet.
Der Pilz hat eine cancerostatische Wirkung, die vielleicht durch terpenoide Verbindungen hervorgerufen wird. Polyporensäuren A, B und C (4).

P. biformis
Von dem Pilz wird die Substanz Biformin gebildet, die eine antagonistische Wirkung gegen grampositive und gramnegative Organismen hat (5).
Sehr giftig!

P. borealis
Europa. Nördlicher Sporling.
Der Pilz enthält bakterienhemmende Substanzen (6).

P. frondosus
(P. intybaeus)
Japan. „Maitake", „Dancing Mushroom".
Der Pilz soll eßbar sein, ruft aber Halluzinationen hervor (7).

P. imbricatus
Der Pilz ist dem *P. sulphureus* ähnlich.

P. sanguineus
Der Pilz enthält Polyporin, eine antibiotische Substanz.

P. spumeus
Europa. – Apfelsporling.
Der Pilz und auch andere *P.*-Arten sollen bakterienhemmende Substanzen enthalten (6).

P. tuberaster
Der Pilz soll eine stark diuretische Wirkung haben.

P. umbellatus
China, Mandschurei.
Diureticum.

Literatur: Hager, III., Hager, IV., Hegnauer, Hörhammer, Jaretzky, Kroeber, Merck-Index, Vogel u.a., vgl. Lit.-Verz.

(1) List, P.H., D.A.Z. 98 (1958), Nr. 43.

(2) List, P.H. u. H.G. Menssen, Arch. Pharmaz. Ber. dtsch. pharmaz. Ges. 292/64 (1959), 21–28, Pharm. Zh. (1960), Nr. 7.

(3) List, P.H. u. H.G. Menssen, Arch. Pharmaz. Ber. dtsch. pharmaz. Ges. 292/64 (1959), 260–271, Pharm. Zh. (1960), Nr. 7.

(4) Göber, B., Pharmazie 21 (1966), 325.

(5) Robbins u.a., Proc. Nat. Acad. Sci. 33 (1947), 176.

(6) Kühlwein, S.A.Z. 90 (1950), 424.

(7) Sanford, J.H., Economic Botany, 26 (1972), Nr. 2.

Polyporus officinalis
Polyporus caricis siehe
Fomes officinalis.

Polyporus fomentarius siehe ***Fomes fomentarius.***

POLYSTICTUS
Polyporaceae

P. sanguineus

In allen Erdteilen vorkommend.
Der Pilz enthält Polyporin, eine gegen grampositive und gramnegative Organismen aktive Substanz.

P. versicolor
enthält Emodin und Hypericin.

P.-Arten
enthalten Emodin.

Literatur: Hegnauer u.a., vgl. Lit.-Verz.

PORIA
Polyporaceae

P. cocos [Schw.] Wolf

Japan.
Der Pilz enthält Triterpene.
Das Sklerotium – *Pachyma hoelen* Rumph. – ist in Ostasien ein wichtiges Heilmittel.

Inhaltsstoffe: Eburicol-, Dehydroeburicol-, Pachymasäure.

P. obliqua [Pers.] Karst.
Polnische und nordamerikanische Provenienzen wurden untersucht. Die Inhaltsstoffe ähneln einander, es handelt sich um Tannine, Sterole und 2 ölige Bestandteile, Alkaloide und Glykoside fehlen.
Der Pilz wird in der osteuropäischen Volksheilkunde bei Krebs angewandt (1).

P. corticola und
P. tenuis
enthalten Nemotin bzw. Nemotinsäure, die gegen *Staphylococcus aureus* und *Mycobacterium tuberculosis* aktiv sind.

Literatur: Hegnauer, Vogel u.a., vgl. Lit.-Verz.

(1) Winters, J.H. u.a., Economic Botany 14 (1960), Nr. 3.

PSALLIOTA
Agaricaceae

P. xanthoderma

Europa.
Extrakten aus dem Pilz wird eine aktive Wirkung gegen verschiedene Bakterien zugeschrieben.

Literatur: Vogel u.a., vgl. Lit.-Verz.

Psalliota bisporus siehe *Agaricus bisporus.*

PSILOCYBE
Strophariaceae

P. mexicana Heim

Mexico, Guatemala. – Teonanácatl, „Göttlicher Pilz", Mexicanischer Zauberpilz.

Inhaltsstoffe: Psilocybin (Phosphortryptaminverbindung).
Psilocin (Tryptaminverbindung) – (Indolderivate).
Psycho-aktive Droge.

Der Pilz ruft Halluzinationen hervor. Kultisches Mittel der mexicanischen Indianer (1), (2), (3), (4), (5), (6), (7), (8), (9), (10), (11), (12), (13), (14), (15), (16), (19), (20), (21).

Psilocybin wird bei Neurosen und bestimmten Geisteskrankheiten als Medikament eingesetzt.

P. aztecorum Heim
Mexico. Der getrocknete Pilz enthält 0,2 % Psilocybin und Spuren von Psilocin.

P. baeocystis Singer et Smith
Der Pilz enthält Psilocybin, Psilocin und Baeocystin (17).

P. caerulescens Murill. var. *mazatecorum* Heim
Mexico.
Der Pilz gehört wie andere *P.*-Arten zu den mexicanischen Zauberpilzen. Getrocknet enthält er 0,2 % Psilocybin (18).

P. cubensis [Earle] Singer
Die Bildung von Psilocybin aus Tryptophan wurde studiert (22).

P. semperviva Heim et Cailleux.
Mexico. Der getrocknete Pilz enthält 0,6 % Psilocybin und 0,1 % Psilocin.

P. zapotecorum Heim
Mexico. Der getrocknete Pilz enthält 0,5 % Psilocybin.

Literatur: Hegnauer, Kuschinsky-Lüllmann, Mutschler, Steinegger-Hänsel, Wagner u.a., vgl. Lit.-Verz.

(1) Hofmann, A. u.a., Experientia 3 (1958), 107–109, D.A.Z. 99 (1959), Nr. 13.

(2) Hofmann, A. u. F. Troxler, Experientia 15 (1959), 101–102, D.A.Z. 100 (1960), Nr. 25.

(3) List, P.H., D.A.Z. 100 (1960), Nr. 44.

(4) List, P.H., Pharm. Zh. 100 (1961), Nr. 7.

(5) Hofmann, A., Planta medica 9 (1961), 354–367.

(6) Gräfe, G., D.A.Z. 103 (1963), Nr. 17.

(7) Schultes, R., D.A.Z. 104 (1964), Nr. 22.

(8) Hofmann, A., Planta medica 12 (1964), 341–357.

(9) Hofmann, A., D.A.Z. 104 (1964), Nr. 22.

(10) Lechner-Knecht, D.A.Z. 106 (1966), Nr. 42.

(11) Wagner, H., D.A.Z. 107 (1967), Nr. 5.

(12) Hofmann, A., D.A.Z. 107 (1967), Nr. 36.

(13) Paape, W., Pharm. Zh. 108 (1969), Nr. 9.

(14) Neidlein, D.A.Z. 110 (1970), Nr. 5.

(15) Hofmann, A., D.A.Z. 110 (1970), Nr. 36.

(16) Schmid, R., Naturwiss. Rdsch. 23 (1970), Nr. 1.

(17) Leung, A.Y. u. A.G. Paul, J. Pharmac. Sci. 56 (1967), 146, Chem. Ztg. 91 (1967), Nr. 13.

(18) Dörner, G., D.A.Z. 103 (1963), Nr. 51.

(19) Worthen, L.R. u.a., Economic Botany 16 (1962), Nr. 4.

(20) Stahl, E. u. R. Kunde, Chem. Ztg. 98 (1974), Nr. 1.

(21) Kemper, F.H. u.a., Chem. Ztg. 98 (1974), Nr. 1.

(22) Sandberg, F., Herba polonica XVI (1970), Nr. 1.

RHIZOCTONIA

Rh. leguminicola

Inhaltsstoffe: Slaframin (Alkaloid), ein Pyridin-Derivat.
Das Alkaloid hat eine parasympathomimetische Wirkung (1), (2), (3).

Literatur: vgl. Lit.-Verz.

(1) Aust, St.D. u.a., J. Amer. chem. Soc. 88 (1966), 2879, Pharm. Zh. 107 (1968), Nr. 5.

(2) Guengerich, F.P. u.a., J. Amer. chem. Soc. 95 (1973), 2055, Chem. Ztg. 97 (1973), Nr. 12.

(3) Gardiner, R.A. u.a., J. Amer. chem. Soc. 90 (1968), 5639–5640, Pharm. Zh. 108 (1969), Nr. 6.

RHODOPHYLLUS

Rhodophyllaceae

Rh. icterinus

Inhaltsstoffe: Der gelbe Göckling weist einen fruchtähnlichen Geruch auf. Es handelt sich um ein 1,3-Dimethoxybenzol (1).

Literatur: vgl. Lit.-Verz.

(1) Schmitt, J.A. u. W. Klose, Liebigs Ann. Chem. (1973), 544, Chem. Ztg. 97 (1973), Nr. 11.

Russula

Russulaceae

R. emetica Schaeff.
(*Agaricus emeticus* Schaeff.)

Europa, Asien, Australien, Nordamerika. Speiteufel, Speitäubling.

Inhaltsstoffe: Muscarin, Cholin, ein Zellgift mit leberschädigender Wirkung.

Verwendung: In der Homöopathie (1).

R. rubra D.C.
(Agaricus ruber)
Nordamerika, enthält Agarythrin.

Die genannten und andere *R.*-Arten sind sehr giftig.

Literatur: Gessner, Hager, Kroeber, Merck-Index, Mutschler u.a., vgl. Lit.-Verz.

(1) Maaz, Pharm. Ztg. 84 (1948), 428.

SACCHAROMYCES

Saccharomycetaceae

S. cerevisiae

Man unterscheidet verschiedene Rassen, z.B. untergärige und obergärige Bierhefe. Hefen vergären Zuckerarten zu Alkohol und Kohlensäure.

Gereinigte Bierhefe

Handelsbezeichnungen: Faex medicinalis, Saccharomyces medicinalis, Saccharomyces siccatum, Medizinische Hefe, Dried Yeast, Levure médicinale, Levadura medicinal.

Inhaltsstoffe: ca. 46 % Proteine, Nucleotide, Nucleoside, Purine, ca. 30 % Kohlenhydrate (in der Membran ein Mannan, ein Glucan, Glykogen, Trehalose, Hefegummi), Säuren, Methionin, Carnitin, Glutathion, Lipoide. Aus Lipoidextrakten wurden sphingosinhaltige Lipide isoliert (1), (2).
Squalen, Cholin, Inosit, Sterine, Vitamine: B_1, B_2, Nicotinsäureamid, B_6, Pantothensäure, Biotin, Folsäure, B_{12} (Spuren), Fermente.

Verwendung: Zur Behandlung von Vitamin-B-Mangelerscheinungen, bei Hautkrankheiten, z.B. Akne, Furunkulose, Tonicum, leichtes Laxans, bei Stoffwechselerkrankungen. In der Nährmittel- und Gärungsindustrie

Faex siccata, Faex medicinalis siccum, Enzymfreie Trockenhefe wird als Bindemittel zur Pillenherstellung verwendet, zu Würzen.

Faex compressa, Preßhefe, wird wie Faex medicinalis verwendet und zur Herstellung von Hefeextrakten.

Backhefe, Preßhefe, Gest, wird in der Backwarenherstellung verwendet.

S. kefyr

S. kefyr findet sich zusammen mit *Bacterium acidi lactici* und *Bacillus caucasicus* in den Kefyrkörnern. Kefyrkörner quellen in Wasser auf und bewirken in Milch eine komplizierte alkoholische Gärung durch Hefen und Bakterien.

Handelsbezeichnungen: Kefyr, Kefir, Fermentum Kefyr – Kefyrkörner.

Inhaltsstoffe: Alkoholgehalt 2tägiger Kefyrmilch ca. 1–1,5 %, Milchsäuregehalt ca. 1 %.

Verwendung: Zur Bereitung der Kefyrmilch. In den Balkanländern und im Kaukasus wird diese aus Stutenmilch bereitet. Medizinisch als Nahrungsmittel für Kinder, magen- und darmkranke Patienten und Rekonvaleszenten.

Lac fermentatum, Kumyss, Kumiss ist ein Präparat aus Kuhmilch und Rohrzucker, das durch Bierhefe in Gärung versetzt worden ist.
Mazun ist eine besonders in Armenien aus Büffelmilch mit dem Ferment Mazun bereitete säuerlich aromatische Milch.
Yoghurt ist eine früher vor allem in Bulgarien und der Türkei viel bereitete Sauermilch, die auch in Mitteleuropa eine weite Verbreitung gefunden hat. – Bei Verdauungsstörungen als Nährpräparat empfohlen. Das Ferment ist *Glycobacter peptolyticus.*

S. ludwigii-Typen und
S. apiculatus-Typen
wurden zusammen mit
Bacterium xylinum
B. xylinoides
B. gluconicum
Schizosaccharomyces pombe
Acetobacter ketogenum
Torula-Arten
Pichia fermentans
und anderen Hefen aus dem „Teepilz" isoliert.
Der „Teepilz" dürfte aus Rußland stammen, ist aber in Asien und Europa verbreitet.

Handelsbezeichnungen: Cembuya orientalis, Fungus japonicus, Teepilz, Combuchu, Kombuchu, Wolgaqualle.

Der Teepilz wird meist in einem gesüßten Aufguß von Schwarzem Tee gezüchtet.

Inhaltsstoffe: Essigsäure (bis 3 %), Milchsäure, Alkohol (bis 1 %), Gluconsäure, Spuren von Weinsäure und anderen organischen Säuren, Ascorbinsäure, Fermente. Die Zusammensetzung ist je nach Zubereitung und Herkunft unterschiedlich.

Verwendung: Volksheilmittel bei zahlreichen Krankheiten, besonders bei Arteriosklerose, Gicht, Steinleiden. Diureticum, Erfrischungsgetränk.

S. ellipsoideus
S. vini
Weinhefen
S. apiculatus
Obstweinhefe
S. carlsbergensis Hansen
S. monacensis Hansen
sind weitere Hefepilze.

S. rouxii
Sojakahmhefe.

Literatur: Braun, Hager, IV., Hegnauer, Jaretzky, Merck-Index, u.a., vgl. Lit.-Verz.

(1) Wagner, H. u. W. Zofcsik, Biochem. Zeitschrift 344 (1966), 314–316.

(2) Wagner, H. u. W. Zofcsik, Biochem. Zeitschrift 346 (1966), 343–350.

SCLERODERMA
Sclerodermataceae

S. aurantiacum
(*S. vulgare* [Horn.] Fr.)

Europa, Nordafrika, Nordamerika. – Falsche Trüffel, Hartbovist, Schweinetrüffel, Dickschaliger Kartoffelbovist.

Die Wirkstoffe sind nicht bekannt (1). Der Pilz gilt als giftig, jedoch wird das Innere in kleinen Mengen als Gewürz verwendet.

Literatur: Gessner, Kroeber u.a., vgl. Lit.-Verz.

(1) Schindler, H., Pharmazie 6 (1951), 286.

SCLEROTINIA
Sclerotiniaceae

S. minor Jagger

Parasitisch lebend.

Untersucht wurde: der Pilz.

Inhaltsstoffe: Höchstwahrscheinlich Atropin bzw. Hyoscyamin (1).

S. libertiana [Fuck]
wurde untersucht (2).
Er enthält eine glykosidähnliche Substanz.

S.-Arten leben als Parasiten z.B. auf Preisselbeeren (*S. urnula*), Heidelbeeren (*S. baccarum*), Wein (*S. fuckeliana*), Rüben (*S. sclerotiorum*), andere auf Obstbäumen und sind z.T. gefährliche Pflanzenschädlinge.

Literatur: Hegnauer u.a., vgl. Lit.-Verz.

(1) Mutschler, E. u. R. Rochelmeyer, Arch. Pharmaz. Ber. dtsch. pharmaz. Ges. 293/65 (1960), 662–668, Pharm. Zh. 100 (1961), Nr. 8.

(2) Reinhard, E., D.A.Z. 100 (1960), Nr. 3.

SPARASSIS
Clavariaceae

S. ramosa

Mitteleuropa (an Kiefern). – Krauser Ziegenbart.

Inhaltsstoffe: Sparassol (Everninsäureester).
Sparassol ist eine wachstumhemmende Substanz. – Der Pilz ist eßbar.

Literatur: Hegnauer u.a., vgl. Lit.-Verz.

STROPHARIA
Strophariaceae

St. cubensis Earle und andere *St.*-Arten

Amerika, bes. Mexico, gehören zu den mexicanischen Zauberpilzen (vgl. *Psilocybe* – Teonanácatl).

Inhaltsstoffe: Psilocybin, Psilocin.

Psycho-aktive Droge (1), (2), (3), (4), (5), (6), (7).

Literatur: Hegnauer, Steinegger-Hänsel, Wagner u.a., vgl. Lit.-Verz.

(1) Dörner, G. (Rez.), D.A.Z. 103 (1963), Nr. 51.

(2) Gräfe, G., D.A.Z. 103 (1963), Nr. 17.

(3) Hofmann, A., Planta medica 9 (1961), 354–367.

(4) Hofmann, A., D.A.Z. 104 (1964), Nr. 22.

(5) Hofmann, A., D.A.Z. 107 (1967), Nr. 36.

(6) Schmid, R., Naturwiss. Rdsch. 23 (1970), Nr. 1.

(7) Worthen, L.R. u.a., Economic Botany 16 (1962), Nr. 4.

TORULA

Dematiaceae

T. utilis

Die sogenannte Wuchshefe wird aus den Sulfitablaugen bei der Zellstoffabrikation gewonnen.
Faex Torula wird äußerlich bei Hauterkrankungen angewandt. Zur Herstellung von Pudern, Salben, Pillen etc. (1).

T. rubra
enthält Torularhodin (Carotinoid) (2).

Literatur: Jaretzky, Merck-Index u.a., vgl. Lit.-Verz.

(1) Kirchhoff u.a., Pharmazie 2 (1947), 446.

(2) Karrer u.a., Helv. Chim. Acta 26 (1943), 2109, 28 (1945), 795, 29 (1946), 355.

TRAMETES

Polyporaceae

T. serialis

Europa und in anderen Erdteilen. Auf Holz wachsend.
Reihige Tramete.
Der Pilz enthält bakterienhemmende Substanzen (1).

T. odorata [Wulf] Fr.
Europa. Auf Tannen und Fichten.
Der Pilz enthält verschiedene Säuren (2).

T. suaveolens
enthält ätherisches Öl mit Anissäureestern und Anisaldehyd.

Literatur: Hegnauer u.a., vgl. Lit.-Verz.

(1) Kühlwein, S.A.Z. 90 (1950), 424.

(2) Hallsall, T.G. u.a., J. Chem. Soc. (London) (1959), 2036–2040, Pharm. Zh. (1960), Nr. 4.

Trametes radiciperda siehe ***Fomes annosus.***

TREMELLA

Tremellaceae

T. fuciformis

China.
Der gallertartige Fruchtkörper wird in China bei Lungenleiden verwendet (1).

T. mesenterica
besteht zur Hauptsache aus Schleim. Hydrolyseprodukte: 13 % Uronsäure, 21 % Pentose, 65 % Mannose.

Literatur: Hegnauer u.a., vgl. Lit.-Verz.

(1) Mosig, D.A.Z. 94 (1954), 887.

TRICHOLOMA

Tricholomataceae

T. gambosum

Europa. – Maischwamm, Ritterling.
Der Pilz enthält einen antibiotisch wirksamen Stoff (1).

T. tigrinum
Europa. – Tigerritterling. Der Pilz enthält unbekannte Giftstoffe.

T. muscarium Kawamura
Japan. „Haetorishimeji".
Der Pilz enthält Tricholomasäure (Aminosäure) und hat insektizide Eigenschaften.

Die Struktur der Tricholomasäure wurde aufgeklärt (2), (3), (4).

Literatur: Gessner u.a., vgl. Lit.-Verz.

(1) Kühlwein, S.A.Z. 90 (1950), 424.

(2) Takemoto, T. u. T. Nakajima, Yakugaku Zasshi 94 (1964), Nr. 12, 1183–1186.

(3) Takemoto, T. u. T. Nakajima, Yakugaku Zasshi 84 (1964), Nr. 12, 1230–1232.

(4) Takemoto, T., Japan Medical Gazette 3 (1966), Nr. 5.

USTILAGO

Ustilaginaceae

U. zeae [Beckm.] Unger
(*U. maydis* [D.C.] Corda)

In allen Ländern vorkommend, in denen Mais kultiviert wird.
Maisbrand ist ein mit seinem Mycel in den Halmen, Blütenstauden und Körnern der Maispflanze parasitisch lebender Brandpilz. Die Brandbeulen können die Größe eines Kinderkopfes erreichen.

Inhaltsstoffe: Ustilagin (ein Cholinschwefelsäureester), Carnitin, flüchtige Amine, Aminosäuren, Purine.
Abbauprodukte des Histidins (kein Histamin).
Stickstoffbasen, kleine Mengen von mindestens 4 Alkaloiden, Imidazole, 6-Methoxybenzoxazolon.

Es wird angenommen, daß die Provenienz der Droge im Hinblick auf die Inhaltsstoffe eine Rolle spielt, da die Angaben in der Literatur differieren.

Verschiedene Stämme von *U. zeae* erzeugen ölartige Massen, die bei der Spaltung Fettsäuren, Erythrit und Mannose liefern (1), (2), (3), (4).

Verwendung: In der Homöopathie bei Uterus- und Ovarialleiden. Bei Uterusblutungen. Bei Milchschorf der Kinder.

Giftdroge!

U.-Arten
kommen in allen Teilen der Erde vor und sind z.T. gefährliche Getreideschädlinge.

U. avenae
Flug- oder Staubbrand bei Hafer
U. nuda und
U. hordei
kommen auf Gerste vor.

U. tritici
kommt auf Weizen vor.

U. scitaminea
(*U. sacchari*)
kommt auf Zuckerrohr vor.

Literatur: Gessner, Hager, Hegnauer u.a., vgl. Lit.-Verz.

(1) List, P.H., D.A.Z. 102 (1962), Nr. 8.

(2) List, P.H. u. K. Wagner, D.A.Z. 103 (1963), Nr. 28.

(3) List, P.H., D.A.Z. 103 (1963), Nr. 46.

(4) List, P.H., Pharm. Zh. 100 (1961), Nr. 7.

Abt. XIII

LICHENES

ALECTORIA

Usneaceae

A. ochroleuca [Hoffm.] Mass.

Hochgebirge, in nördlichen Gebieten,

strauchartig, vielfach auf großen Flächen. Mähnenflechte.

Inhaltsstoffe: l-Usninsäure, Alectoronsäure.

A. implexa [Hoffm.] Nyl.
an Waldbäumen wachsend, enthält Barbatolsäure, Salazinsäure.

A. jubata [L.] Ach. em. Mot.
Bartflechte, in Bergwäldern vorkommend, wird vielfach neben den *Cladonia*-Arten zur Tierfütterung benutzt.

A.-Arten
können bis 8 % Usninsäure enthalten (1).

Literatur: Follmann, Henssen-Jahns, Schindler, Vogel u.a., vgl. Lit.-Verz.

(1) Schimmer, O., D.A.Z. 114 (1974), Nr. 20.

ANAPTYCHIA
Physciaceae

Über die ganze Welt verbreitet, auf Rinden, Gestein und Erde wachsend. Wimperflechten.

A. ciliaris [L.] Körb.
Indien, auch in Europa vorkommend, enthält Atranorin, mit antibiotischer Wirkung (1).

A. speciosa Mass.
Indien, Japan, Europa, enthält Atranorin und Zeorin in wechselnden Mengen (1).

A. hypoleuca Wain.
Japan, Indien, enthält Atranorin und Zeorin (1).

A. heterochroa
Japan, enthält Atranorin und Zeorin (1).

A. leucomelaena Wain.
var. *angustifolia* Müll. Arg.
Indien, enthält Atranorin und Zeorin (1).

Literatur: Follmann, Henssen-Jahns u.a., vgl. Lit.-Verz.

(1) Vianelli, S., Minerva Farmaceutica, Torino 10 (1961), 47, D.A.Z. 102 (1962), Nr. 24.

ASPICILIA
Lecanoraceae

A. gibbosa Mass.

Unterart der eßbaren *Lecanora esculenta.*

Inhaltsstoffe: Aspilicin (Lacton) (1).

Literatur: Henssen-Jahns u.a., vgl. Lit.-Verz.

(1) Huneck, S. u.a., Pharmazie 29 (1974), Nr. 1–70.

BUELLIA
Physciaceae

B. canescens [Dicks.] de Not.

Im kontinentalen Klima Gesteinsflechte, im feuchten Klima auf Rinden wachsend.

Inhaltsstoffe: Diploicin, antibiotisch wirkende Flechtensäure (1).

Verwendung: Wirksam gegen *Mycobacterium tuberculosis.*

B.-Arten
enthalten ebenfalls Diploicin und andere Flechtenstoffe.

Literatur: Henssen-Jahns, Merck-Index, Vogel u.a., vgl. Lit.-Verz.

(1) Barry, Nature 158 (1946), 131.

CALOPLACA
Caloplacaceae

C. aurantia [Pers.] Hellb.

Aride Zonen. *C.*-Arten sind weit verbreitet.

Inhaltsstoffe: Emodin, Parietin und andere Anthrachinone.

C. carphinea [E. Fr.] Jatta enthält Parietin und 2–19,7 % Usninsäure.

C. percrocata
C. teicholyta [Ach.] Stnr.
C. atroflava var. *submersa* [Torn.] Mong.
C. erythrocarpa [Pers.] Zw.
C. lamprocheila [DC.] Flag.
enthalten Anthrachinone (1), (2).

Literatur: Hegnauer, Henssen-Jahns u.a., vgl. Lit.-Verz.

(1) Hauschild, G. u.a., Naturwiss. 55 (1968), 346–347, Pharm. Zh. 108 (1969), Nr. 1.

(2) Hauschild, G. u.a., Planta medica 20 (1971), Nr. 1.

Cenomyce coccifera siehe ***Cladonia coccifera.***

Cenomyce pyxidata siehe ***Cladonia pyxidata.***

Cenomyce rangiferina siehe ***Cladonia rangiferina.***

CETRARIA
Parmeliaceae

C. islandica [L.] Ach.
(*Lobaria islandica* Hoffm.)

Arktische Gebiete, Tundren. Nord- und Osteuropa. – In Mittel- und Hochgebirgen. Deutschland (Bayrischer Wald und Thüringen), Norditalien, Tschechoslowakei, Polen, Rußland.

Verwendet wird: der getrocknete Thallus.

Handelsbezeichnungen: Lichen islandicus, Lichen, Fucus oder Muscus catharticus – Cetraria islandica – Isländisches Moos – Iceland Moss – Lichen d'Islande – Liquén islandico. (Die Bezeichnung „Moos" ist nicht korrekt, weil es sich bei der Droge nicht um ein Moos, sondern um eine Flechte handelt).

Inhaltsstoffe: Polysaccharide (ca. 64 % Lichenin sowie Isolichenin), Lignine. – 2–3 % Protocetrarsäure, Cetrarsäure, ca. 1–2 % d-Protolichesterinsäure, die sich bei der Aufarbeitung in Lichesterinsäure umwandelt. l-Allo-Protolichisterinsäure, Fumarprotocetrarsäure, Cetrarinin, d, l-Usninsäure (Flechtensäuren) – Umbilicin (Arabitmonogalactosid), Fettsäuren, Vitamin A, B_1, Jod, Spuren von nicht flüchtigen Riechstoffen. Faktoren der Folsäure-, Folinsäure-, Vitamin-B_{12}-Gruppe, Enzyme (1), (2), (3), (4), (13).

Verwendung: Mucilaginosum bei Katarrhen der Luftwege, bei Gastroenteritis. – Amarum. – Das wäßrige Dekokt hat tuberkulostatische Wirkung. – Extrakte sind gegenüber einigen Bakterien wirksam. – In der Homöopathie bei Lungentuberkulose, Keuchhusten, chron. Bronchialkatarrh, Verschleimung, bei Ernährungsstörungen. – In der Volksheilkunde bei Bronchitis, Keuchhusten etc. – Äußerlich bei schlecht heilenden Wunden. Entbitterte Droge wird als Stärkungs- und Nährmittel benutzt.

Zur Spiritusgewinnung, bes. in östlichen Ländern.

Die Gallerte wird als Agar-Ersatzstoff

bei der Stuhl- und Urindiagnose benutzt sowie in der Bodenbakteriologie (5), (6), (7).
Extrakte aus der Flechte zeigten eine Hemmwirkung auf das Tabakmosaikvirus (12).

C. islandica
wird in nördlichen Ländern in Notzeiten als Brot oder Brei gegessen. Der Nährwert ist gering. Viehfutterzusatz, nachdem die bitteren Flechtensäuren durch eine Wasser- bzw. Sodabehandlung entfernt wurden.

Aus Island stammende Partien von Lichen islandicus entsprachen im Aussehen nicht der handelsüblichen Ware und stammten von *Peltigera*-Arten.

C. ciliaris
enthält Physodsäure, Olivetorsäure.

C. collata
enthält Microphyllinsäure, aus der Olivetonsäure, Oliveton, Olivetol etc. entwickelt werden. Olivetonsäure wirkt noch in Konzentrationen von 0,004 % antiseptisch.
Eine indische Provenienz enthielt α- und β-Collatolsäure (8), (9).

C. cucullata [Bell.] Ach.
Arktisch-alpine Gebiete,
enthält l-Usninsäure. Bei Scorbutererkrankungen (5).

C. juniperina [L.] Ach.
wird vielfach als giftig angesehen.

C. nivalis [L.] Ach.
(*Lobaria nivalis* Hoffm.)
Arktisch-alpine Gebiete, hat einen gelben Thallus und enthält Usninsäure, Ventosasäure, Epifriedelinol. Die Flechte wird wie *C. islandica* verwendet.

C. pinastri [Scop.] S. Gray
enthält l-Usninsäure, Pinastrinsäure, Vulpinsäure. Die Flechte wird vielfach als giftig angesehen (10).

C. tenuifolia [Retz.] Howe
kommt vielfach gemeinsam mit *C. islandica* vor, galt früher als Varietät und wird wie die offizinelle Droge benutzt (11).

C. tubulosa
enthält Pinastrinsäure und Vulpinsäure (10).

Literatur: Braun, Flück, Follmann, Gessner, Hager, IV., Hegnauer, Henssen-Jahns, Hörhammer, Jaretzky, Kroeber, Merck-Index, Müller-Dietz, Schindler, Steinegger-Hänsel, Vogel, Wiesner u.a., vgl. Lit.-Verz.

(1) Möse, Arzneim. Forsch. 5 (1955), 510.

(2) Wagner, H. u. H. Friedrich, Naturwissenschaften 52 (1965), 305, Pharm. Zh. 106 (1967), Nr. 2.

(3) Sticher, O., Pharmac. A. Helv. 40 (1965), 385, D.A.Z. 107 (1967), Nr. 6.

(4) Sticher, O., Pharmac. A. Helv. 40 (1965), 483, D.A.Z. 106 (1966), Nr. 49.

(5) Klosa, Pharmazie 8 (1953), 435.

(6) Döpp, Pharmazie 5 (1950), 603.

(7) Hösel-Schwarz, Pharmazie 5 (1950), 603.

(8) Hein, W.-H., S.A.Z. 90 (1950), Nr. 17.

(9) Vianelli, S., Minerva Farmaceutica, Torino, 10 (1961), 47, D.A.Z. 102 (1962), Nr. 24.

(10) Klosa, Pharmazie 7 (1952), 687.

(11) Luckner, M. u.a., Pharmazie 20 (1965), 203.

(12) Follmann, G. u. V. Villagrán, Naturwissenschaften 51 (1964), 543, Pharm. Zh. 105 (1966), Nr. 7.

(13) Schimmer, O., D.A.Z. 114 (1974), Nr. 20.

CHIODECTON

Lecanactidaceae

Ch. sanguineum [Sw.] Vain.

Die Flechte enthält Confluetinsäure (Depsid).

Ch.-Arten
Brasilien. Die Farbstoffe wurden untersucht.

Literatur: Henssen-Jahns, Mors-Rizzini u.a., vgl. Lit.-Verz.

CHLOREA

Calycaceae

Ch. vulpina

Alpengebiete.

Inhaltsstoffe: Vulpinsäure und andere Flechtensäuren. Antibiotisch wirksam. Die Flechte wurde früher zum Gelbfärben von Wolle benutzt (1).

Ch.-Arten
enthalten ebenfalls Vulpin- und andere Flechtensäuren.

Literatur: vgl. Lit.-Verz.

(1) Klosa, Pharmazie 8 (1953), 435.

CLADONIA

Cladoniaceae

Über die ganze Erde verbreitete Strauchflechten.

C. rangiferina [L.] Web.
(*Cenomyce rangiferina* [L.] Ach.)
Subarktische und arktische Gebiete, Bestandteil ausgedehnter Flechtentundren. ferner Polen, Deutschland, Schweiz. – Muscus rangiferinus, Rentierflechte.

Inhaltsstoffe: d-Usninsäure, Atranorin (Atranorsäure), Rangiformsäure, Ergosterin, Umbilicin, Vitamin D, 16 Aminosäuren, ca. 55 % Lichenin und andere Kohlenhydrate, wie D-Mannit, D-Arabit, D-Volemit, Saccharose, Naphthochinone (rote Pigmente) (1).
Flechten polnischer Provenienz enthielten 0,76 %, deutscher 1,05 %, schweizer 0,55 % Usninsäure (3).

Verwendung: Früher bei Katarrhen der Luftwege. Zur Herstellung von Usninsäure.

Rohstoff für die Verzuckerung bzw. Vergärung von Flechtenstärke (Lichenin).

Von Bedeutung für die Ernährung der Rentiere und Caribous.
Zusammen mit anderen *C.*-Arten, wie *C. stellaris*, *C. mitis* in Nordskandinavien Zusatzfutter für Haustiere.

In früheren Zeiten wurde aus Flechten Alkohol gewonnen.

Die Bitterstoffe der Flechten dienten als Hopfenersatz beim Bierbrauen.

In Rußland wird aus Flechten Glucose hergestellt.
Flechten akkumulieren Substanzen, die z.B. bei Kernversuchen entstehen, wie Caesium, Strontium etc.

Flechten chelatisieren Metalle, auch Spurenelemente. Die Umwandlung in wasserlösliche Komplexe ist für das Wachstum von Pflanzen von Bedeutung.

C. amaurocrea
enthält l-Usninsäure, Cocillsäure (2).

C. arbuscula [Wallr.] Rabenh.
(*C. sylvatica* [Wallr.] Rabenh.)
enthält Sarkosin, Äthanolamin, γ-Aminobuttersäure, Usninsäure, Fumarproto-

cetrarsäure, Perlatolinsäure, Aminosäuren. Zur Gewinnung von Usninsäure. Polnische Ware enthält 0,85 % Usninsäure (3).

C. ***coccifera*** Flk.
(*Cenomyce coccifera* [L.] Ach.)
Feuerkraut, Scharlachflechte, enthält Barbatinsäure (Coccellsäure). Als Herba Musci pyxidati bei Keuchhusten.

C. ***convoluta***
(*C. endiviaefolia*)
Deutschland, Spanien, Sardinien, enthält 0,9–1,67 % Usninsäure (3).

C. ***decorticata***
enthält l-Usninsäure.

C. ***deformis*** [L.] Hoffm.
enthält l-Usninsäure, Dimethylsulfon, Rhodocladonsäure (Anthrachinon).

C. ***digitata***
enthält l-Usninsäure.

C. ***fimbriata*** [L.] Hoffm.
enthält Protocetrarsäure (Caprar- bzw. Ramalinsäure), Thamnolsäure und liefert Herba Musci pyxidati.

C. ***gracilis*** [L.] Willd.
liefert ebenfalls Herba Musci pyxidati.

C. ***impexa*** Harm.
enthält Imbricarsäure und Usninsäure. Polnische Ware 1,60 % (3).

C. ***miniata*** Floerk.
Brasilien. „Canduá". Der aus der Flechte gewonnene Farbstoff dient zum Färben von Korbwaren und Matten.

C. ***mitis*** Sandst.
enthält d-Usninsäure. Die Polysaccharide zeigen Antitumorwirkung bei Sarkom-180. –
Futter für Rentiere und Caribous.
C. mitis aus Polen enthält 0,85 %, aus der Schweiz 0,60 % Usninsäure.

C. ***pyxidata*** [L.] E. Fries
(*Cenomyce pyxidata* [L.] Ach.)
enthält Emulsin, Barbatinsäure, Fumarprotocetrarsäure, Psoromsäure und liefert Herba Musci pyxidati.

C. ***squamosa*** [Scop.] Hoffm.
enthält Squamatsäure.

C. ***stellaris*** [Opiz] Pouz. et Vězda
(*C. alpestris* [L.] Rabenh.)
enthält l-Usninsäure.

Nahrung für Rentiere und Caribous. Zum Binden von Kränzen. In nördlichen Ländern wird die Flechte u.U. zu Brot verbacken. Der Nährwert ist gering, da die Kohlenhydrate unverdaulich sind.
Rohstoff zur Gewinnung der Usninsäure.

C. ***uncialis***
Der Usninsäuregehalt beträgt 2,38 % (Polen), 1,27–1,66 % (Deutschland) (3).

Weiter werden in der Literatur aufgeführt:
C. ***furcata*** [Huds.] Schrad.
C. ***subrangiformis*** Sandst.
C. ***rangiformis*** Hoffm.
in Nordamerika vorkommend.

Literatur: Follmann, Gessner, Hager, IV., Hegnauer, Henssen-Jahns, Mors-Rizzini, Vogel, Wiesner u.a., vgl. Lit.-Verz.

(1) Klosa, Pharmazie 8 (1953), 435.

(2) Vonderbank, Pharmazie 5 (1950), 210.

(3) Schimmer, O., D.A.Z. 114 (1974), Nr. 20.

DARBISHIRELLA

D. gracillima [Darb.] Zahlbr.

Mittleres Chile. Extrakte der Flechtenstoffe zeigten in Verdünnungen bis 1:1.000 eine Hemmwirkung auf die Vermehrung des Tabakmosaikvirus (1).

Literatur:

(1) Follmann, G. u. V. Villagrán, Naturwissenschaften 51 (1964), 543, Pharm. Zh. 105 (1966), Nr. 7.

DIPLOSCHISTES

Thelotremataceae

D. scruposus [Schreb.] Norm.

enthält in der Trockenmasse ca. 10 % Zink, während das Substrat nur 1 % enthält. Auch andere Flechten enthalten im Thallus vielfach einen hohen Prozentsatz an Mineralien. Radioaktiver Niederschlag wurde in hohen Konzentrationen gefunden. Diese Flechten zeigen eine Resistenz gegen y-Strahlen (1).

Literatur: Henssen-Jahns u.a., vgl. Lit.-Verz.

(1) Mosbach, K., Angew. Chemie 81 (1969), Nr. 7, p. 233–244.

DIRINA

Rocellaceae

D. ceratoniae [Ach.] Fries

Mittelmeergebiete.

Inhaltsstoffe: Erythrin (Depsid) und andere Flechtenstoffe.

D. repanda [Nyl.] Fries
synthetisiert Erythrin (Depsid) (1).

D. approxima Zahlbr.
Galapagos-Inseln.

D. catalinariae Hasse
Caribische Gebiete

D. chilena Nyl.
Chilenische Küstengebiete

Auch bei diesen Flechten wurde Erythrin festgestellt (1).

Literatur: Henssen-Jahns u.a., vgl. Lit.-Verz.

(1) Huneck u. Follmann, Pharmazie 23 (1968).

EVERNIA

Usneaceae

E. prunastri [L.] Ach.
(*Parmelia prunastri*)

Pflaumenflechte, auf Laubbäumen, Sträuchern und Holz wachsend. Balkanländer, Osteuropa, Frankreich (Grasse), Marokko (Atlas).

Handelsbezeichnungen: Lichen Quercinus viridis, Muscus arboreus, Eichenmoos, Mousse de chêne, Beurre de mousse.

Inhaltsstoffe: 2–3 % Evernsäure, Atranorin, Chloratranorin, Everninsäure, Usninsäure, Divaricatsäure, Lecanor- und andere Säuren, Wachse, Harze, äther. Öl.
Die wasser- und alkalilöslischen Polysaccharide wurden analysiert (1).

Verwendung: *E. prunastri* besitzt einen starken Eigengeruch. Die Flechte wurde im Altertum zur Einbalsamierung von Leichen verwendet. In Pulverform als Duftstoff für Seifen.
Zur Herstellung von Extrakten für die Parfümerie- und Seifenindustrie. Der Extrakt enthält außer den Depsiden wohlriechende Ester der Evernsäure, Borneol, Geraniol. Citronellol, Vanillin, Campher, Ameisen-, Essig-, Stearin-, Palmitin-, Öl- und andere Säuren, vielfach nur in Spuren.
Über die Extraktion der Resinoide mit Ultraschall wurde berichtet (2), (3).
Grundstoff für Duftnoten wie „Chypre",

„Fougère" und andere (4), (5).
Usnin- und Evernsäure haben antibiotische Wirksamkeit, sie sind die Hauptbestandteile des Evosin, welches bei Staphylo- und Streptokokkeninfektionen, parasitären Erkrankungen, tuberkulösen Leiden und Gastroenteritis angewandt wird (6), (7), (8), (11).
Extrakte der Flechte zeigen eine Hemmwirkung auf das Tabakmosaikvirus (10).
Evernsäure und Atranorin können eine allergische Kontaktdermatitis hervorrufen.

Man unterscheidet
E. prunastri vulgaris und
E. prunastri gracilis.

E. vulpina
enthält Atranorsäure und Vulpinsäure (9).

E. divaricata
enthält Usninsäure.

Literatur: Follmann, Gildemeister-Hoffmann, Hager, IV., Hegnauer, Henssen-Jahns, Jaminet, Vogel, Wiesner u.a., vgl. Lit.-Verz.

(1) Mícovíc, V.M. u.a., D.A.Z. 106 (1966), Nr. 38.

(2) Welitschkov, W. u. E. Georgiev.
(3) Ber. d. Höh. Inst. für Nahrungs- und Genußmittelindustrie (Plodiv). XVII (1970), Nr. 2, 107–116. XVII (1970), Nr. 2, 155–160, Seifen–Öle–Fette–Wachse 97 (1971), Nr. 21 und 25.

(4) Seifen–Fette–Öle–Wachse (1950), Nr. 2.

(5) Neurath, Kosmetik 28 (1955), 329.

(6) Klosa, Pharmazie 5 (1950), 289.

(7) Hein, S.A.Z. 90 (1950), 315.

(8) Vonderbank, Pharmazie 5 (1950), 210.

(9) Klosa, Pharmazie 7 (1952), 687.

(10) Follmann, G. u. V.Villagrán, Naturwissenschaften 51 (1964), 543, Pharm. Zh. 105 (1966), Nr. 7.

(11) Hein, W.-H., D.A.Z. 90 (1950), Nr. 17.

FULGENSIA
Teloschistaceae

Mitteleuropa, *Fulgensia*-Arten wachsen z.B. auf kalkreicher Erde.

F. fulgida [Nyl.] Szat.

Untersucht wurde: die Flechte.

Inhaltsstoffe: Emodin und andere Anthrachinonderivate (1), (2).

F. bracteata [Hoffm.] Räs.
F. fulgens Elenkin
F. subbracteata [Nyl.] Poelt.
enthalten ebenfalls Anthrachinone (2).

Literatur: Henssen-Jahns u.a., vgl. Lit.-Verz.

(1) Hauschild, G. u.a., Naturwiss. 55 (1968), 346–347, Pharm. Zh. 108 (1969), Nr. 1.

(2) Hauschild, G. u.a., Planta medica 20 (1971), Nr. 1.

Gyrophora esculenta siehe ***Umbilicaria esculenta***.

HAEMATOMMA
Lecanoraceae

Arktisch-alpine Gebiete, besonders auf Silikatgestein wachsend.

H. ventosum [L.] Mass.
Die Blutaugenflechte enthält Divaricatsäure (1), Umbilicin (Galaktosid). Naphthochinone (rote Pigmente).

H. ventosum [L.] Mass. var. *lapponicum* Räs.
enthält 2,4 % Usninsäure, 0,37 % Divaricatsäure, 1,8 % Thamnolsäure, 0,8 % Ventosasäure.

H. coccineum
enthält ebenfalls Porphyrinsäure.

H. porphyrinum Pers.
enthält Porphyrinsäure.

Literatur: Hegnauer, Henssen-Jahns u.a., vgl. Lit.-Verz.

(1) Vonderbank, Pharmazie 5 (1950), 210.

HYPOGYMNIA

Parmeliaceae

Auf Rinden, Holz, Steinen und Sand vorkommend.

H. physodes [L.] W. Wats.

Wäßrige Extrakte erweisen sich als wirksam gegen schädliche Pilze.

Literatur: Henssen-Jahns u.a., vgl. Lit.-Verz.

LASALLIA

Umbilicariaceae

L. papulosa Llano

Japan.

Untersucht wurde: die Flechte.

Inhaltsstoffe: Polysaccharide mit Antitumoraktivität (1), (2).
Papulosin (Anthrachinonabkömmling) und ein weiteres Chlor-anthrachinon (3), Gyrophorsäure.

Literatur: Hegnauer u.a., vgl. Lit.-Verz.

(1) Nishikawa, Y. u.a., Chem. pharmac. Bull. (Tokyo) 17 (1969), Nr. 9. Zbl. Pharm. 110 (1971), Nr. 2.

(2) Strauch, R. u. K. Hiller, Pharmazie 29 (1974), Nr. 10/11, 656 u.f.

(3) Fox, C.H. u.a., Tetrahedron Letters 1969, Nr. 12, Chem. Ztg. (1969), Nr. 15.

LECANORA

Lecanoraceae

L. esculenta [Pall.] Eversm.

Hohlschildflechten. – Nördl. Sahara, in Rußland von der Krim bis zur Kirgisensteppe, Kleinasien, Iran.

Handelsbezeichnungen: Lecanora esculenta – Mannaflechte.

Inhaltsstoffe: ca. 23 % Schleimstoffe, Calciumoxalat (?), ca. 2,5 % Inulin (nach älteren Angaben), Kohlenhydrate.

Verwendung: Als Nahrungs- und Futtermittel benutzt. Vielfach als das in der Bibel genannte „Brot der Wüste" angesehen. Nach anderer Ansicht handelt es sich dabei aber um ein Tamarisken-Sekret.

L. esculenta var. *jussufii*
Nordafrika, bes. Algerien, wird ebenfalls als Nahrungs- und Futtermittel benutzt.

L. sordida Ach. und andere *L.*-Arten enthalten Orsellinsäuredepside, die nach Hydrolyse in farbloses Orcin umgewandelt werden und unter Einfluß von Ammoniak zu Farbstoffen oxidieren.
Im Orcein sind 14 Farbstoffe zu erkennen (1), (2).
Der Flechtenfarbstoff Orseille oder Persio hatte früher beträchtliche Bedeutung.

Literatur: Follmann, Henssen-Jahns, Hölzl-Bancher, Merck-Index, Vogel,

Wiesner u.a., vgl. Lit.-Verz.

(1) Musco, H., Pharmazie 16 (1961), 238.

(2) Beecken, H. u.a., Angew. Chemie 73 (1961), 665–673, Pharm. Zh. 101 (1962), Nr. 11.

LEPRARIA

L.-Arten gehören zu den imperfekten Ascomyceten-Flechten. Sie bilden auf Rinden und Gestein Überzüge. Sie enthalten Flechtenstoffe.

L. chlorina [Ach.] Ach. ex Sm.
enthält Calycin und Vulpinsäure (1).

L. flava
enthält Calycin, Vulpinsäure, Usnin- und Pinastrinsäure und eine weitere antibiotisch wirksame Substanz (1).

Literatur: Henssen-Jahns u.a., vgl. Lit.-Verz.

(1) Klosa, Pharmazie 7 (1952), 687.

LETHARIA
Usneaceae

Arktische und alpine Bandflechten, bes. auf Lärchen an der Baumgrenze.

L. vulpina [L.] Hue
Arktische und alpine Regionen. Die Wolfsflechte enthält Vulpinsäure, ein starkes Gift mit Wirkung auf das Zentralnervensystem. Als Fuchs- und Wolfsgift benutzt. *L. vulpina* weist auch bei tiefen Temperaturen eine hohe photosynthetische Aktivität auf (1).

L. columbiana [Nutt.] Thoms
kommt in Nordamerika vor.

L. divaricata [L.] Hue
kommt im Gebirge an Nadelhölzern vor.

Literatur: Follmann, Henssen-Jahns, Vogel u.a., vgl. Lit.-Verz.

(1) Mosbach, K., Angew. Chemie 81 (1969), 233–244.

LOBARIA
Stictaceae

L. pulmonaria [L.] Hoffm.
(Sticta pulmonaria)

Mittel- und Südeuropa, in Wäldern an Buchen, Eichen, an Felsen, bes. im Gebirge. – Afrika, Asien, Australien, Nordamerika.

Verwendet wird: der Thallus der Flechte.

Handelsbezeichnungen: Lichen Pulmonarius, Herba Pulmonariae arboreae – Sticta – Lungenflechte, Lungenmoos, Baumflechte, Baummoos – Oak Lunges – Lichen pulmonaire.

Inhaltsstoffe: ca. 3 % Stictinsäure, Nor-Stictinsäure, Gyrophorsäure (in japan. Provenienz) u.a. Flechtensäuren, Schleimstoffe, Gerbstoffe.

Verwendung: In der Homopäathie bei Erkältungskrankheiten (Rhinitis). – Volksheilmittel bei Lungenleiden. Adstringens. Zur Herstellung von Extrakten für die Duftstoffindustrie.

L. pulmonaria var. *hypomela*
enthält Telephorsäure.

L. retigera
enthält ebenfalls Telephorsäure. Die Flechte ist morphologisch von *L. pulmonaria* kaum zu unterscheiden.

L. amplissima [Scop.] Forss.
gilt als Maßstab der Luftverunreinigung. Die Flechte kommt nur in sauberer Luft vor.

Literatur: Flück, Follmann, Gessner, Hager, III., Hegnauer, Henssen-Jahns,

Hörhammer, Jaretzky, Mosbach, K., Angew. Chemie 81 (1969), 233–244, Schindler, Steinegger-Hänsel u.a., vgl. Lit.-Verz.

Lobaria islandica siehe ***Cetraria islandica.***

Lobaria nivalis siehe ***Cetraria nivalis.***

MYCELIA

M. sterilia

Thermophile Flechte. – Thermozymocin, eine kristalline antibiotische Substanz, konnte isoliert werden (1).

Literatur:

(1) Aragozzini, F. u.a., Tetrahedron 28 (1972), 5493, Chem. Ztg. 97 (1973), Nr. 7.

NEPHROMA

Peltigeraceae

Hügelige Gebiete, Gebirge, an bemoosten Stämmen und Steinen.

N. laevigatum
Die Flechte enthält Emodin.

Literatur: Follmann, Henssen-Jahns u.a., vgl. Lit.-Verz.

Hauschild, G. u.a., Naturwiss. 55 (1968), 346–347, Pharm. Zh. 108 (1969), Nr. 1.

NEPHROMOPSIS

N. endocrocea

enthält Endocrocin (Emodin).

Literatur: Hegnauer.

OCHROLECHIA

Pertusariaceae

Arktische bis subarktische Arten bilden meist Überzüge auf Steinen, Rinden etc.

O. tartarea [L.] Mass.
liefert zusammen mit anderen Flechten Orseille und Lackmus (Flechtenfarbstoffe).

O. parella
wurde zur Herstellung von Orseille benutzt. Die Flechte enthält Porphyrilsäure.

Literatur: Follmann, Hegnauer, Henssen-Jahns u.a., vgl. Lit.-Verz.

PARMELIA

Parmeliaceae

Weit verbreitet, vielfach als Epiphyten an Bäumen wachsend, chemisch gut untersucht.

P. physodes [L.] Ach.
Eine der häufigsten mitteleuropäischen Arten.

Inhaltsstoffe: Atranorin, Physodsäure, Hypogymnol, Fettsäuren. Zur Darstellung von Parmycin (= Evosin). Bei infektiösen Hautleiden, eitrigen Entzündungen, Schnittwunden. In der Veterinärmedizin als Wundheilmittel (1), (2), (3), (4), (5), (8).
Empfindlicher Indikator für Luftverunreinigungen (6).

P. furfuracea [L.] Ach.
Die Flechte enthält Atranorin, Hypogymnol, Physodsäure, Fumarprotocetrarsäure.
Eine schwache antibakterielle Wirksamkeit wurde festgestellt (1), (2), (3), (7).
In Europa und Nordafrika kommt eine Physodsäure- und eine Olivetorsäure-Rasse, in Nordamerika eine Lecanorsäure-Atranorin-Rasse vor.
Olivetol ist ein Abbauprodukt der Olivetorsäure, es kann als Ausgangsmaterial

für die Wirkstoffe von *Cannabis sativa* dienen. Extrakte zeigten eine Hemmwirkung auf das Tabakmosaikvirus (9). Die Flechte liefert Mousse d'arbre.

P. perforata
P. tubulosa
enthalten Atranorin (1), (2), (3), (7).

P. caperata [L.] Ach.
enthält Caperatsäure, Usninsäure, Fettsäuren.

P. conspersa [Ach.] Ach.
enthält Usninsäure und Salacinsäure. Die Flechte wird in der chinesischen Medizin verwendet (1), (2), (3).
Im südlichen Nordamerika kommt *P. conspersa-stenophylla* vor.

P. tinctorum Del. ex Nyl.
enthält in einem indischen Rohstoff über 25 % Lecanorsäure (Depsid). Bei anderen Provenienzen wurden außerdem Stictinsäure, Salacinsäure, Atranorin oder Physodsäure festgestellt. Schwache antibakterielle Wirksamkeit (1), (2), (3), (7), (8).

P. vagans Nyl.
Steppengebiete des südöstlichen Rußland.

Inhaltsstoff: Usninsäure.
Die Flechte wirkt äußerlich blutstillend und bakterizid.

P. nilgherensis Nyl.
P. perlata Ach.
Indien, enthalten Lecanorsäure und Collatolsäure (8).

P. paraguariensis Lynge
Sahara. Die Flechte hat, wie auch zahlreiche andere Arten, die Fähigkeit Duftstoffe zu absorbieren. Sie wird mit Rosenöl behandelt und bes. in nordafrikanischen Gebieten dem Tabak beigemischt.

P. isidiata
enthält an trockenen Standorten Salacinsäure, in feuchten Wäldern Fumarprotocetrarsäure.

P. caroliniana Nyl.
enthält Perlatolsäure.

P. rudecta Ach.
enthält Lecanorsäure.

Als weitere Arten werden in der Literatur aufgeführt:
P. bolliana Müll. Arg.
P. dubia [Wulf.] Schaer.
P. cladonia [Tuck.] DR., Nordamerika
P. pertusa [Schrank.] Schaer. Nordamerika
P. hypotropoides Nyl. ex Wiley
P. finkii
P. aurulenta
P. formosana Zahlbr.
Nordamerika, Ostasien, enthält Lichexanthon.
P. centrifuga [L.] Ach.
P. entotheiochroa Hue
enthält 8 Flechtentriterpene.

Literatur: Follmann, Hegnauer, Henssen-Jahns, Müller-Dietz, Vogel u.a., vgl. Lit.-Verz.

(1) Klosa, Pharmazie 5 (1950), 289.

(2) Klosa, Pharmazie 7 (1952), 755.

(3) Klosa, Pharmazie 8 (1953), 435.

(4) Ivanov u.a., Die Natur 2 (1950), 36.

(5) Wagner, H. u. A. Friedrich, Naturwissenschaften 52 (1965), 305, Pharm. Zh. 106 (1967), Nr. 2.

(6) Chemie 1969, Nr. 6.

(7) Vonderbank, Pharmazie 5 (1950), 210.

(8) Vianelli, S., Minerva Farmaceutica,

Torino 10 (1961), 47, D.A.Z. 102 (1962), Nr. 24.

(9) Follmann, G. u. V. Villagrán, Naturwissenschaften 51 (1964), 543, Pharm. Zh. 105 (1966), Nr. 7.

Parmelia prunastri siehe ***Evernia prunastri***.

PELTIGERA

Peltigeraceae

Arktische und gemäßigte Zonen.

P.-Arten
enthalten Peltigerosid (Mannitverbindung).
Die Flechten wurden als Verwechslung bzw. Verfälschung von *Cetraria islandica* beobachtet.

P. canina [L.] Willd.
Hundsflechte. Sie galt in früheren Zeiten in Milch, zusammen mit Schwarzem Pfeffer als Mittel gegen Tollwut.

P. horizontalis
enthält Peltigerosid.

P. polydactyla
Glucose wurde nachgewiesen.

Zahlreiche Flechten enthalten Monosaccharide.

Literatur: Hegnauer, Henssen-Jahns u.a., vgl. Lit.-Verz.

PERTUSARIA

Pertusariaceae

Mitteleuropa, in zahlreichen Arten vorkommend.

P. corallina [L.] Arn.
Glimmer bewohnende Lochflechte. In mediterranen Gebieten Rohstoff zur Gewinnung von Flechtenfarbstoffen (Orseille).
P. corallina scheidet Wirkstoffe ab, die als Chelatbildner selbst härtesten Fels, wie Dolomit und Quarzit in wasserlösliche Komplexe überführen und für eine weitere Vegetation lebensnotwendige Spurenelemente freimachen. Die Flechte enthält u.a. Thiophaninsäure (gelbes Pigment).

P. amara [Ach.] Nyl.
enthält Pikrolicheninsäure, die den bitteren Geschmack verursacht.

Literatur: Follmann, Hegnauer, Henssen-Jahns u.a., vgl. Lit.-Verz.

PROTOBLASTENIA

Teloschistaceae

P.-Arten besiedeln Kalk.

P. testacea [Zahlbr.] J. Stein
Die Flechte enthält Usninsäure.

P. incrustans [DC.] Steiner
enthält Anthrachinone (1).

Literatur: Follmann, Henssen-Jahns u.a., vgl. Lit.-Verz.

(1) Hauschild, G. u.a., Planta medica 20 (1971), Nr. 1.

PSEUDEVERNIA

Parmeliaceae

P. furfuracea [L.] Zopf.

Europa, Nordafrika. – Baummoos. – Eine Chemotype enthält Physodsäure (var. *furfuracea*), eine zweite Olivetorsäure (var. *olivetorina*).
Eine weitere Varietät mit Lecanorsäure kommt in Amerika vor.
Zur Herstellung von Extrakten für die Duftstoffindustrie.

Die Extrakte aus *Pseudevernia* gelten wegen des anhaftenden Harzes als weniger brauchbar als die aus *Evernia prunastri*.

Literatur: Henssen-Jahns u.a., vgl. Lit.-Verz.

PYRENOCARPEAE

Brasilien, Amazonasgebiete. Eine nicht näher bekannte Art wird von den Indianern unter dem Namen Baduhutsiña als Schnupfmittel benutzt. Eine narkotische Wirkung ist offfenbar nicht vorhanden (1).

Literatur:

(1) Prance, G.T., Economic Botany 26 (1972), Nr. 3, p. 227.

RAMALIA

Usneaceae

R. obtusata

Die Flechte enthält Obtusatsäure mit antibakterieller Wirksamkeit (1).

Literatur:

(1) Vonderbank, Pharmazie 5 (1950), 212.

RAMALINA

Ramalinaceae

Weit verbreitete Strauchflechten auf Rinde und Gestein.

R. reticulata
Californien. Aus der Flechte wird Usninsäure gewonnen (1), (2), (3).

R. capitata
enthält ebenfalls Usninsäure.

R. tumidula
R. peruviana
R. chilensis
Chile. Aus den Flechten wurde Tumidulin, ein Cl-haltiges Depsid der Orcin-Gruppe isoliert (4).

R. pollinaria
Europa, enthält Ramalsäure. Die Flechte wird zur Farbstoffgewinnung herangezogen.

R. farinacea [L.] Ach.
enthält Usninsäure, Sekikasäure, Nor-Stiptinsäure. In japanischen Flechten wurden Usnin- und Sekikasäure gefunden. Substanzen mit antibakterieller Wirkung (6).

R. scopularum
enthält Stictin- und Salacinsäure (6).

R. tayloriensis Zahlbr.
enthält Usninsäure, Sekikasäure, Lichenin, Arabitol (6).

R. calicaris
enthält Usnin- und Sekikasäure (6).

R. ceruchis [Ach.] de Not. var. *tumidula* [Tayl.] Nyl.
Mittleres Chile. Extrakte der Flechtenstoffe zeigten eine Hemmwirkung auf die Vermehrung des Tabakmosaikvirus (7).

R.-Arten
Verschiedene *R.*-Arten enthalten eine antibiotisch wirkende Substanz (5). *R.*-Arten haben einen Eigengeruch und finden als Extrakte in der Duftstoffindustrie Verwendung.

Literatur: Follmann, Henssen-Jahns, Schindler, Vogel, Wiesner u.a., vgl. Lit.-Verz.

(1) Stark u.a., J. Amer. chem. Soc. 72 (1950), 1819.

(2) Marschall u.a., Science 106 (1947), 394.

(3) Marschak, Public Health Reports 62 (1947), 3.

(4) Huneck, S., Chem. Ber. 99 (1966), 1106, Chem. Ztg. 90 (1966), Nr. 16.

(5) Klosa, Pharmazie 5 (1950), 289.

(6) Vianelli, S., Minerva Farmaceutica, Torino 10 (1961), 47, D.A.Z. 102 (1962), Nr. 24.

(7) Follmann, G. u. V. Villagrán, Naturwissenschaften 51 (1964), 543, Pharm. Zh. 105 (1966), Nr. 7.

ROCELLA

Rocellaceae

R. tinctoria DC.

Felsküsten der Mittelmeergebiete, Atlantikküste von Frankreich und England, Küsten der Azoren, Afrikas (Angola, Mozambique), Indiens, Ceylons, Australiens, Galapagos-Inseln, Südamerikas.

Inhaltsstoffe: Lichenin, Isolichenin. Depside verschiedener Flechtensäuren.

Flechtenfarbstoffe
Sie entstehen durch Behandlung der Flechten mit Ammoniak oder Harn. Zur Gewinnung von Lackmus wird Pottasche, Kalk und Gips zugesetzt. Aus den Orsellinsäuredepsiden entsteht durch Hydrolyse das farblose Orcin, das unter Einwirkung von Ammoniak zu den Flechtenfarbstoffen oxydiert.

Sie werden in 3 Gruppen aufgeteilt:
1. Amin-orceine
2. Hydroxy-orceine und Nebenkomponenten
3. Amino-orceimine und Nebenkomponenten.

Orcein enthält 14 Komponenten (1), (2).

Lackmus, Lacca Musci, Litmus, Tournesol, besteht zur Hauptsache aus polymeren Farbstoffen.

Orseille, Cudbear, Persio oder Vermelho ist ein Farbstoffgemisch, das im alkoholischen Bereich rotviolett bis blau, im sauren Bereich rotorange bis blauviolett färbt.

Die Handelsqualitäten waren vielfach uneinheitlich, da verschiedene Rohstoffe in wechselnden Mengen verwendet wurden.

Verwendung: Flechtenfarbstoffe wurden früher zum Färben von Wolle und Seide benutzt. Die Farbstoffe sind nicht echt. Heute werden sie noch in der Nahrungs- und Genußmittelindustrie und in der Kosmetik verwendet.

Lackmus spielt in der Labortechnik als Indikator eine Rolle (3), (4).

Die Flechtenfarbstoffe werden von einer Anzahl weiterer *R.*-Arten sowie von
Lecanora-Arten
Ochrolechia tartarea [L.] Mass.
Pertusaria corallina [L.] Arnold.
Umbilicaria pustulata [L.] Hoffm.
Variolaria-Arten
u.a., gewonnen.

R. arnoldi
Mittelmeergebiete, liefert Orseille und Lackmus.

R. canariensis
enthält u.a. Lecanorsäure.

R. endocrocea Choisy
enthält über 25 % des Trockengewichts an Erythrin (Depsid).

R. fuciformis [L.] DC.
Küsten des Mittelmeeres, Westafrikas. Die Flechten liefern Orseille und Lackmus.
R. fuciformis enthält Picrorocellin (5).

R. fucoides Wain.
Orseilleflechte. Mittelmeerküsten, Küsten Afrikas und Australiens.

R. montagnei Bél.
enthält u.a. Rocellasäure, Picroerythrin (Montagnetol).

Die Flechte ist ein Rohstoff zur Gewinnung von Orseille (6).

R. pernensis
Die Flechte ist ein Rohstoff zur Gewinnung von Orseille.

R. portentosa [Mint.] Darb.
enthält u.a. Lecanorsäure.
Extrakte der Flechtenstoffe der im mittleren Chile vorkommenden Flechte zeigten eine Hemmwirkung auf die Vermehrung des Tabakmosaikvirus (7).

R. sinensis
enthält u.a. Lecanorsäure.

Literatur: Hager, III., Hegnauer, Henssen-Jahns, Hölzl-Bancher, Merck-Index, Wiesner u.a., vgl. Lit.-Verz.

(1) Beecken, H. u.a., Angew. Chemie 73 (1961), 665–673, Pharm. Zh. 101 (1962), Nr. 11.

(2) Musso, H., Pharmazie 16 (1961), 238.

(3) Richter, Dtsch. Lebensm. Rdsch. 45 (1949), 13.

(4) Lübke, Kosmetik 23 (1950), 230.

(5) Forster u.a., J. Chem. Soc. 121 (1922), 816.

(6) Subbaraya u.a., Proc. Ind. Acad. Sci. 12 A (1940), 466.

(7) Follmann, G. u. V. Villagrán, Naturwissenschaften 51 (1964), 543, Pharm. Zh. 105 (1966), Nr. 7.

SARCODONTIA

S. setosa [Pers.] Donk

Europa, vor allem auf alten Apfelbäumen.

Inhaltsstoffe: Butan-, Butanol- und Pentanolverbindungen, ferner Propanol und Butanol, ein gelber Farbstoff (1).

Literatur:

(1) Kotlaba, F. u.a., Naturwiss. 52 (1965), 591, Chem. Ztg. 90 (1966), Nr. 4.

SOLORINA

Peltigeraceae

S. crocea [L.] Ach.

Europa, oft an feuchten Felsen in arktisch-alpinen Schmelzwasserregionen. Sackflechte.

Inhaltsstoffe: Solorinsäure (Anthrachinon) (1).

Literatur: Follmann, Hegnauer, Henssen-Jahns u.a., vgl. Lit.-Verz.

(1) Chem. Ztg. 86 (1962), Nr. 20.

STICTA

Stictaceae

St. coronata

Kosmopolitisch. Die Grübchenflechte enthält Polyporsäure, die gegen Leukämie aktiv sein soll.

St. colensoi
enthält ebenfalls Polyporsäure.

St. weigelii [Isert.] Wain.
Chile. Extrakte der Flechtenstoffe zeigten eine Hemmwirkung auf die Vermehrung des Tabakmosaikvirus (1).

St.-Arten
Der unangenehme Geruch mancher *St.*-Arten wird durch Ammoniak, Methylamin und andere Amine hervorgerufen.

Literatur: Follmann, Hegnauer, Henssen-Jahns u.a., vgl. Lit.-Verz.

(1) Follmann, G. u. V. Villagrán, Naturwissenschaften 51 (1964), 543, Pharm. Zh. 105 (1966), Nr. 7.

Sticta pulmonaria siehe ***Lobaria pulmonaria.***

TELOSCHISTES
Teloschistaceae

Westl. Europa, Mittelmeergebiete

T. ***chrysophthalmus*** [L.] Th. Fr.
Die Goldflechte enthält Anthrachinone, als gelbe bis orange Farbstoffe: Parietin (= Physcion), Fallacinol (= Telochistin), Fallacinal, Parietinsäure (1).

T. ***flavicans*** [Sw.] Norm.
Westl. ozeanische Gebiete,
enthält ebenfalls Anthrachinone (1).
Die Flechte kommt nur in sauberer Luft vor und gilt als Testpflanze für Luftverunreinigung.

Literatur: Follmann, Hegnauer, Henssen-Jahns u.a., vgl. Lit.-Verz.

(1) Hauschild, G. u.a., Planta medica 20 (1971), Nr. 1.

UMBILICARIA
Umbilicariaceae

Die Nabelflechten sind vor allem in arktischen Gebieten und in der gemäßigten Zone der nördlichen Hemisphäre anzutreffen.

U. ***esculenta*** Minks
(*Gyrophora esculenta* Miyoshi)
In Japan wird die Flechte – „Iwatake" – in Form von süßen Suppen, als Salat oder gebacken gegessen. In Notzeiten wurde sie auch in Canada als – Tripe de Roche – für die Ernährung herangezogen.

Die enthält Pustulan eine Glucan-Verbindung und ist cancerostatisch wirksam (1), (2).
Sie wird bei der Behandlung verschiedener Pflanzenkrankheiten, z.B. Tomatenkrebs, Tabakmosaikvirus und in der Forstwirtschaft gegen Holzparasiten eingesetzt.

U. ***angulata***
U. ***caroliniana***
U. ***polyphylla***
Japan, enthalten wasserlösliche Polysaccharide vom Pustulantyp. Derivate weisen eine Antitumorwirkung auf.

U. ***pustulata*** [L.] Hoffm.
Auf Felsen in der Strandzone von Binnengewässern vorkommend, wurde zur Gewinnung von Flechtenfarbstoffen benutzt.
Umbilicin wurde nachgewiesen.

U. ***rigida***
enthält ebenfalls Umbilicin.

U. ***papulosa*** [Ach.] Nyl.
enthält Gyrophorsäure.

Literatur: Follmann, Hegnauer, Henssen-Jahns, Mosbach, K., Angew. Chemie 81 (1969), 233–244 u.a., vgl. Lit.-Verz.

(1) Nishikawa, Y. u.a., Chem. pharmac. Bull. (Tokyo) 17 (1969), Nr. 9, 18 (1970), Nr. 7, Zbl. Pharm. 110 (1971), Nr. 2 und 6.
(2) Strauch, R. u. K. Hiller, Pharmazie 29 (1974), Nr. 10/11, p. 656 ff.

USNEA
Usneaceae

Die Bartflechten sind über die ganze Erde verbreitet und wachsen besonders in Nebelregionen. Sie leben meist auf Rinden.

U. ***florida*** [L.] Fries
kommt in Hügellandschaften und im Gebirge vor.

Sie enthält bis 4 % d-Usninsäure (1).
U.-Arten enthalten Lichenin und Isolichenin.

Die Usninsäure dürfte die wichtigste und wirksamste Flechtensäure mit antibakterieller Wirkung sein. Sie wurde in zahlreichen Flechtenarten nachgewiesen (9), (10), (15). Bestandteil einer Anzahl von pharmazeutischen Präparaten wie Salben, Pulvern etc. Zu Präparaten gegen Pilzinfektionen (12).
Über die Wirkung auf höhere Pflanzen wurde berichtet (11).

Usninsäure erwies sich in Tierversuchen parenteral als relativ toxisch (14), sie kann allergische Kontaktdermatitis hervorrufen und die Lichtempfindlichkeit steigern.
Der Nachweis erfolgt auf gaschromatographischem Wege (1), (2), (3), (4), (5).

U. aspera [Eschw.] Waino
Brasilien – „Serra do mar", „Serra da Mantiqueira", auf Felsen wachsend, enthält bis 4 % Usninsäure.

U. barbata
enthält Usninsäure und Fettsäuren (6).

U. compacta Mot.
Himalaya,
enthält Usnin-, Barbatin- und Salacinsäure (8).

U. dasypoga [Ach.] Röhl.
enthält d-Usninsäure.
Das Vorkommen der Flechte weist auf eine hohe Luftfeuchtigkeit hin.

U. hirta Hoffm.
Indien,
enthält ca. 1,1 % Usnin- und ca. 1,2 % Salacinsäure (7).

U. japonica
Japan, Ostasien,
enthält Usninsäure, Barbatsäure, Stictinsäure.

Chinesisches Volksheilmittel (7).

U. longissima Ach.
enthält Usnin- und Barbatsäure, Arabitol.

In China als Expectorans, bei Nachtschweiß, bei Darm- und Magengeschwüren zur lokalen Behandlung (1), (7).

U. misaminensis [Vain.] Mot.
Himalaya,
enthält Usnin-, Evern-, Barbatinsäure und ein Fettsäuregemisch (8).

U. molliuscula Stirton
Sudan, „Sheiba".
Die Flechte wird in der Volksmedizin als bitteres Stomachicum, bei Menstruationsstörungen und in der Parfümerie benutzt. Sie enthält Usninsäure (13).

U. orientalis
Himalayagebiete,
enthält Usnin- und Salacinsäure.

Flechten der gleichen Art aus Südindien enthalten Usnin- und Stictinsäure.

In der chinesischen Volksheilkunde verwendet (7).

U. rubicunda Stirt. var.
ceratinella [Vain.] Mot.
Himalaya,
enthält Usnin- und Salacinsäure (8).

Die Autoren untersuchten die Inhaltsstoffe einer Anzahl weiterer Flechten aus den Himalaya-Gebieten.

Literatur: Follmann, Gessner, Hegnauer, Henssen-Jahns, Merck-Index, Mors-Rizzini, Mosbach, K. Angew. Chemie 81 (1969), 233–244, Schindler, Vogel, Wiesner u.a., vgl. Lit.-Verz.

(1) Möse, Arzneim.-Forsch. 5 (1955), 508.

(2) Klosa, Pharmazie 8 (1953), 436.

(3) Döpp, Pharmazie 5 (1950), 603.

(4) Fischer, R. u. G. Mikula, Arzneim.-Forsch. 19 (1969), 2025, D.A.Z. 111 (1971), Nr. 2.

(5) Evdokimoff, V., u.a., Boll. chim. farmaceut., Milano, 112 (1973), Nr. 6, 365–369, Zbl. Pharm. 113 (1974), Nr. 11.

(6) Wagner, H. u. H. Friedrich, Naturwissenschaften 52 (1965), 305, Pharm. Zh. 106 (1967), Nr. 2.

(7) Vianelli, S., Minerva Farmaceutica, Torino, 10 (1961), 47, D.A.Z. 102 (1962), Nr. 24.

(8) Sarma, K.G. u. S. Huneck, Pharmazie 23 (1968), 583–584.

(9) Johnson, R.B. u.a., Arch. Biochem. 28 (1950), 317–323.

(10) Miura, Y. u.a., C.r. hebd. Séanc. Acad. Sci. 232 (1951), 1710–1712, Chem. Abstr. 45, 9106 H.

(11) Barbalic, L., Qualitas Pl. Mater. veg. 9 (1963), 286–296, Chem. Abstr. 60, 12595 B.

(12) Seifen–Öle–Fette-Wachse 101 (1975), Nr. 7.

(13) Kheir, Y.M. u. M.B. Patèl, Planta medica 27 (1975), Nr. 2, p. 171.

(14) Schimmer, O., D.A.Z. 114 (1974), Nr. 20.

(15) Hein, W.-H., D.A.Z. 90 (1950), Nr. 17.

VARIOLARIA
Pertusariaceae

V. ***amara***

Verwendet werden: die Flechten.

Inhaltsstoffe: Picrolichenin, Orcein mit 14 Komponenten, Lackmus, welcher hauptsächlich aus polymeren Farbstoffen besteht (1).

Verwendung: Zu Flechtenfarbstoffen (vgl. *Rocella*).

V.-Arten
Eine Anzahl weiterer Arten enthalten ebenfalls Flechtenfarbstoffe.

Literatur: vgl. Lit.-Verz.

(1) Musco, H., Pharmazie 16 (1961), 238.

XANTHORIA
Teloschistaceae

X. ***parietina*** [L.] Beltram

Die Wandschüssel-Flechte wächst an Rinden und am Holz, in Küstengebieten auch an Felsen.

Untersucht wurde: der Thallus.

Inhaltsstoffe: Parietin (= Physcion – Hauptbestandteil des gelben Farbstoffs), Emodin, Xanthorin, Fallacinol, Fallacinal, Parietinsäure (Anthrachinone), Ribit wurde nachgewiesen (1), (2), (3).

Eine Zubereitung aus *X. parietina* wurde früher als Ersatz für Chinarinde benutzt.

X. ***aureola*** [Ach.] Erichs.
X. ***elegans*** [Link] Th. Fr.
X. ***sorediata*** [Vain.] Poelt
X. ***polycarpa*** [Ehrh.] Rieber
X. ***candelaria*** [Ach.] Arn.
X. ***fallax*** [Hepp.] Arn.
enthalten ebenfalls Anthrachinone (3).

Literatur: Follmann, Hegnauer u.a., vgl. Lit.-Verz.

(1) Poethke, W. u.a., Pharm. Zh. 102 (1963), Nr. 8.

(2) Hauschild, G. u.a., Naturwiss. 55 (1968), 346–347, Pharm. Zh. 108 (1969), Nr. 1.

(3) Hauschild, G. u.a., Planta medica 20 (1971), Nr. 1.

Abt. XIV

BRYOPHYTA

ANODON

A. rostratus

Inhaltsstoffe mit antibiotischer Wirkung wurden festgestellt.

Literatur: Hegnauer u.a., vgl. Lit.-Verz.

CALYPOGEIA

Calypogeiaceae

C. trichomanis [L.] Corda

Temp. und trop. Gebiete.

Untersucht wurde: das Lebermoos.

Inhaltsstoffe: 2 Azulene (1).

Literatur:

(1) Menche, D. u. S. Huneck, Chem. Ber. 99 (1966), 2669–2674, Pharm. Zh. 106 (1967), Nr. 11.

CORSINIA

Corsiniaceae

C. coriandra

Mittelmeergebiete, Nordamerika.

Untersucht wurde: der Thallus.

Inhaltsstoffe: Quercetin, Kämpferol (1).

Literatur:

(1) Reznik, H. u.a., Naturwiss. 53 (1966), 230–231, Pharm. Zh. 107 (1968), Nr. 3.

DUMORTIERA

Marchantiaceae

D. hirsuta [Sw.] Nees

Tropische Gebiete, westl. Mittelmeergebiete.

Inhaltsstoffe mit antibotischer Wirkung wurden festgestellt.

Literatur: Hegnauer u.a., vgl. Lit.-Verz.

FEGATELLA

Conocephalaceae

F. conica
(*Conocephalum conicum* [L.] Dum.)

Europa, an Bachufern.

Untersucht wurde: das Laubmoos.

Inhaltsstoffe: Arachidonsäure (Fettsäure) (1), Antibiotische Wirkstoffe.

Literatur: Hegnauer u.a., vgl. Lit.-Verz.

(1) Wagner, H. u. H. Friedrich, Phytochemistry 8 (1969), p. 1603.

FONTINALIS

Fontinalaceae

F. antipyretica

Temperierte Zonen, in fließenden Gewässern.
Expectorans, harn- und schweißtreibendes Mittel in der Volksheilkunde.

Literatur: Hegnauer u.a., vgl. Lit.-Verz.

FUNARIA

Funariaceae

F. hygrometrica

Kosmopolitisch.

Expectorans, harn- und schweißtreibendes Mittel in der Volksheilkunde.

Literatur: Hegnauer u.a., vgl. Lit.-Verz.

GRIMMIA
Grimmiaceae

G. pulvinata

Temperierte Zonen, bes. auf sonnigen Felsen.
Das Moos gilt in der Volksheilkunde als Stypticum.

Literatur: Hegnauer u.a., vgl. Lit.-Verz.

HYPNUM
Hypnaceae

H.-Arten

Häufig vorkommend, weit verbreitet.
Sie wurden früher als Keuchhustenmittel benutzt.

Literatur: Hegnauer u.a., vgl. Lit.-Verz.

LESKEA
Leskeaceae

L. sericea

Temperierte Zonen.
Das Moos gilt in der Volksheilkunde als Stypticum.

Literatur: Hegnauer u.a., vgl. Lit.-Verz.

MARCHANTIA
Marchantiaceae

M. polymorpha L.

An feuchten Standorten.
Das Moos wird als homöopathisches Heilmittel verwendet.

Literatur: Hager, III. u.a., vgl. Lit.-Verz.

MEESEA
Meeseaceae

M. uliginosa

Kältere Zonen.

Expectorans, harn- und schweißtreibendes Mittel in der Volksheilkunde.

Literatur: Hegnauer u.a., vgl. Lit.-Verz.

MNIUM
Mniaceae

M. cuspidatum

Inhaltsstoffe mit antibiotischer Wirkung wurden festgestellt.

Literatur: Hegnauer u.a., vgl. Lit.-Verz.

ORTHOTRICHUM
Orthotrichaceae

O. rupestre

Temperierte Zonen und Andin.
Inhaltsstoffe mit antibiotischer Wirkung wurden festgestellt.

Literatur: Hegnauer u.a., vgl. Lit.-Verz.

POLYTRICHUM
Polytrichaceae

P. commune L.

Europa, Asien, Nordamerika (Wälder, Heiden, Moore), liefert Herba Adianti aurei, Goldener Widerton, Rockbrake Herb, Perce mousse.

Inhaltsstoffe: Gerbstoffe, Phenole, Harz, Wachs, fettes Öl mit Arachidonsäure (1), Kieselsäure.

Verwendung: Adstringens, in der Homöopathie und in der Volksheilkunde.

P. juniperinum Willd.
Nordamerika, liefert Hair Cap Moss. Diureticum. Extrakte der Droge haben eine schwache tumornekrotisierende Wirkung.

P. rubrum
Europa, liefert Herba Adianti rubri.

P. formosum
P. gracile
P. piliferum
P. longisetum
liefern ebenfalls Herba Adianti aurei. Die Inhaltsstoffe dürften denen von *P. commune* ähneln.

Literatur: Hager, Hegnauer u.a., vgl. Lit.-Verz.

(1) Wagner, H. u. H. Friedrich, Phytochemistry 8 (1969), 1603, Zbl. Pharm. (1970), Nr. 5.

RHYTIDIADELPHUS
Rhytidiaceae

R. triquetrus [L.] Warnst.

Europa.

Untersucht wurde: das Laubmoos.

Inhaltsstoffe: Arachidonsäure (Fettsäure) (1).

Literatur:

(1) Wagner, H. u. H. Friedrich, Naturwiss. 52 (1965), 305, Pharm. Zh. 106 (1967), Nr. 2, Phytochemistry 8 (1969), p. 1603, Zbl. Pharm. 109 (1970), Nr. 5.

RICCARDIA
Aneuraceae

R. pinguis
(Aneura pinguis)

Kosmopolitisch, auf feuchtem Boden. Die Inhaltsstoffe wurden untersucht (1).

Die Inhaltsstoffe weiterer Lebermoose, wie *R. sinuata, Pellia epiphylla, P. neesiana, Madotheca platyphylla, Mylia taylorii, Ptilidium ciliare, Jungermannia sphaerocarpa, Diplophylum albicans* und ihre physiologische Wirkung wurden ebenfalls untersucht (1).

Literatur: vgl. Lit.-Verz.

(1) Herout, V., Pharmazie 29 (1974), Nr. 1, 70.

ROMALINA

R. reticulata

Westküste Südamerikas.
Das Moos, Lichen Romalinae, Soan Moss, soll eine tuberkulosehemmende Substanz enthalten (1).

Literatur:

(1) Natur u. Technik 1, Teil I (1947), 414.

SPHAGNUM
Sphagnaceae

Torfmoose bilden besonders in Hochmooren und Sumpfwäldern den Torf, Moostorf, Sphagnum.
Für die Torfbildung kommen ca. 350 *Sphagnum*-Arten infrage. Die Abgrenzung der Arten ist oft schwierig. Die wichtigsten sind:
S. acutifolium
S. compactum
S. cuspidatum
S. cymbifolium
(S. palustre)
S. fimbriatum
S. fuscum
S. girgensohnii
S. medium

S. recurvum
S. rigidum
S. rubellum
S. squarrosum
S. subsecundum
S. teres

Inhaltsstoffe. Lignin, Cellulose, Kohlehydrate: Saccharose, Fructose, Fructane, Uronsäuren u.a. wurden nachgewiesen, ferner Aldehyde, Farbstoffe, Sterine, Triterpene.

S. acutifolium und andere *S.*-Arten enthalten Sphagnol (phenolische Substanz) mit bakteriostatischen und fungistatischen Eigenschaften.

Verwendung: Trockener Torf ist stark hygroskopisch, wirkt austrocknend und fäulniswidrig.
Torfmoos hat kationenaustauschende Wirkung.
Torfschlamm in Form von Kataplasmen erneuert die Lebensfähigkeit von Geweben und wirkt wundheilend.
Sphagnin (aufbereiteter Torf) wird bei starken Gärungen im Darm, bei Gärungs- und Fäulnisdyspepsie, bei Colitiden mit Neigung zu Durchfällen, bes. in der Kindertherapie verordnet.
„Torfwachs" wurde aus Torf gewonnen, stellt aber keinen Handelsartikel dar (1), (2).

S. portoricense Hampe
S. strictum Sull.
enthalten lösliche Substanzen mit antibiotischer Wirkung.

Literatur: Hager, III., Hegnauer u.a., vgl. Lit.-Verz.

(1) Gurewitsch, Sowjet. Med. Nr. 37 (1940), 21.

(2) Seifen–Öle–Fette–Wachse (1952), Nr. 11.

Abt. XV

PTERIDOPHYTA

ADIANTUM

Polypodiaceae

A. capillus-veneris L.
(*Capillus veneris verus* J. Ger.)

Mediterrane, tropische und subtropische Gebiete. Hauptherkunftsgebiete: Italien, Ungarn. Als Zierpflanze kultiviert.

Verwendet werden: die getrockneten Wedel.

Handelsbezeichnungen: Herba Capilli Veneris, Folia oder Herba Adianti magni, nigri, veri, vulgaris, Frauenhaar, Venushaar, Jungfernhaar, Ladies oder Maiden Hair, Capillaire de Montpellier, Herbe de capillaire, Avença, Culantrillo.

Inhaltsstoffe: äther. Öl (Spuren), Bitterstoff, Gerbstoff, Schleim, Zucker. Adiantoxid, 21-Hydroxyadianton.

Verwendung: Expectorans, Adstringens, bes. in der Volksheilkunde. In der Homöopathie.

In Indien in der Volksheilkunde als Antidiabeticum. Ein hypoglykämischer Effekt wurde festgestellt (1).

A. latifolium
Trinidad.
Extrakte weisen eine antibakterielle Aktivität gegen *Escherichia coli* auf (2).

A. monochlamys Eaton
Japan, „Hakone-shida", enthält Triterpene (3).

A. pedatum L.
(*A. peltatum* L.)
(*A. patens* Wild.)
Nördl. Gebiete der USA, Canada, Ost-

asien, Ostindien, liefert Herba Adianti pedati, Herba Adianti canadensis, Canadisches Frauenhaar, Fußförmiger Krüllfarn, Capillaire du Canada, Avença do Canada, vielfach in gepreßter Form gehandelt.

Inhaltsstoffe: äther. Öl, Bitterstoff, Gerbstoff, 7 Triterpenoide.
Expectorans, Antirheumaticum.

A. ***trapeziforme*** L.
Tropisches Amerika, Gujarat (Indien).
Extrakte erwiesen sich als aktiv gegen *Bacillus megatherium* und *Staphylococcus aureus* (4).
Der Farn enthält Spuren von Cumarin.

A. ***aethiopicum*** L.
Ostafrika
A. ***caudatum*** L.
A. ***cristatum*** L.
Westindien
A. ***formosissimum*** Kt.
Chile
A ***fragile*** L.
Neusüdwales
A. ***tenerum*** Sw.
Mexico
A. ***villosum***
Trop. Amerika
A. ***venustum*** Don.
Indien, China, Iran
und andere *A.*-Arten werden ähnlich wie *A. capillus-veneris* verwendet.

Literatur: Gessner, Hager, IV., Hegnauer, Jaretzky, Kroeber, Merck-Index u.a., vgl. Lit.-Verz.

(1) Jain, S.R. u. S.N. Sharma, Planta medica 15 (1967).

(2) Lynch-Brathwaite, B.A. u.a., Planta medica 27 (1975), Nr. 2, p. 173–177.

(3) Ageta, H., Tetrahedron Letters (London) 1966, 5679–5684, Pharm. Zh. 107 (1968), Nr. 10.

(4) Kshirsagar, M.K. u. A.R. Mehta, Planta medica 22 (1972), Nr. 4, 386.

ALEURITOPTERIS

A. ***farinosa*** Forsk.

Gujarat (Indien).
Extrakte wirken aktiv gegen *Bacillus megatherium* und *Staphylococcus aureus* (1).

Literatur:

(1) Kshirsagar, M.K. u. A.R. Mehta, Planta medica 22 (1972), Nr. 4, 386.

ALSOPHILA

Cyatheaceae

A. ***lurida*** Bl.

Ostindien, Java.

Verwendet werden: die Spreuhaare.

Handelsbezeichnungen: Pakoe-Kidang, Paku kidang.

Verwendung: Blutstillendes Mittel. – Technisch als Polstermaterial.

A. ***contaminans*** Wall. und
A. ***tomentosa*** Hook.
liefern ebenfalls Paku kidang, vgl. *Cibotium, Balantium, Dicksonia.*

Literatur: Hager, IV., Hegnauer, Jaretzky u.a., vgl. Lit.-Verz.

Alsophila microdata siehe ***Trichipteris microdata.***

ASPIDIUM

Polypodiaceae

A. ***athamanticum*** Kunze
(*Dryopteris athamantica* [Kunze] O. Kuntze)

(*Nephrodium athamanticum* [Kunze] Hook.)

Südafrika (Kapland, Natal, Angola).

Verwendet wird: das Rhizom.

Handelsbezeichnungen: Rhizoma Aspidii athamantici, Rhizoma bzw. Radix Pannae, Uncomocomo, Afrik. Wurmfarn, Panna.

Inhaltsstoffe: ca. 0,15 % Butanonphloroglucide: Flavopannin (sehr giftig), Albopannin, Pannol (Pannasäure), 8–9 % Harz, ca. 3 % Gerbstoff, 3–4 % fettes Öl, Farbstoff, Stärke.

Verwendung: Bandwurmmittel. In der Homöopathie.

Das Kraut wurde in Rußland als Hopfen-Ersatz in der Bierbrauerei benutzt.

A. ***parallelogramma*** Kunze
Brasilien. Feto macho. Wurmmittel.

A. ***pallidum*** var. ***balearicum*** Pau
Dieser Farn wird zum *Dryopteris villarii*-Komplex gerechnet. Die Phloroglucinol-Derivate wurden untersucht (1).

Literatur: Freise, Hager, III, Hegnauer, Schindler u.a., vgl. Lit.-Verz.

(1) Widén, C.-J., 20. Tagung der Ges. für Arzneipflanzenforschung, Helsinki, 1972.

Aspidium barometz siehe ***Cibotium barometz.***

Aspidium cristatum siehe ***Dryopteris cristata.***

Aspidium dilatatum siehe ***Dryopteris dilatata.***

Aspidium filix femina siehe ***Athyrium filix femina.***

Aspidium filix-mas siehe ***Dryopteris filix-mas.***

Aspidium filix-mas var. *goldiana* siehe ***Dryopteris goldiana.***

Aspidium filix-mas var. *marginalis* siehe ***Dryopteris marginalis.***

Aspidium lobatum siehe ***Polystichum aculeatum.***

Aspidium marginale siehe ***Dryopteris marginalis.***

Aspidium montanum siehe ***Thelypteris oreopteris.***

Aspidium oreopteris siehe ***Thelypteris oreopteris.***

Aspidium rigidum siehe ***Dryopteris villarii.***

Aspidium spinulosum siehe ***Dryopteris spinulosa.***

ASPLENIUM
Polypodiaceae

A. ***ruta-muraria*** L.

Europa.

Verwendet wird: das Kraut.

Handelsbezeichnungen: Herba Rutae murariae, Herba Adianti albi, Mauerrautenkraut, Rue de muraille.

Verwendung: Expectorans, in der Volksheilkunde.

A. ***adiantum-nigrum*** L.
A. ***praemorsum*** Sw.
A. ***cuneatum***
Südafrika. Die Rhizome werden in der Eingeborenenmedizin als Anthelminticum benutzt.

A. ***cristatum***
Trinidad.
Extrakte weisen eine antibakterielle Aktivität gegen *Escherichia coli* auf (1).

A. lamprophyllum und andere *A.*-Arten enthalten Methylsalicylat.

A. monanthes L.
Kosmopolitisch. Die Blätter werden bei Erkältungen verwendet.

A. trichomanes L.
Kosmopolitisch. Streifenfarn, Roter Widerton, liefert Herba Trichomanis, Herba Adianti rubri, Expectorans.

A. trichomanes und andere *A.*-Arten enthalten N-Acetylornithin (Aminosäure).

A. triphyllum
Peru, „Culantrillo" wird als Blutreinigungsmittel benutzt.

A. foeniculaceum
Peru, „R'aqui", wird als Coca-Ersatz verwendet.

Literatur: Hager, IV., Hegnauer u.a., vgl. Lit.-Verz.

(1) Lynch-Brathwaite, B.A. u.a., Planta medica 27 (1975), Nr. 2, 173–177.

Asplenium filix-femina siehe ***Athyrium filix-femina.***

ATHYRIUM
Polypodiaceae

A. filix-femina [L.] Roth.
(*Polypodium filix-femina* L.)
(*Asplenium filix-femina* [L.] Bernh.)

Mitteleuropa, Südamerika (Peru).

Verwendet wird: das Rhizom.

Handelsbezeichnung: Wald-Frauenfarn.

Inhaltsstoffe: Filixwirkstoffe, Substanzen mit Phloroglucinkern (?), ca. 8 % Gerbstoffe.

Verwendung: Vermifugum.

Literatur: Gessner, Hager, IV., Hegnauer, Schindler u.a., vgl. Lit.-Verz.

BALANTIUM
Dicksoniaceae

B. culcita [L'Hérit.] Kaulf.
(*Culcita macrocarpa* K.B. Presl)

Indo-malayische Gebiete.

Verwendet werden: die Spreuhaare.

Handelsbezeichnungen: Pakoe-Kidang, Paku kidang.

Verwendung: Blutstillendes Mittel (obsolet). – Technisch als Polstermaterial.

B. magnificum Hook.
Sumatra, Java, liefert ebenfalls Paku kidang, vgl. *Alsophila, Cibotium, Dicksonia.*

Literatur: Hager, IV., Hegnauer, Jaretzky u.a., vgl. Lit.-Verz.

Balantium chrysotrichum siehe ***Dicksonia chrysotricha.***

BLECHNUM
Blechnaceae

B. niponicum Makino
Japan.

Untersucht wurde: die Pflanze.

Inhaltsstoffe: Shidasteron (stereoisomer dem Ecdysteron) (1), (2).

B. occidentale L.
Trop. Gebiete Lateinamerikas, enthält Leucocyanidin und Leucodelphinin.

B. occidentale var. *caudata*
Trinidad.
Extrakte weisen eine antibakterielle Aktivität gegen *Escherichia coli* auf (3).

B.-Arten
Einige Arten akkumulieren Aluminium.

Literatur: Hegnauer u.a., vgl. Lit.-Verz.

(1) Takemoto u.a., 1968.

(2) Santos, A.C. u.a., Planta medica 21 (1972), Nr. 3.

(3) Lynch-Brathwaite, B.A. u.a., Planta medica 27 (1975), Nr. 2, p. 173–177.

Blechnum volubile siehe ***Salpichlaena volubilis.***

BOLBITIS

Polypodiaceae

B. cladorrhizans

Trinidad.
Extrakte weisen eine antibakterielle Aktivität gegen *Escherichia coli* und pflanzenpathogene Bakterien auf.

B. hemionitis
Extrakte sind gegen *Escherichia coli* aktiv (1).

Literatur:

(1) Lynch-Brathwaite, B.A. u.a., Planta medica 27 (1975), Nr. 2, p. 173–177.

Capillus veneris verus siehe ***Adiantum capillus-veneris.***

Cereopteris triangularis siehe ***Pityrogramma triangularis.***

CHEILANTHES

Polypodiaceae

Ch. radiata

Trinidad.
Extrakte weisen eine antibakterielle Aktivität gegen *Escherichia coli* und pflanzenpathogene Bakterien auf (1).

Ch. pruinata
Peru, „Cuti-Cuti".
Volksheilmittel bei Leberkrankheiten und Diabetes.

Literatur: Hegnauer u.a., vgl. Lit.-Verz.

(1) Lynch-Brathwaite, B.A. u.a., Planta medica 27 (1975), Nr. 2, p. 173–177.

CIBOTIUM

Dicksoniaceae

C. ***barometz*** Link
(*C. assamicum* Hook.)
(*Aspidium barometz* Willd.)

Tropisches Asien, bes. Ostindien, Sumatra, China, Japan, Inseln des Stillen Ozeans.

Verwendet werden: die Spreuhaare der Baumfarne.

Handelsbezeichnungen: Paleae haemostaticae oder stypticae – Penghawar Djambi, Pennawar-Djambi, Farnkrautwolle.

Inhaltsstoffe: Gerbstoff, Farbstoff.

Verwendung: Blutstillendes Mittel (obsolet). – Technisch als Polstermaterial.

C. ***cumingii*** Kunze
Philippinen
C. ***djambianum*** Hassk.
China, Japan, Sumatra
C. ***glaucescens*** Kunze
China, Japan, Vietnam
C. ***siempay*** Teysm.
Sumatra
C. ***schiedei*** Cham. et Schlechtd.
(*Dicksonia schiedei* [Cham. et Schlechtd.] Bak.)
Mexico,
liefern ebenfalls Penghawar Djambi.

C. ***chamissoi*** Kaulf.
Hawaii
C. ***menziesii*** Hook.
Hawaii
C. ***glaucum*** Hook. et Arn.
Hawaii, Sandwichinseln,

liefern Pulu, Polstermaterial, vgl. *Alsophila, Balantium, Dicksonia.*

Literatur: Hager, IV., Hegnauer, Jaretzky u.a., vgl. Lit.-Verz.

CNEMIDARIA

Cyatheaceae

C. spectabilis
(*Hemitelia spectabilis*)

Trinidad.
Extrakte weisen eine antibakterielle Aktivität gegen *Escherichia coli* und pflanzenpathogene Bakterien auf (1).

Literatur:

(1) Lynch-Brathwaite, B.A. u.a., Planta medica 27 (1975), Nr. 2, p. 173–177.

CTENITIS

Polypodiaceae

C. solanei
(*Dryopteris ampla*)

Trinidad.
Extrakte weisen eine antibakterielle Aktivität gegen *Escherichia coli* und pflanzenpathogene Bakterien auf (1).

C. apiciflora [Wall.] Ching.
C. nidus [Clarke] Ching.
Himalayagebiete, enthalten Phloroglucide.

Literatur: Hegnauer

(1) Lynch-Brathwaite, B.A. u.a., Planta medica 27 (1975), Nr. 2, p. 173–177.

Culcita macrocarpa siehe ***Balantium culcita.***

CYATHEA

Cyatheaceae

C.-Art

Trinidad.
Extrakte weisen eine antibakterielle Aktivität gegen *Escherichia coli* auf (1).
C. arachnoidea HK.
enthält 2,29 % Al.

C. dealbata [G. Forst.] Sw.
Neuseeland, Silver-Treefern, wird bis 12 m hoch und scheidet einen Wachsüberzug ab.

C. medullaris Sw.
enthält einen gerbstoffhaltigen Schleim, dem Kino ähnlich. Das stärkehaltige Mark wird auf Neuseeland als Nahrungsmittel verwendet.

C. boninshimensis Cop.
enthält eine flavonoide Verbindung.

C. cuspidata
Peru, scheidet einen Gummi aus. In Peru als „Sano-sano" als Wundheilmittel benutzt.

C. vieillardii Mett.
Neukaledonien
C. brunoniana C.B. Clarke et Baker
Nepal, Indien
enthalten stärkehaltiges Mark, das in den Ursprungsländern für Nahrungszwekke verwendet wird.

C. canaliculata
enthält in den Zellwänden 5,3 % Mannan und 4,7 % Pentosan.

Literatur: Hegnauer u.a., vgl. Lit.-Verz.

(1) Lynch-Brathwaite, B.A. u.a., Planta medica 27 (1975), Nr. 2, p. 173–177.

Cyrtomium falcatum siehe ***Polystichum falcatum.***

DANAEA
Danaeceae

D. elliptica

Trinidad.
Extrakte weisen eine antibakterielle Aktivität gegen *Escherichia coli* und pflanzenpathogene Bakterien auf (1).

D.-Arten
akkumulieren Aluminium.

Literatur: Hegnauer

(1) Lynch-Brathwaite, B.A. u.a., Planta medica 27 (1975), Nr. 2, p. 173–177.

DENNSTAEDTIA
Polypodiaceae

D. ordinata

Trinidad.
Extrakte weisen eine antibakterielle Aktivität gegen *Escherichia coli* auf (1).

Literatur:

(1) Lynch-Brathwaite, B.A. u.a., Planta medica 27 (1975), Nr. 2, p. 173–177.

DICKSONIA
Dicksoniaceae

D. chrysotricha Moore
(*D. blumei* [Kunze] Moore)
(*Balantium chrysotrichum* Hassk.)

Sumatra, Java.

Verwendet werden: die Spreuhaare.

Handelsbezeichnungen: Pakoe-Kidang, Paku kidang.

Verwendung: Polstermaterial.

Literatur: Hager, IV., Hegnauer u.a., vgl. Lit.-Verz.

Dicksonia schiedei siehe ***Cibotium schiedei.***

DICRANOPTERIS
Gleicheniaceae

D. flexuosa und
D. pectinata

Trinidad.
Extrakte weisen eine antibakterielle Aktivität gegen *Escherichia coli* und pflanzenpathogene Bakterien auf (1).

D. glauca Nakai
enthält Dicranin (Catechingerbstoff).

D. dichotoma Bernh.
enthält Quercitrin und Kämpferol-3-Rhamnosid. Aus den Blättern wurde 0,8 % Wachs gewonnen.

Literatur: Hegnauer u.a., vgl. Lit.-Verz.

(1) Lynch-Brathwaite, B.A. u.a., Planta medica 27 (1975), Nr. 2, p. 173–177.

DIPLAZIUM
Polypodiaceae

D. expansum

Trinidad.
Extrakte weisen eine antibakterielle Aktivität gegen *Escherichia coli* auf (1).

Literatur:

(1) Lynch-Brathwaite, B.A. u.a., Planta medica 27 (1975), Nr. 2, p. 173–177.

DRYOPTERIS
Polypodiaceae

D. filix-mas [L.] Schott
(*Aspidium filix-mas* [L.] Sw.)
(*Nephrodium filix-mas* Michx.)
(*Polystichum filix-mas* Roth.)

(*Polypodium filix-mas*)
(*Lastrea filix-mas*)

Europa. – Hauptherkunftsgebiete: Finnland, Italien, Balkanländer (Bosnien, Rumänien), Rußland (Kaukasusgebiete). – Nordasien, Nordafrika, Nordamerika.

Verwendet wird: das Rhizom.

Handelsbezeichnungen: Rhizoma Filicis maris – Filix – Wurmfarnwurzel, Farnkrautwurzel – Male Fern Root, European Aspidium – Fougère mâle – Feto macho – Raiz de Helecho macho.

Inhaltsstoffe: Butanonphloroglucide (Rohfilicin): Aspidinol (ca. 5 %), Albaspidin, Aspidin, Pseudo-Aspidin, Desaspidin, Flavaspidsäure (50–60 %), Filixsäure (Filicin, ca. 20 %), wahrscheinlich ein Sekundärprodukt, Phloraspin (Flavaspidin), Phloropyron, Para-Aspidin, Phloraspyron, Phloraspidinol, Margaspidin, Triaspidin, Trideaspidin, Triflavaspidsäure, Methylen-bis-norflavaspidsäure, Methyphorobutyrophenon.
Ferner: 0,008–0,04 % äther. Öl, ca. 8 % Gerbstoff (Filixgerbsäure), Bitterstoff, 5–6 % fettes Öl, ca. 11 % Zucker, Stärke, Wachs, grüne Farbstoffe (1), (2), (3), (4), (5), (6), (7), (8), (9), (10), (11), (12), (13), (14), (15), (16), (17), (18), (19), (23).

Verwendung: Anthelminticum, bes. gegen Bandwürmer in Form galenischer Präparate.
In der Homöopathie und in der Volksheilkunde.
In der Veterinärmedizin (3), (20).
Äthanolische Extrakte wurden auf virostatische Wirkung gegenüber Herpes-Viren untersucht. Die inhibitorische Wirkung war nachweisbar (35).
Giftdroge!

Rhizoma Filicis hat nur eine begrenzte Lagerfähigkeit, es darf nur frische Droge verwendet werden. Die Inhaltsstoffe sind leicht zersetzlich. Die Anwendung hat wiederholt zu schweren Vergiftungen geführt. In hohen Dosen Krampfgift. Auftreten von Sehstörungen und Erblindungen (7).
Nur noch bei Versagen moderner Taenifuga angewandt (1), (21), (22).

Herba filicis maris, Wurmfarnkraut, enthält Leucoanthocyane, Lipide. In der Volksheilkunde bei rheumatischen Erkrankungen.
In russischen Gebieten als Hopfenersatz in der Bierbrauerei.

D. abbreviata [DC.] Newm.
Europa, enthält Rohfilicin. Das Phloroglucinol-Spektrum ähnelt dem von *D. filix-mas* (17), (23), (24).

D. aemula [Ait.] O. Kuntze
Die Phloroglucin-Derivate wurden untersucht. Der Farn wird zum *D. dilatata*-Komplex gerechnet (17).

D. aitoniana
Der Farn enthält größere Mengen Triflavaspidsäure, keine Filixsäure (24).

D. arguta [Kaulf.] Watt.
Westl. Nordamerika.
Das Phloroglucinol-Spektrum ähnelt dem von *D. filix-mas* (17).

D. assimilis S. Walker
Inhaltsstoffe: Para-Aspidin, Desaspidin, Flavaspidsäure, Aspidinol. Die Zusammensetzung ist abhängig von der Provenienz.
Verwendung wie *D. filix-mas* (17), (24).

D. azorica [Christ] Alston
Azoren.
Die Phloroglucin-Derivate wurden untersucht. Der Farn wird zum *D. dilatata*-Komplex gerechnet (17).

D. bootii
Bastard aus *D. cristata* x *D. intermedia* (27).

D. borreri Newman
Europa, enthält Rohfilicin.
Das Phloroglucinol-Spektrum ähnelt dem von *D. filix-mas* (17), (23), (24).

D. campyloptera Clarkson
Östl. Nordamerika.
Die Phloroglucin-Derivate wurden untersucht. Der Farn wird zum *D. dilatata*-Komplex gerechnet (17).

D. celsa [Palmer] Small
Nordamerika.
Die Phloroglucin-Derivate wurden untersucht. Der Farn gehört zum *D. cristata*-Komplex (17).

D. chrysocoma [Christ] C. Chr.
Indien (Himalaya), enthält Phloroglucide und wird wie *D. filix-mas* verwendet (25).

D. clintoniana [D.C. Eaton] Dowell
Nordamerika.
Die Phloroglucin-Derivate wurden untersucht. Der Farn gehört zum *D. cristata*-Komplex (17).

D. crassirhizoma Nakai
Japan, enthält Phloroglucide (Dryocrassin) und wird wie *D. filix-mas* verwendet.

D. cristata [L.] A. Gray
(*Aspidium cristatum* Sw.)
(*Polystichum cristatum* Roth.)
(*Nephrodium cristatum* Michx.)
Nord- und Mitteleuropa, östl. Nordamerika.

Moorfarn, Kammfarn.

Inhaltsstoffe: Aspidin, Desaspidin, Albaspidin, Flavaspidsäure, ca. 5 % fettes Öl, keine Filixsäure (17), (26), (27).

D. dilatata [Hoffm.] A. Gray
(*Aspidium dilatatum* [Hoffm.] Sm.)
(*Nephrodium austriacum* [Jacq.] Fritsch)
Europa, Nordamerika, Ostasien.

Großer Dornfarn.

Inhaltsstoffe: Phloropyron, Aspidin, Desaspidin, Tridesaspidin, keine Filixsäure, fettes Öl.
Verwendung wie *D. filix-mas* (3), (17), (28), (29).

D. fragrans [L.] Schott.
Subarktische Gebiete, Ural, Finnland.
Man unterscheidet mehrere Varietäten: vor allem
D. fragrans var. *lepidota* und
D. fragrans var. *remotiuscula*.

Inhaltsstoffe: Albaspidin, Aspidin, Para-Aspidin, Flavaspidsäure, Aspidinol, Fraginol, ein Phloroglucinolderivat.
Verwendung wie *D. filix-mas* (30).

D. goldiana [Hook.] A. Gray
(*Aspidium filix-mas* var. *goldiana* [Hook.] C. Chr.)
(*Nephrodium goldianum* [Hook.] Hook. et Grev.)
Nördl. Amerika.
Die Phloroglucin-Derivate wurden untersucht. Der Farn gehört zum *D. cristata*-Komplex (17).

D. hexagonoptera Michx.
Die Wedel haben eine blutdrucksenkende Wirkung. Phloroglucide und Alkaloide wurden nicht gefunden aber ein Glykosid.

D. inaequalis O. Ktze.
Afrika.
Anthelminticum.

D. intermedia [Muhl.] A. Gray
Nordamerika.
Die Phloroglucin-Derivate ähneln denen von *D. dilatata* (17).

D. limbosperma [All.] Becherer
Die Rhizome wurden als Verfälschung von *D. filix-mas* beobachtet.

D. ludoviciana [Kunze] Small
Nordamerika.
Die Phloroglucin-Derivate wurden untersucht. Der Farn gehört zum *D. cristata*-Komplex (17).

D. maderensis Alston
Madeira.
Die Phloroglucin-Derivate wurden untersucht. Der Farn wird zum *D. dilatata*-Komplex gerechnet (17).

D. marginalis [L.] Gray
(*Aspidium filix-mas* var. *marginalis* [L.] C. Chr.)
(*Aspidium marginale* [L.] Sw.)
(*Nephrodium marginale* [L.] Michx.)
Östl. Nordamerika, liefert Rhizoma Filicis marginalis, Amerikanische Wurmfarnwurzel, American Malefern Root, American Aspidium.

Inhaltsstoffe: Albaspidin, Desaspidin, Flavaspidsäure, Para-Aspidin, Phloraspin, Phloraspidinol, Margaspidin, Aspidol, Methylaspidol, Aminosäuren.
Verwendung wie *D. filix-mas,* bes. in den USA (17), (31).

D. marginata [Wall.] C. Chr.
Indien.
Verwendung wie *D. filix-mas.*

Inhaltsstoffe: Phloroglucide.

D. oligophlebia
Die Blätter enthalten eine Kämpferolverbindung.

D. ramosa [Hope] C. Chr.
Indien, Himalaya.
Verwendung wie *D. filix-mas.* Die Rhizome enthalten Phloroglucide.

D. remota [A.Br.] Hayek
Die Phloroglucin-Derivate wurden untersucht. Das Trispara-aspidin wurde in dieser Art gefunden, die wahrscheinlich ein Hybrid ist (17), (24), (32).

D. sarbigera [Moore] O. Ktze.
Indien.
Verwendung wie *D. filix-mas.*

D. spinulosa [O.F. Muell.] Watt.
(*D. carthusiana* [Will.] H.P. Fuchs)
(*D. austriaca* [Jacq.] Woynar ssp. *spinulosa*)
(*Aspidium spinulosum* [O.F. Muell.] Sw.)
(*Polystichum spinulosum* Lam. et DC.)
(*Nephrodium spinulosum* [O.F. Muell.] Stremp.)
Nördliche, gemäßigte Zone, Gebirge Südeuropas.
Dornfarn, Dorniger Nierenfarn.
Man unterscheidet 2 Unterarten:
D. spinulosa ssp. *eu-spinulosa* [Aschers.] und
D. spinulosa ssp. *austriaca* [Hoffm.] Woynar.
liefern Rhizoma Filicis spinulosi.

Inhaltsstoffe: Aspidinol, Albaspidin, Flavaspidsäure, Aspidin, Desaspidin, Phloraspidin und weitere Aspidin- und Flavaspidsäureverbindungen. Keine Filixsäure, fettes Öl.
Verwendung wie *D. filix-mas.* Die Droge ist giftiger (4), (17), (33).

D. uliginosa
Bastard aus *D. cristata* x *D. spinulosa* (27).

D. villarii [Bell.] Woynar.
(*D. rigida* [Hoffm.] Underw.)
(*Aspidium rigidum* [Hoffm.] Sw.)
(*Polystichum rigidum* [Hoffm.] DC.)
(*Nephrodium rigidum* Desv.)
Pyrenäen, Alpengebiete, Balkanländer, Mittelamerika.
Steifer Wurmfarn, Steifer Schildfarn.

Inhaltsstoffe: Aspidinol, Desaspidin,

Flavaspidsäure, Albaspidin, Para-Aspidin Filixsäure. Anthelminticum (17), (24), (26).

Man unterscheidet:
D. villarii ssp. *pallida* [Bory] Heywood und
D. villarii ssp. *villarii.*
D. barbigera [Moore] Ktze.
D. blandfordii [Hope] C. Chr.
D. odontoloma [Moore] C. Chr.
D. schimperiana [Hochst.] C. Chr.
Kashmir, enthalten Phloroglucide.

D. cochleata [Don] C. Chr.
D. fibrillosa [Clarke] Hand.-Mazz.
D. hirtipes [Bl.] O. Ktze.
D. paleacea [Don] Hand.-Mazz.
D. pulvinulifera [Bedd.] O. Ktze.
D. rosthernii [Diels] C. Chr.
D. scottii [Bedd.] Ching.
D. serratodentata [Bedd.] Hayata
D. splendens [H.K.] O. Ktze.
Himalayagebiete, enthalten Phloroglucide.

Weitere ca. 30 japanische *D.*-Arten wurden untersucht. Sie enthalten Phloroglucide.
Unter anderem wurde festgestellt:
D. lacera
enthält Filixsäure und Flavaspidsäure.
D. polylepis
enthält Albaspidin, Flavaspidsäure.
D. dickinsii
enthält Phloroglucinol.
D. championii
enthält Aspidin, Desaspidine.
D. erythrosora
enthält Aspidin und Albaspidin.
D. chinensis
enthält Albaspidin und Flavaspidsäure.
D. bissetiana
enthält Margaspidin.
D. sacrosancta
enthält Filixsäure, Margaspidin, Methylen-bis-Aspidinol, Triaspidinol.
D. „austriaca"
enthält Albaspidin, Desaspidin, Tridesaspidin, Flavaspidsäure (34).

Literatur: Braun, Flück, Gessner, Hager, IV, Hegnauer, Jaretzky, Kroeber, Kuschinsky-Lüllmann, Merck Index, Müller-Dietz, Schindler, Stahl, Steinegger-Hänsel u.a., vgl. Lit.-Verz.

(1) Heeger, E.F. u.a., Pharmazie 6 (1951), 16.

(2) Awe, Pharmazie 1 (1946), 23.

(3) Kwasniewski, Pharmazie 7 (1952), 381.

(4) Zimmer, Arzneim.-Forsch. 5 (1955), 123.

(5) Hörhammer, L. u.a., Arch. d. Pharmazie 286/58 (1953), 490.

(6) Schantz, M.v. u. S. Nikula, Planta medica 10 (1962), 22–28.

(7) Schantz, M.v. u.a., Planta medica 10 (1962), 98–106.

(8) Stahl, E. u. P.-J. Schorn, Scientia pharmac. 31 (1963), 157–161, Pharm. Zh. 103 (1964), Nr. 3.

(9) Stahl, E. u. P.-J. Schorn, D.A.Z. 104 (1964), Nr. 13.

(10) Schorn, P.-J., D.A.Z. 105 (1965), Nr. 42.

(11) Klevstrand, R., Medd. fra Norskfarmac. Selskap 25 (1963), 191, D.A.Z. 105 (1965), Nr. 22.

(12) Fikenscher, L.H. u. R. Hegnauer, Planta medica 11 (1963), 355–361.

(13) Fikenscher, L.H., D.A.Z. 103 (1963), Nr. 24.

(14) Penttilä, A. u. J. Sundmann, Planta medica 14 (1966), 157.

(15) Widén, C.-J., Ann. Acad. Sci. fenn. A IV 143 (1969), 1–19, Zbl. Pharm. (1970), Nr. 11.

(16) Shellard, E.J., Herba polonica XVI (1970), Nr. 1.

(17) Widén, C.-J., Gesellschaft für Arzneipflanzenforschung, Helsinki, 1972.

(18) Lounasmaa, M., Gesellschaft für Arzneipflanzenforschung, Helsinki, 1972.

(19) Lounasmaa, M., Planta medica 24 (1973), Nr. 2, 148.

(20) Oelkers, Arzneim.-Forsch. 5 (1955), 74.

(21) Hanel u.a., Pharmazie 5 (1950), 18.

(22) Hofmann u.a., Pharmazie 8 (1953), 24.

(23) Fikenscher, L.H., Pharmazie 18 (1963), 715.

(24) Widén, C.-J. u.a., Helv. chim. Acta 54 (1971), Nr. 8, Zbl. Pharm. 111 (1972), Nr. 9.

(25) Mittal, T.C. u. P.N. Mehra, J. Pharmacy Pharmacol. 12 (1960), 317–319, Pharm. Zh. 100 (1961), Nr. 1.

(26) Kosak, Farm. Glas. 8 (1952), 96, 8 (1952), 136.

(27) Fikenscher, L.H. u. R. Hegnauer, Planta medica 11 (1963), 348–354.

(28) Widén, C.-J. u. D.M. Britton, Canad. J. Bot. 49 (1971), Nr. 2, Zbl. Pharm. 111 (1972), Nr. 2.

(29) Widén, C.-J. u.a., Acta bot. fenn., 91 (1971), 1–30, Zb. Pharm. 111 (1972), Nr. 2.

(30) Schantz, M.v. u. C.-J. Widén, Sci. Pharm. 35 (1967), 197, D.A.Z. 109 (1969), Nr. 7.

(31) Pentillä, A. u. G.J. Kapadia, J. pharmac. Sci. 54 (1965), 1362, Chem. Ztg. 90 (1966), Nr. 1.

(32) Widén, C.-J. u.a., Helv. chim. Acta 53 (1970), Nr. 8, Zbl. Pharm. 111 (1972), Nr. 2.

(33) Riedl, Liebigs Ann. Chem. 585 (1954), 32.

(34) Widén, C.-J. u.a., Planta medica 28 (1975), Nr. 2.

(35) Dundarov, S. u.a., Farmacija (Sofia) 23 (1973), Nr. 3, Zbl. Pharm. 114 (1975), Nr. 8.

Dryopteris ampla siehe ***Ctenitis solanei.***

Dryopteris athamantica siehe ***Aspidium athamanticum.***

Dryopteris megalodus siehe ***Goniopteris megalodus.***

Dryopteris montana siehe ***Thelypteris oreopteris.***

Dryopteris oreopteris siehe ***Thelypteris oreopteris.***

EQUISETUM

Equisetaceae

E. arvense L.

Europa. – Hauptherkunftsgebiete sind Polen, die Tschechoslowakei, Balkanländer, Rußland (Ukraine). – Nordafrika, Nordamerika.

Verwendet werden: die sterilen Sprossen.

Handelsbezeichnungen: Herba Equiseti arvensis, Herba Equiseti minoris – Equisetum arvense – Ackerschachtelhalm, Zinnkraut, Kannenkraut – Shave

Grass, Horse Tail – Herva de Cavallinha – Cola de Caballo.

Inhaltsstoffe: ca. 5–8 % Kieselsäure, die teilweise wasserlöslich ist. – Bis 5 % Equisetonin (Saponin). Ein chemisch unerforschter Bitterstoff. – Geringe Mengen 3-Methoxypyridin, Nicotin, Palustrin (Alkaloide). – Isoquercitrin, Galuteolin, Equisetrin (Flavonglykoside). – Dimethylsulfon – Harz, Fett, Aconitsäure u.a. Säuren (1). Vitamin C, Fermente, Polyensäuren (4), (5).

Der Kieselsäuregehalt ist im Herbst am höchsten.

Im Saft frischer Pflanzen wurde Rhodan festgestellt.

Verwendung: Bei Lungenleiden. Diureticum, Haemostypticum. Bei Wassersucht (1). Bei chronischer Cystitis, bei Blasensteinerkrankungen. – Die Droge steigert die Gallensekretion (2). – In der Homöopathie bei Lungentuberkulose, bei Erkrankungen der Harnorgane, Diureticum bei Hautkrankheiten, Gurgelmittel. – Volksheilmittel bei Nasen- und Lungenbluten, gegen Gicht. – Bei schlecht heilenden Wunden und Geschwüren, bei Hautleiden in Form von Bädern (3).
Der Saft von *E. arvense* wirkt blutbildend und blutstillend.
Die Hemmwirkung des saponinhaltigen Extrakts auf Pilze wurde untersucht (6).

Schachtelhalm oder Zinnkraut wurde früher zum Putzen von Zinngefäßen und Geräten benutzt.

E. bogotense H.B.K.
Südamerika.
„Pinco-pinco", „Mocco-mocco", „Cola de Caballo". Wirksames Diureticum.

E. debile Roxb.
Indien, Indonesien. Die Droge wird therapeutisch verwendet.

E. fluviatile L.
(*E. heleocharis* Ehrh.)
Europa, Nordasien, Nordamerika.
Schlammschachtelhalm, Teichschachtelhalm.

Inhaltsstoffe: Aconitsäure (Equisetsäure), Nicotin, Palustrin, Dimethylsulfon, ca. 12 % Kieselsäure, ein Saponin, Polyensäuren.

Verwendung: Bei Tumoren. In der Homöopathie.

E. giganteum L.
Südamerika. „Cola de Caballo".
Diureticum.

E. hyemale L.
(*E. hiemale* L.)
Nordamerika, Ost- und Südosteuropa, Asien.
Winterschachtelhalm, liefert Herba Equiseti majoris, Scouring Rush Herb, Horse Tail, Shave Grass, Prêle.

Inhaltsstoffe: ca. 10–12 % Kieselsäure, teilweise organisch gebunden. Dimethylsulfon, Nicotin (Spuren), Ferula- und Kaffeesäure.

Verwendung: Diureticum, Haemostypticum, Tonicum, bes. in Nordamerika statt *E. arvense*.
In der Homöopathie. In China bei Augenleiden.

E. limosum L.
Schlammschachtelhalm.
E. limosum wird vielfach als identisch mit *E. fluviatile* angesehen.

Inhaltsstoffe: Aconitsäure (Equisetsäure), Nicotin, Palustrin, Dimethylsulfon, ca. 6,5 % Kieselsäure, ein Saponin.

Verwendung in der Homöopathie.

E. ***martii*** Milde
Brasilien, eine bis 2 m hohe Art.

E. ***palustre*** L.
Europa, gemäßigtes Asien, nördl. Amerika.
Sumpfschachtelhalm, Duwock, Queue de cheval.

Inhaltsstoffe: Palustrin (= Equisetin, Hauptalkaloid), Palustridin, Nicotin, Dimethylsulfon, β-Methoxypyridin und andere Alkaloide.
Thymin, Dimethylsulfon, Kieselsäure, Aconitsäure, Saponin, äther. Öl (7), (8), (9), (10), (11).
Als Verfälschung von *E. arvense* festgestellt.

Giftpflanze, besonders für Kühe!

E. ***ramosissimum*** Desf.
(*E. ramosum* DC.)
Mandschurei, China, Afrika, Amerika, Europa.

Inhaltsstoffe: Palustrin, Apigenin und Luteolin wurden nachgewiesen.

Adstringens und bei Augenentzündungen. Diureticum, Stypticum.

E. ***robustum*** A. Br.
enthält Nicotin und andere Alkaloide.

E. ***sylvaticum*** L.
Europa, Nordamerika.
Waldschachtelhalm.

Inhaltsstoffe: Nicotin (Spuren), Palustrin und andere Alkaloide, ähnlich denen in *E. palustre*, ein Saponin, ca. 8 % Kieselsäure (4).
Als Verfälschung von *E. arvense* festgestellt, für Tiere giftig!

E. ***telmateia*** Ehrh.
(*E. maximum* Lam.)
(*E. majus* Garsault)
(*E. eburneum* Schreb.)
Europa, Westasien, westl. Nordafrika, westl. Nordamerika.
Großer Schachtelhalm.

Inhaltsstoffe: Nicotin (Spuren), Dimethylsulfon, Equisetonin (Saponin), 4,4–11,3 % Kieselsäure.

Die Sporen enthalten Equisetolsäure. Equisporosid und Equisporonosid (flavonoide Verbindungen) (4), (12).

Verwendung: Haemostypticum, Diureticum, Tonicum.
Als Verfälschung oder Verwechslung von *E. arvense* festgestellt, für Tiere giftig!

Literatur: Braun, Flück, Gessner, Hager, IV., Hegnauer, Hörhammer, Jaretzky, Kroeber, Mors u. Rizzini, Müller-Dietz, Schindler, Stahl, Steinegger-Hänsel u.a., vgl. Lit.-Verz.

(1) Kreitmair, Pharmazie 8 (1953), 298.

(2) Kohlstaedt, Pharmazie 2 (1947), 529.

(3) Knuth, Pharmazie 2 (1947), 222.

(4) Phillipson, J.D. u. C. Melville, J. Pharmacy Pharmacol. 12 (1960), 506–508, Pharm. Zh. 100 (1961), Nr. 1.

(5) Piekoś, R. u. S. Paslawska, Planta medica 27 (1975), Nr. 2.

(6) Wolters, B., D.A.Z. 106 (1966), Nr. 47.

(7) Karrer u.a., Helv. Chim. Acta 31 (1948), 1062.

(8) Ders. u.a., Helv. Chim. Acta 32 (1949), 957.

(9) Wöhlbier u.a., Chem. Ber. 83 (1950), 310.

(10) Engster u.a., Helv. Chim. Acta 36 (1953), 1387.

(11) Langhammer, L. u.a., D.A.Z. 112 (1972), Nr. 44.

(12) Sosa u.a., C.R. hebd. Séances Acad. Sci. 222 (1946), 1125.

GLEICHENIA

Gleicheniaceae

G. remota

Trinidad.
Extrakte weisen eine antibakterielle Aktivität gegen *Escherichia coli* und pflanzenpathogene Bakterien auf (1).

G. flabellata R. Br.
enthält in den Blättern Saponin.

Literatur: Hegnauer u.a., vgl. Lit.-Verz.

(1) Lynch-Brathwaite, B.A. u.a., Planta medica 27 (1975), Nr. 2, p. 173–177.

GONIOPTERIS

Aspidiaceae

G. megalodus
(Dryopteris megalodus)

Trinidad.
Extrakte weisen eine antibakterielle Aktivität gegen *Escherichia coli* und pflanzenpathogene Bakterien auf (1).

Literatur:

(1) Lynch-Brathwaite, B.A. u.a., Planta medica 27 (1975), Nr. 2, p. 173–177.

Gymnogramme triangularis siehe ***Pityrogramma triangularis.***

Hemitelia spectabilis siehe ***Cnemidaria spectabilis.***

HYPOLEPIS

Polypodiaceae

H. repens K.B. Presl

Trinidad.
Extrakte weisen eine antibakterielle Aktivität gegen *Escherichia coli* und pflanzenpathogene Bakterien auf (1).

Literatur:

(1) Lynch-Brathwaite, B.A. u.a., Planta medica 27 (1975), Nr. 2, p. 173–177.

Lastrea filix-mas siehe ***Dryopteris filix-mas.***

LINDSAYA

Polypodiaceae

L. portoricensis

Trinidad.
Extrakte weisen eine antibakterielle Aktivität gegen *Escherichia coli* und pflanzenpathogene Bakterien auf (1).

Literatur:

(1) Lynch-Brathwaite, B.A. u.a., Planta medica 27 (1975), Nr. 2, p. 173–177.

LYCOPODIUM

Lycopodiaceae

L. clavatum L.

Europa, Asien, Australien, Nordamerika. Hauptherkunftsgebiete: Polen und Rußland.

Verwendet werden: 1. das Kraut – 2. die Sporen.

1. das Kraut

Handelsbezeichnungen: Herba Lycopodii, Herba Musci clavati, Herba Musci terrestris – Bärlappkraut, Hexenkraut,

Schlangenkraut – Clubmoss – Herbe de lycopode.

Inhaltsstoffe: ca. 0,12 % bis 0,2 % Alkaloide, davon u.a. ca. 40 % Lycopodin, ca. 12 % Clavatin, ca. 3 % Clavotoxin. Die nordamerikanische Provenienz enthält statt Clavatin und Clavotoxin Nicotin (1). Die Alkaloide kommen bes. in den vegetativen Teilen der Pflanze vor (2), (3).

Verwendung: In der Homöopathie bei chron. Verdauungsstörungen, Leber- und Steinleiden sowie Blasenerkrankungen. – Lycopodiumalkaloide wirken antipyretisch (1), – In der Volksheilkunde bei Nieren- und Blasenleiden.

Die *Lycopodium*-Alkaloide sind sehr giftig!

Ferner Dihydrokaffeesäure, Apigenin, Clavatol (Triterpenoid) (4).

2. die Sporen

Handelsbezeichnungen: Lycopodium, Sporae Lycopodii, Sulfur vegetabile – Lycopodium, Bärlappsporen, Hexenmehl, Blitzpulver, Vegetabilischer Schwefel – Earth Moss Seeds – Lycopode – Licopodio.

Inhaltsstoffe: Spuren von Alkaloiden, ca. 20–45 % Sporonin (celluloseartiges Kohlenhydrat), ca. 40–50 % fettes Öl mit ca. 80 % Lycopodiumölsäure, ca. 3,2 % Lycopodiumsäure (= Dioxystearinsäure), Stearinsäure, Palmitinsäure, Myristinsäure, Arachinsäure, Ölsäure, Linolsäure. Ferner enthält Lycopodium ca. 5 % Hydrokaffeesäure, ca. 2,12 % Saccharose (1), (5).

Verwendung: Bei Beschwerden des Urogenitaltraktes (6). Wundstreupuder, Gleitpuder. – In der Pharmazie zum Bestreuen von Pillen, zu Emulsionen. – In der Homöopathie bei chronischen Erkrankungen der Lunge, des Magens, der Blase und der Niere. Bei Neuralgien. In Mischung mit Carmin zum Sichtbarmachen von Fingerabdrücken. – In der Feuerwerkerei. Zu Theaterblitzen etc., Streupulver für Gußformen.

Lycopodium wird auch von einer Anzahl weiterer *L.*-Arten gewonnen.

L. acrifolium [Fern.] Manske et Marion siehe
L. annotinum L. var. *acrifolium.*

L. annotinum L.
Nördl. Hemisphäre. Polen, Rußland, Canada.
Sprossender Bärlapp.

Inhaltsstoffe: Annotinin (Hauptalkaloid). Obscurin, Lycopodin und eine Anzahl weiterer Alkaloide wurden festgestellt u.a. Lycodolin. Annotin, Acrifolin, Lycannotin. Vanillinsäure, Ferulasäure (7), (8).
Die Pflanze liefert Lycopodium.

L. annotinum L. var. *acrifolium*

Inhaltsstoffe: Annotinin, Acrifolin, Lycopodin und andere Alkaloide (9).
Die Pflanze liefert Lycopodium.

L. cernuum L.
Hawaii, Trinidad.

Inhaltsstoffe: Cernuin und ein noch unbekanntes Alkaloid, ferner Nicotin, Apigenin.

L. complanatum L.
(*L. anceps* Wallr.)
Europa, Rußland, Sibirien, Nordamerika.

Inhaltsstoffe: Die Alkaloide sind weniger toxisch als bei anderen Arten.
Festgestellt wurde Complanatin.
Die Pflanze liefert Lycopodium.

L. complanatum var. *flabelliforme* Fern.

Inhaltsstoffe: Complanatin und 4 weitere Alkaloide.

In Europa unterscheidet man ferner eine Anzahl weiterer Varietäten.

L. densum Labill.
Australien, Neuseeland.

Inhaltsstoffe: Lycopodin und 2 weitere Alkaloide.

L. fawcettii Lloyd et Underwood
Westindien.

Inhaltsstoffe: Fawcettiin, Fawcettidin und andere Alkaloide.

L. flabelliforme [Fernald] Blanchard
Nordamerika.

Hauptalkaloid Lycopodin, ferner Annotinin, Complanatin, α-Obscurin, Nicotin und andere (10).

L. inundatum L.
Polen.

Inhaltsstoffe: Alkaloide (Inundatin).

L. lucidulum Michx.

Inhaltsstoffe: Alkaloide, unter anderem Lycopodin, Nicotin (Spuren). Lyxocanthol (Hydrochinonverbindung) (11).

L. obscurum L.

Inhaltsstoffe: Lycopodin und andere Alkaloide, eine flavonoide Verbindung.

L. obscurum L. var. *dendroideum* [Michx.] DC.

Inhaltsstoffe: Lycopodin, α- und β-Obscurin und andere Alkaloide.

L. phlegmaria L.
Madagaskar.

Inhaltsstoffe: Lycopodin und mindestens 10 weitere Alkaloide. Apigenin (12).

L. politrichoides
Sandwich-Inseln, gilt als Drasticum.

L. sabinaefolium Willd.
Nordamerika.

Inhaltsstoffe: Lycopodin, Nicotin.

L. saururus Lam.
Südamerika, „Pilljan". Die Pflanze enthält Saururin, Sauroxin und andere Alkaloide.
Giftig!

L. selago L.
Europa, Asien.
Purgier- oder Tannenbärlapp.

Die Pflanze enthält Selagin und andere toxische Alkaloide, darunter Lycopodin, Pseudoselagin, Acrifolin, flavonoide Verbindungen. Bitterstoff (1).
Selagin wird in Polen als Myoticum zur Glaucombehandlung verwendet.
Die Droge wurde früher zum Gelbfärben von Wolle benutzt.
Herba Selaginis bzw. Muscus catharticus wird in der Homöopathie verwendet.
Ungeziefermittel. In der Veterinärmedizin. Früher als Emeticum und Purgans benutzt (2).

L. serratum Thunb.

Inhaltsstoffe: Apigenin.

L. tristachyum Pursh.
Nordamerika.

Inhaltsstoffe: Lycopodin und andere Alkaloide.

Literatur: Braun, Flück, Gessner, Hager, III., Hegnauer, Hörhammer, Jaretzky, Kroeber, Merck Index, Müller-Dietz, Schindler, Wiesner u.a., vgl. Lit.-Verz.

(1) Schindler, Arzneim.-Forsch. 5 (1955), 99.

(2) Muszynski, J. of Pharmacy and Pharmacologie 21 (1948), 34.

(3) Sork, G. u.a., J. Amer. chem. Soc. 90 (1968), 1647–1648.

(4) Sano, T. u.a., Chem. Commun. (1970), 20, 1274–1275, Zbl. Pharm. 110 (1971), Nr. 5.

(5) Wagner, H. u. H. Friedrich, Naturwissenschaften 52 (1965), 305, Pharm. Zh. 106 (1967), Nr. 2.

(6) Kreitmair, Pharmazie 6 (1951), 66.

(7) Bertho u.a., Chem. Ber. 85 (1952), 663.

(8) Valenta, Z. u.a., J. Amer. chem. Soc. 86 (1964), 2533–2534, Pharm. Zh. 106 (1967), Nr. 1.

(9) Manske u.a., J. Amer. chem. Soc. 69 (1947), 2126.

(10) Gupta, R.N. u.a., J. Amer. chem. Soc. 90 (1968), 1360–1361, Pharm. Zh. 108 (1969), Nr. 4.

(11) Burnell, R.H. u. M. Moinas, Chem. Commun. (1971), 16, 897–898.

(12) Rouffiac, R., Ann. pharmac. Franc. 21 (1963), 685–698, Pharm. Zh. 103 (1964), Nr. 10.

LYGODIUM
Schizaeaceae

L. polymorphum

Trinidad.
Extrakte weisen eine antibakterielle Aktivität gegen *Escherichia coli* und pflanzenpathogene Bakterien auf (1).

L. circinatum
enthält Leucoanthocyane.

L. japonicum [Thunb.] Sw.
In Blattextrakten wurde ein Flavon gefunden.

L. scandens [L.] Sw.
enthält Glucose, Fructose, Saccharose.

Literatur: Hegnauer u.a., vgl. Lit.-Verz.

(1) Lynch-Brathwaite, B.A. u.a., Planta medica 27 (1975), Nr. 2, p. 173–177.

MATTEUCCIA
Polypodiaceae

M. struthiopteris [L.] Todaro
(*Struthiopteris germanica* Willd.)
(*St. felicastrum* All.)
(*Onoclea struthiopteris* [L.] Roth)

Straußenfarn. Die knolligen Rhizome wurden als Verfälschung von *Dryopteris filix-mas* beobachtet.

M. orientalis Trautv.
(*Pentarhizidium japonicum* Hayata)
Blätter und Rhizome enthalten Matteucinol und Matteucinolverbindungen sowie Flavonone.

Literatur: Hager, IV., Hegnauer u.a., vgl. Lit.-Verz.

MICROGRAMMA
Polypodiaceae

M. cilata
(Polypodium cilatum)

Trinidad.
Extrakte weisen eine antibakterielle Aktivität gegen *Escherichia coli* und pflanzenpathogene Bakterien auf (1).

Literatur:

(1) Lynch-Brathwaite, B.A. u.a., Planta medica 27 (1975), Nr. 2, p. 173–177.

Nephrodium athamanticum siehe ***Aspidium athamanticum.***

Nephrodium austriacum siehe ***Dryopteris dilatata.***

Nephrodium cristatum siehe ***Dryopteris cristata.***

Nephrodium filix-mas siehe ***Dryopteris filix-mas.***

Nephrodium goldianum siehe ***Dryopteris goldiana.***

Nephrodium marginale siehe ***Dryopteris marginalis.***

Nephrodium rigidum siehe ***Dryopteris villarii.***

Nephrodium spinulosum siehe ***Dryopteris spinulosa.***

NEPHROLEPIS

Polypodiaceae

N. rivularis

Trinidad.
Extrakte weisen eine antibakterielle Aktivität gegen *Escherichia coli* und pflanzenpathogene Bakterien auf (1).

Literatur:

(1) Lynch-Brathwaite, B.A. u.a., Planta medica 27 (1975), Nr. 2, p. 173–177.

OLEANDRA

Oleandraceae

O. nodosa

Trinidad.
Extrakte weisen eine antibakterielle Aktivität gegen *Escherichia coli* und pflanzenpathogene Bakterien auf (1).

Literatur:

(1) Lynch-Brathwaite, B.A. u.a., Planta medica 27 (1975), Nr. 2, p. 173–177.

Onoclea struthiopteris siehe ***Matteuccia struthiopteris.***

ONYCHIUM

Polypodiaceae

O. auratum

Onitin und Onitisin (phenolische Sesquiterpenoide) wurden nachgewiesen. Es handelt sich um Indanonverbindungen mit der Bezeichnung „Pterosine", die aus verschiedenen Farnen isoliert wurden und u.U. Antitumoreigenschaften besitzen (1).

O. japonicum Kuntze
Ein Dirhamnosid des Kämpferols wurde nachgewiesen.

Literatur: Hegnauer u.a., vgl. Lit.-Verz.

(1) Banerji, A. u.a., Tetrahedron Letters (1974), 1369, Chem. Ztg. 98 (1974), Nr. 9.

Pentarhizidium japonicum siehe ***Matteuccia orientalis.***

Phyllitis scolopendrium siehe ***Scolopendrium vulgare.***

PITYROGRAMMA

Polypodiaceae

P. calomelanos [L.] Link

Trinidad.
Extrakte weisen eine antibakterielle Aktivität gegen *Escherichia coli* und pflanzenpathogene Bakterien auf (1).

P. triangularis Kaulf.
(Gymnogramme triangularis)
(Ceropteris triangularis)
Californien, Golden-Back Fern.
Die getrockneten Blätter enthalten ca. 2 % Ceropten (Chalkon). Cerotinsäure ist ein Bestandteil des Wachses.

P. chrysophylla [Sw.] Link
Verschiedene Varietäten enthalten Chalkone.

P.-Arten
Trop. Südamerika, Süd-Afrika, haben auf den Blattunterseiten einen weißen oder gelben wachsartigen Belag und werden als Silber- oder Goldfarne vielfach kultiviert.

Literatur: Hegnauer u.a., vgl. Lit.-Verz.

(1) Lynch-Brathwaite, B.A. u.a., Planta medica 27 (1975), Nr. 2, p. 173–177.

POLYBOTRIA
Aspidiaceae

P. caudata

Trinidad.
Extrakte weisen eine antibakterielle Aktivität gegen pflanzenpathogene Bakterien auf (1).

Literatur:

(1) Lynch-Brathwaite, B.A. u.a., Planta medica 27 (1975), Nr. 2, p. 173–177.

POLYPODIUM
Polypodiaceae

P. vulgare L.
(*P. virginianum* L.)

Mittel- und Südeuropa, bes. Italien, Rußland. – Nordafrika, Asien, Amerika.

Verwendet wird: das Rhizom.

Handelsbezeichnungen: Rhizoma Polypodii, Radix Polypodii, Radix Filicis dulcis – Engelsüßwurzel, Tüpfelfarnwurzel – Polypody Root, Common Malfern Root – Rhizome de fougère douce.

Inhaltsstoffe: Äther. Öl, ca. 8 % fettes Öl, Schleimstoffe, Gerbstoffe, Eiweiß, Stärke, Zucker, ein Triterpenoid, Polydin, Polypodin A und B (Ecdysteron). Samambain, 2 Saponine, Osladin (Dirhamno-Glucosid, Komponente mit süßem Geschmack), Phloroglucinderivate (1), (2), (3), (4), (5), (6).

Verwendung: Anthelminticum, Mucilaginosum. In der Volksheilkunde. Zu Bitterschnäpsen. Die Hemmwirkung des saponinhaltigen Extraktes auf Pilze wurde untersucht (7).

P. vulgare L. var. *occidentale* Hooker
Nordamerika, Brasilien.

Inhaltsstoffe: Polydin (Glykosid), fettes und äther. Öl, Benzoe- und Salicylsäure, Zucker, Gerbstoffe.

P. adiantiforme
Westindien.
Als Sudorificum benutzt.

P. calaguala
Peru, Chile,
liefert Rhizoma Calaguala.

P. crassifolium L.
Die Rhizome finden sich als Beimengung in Rhizoma Calaguala.

P. fortunei
China. Arzneilich verwendet.

P. hastatum Thunb.
China. Die BLätter enthalten Cumarin. In China arzneilich verwendet.

P. incanum Swartz
Brasilien.

Inhaltsstoffe: fettes Öl, äther. Öl, Wachs, Harz, ca. 11 % Gerbstoff.
In Brasilien als Wundmittel benutzt.

P. japonicum
Japan.

Inhaltsstoff: Ecdysteron, insektenwirksame Substanz (8).

P. lepidopteris Kunze
Brasilien.

Inhaltsstoffe: ca. 8,25 % fettes Öl,

0,85 % äther. Öl, Zucker, Harz, ein Glykosid.
In Brasilien als Wundmittel benutzt.

P. leucotomos
enthält Calagualin, ein cancerostatisch wirkendes Saponin (9).

P. percussum Cav.
Brasilien.
Wundmittel in der Volksheilkunde.

P. phlebodium
Trinidad.
Extrakte weisen eine antibakterielle Aktivität gegen *Escherichia coli* und pflanzenpathogene Bakterien auf (10).

P. squalidum Vel.
Brasilien.
Wundmittel in der Volksheilkunde.

Literatur: Braun, Flück, Freise, Gessner, Hager, III., Hegnauer, Hörhammer, Jaretzky, Kroeber, Müller-Dietz, Steinegger-Hänsel u.a., vgl. Lit.-Verz.

(1) Berti, G. u.a., Tetrahedron Letters (London) (1966), 979–982, Pharm. Zh. 106 (1967), Nr. 10.

(2) Herout, V. u.a., D.A.Z. 109 (1969), Nr. 41.

(3) Weinges, K. u. R. Wild, D.A.Z. 110 (1970), Nr. 30.

(4) Jizba, J., Tetrahedron Letters 18 (1971), 1329, Pharmazie i. uns. Zeit 1 (1972), Nr. 3.

(5) Jizba, J., Chem. Ber. 104 (1971), Nr. 3, Zbl. Pharm. 111 (1972), Nr. 2.

(6) Constantinescu, E. u.a., Pharmazie 21 (1966), 121.

(7) Wolters, B., D.A.Z. 106 (1966), Nr. 47.

(8) Ikan, R. u. U. Ravid, Planta medica 20 (1971), Nr. 1.

(9) Strauch, R. u. K. Hiller, Pharmazie 29 (1974), Nr. 10/11.

(10) Lynch-Brathwaite, B.A. u.a., Planta medica 27 (1975), Nr. 2.

Polypodium cilatum siehe ***Microgramma cilata.***

Polypodium filix-femina siehe ***Athyrium filix-femina.***

Polypodium filix-mas siehe ***Dryopteris filix-mas.***

Polypodium lobatum siehe ***Polystichum aculeatum.***

POLYSTICHUM

Polypodiaceae

P. aculeatum [L.] Roth.
(*P. lobatum* [Huds.] Woynar)
(*Aspidium lobatum* Sw.)
(*Polypodium lobatum* Huds.)

Gelappter oder Stacheliger Schildfarn.
Ein Leucoanthocyan wurde festgestellt.
Verwechslung oder Verfälschung von *Dryopteris filix-mas* (1).

P. falcatum [Presl.] Diels
(*Cyrtomium falcatum* Presl.)
Die Blätter enthalten Cyrtomin und andere flavonoide Monoglucoside und ihre Aglykone.

Literatur: Hager, IV., Hegnauer u.a., vgl. Lit.-Verz.

(1) Kwasniewski, Pharmazie 7 (1952), 381.

Polystichum cristatum siehe ***Dryopteris cristata.***

Polystichum filix-mas siehe ***Dryopteris filix-mas.***

Polystichum oreopteris siehe ***Thelypteris oreopteris.***

Polystichum rigidum siehe ***Dryopteris villarii.***

Polystichum spinulosum siehe ***Dryopteris spinulosa.***

PTERIDIUM

Polypodiaceae

P. aquilinum [L.] Kuhn
(*Pteris aquilina* L.)

Fast kosmopolitisch, bes. auf Heiden und in Wäldern.

Verwendet wird: das Rhizom.

Handelsbezeichnungen: Rhizoma Pteridii aquilini, Adlerfarnwurzel.

Inhaltsstoffe: bis 45 % Stärke (in den Wintermonaten), 0,18 % äther. Öl, 6,6 % Catechingerbstoffe, 1,2 % fettes Öl, Schleim, Pteraquilin (Glykosid) (1), (2).

Verwendung: Zur Gewinnung von Stärkemehl, stellenweise als Mastfutter für Schweine benutzt. Auf den canarischen Inseln wird aus der Stärke das Helochobrot hergestellt. Als Wurmmittel nicht geeignet (2), (3).

Die Wedel enthalten bis 7 % Catechingerbstoff, 0,16 % Prunasin (Glykosid), flavonoide Verbindungen, eine carcinogene Substanz (wahrscheinlich ein ungesättigtes Lacton). Adlerfarnwedel können schwere Viehvergiftungen und bösartige Tumore hervorrufen (4), (5).

Die Blattstielbasen enthalten Pteridin (Saponin). In Portugal gegen Tänien benutzt.

P. aquilinum
Trinidad.
Extrakte weisen eine antibakterielle Aktivität gegen *Escherichia coli* und pflanzenpathogene Bakterien auf (6).

P. aquilinum [L.] Kuhn var. ***latiusculum*** Underwood
Japan. Der Farn enthält Indanon-Derivate. Pterolactan wurde nachgewiesen. Die Species hat radiomimetische und carcinogene Eigenschaften (7), (8).

Literatur: Hegnauer, u.a., vgl. Lit.-Verz.

(1) Kwasniewski, D.A.Z. 95 (1955), 1084.

(2) Gaertner, E.E., Economic Botany 16 (1962), Nr. 4.

(3) Müller-Stoll, Pharmazie 4 (1949), 122.

(4) Eyjolfsson, R., Tetrahedron Letters (London) (1966), 1289–1291, Pharm. Zh. 106 (1967), Nr. 5.

(5) Preussmann, R., Planta medica 22 (1972), Nr. 3, 217.

(6) Lynch-Brathwaite, B.A. u.a., Planta medica 27 (1975), Nr. 2, 173–177.

(7) Yoshira, K. u.a., Chem. Pharm. Bull. (Tokyo) 19 (1971), 1491, Chem. Ztg. 96 (1972), Nr. 4.

(8) Takatori, K. u.a., Chem. Pharm. Bull. (Tokyo) 20 (1972), 1087, Chem. Ztg. 97 (1973), Nr. 4.

PTERIS

Polypodiaceae

P. vittata [L.] und
P. inaequalis

Trinidad.
Extrakte weisen eine antibakterielle Aktivität gegen *Escherichia coli* und pflanzenpathogene Bakterien auf (1).
Extrakte einer aus Gujarat (Indien) stammenden Provenienz erwiesen sich

als aktiv gegen *Bacillus cereus* und *Staphylococcus aureus* (2).

Literatur: vgl. Lit.-Verz.

(1) Lynch-Brathwaite, B.A. u.a., Planta medica 27 (1975), Nr. 2, p. 173–177.

(2) Kshirsagar, M.K. u. A.R. Mehta, Planta medica 22 (1972), Nr. 4, p. 386.

Pteris aquilina siehe ***Pteridium aquilinum.***

SALPICHLAENA
Polypodiaceae

S. volubilis
(Blechnum volubile)

Trinidad.
Extrakte weisen eine antibakterielle Aktivität gegen *Escherichia coli* auf (1).

Literatur: vgl. Lit.-Verz.

(1) Lynch-Brathwaite, B.A. u.a., Planta medica 27 (1975), Nr. 2, p. 173–177.

SALVINIA
Salviniaceae

S. auriculata Aubl.

Trinidad.
Extrakte weisen eine antibakterielle Aktivität gegen *Escherichia coli* und pflanzenpathogene Bakterien auf (1).
Leucoanthocyane wurden nachgewiesen.

Literatur: Hegnauer.

(1) Lynch-Brathwaite, B.A. u.a., Planta medica 27 (1975), Nr. 2, p. 173–177.

SCOLOPENDRIUM
Polypodiaceae

S. vulgare Sm.
(*Phyllitis scolopendrium* [L.] Newm.)

Mittel- und Südeuropa, Nordamerika, Südwest- und Ostasien.

Verwendet wird: das Kraut.

Handelsbezeichnungen: Herba Scolopendrii, Scolopendrium, Hirschzunge, Zungenfarnkraut, Hart's Tongue, Herbe de scolopendre.

Inhaltsstoffe: Gerbstoffe, Schleim, Leucodelphinidin, Aminosäuren.

Verwendung: Expectorans, Diureticum, Diaphoreticum, in der Volksheilkunde.

Literatur: Hager, III., Hegnauer u.a., vgl. Lit.-Verz.

Struthiopteris germanica
Struthiopteris felicastrum siehe ***Matteuccia struthiopteris.***

TECTARIA
Polypodiaceae

T. incisa Cav.

Trinidad.
Extrakte weisen eine antibakterielle Aktivität gegen *Escherichia coli* auf (1).

Literatur: vgl. Lit.-Verz.

(1) Lynch-Brathwaite, B.A. u.a., Planta medica 27 (1975), Nr. 2, p. 173–177.

THELYPTERIS
Polypodiaceae

Th. oreopteris [Ehrh.] Slosson
(*Th. limbosperma* [All.] H.P. Fuchs)
(*Dryopteris oreopteris* [Ehrh.] Maxon)
(*D. montana* [Vogler] Ktze.)
(*Polystichum oreopteris* DC.)
(*P. montanum* Roth.)
(*Aspidium oreopteris* Sw.)
(*A. montanum* [Vogler] Aschers.)

Nördl. Hemisphäre, Bergfarn.
Verwechslung oder Verfälschung von *Dryopteris filix-mas* (1).

Th. trichoides und
Th. mollis
Trinidad.
Extrakte weisen eine antibakterielle Aktivität gegen *Escherichia coli* und pflanzenpathogene Bakterien auf (2).

Literatur: Hager, IV., u.a., vgl. Lit.-Verz.

(1) Kwasniewski, Pharmazie 7 (1952), 381.

(2) Lynch-Brathwaite, B.A. u.a., Planta medica 27 (1975), Nr. 2, p. 173–177.

TRICHIPTERIS
Cyatheaceae

T. microdata
(Alsophila microdata)

Trinidad.
Extrakte weisen eine antibakterielle Aktivität gegen *Escherichia coli* und pflanzenpathogene Bakterien auf (1).

Literatur:

(1) Lynch-Brathwaite, B.A. u.a., Planta medica 27 (1975), Nr. 2, p. 173–177.

TRICHOMANES
Hymenophyllaceae

T. pinattum

Trinidad.
Extrakte weisen eine antibakterielle Aktivität gegen *Escherichia coli* und pflanzenpathogene Bakterien auf.

T. polypoides
Extrakte sind gegen *Escherichia coli* aktiv (1).

T. radicans
Glucose, Fructose und Saccharose wurden nachgewiesen.

Literatur: Hegnauer u.a., vgl. Lit.-Verz.

(1) Lynch-Brathwaite, B.A. u.a., Planta medica 27 (1975), Nr. 2, p. 173–177.

Abt. XVI
GYMNOSPERMAE

ABIES
Pinaceae

A. alba Mill.
(*A. pectinata* [Lam.] DC.)
(*Pinus picea* L.)

Mittel- und südeuropäische Gebirge, Nordamerika. – Tanne, Weißtanne, Silbertanne, Edeltanne.

Verwendet werden: 1. das äther. Öl der Nadeln. – 2. das äther. Öl der Zapfen. – 3. der Terpentin. – 4. das fette Öl der Samen.

1. das äther. Öl der Nadeln

Handelsbezeichnungen: Oleum Abietis albae, Oleum Abietis pectinatae – Edeltannennadelöl, Weißtannennadelöl.

Hauptherkunftsgebiete: Schweiz, Österreich (Steiermark), Tirol, Schwarzwald, Thüringen.

Inhaltsstoffe: Ausbeute 0,2–0,5 % mit 5–10 % l-Bornylacetat, l-α-Pinen, l-Limonen, ein Sesquiterpen, Laurinaldehyd, Santen, Decylalkohol (1), (2).

Verwendung: Zur Herstellung von Tannenduftessenzen, zu Zerstäubungsmitteln bei Erkrankungen der Atmungsorgane, als Bestandteil von Einreibemitteln und Badetabletten. – In der Parfümerie- und Seifenindustrie sowie zu Desinfektionsmitteln.

2. das äther. Öl der Zapfen

Handelsbezeichnungen: Oleum Abietis fructuum, Oleum Templini – Edeltannenzapfenöl, Templinöl.

Hauptherkunftsgebiete: Schweiz (Kanton Bern), Schwarzwald, Thüringen.

Inhaltsstoffe: Der Hauptbestandteil ist l-Limonen, ferner 1-α-Pinen, ca. 5 % Borneol bzw. Bornylacetat, Sesquiterpene (1).

Verwendung: Zu Duftessenzen, in der Parfümerie- und Seifenindustrie. – Zur Darstellung von Limonen.

3. der Terpentin

Handelsbezeichnungen: Terebinthina argentoratensis, Terebinthina alsatica – Straßburger Terpentin – Strasbourg Turpentine – Térébenthine de Strasbourg.

Hauptherkunftsgebiete: Elsaß, Österreich.

Inhaltsstoffe: ca. 28–30 % äther. Öl, mit α-Pinen, Bitterstoffe, Harzsäuren, u.a. Abietinsäure, Abietinolsäuren.

Verwendung: Wie andere Terpentine. Volksheilmittel.

4. das fette Öl der Samen

Handelsbezeichnungen: Edeltannensamenöl.

Inhaltsstoffe: Ausbeute ca. 25–32 % stark trocknenden Öls.

Verwendung: Zur Firnisbereitung. Brennöl.

Die Sproßspitzen sind als Turiones Pini im Handel (vgl. *Pinus*).

Die Rinde enthält ca. 5 % Gerbstoff.

Die Nadeln haben Wachs – Sapin ordinaire – mit Junipersäure.

A. balsamea **[L.] Mill.**
(*A. balsamifera* Michx.)
(*Pinus balsamea* L.)
Nordamerika, Canada (Quebec, Laurentine-Berge), nördwest. Vereinigte Staaten. – Balsamtanne.

Verwendet wird: der Balsam.

Handelsbezeichnungen: Balsamum canadense, Terebinthina canadensis – Canadabalsam – Canada Turpentine, Balsam of Fir, Balsam of Gilead – Baume du Canada – Balsamo del Canada.

Inhaltsstoffe: ca. 16–27 % äther. Öl mit Bornylacetat, 1-α-Pinen, Jurabion, Dehydrojurabion (Sesquiterpene), Dehydrojurabion hat Hormonaktivität (3).
Ca. 70–80 % Harz mit Abietinsäure, Neoabietinsäure, Palustrinsäure, α- und β-Canadinsäure u.a. Säuren, Canadoresen, Bitterstoff, Abienol (Diterpenalkohol).

Verwendung: Medizinisch bei Bronchial- und Blasenleiden. – In der Mikroskopie zum Einbetten von Präparaten und in der optischen Industrie, bes. als Linsenkitt.
Technisch wie Terpentin, bes. in Nordamerika.

Balsamum canadense wird außer von *A. balsamea* und *A. fraseri* auch von *Tsuga canadensis* geliefert (vgl. dort).

Nach amerikanischer Auffassung ist die Bezeichnung Terebinthina canadensis korrekter als Balsamum canadense, da es sich um ein Oleoresin handelt.

Stamm- und Wurzelrinde enthalten ca. 12 % Gerbstoff.

A. cephalonica Link.
Griechenland.

Das Terpentinöl ähnelt den *Pinus*-Terpentinölen und enthält α-Pinen, β-Pinen, Limonen, Phellandren und Δ^3-Caren.

A. concolor Lindl. et Gord.
Pazif. Nordamerika. – White Fir, liefert ätherisches Nadelöl. Die Rinde enthält 2–4 % Catechine. Rindenextrakte zeigen eine tumorhemmende Wirkung gegenüber Dünndarmcarcinom. Für die Wirkung ist vermutlich ein Tannin- und Phlobaphenkomplex verantwortlich (4), (5).

A. fraseri [Pursh.] Poir.
(*Pinus fraseri* Pursh.)
Nordamerika. Der Baum wächst in etwas südlicheren Regionen als *A. balsamea* und liefert ebenfalls Balsamum canadense.

Stamm- und Wurzelrinde enthalten ca. 12 % Gerbstoff.

A. magnifica Murr.
Pazif. Nordamerika, liefert äther. Nadelöl.

Die Rinde enthält ca. 16 % Gerbstoff, Quercetin, Catechin, Epicatechin, Protocatechusäure, Gallocatechin, Epigallocatechin, Wachs.

A. nordmanniana [Stev.] Spach.
Kaukasus, Krim, Gebirge Kleinasiens. – Nordmannstanne, Kaukasische Tanne.

Die Nadeln enthalten 0,24–0,35 % ätherisches Öl – Oleum Abietis nordmannianae, kaukasisches Tannennadelöl – mit α-Pinen, β-Pinen, Camphen, Borneol.

Die getrockneten Nadeln enthalten Estolidwachs mit 0,1 % Junipersäure.

Die Stamm- und Wurzelrinde enthält ca. 10 % Gerbstoff.

A. pindrow Royle
West-Himalaya,
liefert äther. Nadelöl.

A. sibrica Ledeb.
(*Pinus sibrica* [Ledeb.] Turcz.)
Nordrußland, Sibirien. – Sibirische Edeltanne.

Die Nadeln enthalten ätherisches Öl – Oleum Abietis sibiricum, Sibirisches Edeltannennadelöl, Sibirian Fir Oil – mit ca. 3–4 % Santen, l-α-Pinen, β-Pinen, ca. 10 % l-Camphen, α-Phellandren, ca. 5,4 % Dipenten, 29–41 % Bornylacetat, Bisabolen.

Verwendung in der Parfümerie. – Als Lösungsmittel. – Zur Darstellung des Borneols.
In Rußland zur Fabrikation von synthetischem Campher.

Die Handelsbezeichnung „Oleum Pini sibiricum" = „Sibirisches Fichtennadelöl", die sehr häufig verwendet wird, ist unzutreffend, da die Nadeln der *A. sibirica*, der Sibirischen Edeltanne, und nicht die der *Picea obovata* Ledeb., der Sibirischen Fichte, ausgewertet werden.

Präparate aus Knospen und Nadeln werden als desinfizierende und antiphlogistische Mittel eingesetzt.

Literatur: Baumeister-Reichardt, Gessner, Gildemeister-Hoffmann, Hager, IV., Hegnauer, Hölzl-Bancher, Jaminet, Merck Index, Müller-Dietz, Steinegger-Hänsel, Ubbelohde, Wiesner u.a., vgl. Lit.-Verz.

(1) Laas, Seifen–Öle–Fette-Wachse 75 (1949), Nr. 25.

(2) Tolewa, P., Wiss. Werke d. Höh. Inst. für Lebens- und Genußmittelind., Plovdiv. XII (1965), Nr. 2, Seifen–

Öle–Fette–Wachse 94 (1968), Nr. 6.
(3) Černy, V. u.a., Coll. czechoslov. chem. Commun. 32 (1967), 3926–3933, Pharm. Zh. 108 (1969), Nr. 2.
(4) Ulubelen, A. u.a., J. pharmac. Sci. 55 (1966), 1308–1310, Pharm. Zh. 107 (1968), Nr. 3.
(5) Anderson, A.B., Economic Botany 21 (1967), Nr. 1.

Abies canadensis siehe ***Tsuga canadensis.***

Abies nigra siehe ***Picea mariana.***

Abies menziesii
Abies taxifolia siehe ***Pseudotsuga taxifolia.***

AGATHIS
Araucariaceae

A. ***alba*** Jeffrey
(*A. dammara* [Lamb.] Rich.)
(*A. loranthifolia* Salisbury)
(*Dammara alba* Rumph. ex Bl.)

Indochina bis Java, Celebes, Philippinen. – Dammarabaum. Der Baum liefert Manilakopal oder Ostasiatischen Kopal.

Inhaltsstoffe: Agathendicarbonsäure, 1–12 % äther. Öl mit einem hohen Anteil an Pinen, Harzfraktionen.

A. ***australis*** Salisbury
(*Dammara australis* Lamb.)
Neuseeland, Kauri-Fichte, liefert Kauri-Kopal, Neuseeländischer Kauri-Kopal.

Inhaltsstoffe: Agathendicarbonsäure, Harzfraktionen.

Kauri-Kopal kommt als fossiler Baum- oder Buschkopal vor.

Die Blätter enthalten 0,05–0,26 % ätherisches Öl.

A. ***labillardieri*** Warb.
Neuguinea, liefert zwei Arten von Balsamen. Einer der Balsame bleibt weich, der andere wird fest wie die übrigen Kopale. Offenbar handelt es sich um zwei Varietäten dieser *A.*-Art.

Inhaltsstoffe: Weicher Balsam mit 5,7–6,3 % ätherischem Öl mit ca. 97 % Limonen.
Harter Balsam mit 4,5 % ätherischem Öl mit 31,8 % α-Pinen und 60,3 % Limonen.

A. ***robusta*** F. Muell.
(*A. brownii* [Lemaire] L.H. Bail.)
(*Dammara brownii* Lemaire)
(*Dammara robusta* C. Moore)
Queensland, liefert Queensland-Kauri oder Dundathu-Pine.
Der frische Balsam enthält ca. 14 % äther. Öl (α-Pinen), 62 % Harz, 2,4 % Gummi, Zucker.
Das Harz enthält 16 % Dundathsäure und weitere 73 % Harzsäure.

A. ***ovata*** [Moore] Warb.
(*Dammara ovata* Moore)
Neukaledonien, liefert Neukaledonischen Kauri-Kopal.

A. ***vitiensis***
Fidschi-Inseln und andere *A.*-Arten liefern ebenfalls Kopale.

Java-Kopal ist ein fossiler Kopal von der Insel Java.

Verwendung: Kopale (Copale) werden technisch in der Lack- und Farbenindustrie, bes. für hochwertige Öllacke verwendet. Bei der Herstellung von Linoleum.

Handelsqualitäten: Kopal, Manila, blond, großstückig. – Kopal, Manila, mittelblond. – Kopal, Manila, hellblond. – Kopal, Manila, feinsthell. – Kopal, Manila, allerfeinsthell. – Kopal, Philippinen, hell, kleinstückig. – Kopal, Philippinen, hellblond. – Kopal, Philippinen, blond. Vgl. Drogenkunde, 8. Auflage, Band 1, Seite 553.

Literatur: Hager, IV., Hegnauer, Wiesner, Wulf u.a., vgl. Lit.-Verz.

ARAUCARIA

Araucariaceae

A. ***araucana*** [Mol.] K. Koch
(*A. imbricata* Pav.)

Chile, südwestl. Argentinien, Wälder (Pinares) bildend. In Südeuropa kultiviert. Chilenische Araukarie, Monkey-puzzle Tree, Pinon.

Der Stamm enthält ein weihrauchähnlich duftendes Harz mit Limonen, Sesquiterpenen, Diterpenen, einem sauren Polysaccharid.

Die Rinde enthält Diterpene, die Blätter Sequoyit.

Verwendung: Das Harz wird zu Pflastern bei Geschwüren und Narben verwendet. Diureticum.

Die Samen sind eßbar, Nahrungsmittel der Indianer.

A. ***angustifolia*** [Bertoloni] O. Kuntze
(*A. brasiliensis* Lamb.)
Südstaaten von Brasilien. Pinheiro.
Das Holz enthält 3–7,5 % ätherisches Öl. Es wird zu Bädern bei rheumatischen Erkrankungen und anderen medizinischen Zwecken verwendet.

Die Stämme liefern bei Verwundung Resina de Pinheiro (Gummiharz). Emulsionen mit dem Produkt werden bei Bronchialkatarrh verwendet.

Die Zapfen enthalten ätherisches Öl (getrocknete bis 2 %). Dekokte werden als Hustenmittel verwendet.

Die Samen enthalten ca. 30 % Stärke, Eiweiß, fettes Öl, Zucker. Sie sind eßbar.
Die Zapfenachsen liefern ein Exkret – Goma de Pinhão – das mit Zucker gemischt als Hustenmittel verwendet wird.

A. ***excelsa*** [Lamb.] R. Br.
(*A. heterophylla* [Salisb.] Franco)
Die Norfolk- oder Zimmertanne enthält ein saures Polysaccharid und liefert ein Gummiharz.

Die Samen sind eßbar.
Zierpflanze.

A. ***bidwillii*** Hooker
Queensland.
A. ***columnaris*** [Foster] Hooker
(*A. cookii* R. Br.)
Neukaledonien, Polynesien
A. ***cunninghamii*** Sweet
Neuguinea, Australien,
enthalten ebenfalls Gummiharze (Gummibalsame) mit Schleim, Harz und ätherischem Öl.

Literatur: Freise, Hager, IV., Hegnauer u.a., vgl. Lit.-Verz.

Austrocedrus chilensis siehe ***Libocedrus chilensis.***

Biota orientalis siehe ***Thuja orientalis.***

CALLITRIS

Cupressaceae

C. ***columellaris*** F.v.Muell.
(*C. arenosa* A.Cunn.)

Westaustralien.

Inhaltsstoffe: Desoxypodophyllotoxin mit inhibierender Wirkung auf Sarkom 37 und Lymphoidleukämie. Alkoholische Extrakte zeigen tumornekrotisierende Wirkung (1), (2).

*C. **drummondii*** [Parl.] F.v. Muell.
(*Frenella drummondii* Parl.]
Westaustralien.

Inhaltsstoffe: Die Nadeln enthalten Podophyllotoxin mit tumorhemmender Wirkung bei Sarkom-37 in Mäusen.

*C. **cupressiformis*** Vent.
(*C. australis* Sweet)
(*C. rhomboidea* R. Br.)
(*Thuja australis* Poir.)
Australien,

*C. **endlicheri*** [Parl.] F.M. Bailey
Black Pine, Mountain Pine,
Ostaustralien,

*C. **macleayana*** F.v. Muell.
(*C. parlatorei* F.v. Muell.)
Stringybark Pine.
Neusüdwales, Australien.

*C. **muelleri*** [Parl.] Benth. et Hook. f.
Illawar Pine,

*C. **preissii*** Miq.
(*C. robusta* [A. Cunn.] F.M. Bailey)
Westaustralien,

*C. **verrucosa*** R. Br.
Turpentine Pine.
Neusüdwales,
liefern Pine Gum, Australischen oder Tasmanischen Sandarak, der weniger wertvoll ist, als Afrikanischer Sandarak (vgl. *Tetraclinis articulata*).

C.-Arten enthalten Callitrol (Callitrissäure, l-Rhodinsäure) und Dehydrogeraniumsäure.
Das ätherische Öl der Hölzer besteht aus einer Mischung von Guaiol und Callitrol. Callitrol wirkt gegen Pilze und Termiten.

Das ätherische Öl der Blätter enthält einen hohen Anteil an Limonen.

C.-Rinden enthalten Gerbstoff, z.B:
*C. **arenosa*** A. Cunn. 25,1 %,
*C. **calcarata*** R. Br. 19–31,2 %,
*C. **glauca*** R. Br. 14,6 %,
*C. **gracilis*** R.T. Baker 12,3 %,
*C. **intratropica*** Benth. et Hook 10,7 %,
*C. **propinqua*** R. Br. 12,6 %,
*C. **tasmanica*** Baker et Sm. 17,3 %.

Literatur: Hager, IV., Hegnauer u.a., vgl. Lit.-Verz.

(1) Aynehchi, Y., J. pharmac. Sci. 60 (1971), 121, Chem. Ztg. 95 (1971), Nr. 11.

(2) Strauch, R. u. K. Hiller, Pharmazie 29 (1974), Nr. 10/11.

Callitris quadrivalvis siehe ***Tetraclinis articulata.***

CEDRUS

Pinaceae

*C. **libani*** A. Rich.
(*C. libanitica*)

Libanon, Taurus, Cypern. –
Libanon-Zeder.
Das Holz enthält 3,5–6 % ätherisches Öl – Oleum Cedri verum, echtes oder Libanon-Zedernöl – mit Borneol.
Aromaticum, Expectorans.

Aus dem Holz wird auch ein terpentinartiges Harz gewonnen.

Die Blätter enthalten Chinasäure und werden auf ätherisches Öl ausgewertet.

*C. **atlantica*** Manetti
Algerien, Atlasgebirge. Atlaszeder.
Das Holz enthält 3–5 % ätherisches Öl – Oleum Cedri atlanticae – mit α-Cadinen, Aceton, α- und γ-Atlanton. Anwendung bei Bronchitis und ähnlichen Erkrankungen, bei Hautleiden.

*C. **deodara*** [Roxb.] Loud.
Nordwest-Himalaja, Afghanistan. – Himalajazeder.

Das Holz enthält ca. 2,5 % ätherisches Öl – Deodar-Öl – mit p-Methyl-Δ^3-tetrahydroacetophenon (Keton), α- und γ-Atlanton, Longiborneol, Sesquiterpenalkohole, Himachalene (Sesquiterpene), Dewarin und Dewarol, Deodarin.

Die Rinde enthält ca. 3,2 % Gerbstoff.

Das Öl der Samen enthält ca. 8,5 % Stearin-, 40,5 % Palmitolein-, 41,5 % Öl- und 9,5 % Linolsäure.

Literatur: Braun, Gildemeister-Hoffmann, Hager, IV., Hegnauer u.a., vgl. Lit.-Verz.

CEPHALOTAXUS

Cephalotaxaceae

C. drupacea S. et Z.

Japan, China.

Verwendet wird: das fette Öl der Kerne.
Japanisches Kopfeibenöl, Inukayaöl, Jenkayöl. Die Kerne enthalten ca. 45–65 % stark trocknendes Öl. Brennöl. In der Lack- und Farbenindustrie geschätzt. In Japan zur Bereitung von Ölpapier.
Die Blätter enthalten Taxifolin.

C. harringtonia [Knight ex Forb.] K. Koch

Inhaltsstoffe: Cephalotoxin (50 % des Gesamtalkaloidgehaltes). Ferner wurden 4 Ester, Harringtonine, nachgewiesen. Die Ester Harringtonin, Isoharringtonin, Homoharringtonin und Desoxyharringtonin zeigen im Tierversuch eine gute Wirkung bei Leukämie (1).

C. harringtonia K. Koch var. *harringtonia*

Inhaltsstoffe: Cephalotoxin und Cephalotoxin-Ester. Cephalotoxin ist inaktiv. Die Ester Harringtonin, Isoharringtonin, Homoharringtonin, Desoxyharringtonin erwiesen sich im Tierversuch als wirksam gegen Leukämie (2), (3).

C. harringtonia K. Koch var. *drupacea* [Sieb. et Zucc.] Koidzumi
Die aus den Samen isolierten Verbindungen Homoharringtonin, Desoxyharringtonin und Harringtonin wirken gegen P388-Leukämie (1–2 mg/kg), von Isoharringtonin wird die zehnfache Menge benötigt (3).

C. fortunei Hook. und
C. wilsoniana
enthalten Alkaloide.

Literatur: Hegnauer, Ubbelohde, Wiesner u.a., vgl. Lit.-Verz.

(1) Baumgarth, M., Chem. Ztg. 97 (1973), Nr. 5.

(2) Powell, R.G. u.a., J. pharm. Sci. 61 (1972), Nr. 8.

(3) Strauch, R. u. K. Hiller, Pharmazie 29 (1974), Nr. 10/11.

CHAMAECYPARIS

Cupressaceae

Ch.-Arten

Europa.

Untersucht wurden: die Blätter.

Inhaltsstoffe: Tumornekrotisierende Substanzen (1).

Ch. formosensis Matsumura
Formosa – Benihi oder Beniki.

Frische Blätter enthalten 0,16 % äther. Öl, das hauptsächlich aus Monoterpenkohlenwasserstoffen besteht.

Holz und Wurzeln enthalten ebenfalls äther. Öle,die aber andere Komponenten enthalten.

Ch. lawsoniana [Murr.] Parl.
Nordamerika (Californien, Oregon).
Isoliert wurde Podophyllotoxin und Desoxypodophyllotoxin, welches inhibierend auf Sarkom-37 und Lymphoidleukämie bei Mäusen wirkt (2).

Das Holz enthält β-Thujaplicin, ca. 5 % äther. Öl.

Die Blätter enthalten flavonoide Verbindungen.

Ch. nootkatensis [Lamb.] Spach.
(*Ch. nutkaensis*)
Nordwestl. Nordamerika.

Das Holz enthält Carvacrol, Carvacrolmethyläther. Nootkatin (Tropolon), Chansäure, Chaminsäure.

Ch. taiwanensis Masamune et Suzuki
(*Ch. obtusa* Endl. var. *formosana* Hayata)
Ostasien. – Hinoki.
Das Holz enthält Chamenol und p-Kresol (Phenole), Carvacrol, Citronellsäure. Nootkatin (Tropolon), Thujaplicine, β-Thujaplicinol, Hinokiol, Hinokion, Savinin, äther. Öl.

Die Blätter enthalten flavonoide Verbindungen. Wachs mit ca. 54 % Estoliden, ca. 8 % Wachsestern, äther. Öl.

Ch. thyoides [L.] Britton
Atlant. Nordamerika (Florida).

Das Holz enthält Carvacrolmethyläther, Thujaplicine, Hinokisäure, Cuparensäure, Cedrol, Tropolone.

Literatur: Hegnauer u.a., vgl. Lit.-Verz.

(1) Aynehchi, Y., J. pharmac. Sci. 60 (1971), 121, Chem. Ztg. 95 (1971), Nr. 11.

(2) Strauch, R. u. K. Hiller, Pharmazie 29 (1974), Nr. 10/11.

CUPRESSUS
Cupressaceae

C. sempervirens L.
(*C. fastigiata* DC.)

Mittelmeergebiete, bes. Frankreich, Italien, Algerien, Libanon, nördl. Iran. Vielfach kultiviert.
Man unterscheidet bei der echten Zypresse zwei Varietäten:
C. sempervirens var. *pyramidalis*
(*C. sempervirens* var. *fastigiata* [Mill. ex DC.] Hausen)
und
C. sempervirens var. *horizontalis*.

Verwendet wird: das äther. Öl der Blätter und jungen Zweige.

Handelsbezeichnungen: Oleum Cupressi – Zypressenöl – Cypress Oil – Essence de cyprès.

Inhaltsstoffe: Die Ausbeute beträgt 0,2–1,2 % mit Cadinen, d-Camphen, d-α-Pinen, Terpineol, Terpinylacetat, Terpinylvalerianat, Sesquiterpene, Sesquiterpenalkohole, Cedrol, p-Cymol, Furfurol, d-Sylvestren, ein Keton, Harz.

Verwendung: Bestandteil von Asthmamitteln. – Bei Keuchhusten. – Bestandteil von Coniferendüften, die in Krankenzimmern versprüht werden. – In der Parfümerie und Kosmetik. Grundstoff des „Chypre"-Parfüm (1).

Das Cedrol wird auch als Zypressencampher oder Zederncampher bezeichnet.

Das Holz – Lignum Cupressi – enthält Cedrol, Carvacrolmethyläther, Manool, Borneol, Bornylacetat, β-Thujaplicin, Nootkatin.

Verwendung in der Volksheilkunde. Adstringens.

Die Rinde wird in gleicher Weise verwendet.

Die Zapfen – Fructus Cupressi – enthalten ätherisches Öl mit α-Pinen, β-Pinen, Camphen, Sabinen, Δ^3Caren, p-Cymol, Borneol, Cedrol, Cadinen, Cupressusen u.a., sowie Gerbstoff.

Verwendung in der Volksheilkunde. Adstringens. Äußerlich bei Varizen und Hämorrhoiden.

Die Samen enthalten ca. 10 % trocknendes, fettes Öl und ca. 1 % ätherisches Öl.

Das Harz enthält Communsäure, Cupressasäure, Isocupressasäure, Diterpene und eine nicht saure Fraktion mit Sempervirol, phenolisches Diterpen (2).

Frische Blätter und Früchte werden in der Homöopathie verwendet.

C. monocarpa Hartw. ex Gord.
(*C. lambertiana* Carr.)
Riviera, Südafrika.
Die Blätter enthalten 0,1 % ätherisches Öl, dessen Zusammensetzung von dem der echten Zypresse abweicht.

C. torulosa

Inhaltsstoffe: Cupressuflavon (Biflavonoid).
Die Gefäßdurchblutung wird erhöht (3).

C. arizonica Greene
C. funebris Endl.
(*C. pendula* Staunt.)
C. lusitanica Mill.
(*C. benthamii* Endl.)
(*C. thurifera* Benth.)
C. macrocarpa Hartweg
enthalten ätherische Öle mit abweichender Zusammensetzung. Sie werden zur Herstellung von Ambra-Fixiermitteln verwendet.

C.-Arten
Asiatische Gebiete, werden auf ätherische Öle ausgewertet.

Literatur: Braun, Gildemeister-Hoffmann, Hager, IV., Hegnauer, Jaminet, Kroeber u.a., vgl. Lit.-Verz.

(1) Seifen–Öle–Fette–Wachse 78 (1952), Nr. 2.

(2) Mangoni, L. u. R. Caputo, Tetrahedron Letters (1967), 673–675, Pharm. Zh. 107 (1968), Nr. 11.

(3) Ramaswamy, A.S., D.A.Z. 110 (1970), Nr. 30.

CYCAS
Cycadaceae

C. revoluta Thunb.

Ostasien, bes. Südchina, Japan, Taiwan.

Die Samenanlagen enthalten Zeaxanthin, β-Carotin, Krytoxanthin, fettes Öl mit Palmitin-, Stearin-, Öl- und Behensäure, Naphthen-Kohlenwasserstoffe.

Die Samen enthalten 6,8 % Stärke, ca. 4 % Zucker, 1,15 % Eiweiß, 0,2–0,3 % Cycasin und Neocycasin A und B, Macrozamin, Sotetsuflavon.

Cycasin zeigt carcinogene und neurotoxische Effekte sowie weitere Vergiftungserscheinungen.

Giftig!

Der Stamm enthält Schleim mit Xylose, Glucose, Galaktose. Bei Verwundung der Stämme tritt Gummi aus.
Die Blätter enthalten Estolidwachs, Pinit.

Die Früchte werden in China als Tonicum benutzt.

C. circinalis L.
Südindien, Philippinen, Indonesien, enthält ebenfalls Cycasin (Pakoein, Glykosid), Sesquoyit, antibiotische Substanzen (3).

Auf Guam werden die Samen, die einen hohen Anteil an Stärke enthalten, für Nahrungszwecke verwendet, nachdem die toxischen Substanzen durch längeres Einweichen entfernt wurden. Auch die Schalen enthalten giftige Substanzen (4).

Der Saft der Blätter wird in der Volksheilkunde bei Magen- und Darmbeschwerden verwendet.

C. ***thouarsii*** R. Br.
Madagaskar, Komoren.

Die Samen enthalten 6,6 % Eiweiß, 1,4 % Lipide, 85,6 % Stärke. Frische Samen enthalten Blausäure.

Rattengift der einheimischen Bevölkerung. In Notzeiten nach entsprechender Entgiftung Nahrungsmittel.

C. ***media*** R. Br.
Trop. Australien.
Frische Samenkerne enthalten Macrozamin. Sie haben eine antibiotische Wirkung.

C.-Arten
Tropische Gebiete Mittel- und Südamerikas, Indien, China, Indonesien, Verschiedene Arten liefern Sago, Futtermittel und werden in der Volksmedizin verwendet.
Über Vergiftungsfälle bei Menschen und Tieren wird berichtet. Die giftigen Substanzen sind wahrscheinlich die Glykoside, die aus verschiedenen Arten isoliert wurden (2), (5).

Literatur: Hager, IV., Hegnauer, Merck Index u.a., vgl. Lit.-Verz.

(1) Tsuchya u.a., J. chem. Soc. Japan Ind. Chem. Sect. 54 (1951), 591.

(2) Whiting, M.G., Economic Botany 17 (1963), Nr. 4.

(3) Whiting, M. u.a., Economic Botany 20 (1966), Nr. 1.

(4) Yang, M.G. u. O. Mickelsen, Economic Botany 22 (1968), Nr. 2.

(5) Preussmann, R., Planta medica 22 (1972), Nr. 3, 220.

Dammara alba siehe ***Agathis alba.***

Dammara australis siehe ***Agathis australis.***

Dammara brownii siehe ***Agathis robusta.***

Dammara ovata siehe ***Agathis ovata.***

Dammara robusta siehe ***Agathis robusta.***

DIOON
Cycadaceae

D. ***edule*** Lindl.

Mexico.
Die großen Samen liefern Stärkemehl, eine Art Arrowroot.
Die Infloreszenzen sollen giftig sein.

Literatur; Hegnauer u.a., vgl. Lit.-Verz.

ENCEPHALARTOS
Cycadaceae

E. ***hildebrandtii*** A. Br. et Bouché

Ostafrika.
Das Mehl aus den Nüssen erzeugt im Tierversuch Tumore. Der Wirkstoff dürfte Cycasin sein (1).

E. ***horridus*** [Jacq.] Lehm.
(*E. lanuginosus* Miq.)
Afrika.
Die Samen sind stark toxisch.

E.-Arten
Afrika.
Die knollentragenden Stämme liefern Sago, bes.

E. caffer [Thunb.] Miq.
Süd-Afrika. – Kaffernbrot – Palmfarn.

Literatur: Hegnauer u.a., vgl. Lit.-Verz.

(1) Preussmann, R., Planta medica 22 (1972), Nr. 3.

EPHEDRA

Ephedraceae

E. sinica Stapf.
(*E. ma-huang* Liu)

Mongolei, China (1).
Die Pflanze wird in den USA kultiviert.

Handelsbezeichnungen: Herba Ephedrae, Ephedrakraut, Meerträubelkraut, Ephredra Herb, Herbe d'éphedra, Ephedra, Yerba de efredra, Ma-huang.

Inhaltsstoffe: Die Angaben über den Alkaloidgehalt schwanken, bei chinesischer Droge zwischen 0,44 % (Mai) bis 3,3 % (Oktober). Droge aus Kulturen in den USA enthielt 1,2–1,6 % Ephedrin. Der Alkaloidgehalt ist weitgehend vom Zeitpunkt der Ernte abhängig.

Aus chinesicher Droge wurden isoliert L-Ephedrin, d-Pseudoephedrin, L-Norephedrin, L-N-Methylephedrin, d-Norpseudoephedrin, d-N-Methylpseudoephedrin, Benzylmethylamin, Ephedin, Gerbstoffe, Saponine, Brenzkatechin, äther. Öl mit L-α-Terpineol, Im Herbst gesammelte Ware hat den höchsten Alkaloidgehalt (1), (2), (3), (4), (5), (6), (7).

Die Wurzeln – Ma-Huang Kên, Radix Ephedrae – enthalten ein blutdrucksenkendes Alkaloid.

Verwendung: Bei Bronchial- und Herzasthma, Expectorans bei Krampfhusten. Diureticum. Atemanalepticum, Antiallergicum.

Zur Darstellung der Alkaloide und einer Anzahl von Ephedrin-Derivaten. Ephedrin wirkt als Kreislaufmittel, es steht dem Adrenalin nahe. Bei Hypotonie, chronischer Bronchitis, Asthma bronchiale, allergischen Reaktionen angewandt. Ephedrin hat eine periphere und zentralerregende Wirkung.

In der Homöopathie bei Struma und Kopfschmerzen.
In der Augenheilkunde als Mydriaticum.
Technisch als Gerbmaterial.

E. sinica ist neben *E. equisetina* und *E. intermedia* der wichtigste Lieferant der Droge Ma-huang.
Über Aussehen, Ernte, Aufbereitung, Inhaltsstoffe, Untersuchung etc. wird berichtet (1).
Die Droge ist seit ca. 4.000 Jahren in der chinesischen Medizin bekannt.

E. alata Dcne.
Algerien, Lybien, Ägypten, Sinai (Sandwüsten).

Die Droge enthält einen beträchtlichen Anteil an Gerbstoffen.
Im Sinai-Gebiet zum Gerben verwendet.

E. alenda [Stapf.] Andr.
(*E. alata* Dcne. var. *alenda* Stapf.)
Tunesien, Algerien, Marokko. In den USA kultiviert.

Inhaltsstoffe: Pseudoephedrin und andere Alkaloide.

E. altissima Desf.
Man unterscheidet
E. altissima Desf. var. *algerica* Stapf.
Marokko bis Tripolis
E. altissima Desf. var. *mauritanica* Stapf.
Marokko.

Inhaltsstoffe: Ephedrinartige Basen sind nur in Spuren vorhanden. Toxische

Substanzen, ferner Schleim, Harz, Oxalsäure, Gerbstoffe.
In Japan kultivierte Pflanzen enthalten 1,15 % Alkaloide.

E. andina Poepp.
(*E. americana* Humb. et Bonpl. var. *andina* Poepp.)
(*E. bracteata* Miers)
Anden, bes. in Peru. – Pingo-Pingo.
Die Droge (Wurzeln) wird bei Blasen- und Steinleiden verwendet.
Der Gerbstoffgehalt dieser Art ist beträchtlich.

E. antisyphilitica Berland. ex C.A. Mey.
(*E. occidentalis* Torr.)
(*E. texana* Reed.)
Oklahoma, Texas bis Mexico.
Volksheilmittel der Indianer bei venerischen Krankheiten. Diureticum, Antirheumaticum.

E. ariana Tel.
Brasilien.
Die Früchte werden als Febrifugum verwendet.

E. californica Watson
Südl. Californien, Arizona, Mexico.
Alkaloide wurden nicht festgestellt. Eine blutdrucksteigernde, blutzuckererhöhende, uteruskontrahierende Wirkung wurde nachgewiesen.

E. distachya L.
(*E. vulgaris* L.C. Rich.)
(*E. monostachya* L.)
Mittelmeergebiete bis Indien (Himalaya). Asiatisches Rußland.

Die europäische Droge wurde vielfach untersucht. Der Alkaloidgehalt ist stark schwankend (0,65–1,7 % mit Ephedrin und Pseudoephedrin). Die Mittelmeerprovenienzen enthalten Pseudoephedrin. Kraut und Wurzel enthalten äther. Öl, Gerbstoffe, wahrscheinlich Saponine.
In Rußland Volksheilmittel bei Gicht.
Die Früchte enthalten bis 14 % Zucker, Hustenmittel. Als Fructus Ephedrae distachyae, Amenta Uvae marinae, früher als Febrifugum verwendet.

E. equisetina Bunge
(*E. shenungiana* Tang)
Rußland (transkaspische Gebiete), Mongolei, China, Nordtibet, in Japan kultiviert.
Lieferant von Herba Ephedrae. Stammpflanze des Ma-huang, Horse-tail Ephedra, Mountain Ephedra (1).
Alkaloidgehalt 0,61 % bis 1,75 % mit 85–90 % Ephedrin.
Russische Pflanzen enthalten bis 3,1 % Alkaloide mit Ephedrin, Pseudoephedrin und N-Methylephedrin.

E. fragilis Desf.
Östliche Mittelmeergebiete.
Bei Hämorrhoiden verwendet.

E. fragilis Desf. var. *desfontainii* Stapf.
Pyrenäen-Halbinsel, Malta, Sizilien.
Die Pflanze soll pharmakologisch aktive Substanzen enthalten.

E. fragilis Desf. var. *campylopoda* [C.A. Mey.] Stapf.
(*E. campylopoda* C.A. Mey.)
Mittelmeergebiete, Jugoslawien bis Türkei.

Inhaltsstoffe: Geringer Alkaloidgehalt. In Japan kultivierte Pflanzen dieser Art haben einen wesentlich höheren Gehalt (bis 1,25 %).

E. gerardiana Wall.
Indien, Kaschmir, Afghanistan.
Lieferant von Herba Ephedrae. Alkaloidgehalt 0,28 bis 2,56 %.

E. gerardiana Wall. var. *wallichii* Stapf. kommt in Pakistan vor (8).

E. intermedia Schrenk. et Meyer)
Kaukasus, Westsibirien, Gebirge von Afghanistan, Pakistan, Indien, Tibet, westl. China.
Es handelt sich um eine der Stammpflanzen der chinesischen Droge Mahuang. Lieferant von Herba Ephedrae. Die Angaben über den Alkaloidgehalt sind sehr unterschiedlich.

Es handelt sich vielleicht um die „Soma"-Pflanze des Rigweda, die das heilige „Soma-rasa"-Getränk lieferte (8), (9). Nach anderen Berichten könnte „Soma" aber auch eine Zubereitung aus *Amanita muscaria* sein (vgl. dort).

Man unterscheidet bei
E. intermedia Schrenk. et Meyer
noch folgende Varietäten:
var. *schrenkii* Stapf.
var. *glauca* [Regel] Stapf.
var. *persica* Stapf.

E. monosperma Gmelin
Südöstl. Sibirien, Mongolei, nördl. Tibet, China.

Der Alkaloidgehalt russischer Ware beträgt ca. 1 %.

E. nebrodensis [Tineo] Stapf.
(*E. major* Host)
Man unterscheidet
E. nebrodensis [Tineo] Stapf. var. *villarsii* Stapf.
Westliche Mittelmeergebiete bis zum Balkan.
Alkaloidreiche Art mit über 2 % Ephedrin und Pseudoephedrin.
Die Pflanze liefert Herba Ephedrae.

E. nebrodensis [Tineo] Stapf. var. *procera* [Fisch. et Mey.] Stapf.
Östliche Mittelmeergebiete, bes. Griechenland, Türkei bis zum Himalaya, im russisch-transkaspischen Gebiet.
Pflanzen aus dem Kaukasus enthielten 1,46 % Alkaloide.
Indische Droge enthielt 2,8 % Alkaloide mit bis 1,9 % Ephedrin (8).

E. nevadensis Watson
Californien, Utah, Arizona, Nevada, Oregon.
Alkaloide wurden nicht festgestellt. Die Wirkung ist stark blutdruckerhöhend. Galloyltannine.

E. pachyclada Boissier
Persien, Afghanistan, Pakistan (mit *E. intermedia* nahe verwandt).

Inhaltsstoffe: bes. Pseudoephedrin.

Diese Art könnte die „Homa-"Pflanze der Avesta sein (8), (9).

E. procera Fisch. et Mey.
Kaukasusgebiete.
Die Pflanze wurde untersucht, ist aber offenbar von geringerer Bedeutung.

E. shenungiana Tang.
Subtropisches Asien.
Mit *E. equisetina* nahe verwandt. Sie wird von einigen Botanikern zu dieser Art gerechnet (vgl. *E. equisetina*).

E. triandra Tulasne.
Brasilien.
Die Scheinfrüchte – Fragaria de Campo – werden zur Bereitung kühlender Getränke bei Fieber benutzt.

Die über 30 *E.*-Arten sind schwierig gegen einander abzugrenzen. Verwechslungen können daher leicht vorkommen.
In der Literatur werden die *E.*-Arten auch nach Herkunftsgebieten eingeteilt: Nordafrika, Europa-Kleinasien, Zentral- und Ostasien, Nord- und Mittelamerika, Südamerika.

Der Gehalt an Ephedrin und ephedrinähnlichen Basen ist starken Schwankungen unterworfen.

Viele *E.*-Arten sind gerbstoffreich.

Saponine wurden in einer ganzen Anzahl von *E.*-Arten festgestellt.

Literatur: Braun, Gessner, Hager, IV., Hegnauer, Hörhammer, Jaretzky, Kroeber, Merck Index, Müller Dietz, Mutschler, Schultz-Zymalkowski, Stahl, Steinegger-Hänsel u.a., vgl. Lit.-Verz.

(1) Hu, Shiu-Ying, Economic Botany 23 (1969), Nr. 4.

(2) Shibata, Sh. u.a., Pharm. Bulletin Japan. 5 (1957), 71, D.A.Z. 99 (1959), Nr. 3.

(3) Roth, H.-J. u. H. Naur El Din, Arch. Pharmaz. Ber. dtsch. pharmaz. Ges. 295/67 (1962), 679–689, Pharm. Zh. 103 (1964), Nr. 3.

(4) Gröger, D. u.a., Pharmazie 23 (1968), 437.

(5) Schmauder, H.-P. u.a., Pharmazie 24 (1969), 735.

(6) Kemper, F.H. u.a., Chem. Ztg. 98 (1974), Nr. 1.

(7) Friedrich, H., 23. Tagung d. Ges. f. Arzneipflanzen-Forschung, Groningen, 1975.

(8) Quazilbush, N.A., Pharmac. Weekbl. 106 (1971), 345–359, 373–382, Zbl. Pharm. 111 (1972), Nr. 8.

(9) D.A.Z. 102 (1962), Nr. 38.

(10) Schmid, R., Naturwiss. Rdsch. 23 (1970), Nr. 1.

FOKIENIA

Cupressaceae

F. ***hodginsii*** Henry et Thomas

Malayische Gebiete.

Das Holz enthält 6–10 % äther. Öl, Siamholzöl.

Inhaltsstoffe: Nerotidol, Fokienol (je ca. 24 %) und weitere Sesquiterpenverbindungen (mindestens 33) (1).

Literatur: Hegnauer u.a., vgl. Lit. Verz.

(1) Korthals, H.-P. u.a., Liebigs Ann. Chem. 745 (1971), 39, Chem. Ztg. 95 (1971), Nr. 15/16.

Frenella drummondii siehe ***Callitris drummondii.***

GINKGO

Ginkgoaceae

G. ***biloba*** L.
(*Salisburia adiantifolia* Sm.)
(*Pterophyllus salisburiensis* Nelson)

China, Japan. In Europa kultiviert. Ginkgobaum, Maidenhair Tree, Noyer du Japon.

Verwendet werden: die Blätter.

Inhaltsstoffe: Kämpferol, Quercetin, Ginkgetin, Isoginkgetin, Bilobetin und andere Flavonoide. Flavenonglykosidacetate, Flavenolonglykosidacetate, Amentoflavon (Biflavonoid), Nonacosan, Nonacosanol (Ginnol), Octacosanol, Hexacosanol, α-Hexenal, Nonacosanon (Ginnon). Pinit, Sequoyit, Shikimi- und andere Säuren, Lactone, Bilobanon (Terpen). Ginkgolid A, B und C. Bilobalid (Sesquiterpen), Catechinverbindungen.

Wachs, Stärke, Mannane, Pentosane, Harz, fettes Öl, äther. Öl (1), (2), (3), (4), (5), (6).
Die Früchte sollen bakteriostatische Wirkstoffe gegen *Mycobacterium tuberculosis* enthalten (7).

Fettsäuren und toxische Substanzen: Ginkgolsäure, Bilobol, Ginkgol und Ginnol wurden isoliert.

Die Samen enthalten ca. 13 % Eiweiß, 68 % Stärke, Lipoide, Pentosane.

Das Holz wurde ebenfalls untersucht. Es enthält u.a. ca. 2,5 % Gummi, ca. 5 % äther. Öl mit Bilobanon, ca. 0,52 % α-Sesamin.

Verwendung: Blattextrakte bei Gefäßschäden, Durchblutungsstörungen und zur Verbesserung der Sauerstoffversorgung im peripheren und zerebralen Bereich.
Bei Erkrankungen der Respirationsorgane, Spasmolyticum (8), (9), (10), (11).
Die Blätter haben insektizide Wirkung.
Die Früchte werden in China bei Asthma, Bronchitis und als Anthelminticum verwendet, in Japan als Magenmittel und zu Umschlägen bei Wunden.

Die Samen werden als Expectorans und Sedativum benutzt sowie bei Hautleiden. Vermifugum.

Literatur: Braun, Hager, IV., Hegnauer, Schindler, Steinegger-Hänsel u.a., vgl. Lit.-Verz.

(1) Baker, W. u.a., J. of Chem. Soc. (London) (1948), 2138.

(2) Baker, W., D.A.Z. 101 (1961), Nr. 20.

(3) Nakanishi, K., D.A.Z. 106 (1966), Nr. 38.

(4) Weingess, K. u.a., Arzneim.-Forsch. 18 (1968), 537–539, Pharm. Zh. 108 (1969), Nr. 5.

(5) Weingess, K. u.a., Arzneim.-Forsch. 18 (1968), 539–543, Pharm. Zh. 108 (1969), Nr. 5.

(6) Ramaswamy, A.S., D.A.Z. 110 (1970), Nr. 30.

(7) Mosig, D.A.Z. 94 (1954), 887.

(8) Peter, H. u.a., Arzneim.-Forsch. 16 (1966), 719–725, Pharm. Zh. 106 (1967), Nr. 10.

(9) Hemmer, R. u.a., Arzneim.-Forsch. 17 (1967), 491–493, Pharm. Zh. 107 (1968), Nr. 4.

(10) Mussgnug, G. u. J. Alemany, Arzneim.-Forsch. 18 (1968), 543–550, Pharm. Zh. 108 (1969), Nr. 6.

(11) Tronnier, H., Arzneim.-Forsch. 18 (1968), 551–554, Pharm. Zh. 108 (1969), Nr. 6.

Heyderia decurrens siehe ***Libocedrus decurrens.***

Heyderia formosana siehe ***Libocedrus formosana.***

JUNIPERUS

Cupressaceae

J. communis L.

Europa, Nordasien, Nordafrika, Nordamerika, auf Heideflächen und im Gebirge, bes. in den Alpen, Apennin, Pyrenäen, Karpathen, Hohe Tatra. – Wacholder.
Die Fruchtdroge kommt vor allem aus Italien (Livorno), Südfrankreich, Polen, Rußland, Jugoslawien, Ungarn, Rumänien, Kleinasien, Pakistan.

Verwendet werden: das Stamm-, Ast- und Wurzel-Holz. – das äther. Öl des Holzes. – die Frucht. – das Fruchtmus. – das äther. Öl der Frucht.

das Holz

Handelsbezeichnungen: Lignum Juniperi – Wacholderholz – Juniper Wood

Bois de geniève – Leño de enebro.

Inhaltsstoffe: äther. Öl, Harz.

Verwendung: Diureticum, Diaphoreticum. – In der Volksheilkunde als „Blutreinigungsmittel", bei Hautleiden, Gicht, Rheuma. – Zu Räucherzwecken, oft in gefärbtem Zustand (1).

das äther. Öl des Holzes

Handelsbezeichnungen: Oleum Juniperi e ligno, Oleum Juniperi pro uso externo – Wacholderholzöl.

Inhaltsstoffe: Bei der Handelsware handelt es sich meist um eine Mischung von Oleum Juniperi baccarum mit Terpentinöl oder um ein über Wacholderholz destilliertes Terpentinöl.

Verwendung: Einreibemittel bei rheumatischen Erkrankungen (2).

die Frucht (Beerenzapfen)

Handelsbezeichnungen: Fructus Juniperi, Baccae Juniperi – Wacholderbeeren, Machandelbeeren, Kaddigbeeren, Kranewitt- oder Jachandelbeeren – Juniper Berries – Baies de genièvre – Frutos de zimbro – Bayas de enebro.

Inhaltsstoffe: ca. 0,2–2 % äther. Öl. Der Gehalt an äther. Öl ist je nach der Provenienz der Droge verschieden. Es enthalten z.B. im Durchschnitt Beeren aus Nord- und Mitteldeutschland und Polen 0,6–0,9 %, aus Rußland 0,5–2 %, aus Ungarn 0,8–1 %, aus den bayr. Alpengebieten 1–1,2 %, aus Italien 1–1,5 %, aus Frankreich 2 %, aus Jugoslawien 2 %.

Die Droge enthält ferner ca. 30 % Invertzucker im Fruchtfleisch, Juniperin (Gerbstoffglykosid), Flavonglykoside, ca. 9 % Harz, Gerbstoff, Wachs, Gummi, Pektin. – Frische Früchte enthalten 0,35 mg/g Vitamin C (1), (2), (3).

Verwendung: Diureticum (Vorsicht bei Nierenerkrankungen), vielfach in Mischungen mit anderen Drogen. – Harndesinfienz. – Stomachicum und Carminativum. – In der Homöopathie Ableitungsmittel auf die Nieren, bei Anurie, Cystitis, Gicht, Rheuma, Steinleiden, Hautkrankheiten. Bei Hydrops. – In der Volksheilkunde. – Magenstärkendes Mittel. – Zu Räucherungen und Bädern. – In der Likör- und Schnapsindustrie (bes. zu Steinhäger, Genever, Gin etc.). – Gewürz (bes. in der Fischkonservenindustrie, für Sauerkraut und Bratentunken). – In der Veterinärmedizin als Diureticum, bei Pleuritis, als Blasenantisepticum, als freßlustanregendes Mittel.

Zur Herstellung von Extractum und Succus Juniperi inspissatus.

Bemerkungen: Handelssorten: Fructus Juniperi maxim. elect. handverlesen, – major., handverlesen, – doppelt gesiebt und naturell

das Fruchtmus

Handelsbezeichnungen: Succus Juniperi inspissatus, Roob Juniperi – Wacholdermus – Roob of Juniper Berries – Extrait de genièvre.

Inhaltsstoffe: Äther. Öl, bis 30 % Invertzucker.

Verwendung: Diureticum, Roborans, auch in der Homöopathie, bes. bei nephritischem Hydrops und zur Appetitanregung bei Kindertuberkulose. „Blutreinigungsmittel" (1).

das äther. Öl der Frucht

Handelsbezeichnungen: Oleum Juniperi aethereum, Oleum Juniperi baccarum – Wacholderbeeröl – Oil of Juniper Berries – Essence de genièvre.

Inhaltsstoffe: α-Pinen (ca. 82 %), Camphen, Cadinen, Terpineol-4, Juniperol (Sesquiterpenalkohol), „Wacholdercampher" (eine kristalline Substanz), Juniperin, Terpenkohlenwasserstoffe, Junen (ein Kohlenwasserstoff, Träger der diuretischen Wirkung), Junipen, Glucose, ein durch Emulsion spaltbarer Körper, ein Triglykosid. Das äther. Öl reifer und unreifer Früchte wurde untersucht (1), (2), (4), (5), (6), (7), (8), (9).

Verwendung: Diureticum. – Zur Herstellung von Einreibemitteln und Hautreizmitteln (Spiritus Juniperi), bes. bei Rheuma, Gicht etc. – In der Veterinärmedizin. – In der Likör- und Schnapsindustrie. – In der Gewürzindustrie (1), (10).

Bemerkungen: Ungarisches Wacholderöl wird als Nebenprodukt bei der Destillation des Wacholderschnapses Borowicka gewonnen. – Russische Ware besteht aus einem Gemisch von Beeren- und Nadelöl oder stammt von *J. excelsa.*

Ferner werden gehandelt: cyprisches, spanisches, indisches und norwegisches Wacholderöl.

Die Wacholderspitzen werden als Herba Juniperi bes. in der Volksheilkunde als Diureticum und „Blutreinigungsmittel" gebraucht. Von Kneipp bei Wassersucht empfohlen. – Inhaltsstoffe: 0,15–0,18 % äther. Öl, Harz, Gerbstoff, Wachs mit Junipersäure.

Die Rinde – Cortex Juniperi – enthält 0,24–0,5 % äther. Öl mit Juniperin und Juniperol. Wurzelrinde enthält 7,7 %, Stammrinde 5,7 % Gerbstoff. Die Rinde enthält Communsäure (Diterpensäure). Die Gerbstoffe wurden untersucht (11).

Das Holz – Lignum Juniperi – liefert bei trockener Destillation Oleum Juniperi empyreumaticum = Oleum Cadinum (vgl. *J. oxycedrus*) mit Cadinen gegen Sesquiterpen. In Salbenform gegen Ekzeme und Flechten (1).

Aus alten Wacholderstämmen tritt besonders an der Wurzel manchmal Harz aus, das Wacholderharz oder sog. „Deutscher Sandarak" (12).

Das äther. Öl der Nadeln und Zweigspitzen enthält α-Pinen, β-Pinen, Sabinen, Myrcen, 1,4-Cineol, Camphen (13), (14).

Die Variabilität der Öle verschiedener Teile von *J. communis* (Nadeln, reife und unreife Früchte) wurde untersucht (15), (16).

Man unterscheidet bei *J. communis* folgende Varietäten:

J. communis var. *montana*
J. communis var. *intermedia*
J. communis var. *nana* Syme
(*J. nana* Willd.)
J. communis var. *hibernica* Gord.
J. communis var. *prostrata* Beissn.

Die var. *nana* kommt vor allem in Kleinasien vor. Die Früchte enthalten 1,45 % äther. Öl, ca. 25 % red. Zucker. Das äther. Öl enthält l-Pinen (ca. 93 %), Camphen, Humulen.
Die Früchte werden als Fructus Juniperi gehandelt.

Die äther. Öle der Varietäten *hibernica* und *prostrata* wurden hinsichtlich ihrer Monoterpene analysiert (8).

J. ashei
(*J. mexicana* Schlech.)
(*J. tetragona* Schlech.)
Mexico bis Montana und Texas.

Aus dem Holz wird das Texas-Zedernöl mit Cedren und Cedrol gewonnen.

Das äther. Öl der Blätter wurde untersucht.

J. bermudiana
Bermudas.
Das Holz wird zur Herstellung von Bleistiften verwendet.

J. chinensis L.
(*Sabina chinensis* Antoine)
China, Ostasien. – Chinese Juniper.

Das ätherische Öl der Blätter enthält α-Pinen (ca. 90 %), Limonen, Cadinen, Borneolester, Säuren (8).
Das Holz wird zu Räucherungen verwendet. Es enthält Carvacrol, Thymohydrochinon, ca. 1 % äther. Öl mit Cedren, Cedrol, ein Diterpen, Nonylsäure, Thujaplicin, Nootkatin.

Im Wachs der Blätter wurde Nonacosan nachgewiesen.

J. conferta Parl.
Ostasien,
liefert Fructus Juniperi japonicae.
Das ätherische Öl wird als Diureticum benutzt.
Der Petrolätherextrakt der Früchte zeigt antibakterielle Wirksamkeit. Wirkstoff ist wahrscheinlich ein Isomer der Abietinsäure (17).
Der Gehalt an Harzsäuren beträgt 0,1–0,2 %.

J. drupacea Labill.
Griechenland, Kleinasien.

Die frischen Nadeln enthalten ca. 0,8 % äther. Öl.
Die grünen Früchte enthalten ca. 1,3 % äther. Öl, die reifen Früchte unter 0,1 %.
Hauptbestandteile sind α-Pinen, Terpinolen, β-Phellandren und weitere ca. 40 Komponenten (zusammen ca. 10–20 %) (18).

J. excelsa Bieb.
Balkan bis Iran (Gebirge), Rußland.

Nadeln und Zweige enthalten äther. Öl mit α-Pinen, Cedrol.

Die Beeren enthalten 1 % äther. Öl mit α-Pinen, Camphen, Borneol.

J. formosana
kommt neben *J. conferta* und *J. rigida* in Ostasien vor.

J. horizontalis Moench.
Creeping Juniper.
Es wurden im äther. Öl folgende Monoterpene festgestellt: α-Pinen, Terpinen, Sabinen (ca. 70 %), Sabinylacetat, Limonen (8).

J. macrocarpa Sibthorp. et Smith
Südeuropa.
Die Früchte gelten als Verwechslung von Fructus Juniperi.

J. macropoda
Pakistan.
Die Früchte enthalten ca. 3,24 % ätherisches Öl.

J. occidentalis Hook. f.
Pazif. Nordamerika.

Nadeln und Zweigspitzen enthalten ca. 1,8 % äther. Öl mit 10–12 % α-Pinen, ca. 10 % einer Mischung von β-Phellandren, Dipenten und p-Cymen, ca. 4 % Sabinen, ca. 3–5 % Terpinolen und d-Terpinen, ca. 6–8 % Terpinen-4-ol, ca. 22–25 % d-Borneol, frei und als Borneolacetat, 20–25 % Cadinen, 4–5 % Essigsäure, ca. 1 % Phenole, Spuren von Aldehyden (19).

Wirksamkeit gegen *Staphylococcus aureus* u.a. wurde festgestellt (20).
Das äther. Öl des Stammholzes besteht aus Cedrol, das der Wurzel aus Cedren und Cedrol. Das Holz enthält Catechingerbstoffe.

J. oxycedrus L.
Mittelmeergebiete, Balkanländer (bes. im Gebirge). Hauptherkunftsgebiete: Frankreich und Ungarn.

Verwendet wird: der Holzteer.

Handelsbezeichnungen: Pix Juniperi oxycedri, Oleum Juniperi empyreumaticum, Oleum Cadinum, Pix Juniperi liquida – Wacholderteer, Kadeöl, Kaddigöl, Spanisch-Cedernteer – Oil of Cade – Huile de cade.

Inhaltsstoffe: Der Wacholderteer wird durch trockene Destillation des Stamm- und Astholzes von *J. oxycedrus* gewonnen. Er enthält ca. 20–30 % Cadinen, Cadinol u.a. Kohlenwasserstoffe, Harze, äther. Öl.

Verwendung: Bei Hautleiden (Scabies und Flechten), Gicht, Rheuma, zu Salben und Linimenten. – Zusatz zu Haarwässern, Seifen etc.

Oleum Cadinum wird auch aus dem Holz von *J. communis* und anderen *J.*-Arten gewonnen.

Nadeln, Zweigspitzen, Früchte und Holz von *J. oxycedrus* werden auf äther. Öl ausgewertet (18).

J. phoenicea L.
Mittelmeergebiete, bes. Frankreich, Spanien, Canarische Inseln. In Frankreich als Sabine bezeichnet.

Das ätherische Öl der Blätter und Zweige enthält α-Pinen (ca. 88 %), β-Pinen, Limonen, Camphen, β-Phellandren (8). Die Beeren enthalten 1–3 % äther. Öl mit ähnlicher Zusammensetzung.

J. procera Hochst.
Äthiopien, Usambara, Kenia.

Das ätherische Öl des Holzes – Ostafrikanisches Zedernholzöl – enthält 23–76 % Cedrol und ähnelt dem von *J. virginiana*.

Der Baum liefert wertvolles Nutzholz.

J. pseudosabina
Zentralasien.

α-Pinen wurde als Hauptbestandteil des äther. Öls festgestellt (8).

J. rigida Sieb. et Zucc.
Ostasien,
liefert Fructus Juniperi japonicae.
Das ätherische Öl wird als Diureticum benutzt.
Der Petrolätherextrakt der Früchte zeigt antibakterielle Wirksamkeit. Wirkstoff ist wahrscheinlich ein Isomer der Abietinsäure (17).
Das Blattwachs ist eine Mischung von Estoliden und Wachsestern.

J. sabina L.
Mittel- und Südeuropa, Kaukasusgebiete, Nordasien, Nordamerika. – Die Handelsware kommt vor allem aus den Alpengebieten und aus den Balkanländern. – Sadebaum, Sevenbaum.

Verwendet werden: die Zweigspitzen – das äther. Öl.

die Zweigspitzen

Handelsbezeichnungen: Herba Sabinae, Summitates Sabinae, Folia, Frondes oder Ramuli Sabinae – Sabina – Sadebaumkraut, Sadebaumspitzen – Savin Tops – Sabine – Sabina – Yerba de sabina.

Inhaltsstoffe: ca. 3–5 % äther. Öl, Pinipicrin (Bitterstoffglykosid), Harz, Gerbstoff, Gallussäure, Savinin (21).

Verwendung: Äußerlich gegen spitze Condylome, Polypen und Warzen. – Gefährliches Abortivum! – In der Homöopathie bei Knochen- und Gelenkrheumatismus, bei Neigung zu habituellem oder bei drohendem Abortus. Bei sexueller Erregung. – In der Veterinärmedizin gegen das Verkalben und zur Ablösung der Nachgeburt.

Die Droge – Herba Sabinae – enthält vielfach Beimengungen von *J. phoenicea* und *J. thurifera*-Varietäten.

das äther. Öl

Handelsbezeichnungen: Oleum Sabinae aethereum – Sadebaumöl – Savin Oil – Essence de sabine.

Inhaltsstoffe: ca. 20 % Sabinen, ca. 40 % Sabinylacetat, α-Pinen, Myrcen, Limonen, p-Cymol, Sabinol, Thujon, Terpinen-4-ol, Carvacrol (22).

Verwendung: Stark hautreizendes Mittel, bei Neuralgien und Lähmungen.

Sehr giftig!

Das Wachs der Blätter ist ein Estolidwachs mit Junipersäure und Sabinasäure.

Man unterscheidet bei *J. sabina* folgende Varietäten:
J. ***sabina*** var. *tamariscifolia*
Tamariskenblättriger Sadebaum.
J. ***sabina*** var. *prostrata*
Kriechender Sadebaum
J. ***sabina*** var. *cupressifolia*
Zypressenblättriger Sadebaum
J. ***sabina*** var. *variegata*
Buntblättriger Sadebaum.
Sie werden vielfach als Zierpflanzen angebaut.

J. ***scopulorum*** Sarg.
USA – Rocky Mountain Juniper.

Beblätterte Zweige liefern ca. 0,5 % ätherisches Öl mit α-Pinen, β-Pinen, α-Terpinen, α-Terpineol, ferner wurden folgende Monoterpene festgestellt: Sabinen (ca. 70 %), Limonen (8).

J. ***semiglobosa*** Rgl.
Rußland: Usbekistan, Kasachstan.
Die Beeren und das äther. Öl werden wie bei *J. communis* ausgewertet.

Sabinen wurde als Hauptbestandteil des äther. Öls festgestellt (8).

J. ***serawschanica***
Zentralasien.

α-Pinen wurde als Hauptbestandteil des äther. Öls festgestellt (8).

J. ***sibirica***
Rußland, Balkanländer.

Unreife Früchte enthalten bis zu 2,9 % äther. Öl (7).

J. ***thurifera*** L. var. *gallica* DeCoincy
Mittelmeergebiete, bes. Frankreich, Spanien, Nordafrika.

Das ätherische Öl enthält d-Pinen.
Die Blätter werden in Frankreich als Herba Sabinae geerntet.

J. ***thurifera*** L. var. *thurifera*
Algerien, Spanien.

Die Blätter werden als Herba Sabinae geerntet.

Das ätherische Öl enthält eine toxische Fraktion.

J. ***turkestanica*** Komarov
Rußland: Usbekistan, Kasachstan.
Die Beeren und das äther. Öl werden wie bei *J. communis* ausgewertet.

Die Nadeln liefern 0,9 % äther. Öl mit 11 % α-Pinen, 38,4 % Sabinen, 13 % Cymol, 23,9 % Terpinen-4-ol sowie Sesquiterpenen und Sesquiterpenalkoholen (8).

J. ***virginiana*** L.
Atlant. Nordamerika (Virginia, Nord-Carolina, Tennessee). – Eastern Red Cedar, Pencil Cedar.

Verwendet werden: das Holz – das äther. Öl.

das Holz

Handelsbezeichnungen: Lignum Juniperi virginianae, Lignum Cedri – Virginianisches Zedernholz, Rotes Zedernholz, Virginianisches Wacholderholz – Cedar Wood, Red Cedar Wood – Bois de cèdre.

Inhaltsstoffe: ca. 1,5–4,5 % äther. Öl, Harz.

Verwendung: Zu Räucherzwecken. – Das Holz wird in der Technik zur Herstellung von Bleistiften und Zigarrenkisten benutzt.

das äther. Öl

Handelsbezeichnungen: Oleum Ligni Cedri – Zedernholzöl – Cedar Wood Oil – Essence de bois de cèdre.

Inhaltsstoffe: Cedren, ca. 7,5 % Cedrol (Zederncampher), Cedrenol, Thujopsen, Cuparen, Widdrol, Sesquiterpene.

Verwendung: In der Mikroskopie. – In der Parfümerie- und Seifenindustrie als Fixativ. Zu Poliermitteln.

Die frischen Zweigspitzen sind im Hom. A.B. offizinell. Die Nadeln enthalten ca. 0,2 % äther. Öl mit d-Limonen, Cadinen, Borneol, Terpenen, α-Pinen, Sabinen, Sabinylacetat (8), (23), (24).

Die auf *J. virginiana* vorkommenden Gallen – Zedernäpfel = Fungus columbinus – werden als Anthelminticum verwendet.

J.-Arten
enthalten Podophyllotoxin und Desoxypodophyllotoxin, welche inhibierend auf Sarkom-37 und Lymphoidleukämie bei Mäusen wirken (25).

Literatur: Braun, Flück, Gessner, Gildemeister-Hoffmann, Hager, III., Hegnauer, Hörhammer, Jaminet, Jaretzky, Kroeber, Merck Index, Müller-Dietz, Stahl, Steinegger-Hänsel, Wiesner u.a., vgl. Lit.-Verz.

(1) Kreitmair, Pharmazie 8 (1953), 187.

(2) Seel, Pharmazie 7 (1952), 849.

(3) Ber. Chem. Ges. 11 (1947), 96.

(4) Bournot, Pharmazie 7 (1952), 575.

(5) Karlsen, J. u. A. Baerheim-Svendsen, Medd. Norsk. farmac. Selska 27 (1965), 165–172, Pharm. Zh. 105 (1966), Nr. 7.

(6) Karlsen, J. u. A. Baerheim-Svendsen, Medd. Norsk-farmac. Selska 29 (1967), 13, D.A.Z. (1969), Nr. 15.

(7) Csedö, C. u. G. Rácz, Farmacia (Bucuresti) 19 (1971), Nr. 2, Zbl. Pharm. 111 (1972), Nr. 5.

(8) Banthorpe, D.V. u.a., Planta medica 23 (1973), Nr. 1.

(9) Hörster, H., D.A.Z. 114 (1974), Nr. 28.

(10) Provijen, V., Pharmaz. Tijdschr. 25 (1948), 101.

(11) Engelshowe u. H. Friedrich, Ges. f. Arzneipflanzenforsch., Groningen 1975.

(12) Artus, v., Seifen–Öle–Fette–Wachse (1949), Nr. 21.

(13) Hörster, H., Int. Kongr. Pharm. Wiss. Stockholm, 1973.

(14) Hörster, H., Planta medica 23 (1973), Nr. 4.

(15) Hörster, H., Planta medica 25 (1974), Nr. 1.

(16) Hörster, H., Planta medica 26 (1974), Nr. 1.

(17) Ukita u.a., Pharmazie 8 (1953), 302.

(18) Hörster, H., Planta medica 26 (1974), Nr. 2.

(19) Fahey u.a., J. Amer. pharmac. Assoc. Sci. Ed. 44 (1955), 87.

(20) Orzechowski, G., Pharm. i. uns. Zeit 1 (1972), Nr. 2.

(21) Hartwell u.a., J. Amer. chem. Soc. 75 (1953), 235.

(22) Banthorpe, D.V. u. D. Baxendale Planta medica 23 (1973), Nr. 3.

(23) Riezebos, G. u. J.H. Greaves, Analyst. 94 (1969), 148–151, Zbl. Pharm. 109 (1970), Nr. 1.

(24) Hemmerly, Th.E., Economic Botany 24 (1970), Nr. 1.

(25) Strauch, R. u. K. Hiller, Pharmazie 29 (1974), Nr. 10/11.

LARIX

Pinaceae

L. decidua Mill.
(*L. europaea* DC.)

Alpen, Sudeten, Karpathen, bes. in Tirol (Meran, Bozen), Norditalien (Trento), in der Steiermark, Schweiz und Dauphiné kultiviert.

Verwendet wird: der Terpentin.

Handelsbezeichnungen: Terebinthina laricina, Terebinthina veneta, Balsamum Terebinthinae veneta – Venezianischer Terpentin, Lärchenterpentin – Venice Turpentine, Larch Turpentine – Terébenthine de Venise.

Inhaltsstoffe: 60–65 % Harzsäuren (Larinolsäure, Laricinolsäure), 20–22 % äther. Öl mit α-Pinen, β-Pinen, Limonen, Phellandren, Δ^3-Caren, Borneol, 14–15 % Laricoresen (unverseifbares Harz), Bitterstoff, Farbstoff, Bernsteinsäure, Larixylacetat, Larixol (1).

Verwendung: Antisepticum, Diureticum. – Bestandteil von Salben. – Technisch zu Lacken und Firnissen. – Zusatz zu Klebemitteln.

Oleum Laricis seminis – Lärchensamenöl. Die Samen enthalten ca. 10 % stark trocknendes, fettes Öl. In der Seifenfabrikation und für Anstrichzwecke benutzt.

Die Nadeln enthalten 0,35–0,5 % Chinasäure.

Das Holz enthält Taxifolin und Aromadendrin, die auch in anderen *L.*-Arten aufgefunden wurden.

Der Kambialsaft enthält Coniferin (Coniferosid). Das Aglykon des Glykosids ist der Coniferylalkohol.

Die Rinde enthält ca. 8–18 % Gerbstoff. Sie wurde früher als Adstringens benutzt. Gerbmaterial.

Die Rinden verschiedener *L.*-Arten enthalten ebenfalls Gerbstoff.
Gehaltsangaben (nach Hegnauer).
L. gmelinii [Rupr.] Litvinov
(*L. dahurica* Turcz.)
Nordasien, bis 24,7 %.
L. laricina [Du Roi] Koch
(*L. americana* Michx.)
Nordamerika, 12–15 %.
L. lubarskii Suk.
L. komarovii B. Kolesn.
L. ochotensis
L. olgensis Henry
(*L. gmelinii* var. *olgensis*)

Nordasien, im Durchschnitt ca. 25 %.

L. sibirica Ledebour.
Sibirien, ca. 15–18 %.

L. leptolepis [Sieb. et Zucc.] Gord.
Japan.

Aus den Nadeln wurden 6 Flavonoide isoliert.

Das Holz enthält Kämpferol- und Quercetinverbindungen (2).

L. occidentalis Nutt.
Pazifisches Nordamerika – Western Larch.
Diese Art wird in den USA ausgewertet (3).

L. sibirica Ledebour.
Nördöstl. Rußland, Sibirien bis Ostasien.

Der Terpentin enthält ca. 50 % Abietinsäure, ca. 20 % Isopimarsäure.

Literatur: Baumeister-Reichardt, Braun, Hager, Hegnauer, Jaretzky, Steinegger-Hänsel, Ubbelohde, Wiesner u.a., vgl. Lit.-Verz.

(1) Sandermann, W. u. K. Bruns, Chem. Ber. 99 (1966), 2835–2841, Pharm. Zh. 106 (1967), Nr. 11.

(2) Niemann, G.J., Planta medica 26 (1974), Nr. 2.

(3) Anderson, A.B., Economic Botany 21 (1967), Nr. 1.

LIBOCEDRUS

Pinaceae

L. chilensis [Don] Endl.
(*Austrocedrus chilensis* [Don] Florin et Boutelje)

Chile.
Isoliert wurde Desoxypodophyllotoxin, welches inhibierend auf Sarkom-37 und Lymphoidleukämie bei Mäusen wirkt (1).
Das Holz enthält Taxifolin und 2 % β-Thujaplicin.

L. decurrens Torr.
(*Heyderia decurrens* [Torr.] K. Koch)
Nordamerika. – Incense Cedar – enthält wie *L. chilensis* cancerostatisch wirksame Verbindungen (1).
Das Holz enthält Carvacrolderivate und Thujaplicine.
Das äther. Öl enthält α-Pinen, Limonen, Dipenten, Libocedren, Borneol, Bornylacetat, Hydrothymochinon, Monomethyläther des Hydrothymochinons, Thujaplicin, p-Methoxythymol, p-Methoxycarvacrol.

Starkes Fungizid (2).

L. formosana Florin
(*Heyderia formosana* [Florin] Li)
Das Kernholz enthält Säuren, die das Holz termitenresistent machen.

Literatur: Hegnauer u.a., vgl. Lit.-Verz.

(1) Strauch, R. u. K. Hiller, Pharmazie 29 (1974), Nr. 10/11.

(2) Anderson, A.B., Economic Botany 21 (1967), Nr. 1.

MACROZAMIA

Cycadaceae

M. spiralis [Salisb.] Miq.

Australien.

Inhaltsstoffe: Macrozamin (giftiges Glykosid mit pseudocyanogenem Charakter) (1), (3).
Die Pflanze scheidet ein Gummi aus.

M. riedlei [Fisch. ex Gaudich.] C.A. Gard.
(*M. fraseri* Miq.)
(*M. preissii* Lehm.)
Westaustralien,
enthält Macrozamin und Sequoyit (2).
Die stark giftigen Samen wurden untersucht. Sie enthalten außer den genannten Substanzen u.a. ca. 28 % Fett, 8 % Eiweiß, 5 % Stärke, 3 % Zucker, ca. 36 % Schleim.

M. miquelii [F. Muell.] A. DC.
M. douglasii W. Hill.
M. moorei F. Muell.
M. pauli-guilielmi W. Hill. et F. Muell.
Die Samen enthalten Macrozamin bzw. pseudocyanogene Verbindungen.
M. pauli-guilielmi enthält außerdem antibiotisch wirksame Stoffe.

Literatur: Hegnauer u.a., vgl. Lit.-Verz.

(1) Lythgoe, J. chem. Soc. (London) (1949), 2716.

(2) Riggs, J. chem. Soc. (London) (1949), 3199.

(3) Whiting, M. u.a., Economic Botany 20 (1966), Nr. 1.

(4) Preussmann, R., Planta medica 22 (1972), Nr. 3.

PICEA

Pinaceae

P. abies [L.] Karst.
(*P. excelsa* Link)

Nord- und Mitteleuropa bis 69,5 ° nördl., Rußland, Nordasien, weniger im westl. und südl. Europa. Nordamerika. – Fichte, Rottanne.

Verwendet werden: die Holzkohle – das äther. Öl der Nadeln – das äther. Öl der Zapfen – das fette Öl der Samen – der Terpentin.

die Holzkohle

Handelsbezeichnungen: Carbo ligni, Carbo vegetabilis – Holzkohle, Fichtenkohle, Vegetabilische Kohle – Wood Charcoal – Charbon de bois, Charbon végétal – Carvão vegetal – Carbon vegetal.

Inhaltsstoffe: Kompliziertes Gemisch organischer Verbindungen.

Verwendung: Die Anwendung von Carbo ligni basiert auf der Fähigkeit, Gase zu absorbieren. Medizinisch wird Holzkohle als desinfizierendes und absorbierendes Mittel bei Magen- und Darmvergiftungen und -infektionen gebraucht, ebenso bei schlechtriechendem Atem, bei Wunden und Geschwüren. Gegengift bei Alkaloid- und Phosphorvergiftungen.

Technisch als Reinigungs- und Entfärbungsmittel. – Zur Darstellung der Aktiv-Kohle.
Holzkohle findet Verwendung bei der Eisen- und Kupfergewinnung, bei der Gewinnung von Schwefelkohlenstoff, Natriumcyanid, Ferrosilicium u.a. – Heizstoff.

Bemerkungen: Zur Herstellung medizinischer Holzkohle wird vor allem Fichtenholz, aber auch Holz- und Holzabfälle von Buchen, Eichen, Pappeln und Linden verwendet. Man gewinnt die technische Holzkohle durch das Meilerverfahren. Für medizinische Zwecke wird diese technische Holzkohle noch einmal einem trockenen Erhitzungsprozeß in geschlossenen Eisengefäßen unterworfen. Der Rückstand wird durch Wasser- oder Säureextraktion gereinigt.

Fuligo – Ruß. Fuligo entsteht durch gedämpfte Verbrennung von harzreichem Kiefern- und Fichtenholz bei ungenügendem Luftzutritt. – Gereinigter oder gebrannter Kienruß wird als Fuligo usta bezeichnet. – Durch Verbrennung von Teerölen entsteht Ölruß, der allgemein als Lampenruß bezeichnet wird. Ruß wird zum Färben von Pomaden, Schminken, als Anstrichfarbe, Buchdruckerschwärze, zu Schuhcremes etc. verarbeitet.

Fuligo splendens – Glanzruß. Fuligo

splendens setzt sich in der Nähe von Brennstellen ab und bildet braunschwarze, glänzende, zerbrechliche Stücke. Neben Kohlenstoff besteht Glanzruß aus Brenzkatechinen, Essigsäure, Phenolen etc. Fuligo splendens wird in der Veterinärmedizin verwendet. Er kommt in natureller und in gereinigter Form in den Handel.

das äther. Öl der Nadeln

Handelsbezeichnungen: Oleum Piceae foliorum – Fichtennadelöl, Rottannennadelöl, Pechtannennadelöl –Norway Spruce Oil.

Hauptherkunftsgebiete: Schwarzwald, Thüringen, Tirol, Rußland, Schweden, Norwegen.

Inhaltsstoffe: Ausbeute ca. 0,15–0,25 % mit ca. 6–12 % Bornylacetat, l-α-Pinen, β-Pinen (= Nopinen), l-Phellandren, Dipenten, l-Bornylacetat, Cadinen, Santen (= Norcamphen) (1), (2).

Verwendung: Zur Herstellung von Tannenduftessenzen, zu Zerstäubungsmitteln, bei Erkrankungen der Atmungsorgane, als Bestandteil von Einreibemitteln und Badetabletten, in der Parfümerie- und Seifenindustrie, sowie zu Desinfektionsmitteln verwendet.

das äther. Öl der Zapfen

Handelsbezeichnungen: Oleum Piceae fructuum – Fichtenzapfenöl.

Inhaltsstoffe: Bornylacetat u.a. Ester.

Verwendung: vgl. äther. Öl der Nadeln.

das fette Öl der Samen

Handelsbezeichnungen: Oleum Piceae – Fichtensamenöl.

Inhaltsstoffe: Die Samen enthalten ca. 25–30 % trocknendes Öl mit ca. 5,2 % α-Linolensäure, ca. 15,7 % β-Linolensäure, ca. 29,5 % α-Linolsäure, ca. 23,6 % β-Linolsäure, ca. 11,4 % Ölsäure.

Verwendung: In der Farben- und Firnisindustrie. – Brennöl.

der Terpentin

Handelsbezeichnung: Juraterpentin.

Inhaltsstoffe: ca. 30–33 % äther. Öl mit l-α-Pinen, β-Pinen, Dipenten, l-Limonen, Aceton.

Verwendung: vgl. *Pinus*-Arten.

Das Harz enthält 10–15 % Abietinsäure, 10–15 % Neoabientinsäure, 25 % Laevopimarsäure.

Das Terpentinöl der rumänischen Provenienz wurde untersucht (3).

Fichtenrinde, Spruce Bark, ist ein wichtiger Gerbstofflieferant. Gerbstoffgehalt frischer Rinde 17–21 %. Er ähnelt den Catechingerbstoffen und enthält Piceatannolverbindungen (4), (5), (6), (7).

Die Nadeln enthalten ein Estolidwachs, Chinasäure, Cyclite, phenolische Glucoside.

Die Sprossen werden als Turiones Pini gehandelt (vgl. Pinus). Sie enthalten Picein (= Salicinerein – Glykosid), 3–8 % Gerbstoff, Vitamin C.

Die Samen von *P. excelsa* sind ebenfalls ein Handelsartikel.

Aus grünem Fichtenholz, vor allem aus dem Kernholz, können Harz, Terpentinöl und Fettsäuren für die Waschmittelherstellung gewonnen werden.

P. abies var. *obovata*
(*P. obovata* Ldb.)
Die Sibirische Fichte liefert bes. im

nördl. Rußland und Nordasien Fichtenharz, Gerbrinde und Nutzholz.
Die Nadeln enthalten äther. Öl, Picein (= Piceosid, phenolisches Glucosid) und Vitamin C. – In der Volksheilkunde bei Rheumatismus angewandt.

P. alba
Canada (Saskatchewan), White Spruce. liefert Terpentin – Spruce Gum – mit 16 % äther. Öl, ca. 80 % Colophonium.

Das ätherische Öl enthält vor allem α-Pinen.

P. mariana [Miller] B.S.P.
(*P. nigra*)
(*Abies nigra*)
Östl. Nordamerika.
Black Spruce.
Das Harz – Resina Piceae, Resina Abietis nigrae, Schwarzfichtenharz – ist im Hom. A.B. offizinell, es enthält ca. 0,57 % äther. Öl mit ca. 50 % Bornylacetat, l-Pinen, ca. 4 % Bitterstoff, ungesättigte Harzsäuren, u.a. eine Abietinsäure. – Anwendung in der Homöopathie bei Magenerkrankungen, bes. bei dyspeptischen Zuständen.

Der Baum liefert „Sprucebeer".
Die Rinde enthält Gerbstoff und u.a. ein Stilbenglucosid.

P. orientalis [L.] Link.
Westkaukasus, Kleinasien – Kaukasusfichte, wird auf ätherisches Öl ausgewertet.

P. rubens Sarg.
Nordamerika.
Red Spruce.
Nadeln und Zapfen liefern ca. 0,4 % äther. Öl mit Bornylacetat.

Außer von
P. abies
P. mariana
P. rubens
wurden auch die ätherischen Öle von
P. albertiana S. Brown
P. asperata Mast.
P. engelmannii Engelm.
P. glauca Voss.
P. glehnii Mast.
P. jezoensis Carr.
P. koyamai Shiras
P. omorica Pukyne
P. pungens Engelm.
untersucht.
Sie enthalten im allgemeinen Monoterpene als Hauptbestandteile. Es wurden Nadeln, Triebe, Äste und Stämme untersucht. Alle untersuchten Öle enthalten dieselben Bestandteile, die aber quantitativ differieren (8), (9), (10).

Literatur: Gessner, Gildemeister-Hoffmann, Hager, IV., Hegnauer, Hölzl-Bancher, Merck Index, Müller-Dietz, Schindler, Wiesner u.a., vgl. Lit.-Verz.

(1) Laas, Seifen–Öle–Fette–Wachse 75 (1949), Nr. 25.

(2) Karlsen, J. u. A. Baerheim-Svendsen, Medd. norsk. farmac. Selsk. 23 (1966), 85–90, Pharm. Zh. 106 (1967), Nr. 12.

(3) Rothbächer, H. u.a., Pharmazie 23 (1968), 263.

(4) Wagner, Chem. techn. Fabr. (1947), Nr. 8.

(5) Brieskorn, Pharmazie 2 (1947), 492.

(6) Chem. Ind. 6 (1954), 527.

(7) Anderson, A.B., Economic Botany 21 (1967), Nr. 1.

(8) Schantz, M.v., D.A.Z. 105 (1965), Nr. 24.

(9) Schantz, M.v., Planta medica 13 (1965), 369.

(10) Schantz, M.v. u. S. Juvonen, Planta medica 15 (1967), 337.

Picea canadensis siehe ***Tsuga canadensis.***

PINUS

Pinaceae

Die Familie der Pinaceae ist in weiten Gebieten Europas, Nordafrikas, Nord- und Mittelamerikas und Asiens verbreitet.

Zur Gewinnung der Pinaceenprodukte werden u.a. folgende *Pinus*-Arten herangezogen:

P. apachea
Nordamerika (Arizona).

Verwendet werden: Terpentin, Balsamterpentinöl, Holzterpentinöl, Kienöl, Colophonium.

Das Terpentinöl enthält ca. 80 % d- und dl-α-Pinen, 2 % l-β-Pinen, Dipenten, 12 % d-Longifolen und nichtidentifizierte feste Stoffe (1).

P. ayacahuite
Mexico (Durango, San Luis Potosi, Michoacan, Westküste, bes. im Gebirge), Honduras, San Domingo und weitere Mittelamerikanische Gebiete. – Mexicanische Weymouthkiefer.

Verwendet werden: Balsamterpentinöl, Colophonium.

P. banksiana Lamb.
Nördl. Nordamerika.

Das Terpentinöl enthält als Hauptbestandteile α- und β-Pinen.

P. brutia
Cypern, Griechenland.

Verwendet werden: Terpentin, Terpentinöl.

Das Öl enthält bis zu 17 % β-Pinen und größere Mengen Δ^3-Caren. Keine Pimarinsäure (2), (3).

P. caribaea Morelet
(*P. heterophylla* Elliot)
Nordamerika (Georgia, Florida, Alabama, Carolina, Missisippi, Louisiana), auf den Bahamas, Cuba und in Honduras kultiviert. – Swamp Pine.

Verwendet werden: Terpentin, Balsamterpentinöl, Holzterpentinöl, Kienöl, Colophonium, äther. Öl der Nadeln und Zweigspitzen und die übrigen Produkte.

Das Terpentinöl enthält ca. 76 % α-Pinen, ca. 21 % β-Pinen.

Aus der Rinde wurden ca. 10 % gereinigter, wasserlöslicher Gerbstoff gewonnen (4).

P. cembra L.
Alpen, Karpaten, nördl. Rußland, Ural, Sibirien. – Arve, Zirbelkiefer, Sibirische Zeder.

Verwendet werden: Terpentin, ätherisches Öl der Nadeln. Fettes Öl der Samen.

Das ätherische Öl der Nadeln – Oleum Pini cembrae, Zirbelkiefernnadelöl – wird durch Wasserdampfdestillation gewonnen.

Ausbeute ca. 0,88 % mit d-α-Pinen, l-Cadinen.

Die Samen sind eßbar.

Das fette Öl der Samen – Zirbelnußöl, Zedernnußöl – wird durch Auspressen gewonnen. Die Samen enthalten ca. 15 %, die Kerne ca. 50 %, im Mittel ca. 30–35 % stark trocknendes Öl mit Linolensäure, Linolsäure, Ölsäure, Palmitinsäure (geringe Mengen). Speiseöl, bes. in Rußland.

P. chihuahuana
Mexico (Durango).

Verwendet werden: Balsamterpentinöl, Colophonium.

Das Terpentinöl enthält ca. 50 % l-α-Pinen, ca. 20 % β-Pinen, ca. 15 % l-Limonen, ca. 5 % d-Longifolen (1).

P. clausa [Chapm.] Vasey
Florida. – Sand Pine.

Verwendet werden: die Pinaceen-Produkte (5).

P. contorta Dougl.
Nordwestl. Nordamerika. – Lodgepole Pine, Drehkiefer.

Verwendet wird besonders das Terpentinöl. Es besteht fast ausschließlich aus l-Phellandren.
Die Rinde enthält 1–3 % Flavonoide mit Myricetin als Hauptbestandteil. Zur Gewinnung von Myricetin (6).

P. coulteri D. Don.
Californien.

Verwendet wird das Terpentinöl.
Es enthält vor allem β-Phellandren und α-Pinen, ca. 10 % n-Undecan, ca. 5 % n-Heptan.

P. densiflora Sieb. et Zucc.
Ostasien, bes. Korea und Japan.
Verwendet wird das ätherische Öl der Nadeln und Zweigspitzen.
Der Pollen wird in der Volksmedizin gebraucht.

P. echinata Mill.
Nordamerika. Hauptgebiete: Quachita-Mountains (Arkansas). Ost-Texas, Carolina. – Shortleaf Pine, Yellow Pine.

Einer der wichtigsten Lieferanten der Pinaceen-Produkte.

Verwendet werden: Terpentin, Balsamterpentinöl, Holzterpentinöl, Kienöl, Colophonium (5).

P. edulis Engelm.
Nordamerika, östliche Gebiete von Colorado, Utah, Nevada, Californien.

Die Samen werden frisch oder geröstet gegessen.

Neben *P. edulis* und *P. monophylla* Torr. et Frém. werden auch die Samen von
P. cembroides Zucc.
P. culminicola Andr. et Beaman
P. nelsonii Shaw
P. pinceana Gordon
P. quadrifolia Sudw.
den sog. Pinyon-Pines für Nahrungszwekke ausgewertet (7).

P. elliottii Engelm.
Nordamerika bes. Georgia. In südlichen Regionen kultiviert. – Slash Pine.

Einer der wichtigsten Lieferanten der Pinaceen-Produkte.

Verwendet werden: Terpentin, Balsamterpentinöl, Holzterpentinöl, Kienöl, Colophonium, Tallöl-Produkte (4), (5), (6).

P. gerardiana Wall.
Afghanistan, Pakistan (Lahore, Haripur), Indien (Himalaya-Gebiete).

Verwendet werden: Balsamterpentinöl, Colophonium und das fette Öl der Samen – Chupinöl, Nejanußöl. – Durch Auspressen gewinnt man 30–34 % stark trocknendes Öl mit ca. 5 % Glyceriden gesättigter und ca. 95 % Glyceriden ungesättigter Fettsäuren.

Über die Zusammensetzung wurde berichtet: ca. 5 % Palmitinsäure, ca. 36 % Ölsäure, ca. 52 % Linolsäure und andere Säuren in geringeren Mengen.
Die Samen werden gegessen (8).

P. glabra Walt.
Südl. Alabama, Missisippi, südöstl. Louisiana. – Spruce Pine.

Lieferant der Pinaceen-Produkte (5).

P. halepensis Mill.
Mittelmeergebiete, bes. in Küstennähe, vor allem in Spanien, Nordafrika, Italien, Griechenland, Portugal, Israel. – Strandkiefer, Aleppokiefer, Seekiefer.

Verwendet werden: Terpentin, Balsamterpentinöl, Colophonium, äther. Öl der Nadeln und Zweigspitzen.

Das Terpentinöl von *P. halepensis* aus Griechenland besteht fast ausschließlich aus reinem α-Pinen.
Die Ausbeute beträgt 20–26 % Terpentinöl und ca. 70 % Colophonium. Ein großer Teil des Terpentinbalsams wird zunächst den Weinmosten beigegeben, um den bekannten harzigen Geschmack der griechischen Weine zu erzeugen. Terpentinöl und Colophonium werden erst dann aus der Weinhefe gewonnen.

Das äther. Öl der Nadeln und Sprossen – Oleum Pini halepensis, Spanisches Kiefernnadelöl, Aleppokiefernnadelöl – wird durch Destillation der Nadeln und Sprossen gewonnen und enthält Pinen und Dipenten (2), (3).

P. hartwegii
Mexico.

Verwendet werden: Balsamterpentinöl, Colophonium.
Das Terpentinöl enthält ca. 28 % d- und d-l-Pinen, 1 % β-Myrcen, 5 % Δ^3-Caren, 50 % l-Limonen, 3 % Methylchavicol, 1–2 % d-Longifolen (1).

P. insularis
Asien: Indien, Birma, Cambodia, Vietnam, Philippinen, kultiv. –.

Verwendet werden: Terpentin, Balsamterpentinöl.

Das Terpentinöl enthält ca. 74 % d- und d-l-α-Pinen, 3 % l-β-Pinen, 7 % l-β-Phellandren, 5 % polymerisierte Harze, 7 % Sesquiterpene (nicht identifiziert) (1), (4).

P. jeffreyi A. Murr.
Nordamerika. – Jeffrey Pine.

Verwendet werden: Terpentin, Balsamterpentinöl, Colophonium und andere Pinaceen-Produkte.
Das Terpentinöl besteht zu 95 % aus n-Heptan. Pinidin wurde isoliert (6), (9), (10).

P. khasya Royle
Nördl. Birma, Assam, Thailand.

Verwendet werden: Terpentin, Balsamterpentinöl.

P. koraiensis Sieb. et Zucc.
Ostasien, bes. China.

Die Samen werden in China als Roborans benutzt.

Chinesisches Terpentinöl enthält ca. 6,5 % Longifolin (Sesquiterpen) (11).

P. lambertiana Dougl.
Westl. Nordamerika. – Sugar Pine, Zuckerkiefer.

Verwendet wird: das ätherische Öl der Nadeln und Zweigspitzen.
Das zuckerähnliche Harz wird vielfach gegessen, auch der Saft wird verwendet.

Das Wurzelholz enthält ca. 8 % Pinitol (Cyditol). Laxativum (6).

P. leucodermis Ant.
(*P. heldreichii* Christ. var. *leucodermis* [Ant.] Markgr.)
Griechenland, Süd-Italien. – Schlangenhautkiefer.

Verwendet werden: Terpentin, Balsamterpentinöl.

Der Terpentin hat einen niedrigen Gehalt an Abietinsäure und einen hohen Gehalt an Palustrinsäure.

Das Terpentinöl hat einen sehr hohen Limonengehalt (3).

P. lumholtzii
Mexico.

Verwendet werden: die Pinaceen-Produkte.

P. massoniana
Birma, China (Kwangtung, Kwangsi).

Verwendet werden: Balsamterpentinöl, Colophonium.

P. merkusii Jungh. et de Vries
Asien: Indien, Birma, Assam, Indonesien, Philippinen, auch kultiviert.

Verwendet werden: Balsamterpentinöl, Colophonium.

Die Rinde wird als Kork verwendet (4).

P. monophylla Torr. et Frém.
(*P. cembroides* Zucc. var. *monophylla*)
Nordamerika: Nevada, Colorado, Utah, südl. Californien, Arizona, Neu-Mexico. – Nußpinie, Nußkiefer.

Die Samen werden frisch oder geröstet gegessen.

Nußpiniensamenöl. Die Ausbeute aus den Samen beträgt ca. 12 %, aus den Kernen ca. 16 % trocknendes fettes Öl, das hauptsächlich aus Ölsäureglyceriden besteht.

Verwendung: Speiseöl, dem Olivenöl ähnlich (7).

P. monticola Dougl.
Nordamerika (Nordidaho).

Verwendet werden: Terpentin, Balsamterpentinöl, Holzterpentinöl, Kienöl, Colophonium.

Das Terpentinöl enthält ca. 2–3 % n-Heptan, ca. 32 % l- und dl-α-Pinen, ca. 45 % l-β-Pinen, ca. 7 % l-Limonen, ca. 2 % Undecan, ca. 2 % Bornylacetat, ca. 4–5 % eines Sesquiterpens (1).

P. mugo Turr.
(*P. montana* Mill.)
Alpen, südl. Niederösterreich, nördl. Steiermark, Karpaten, Hohe Tatra, Siebenbürgen, Pyrenäen (in der sog. Krummholzregion). – Latschenkiefer, Legföhre, Krummholzkiefer.

Verwendet werden: äther. Öl der Nadeln und Zweigspitzen, fettes Öl der Samen.

Handelsbezeichnungen: Oleum Pini montanae, Oleum Pini pumiliones – Latschenkiefernöl, Latschenöl, Krummholzöl, Zwergkiefernöl – Oil of Pumilio Pine – Essence de pin de montagne.

Inhaltsstoffe: Das Öl wird durch Wasserdampfdestillation gewonnen. Ausbeute 0,25–0,7 % mit ca. 70 % Terpenen, vor allem α-Pinen, β-Pinen, Camphen, Myrcen, α-Terpinen, γ-Terpinen, Limonen, p-Cymol, l-Phellandren, Δ^3-Caren, d-Sylvestren, 3–8 % Bornylacetat, Pumilon (ein Keton), Cadinen, Anisaldehyd u.a. Aldehyde, Dipenten, ein Sesquiterpenalkohol.

Verwendung: Zu Inhalationen bei Erkrankungen der Luftwege – Desinfektionsmittel für Krankenzimmer. – In der Parfümerieindustrie.

Das fette Öl der Samen wird als Speiseöl benutzt. Ausbeute ca. 30 % (12), (13).

Man unterscheidet folgende Varietäten:
P. mugo var. *rostrata*
(*P. mugo* var. *uncinata*)

P. mugo var. *mughus*
P. mugo var. *pumilio*

P. nigra Arnold
(*P. nigricans* Host)
(*P. austriaca* Hoess)
Schwarzkiefer.

Man unterscheidet folgende Unterarten:
P. nigra ssp. *austriaca*
Ostalpen, Niederösterreich, Karpaten, Jugoslavien.
P. nigra ssp. *poiretiana*
(*P. laricio*)
Südeuropa, bes. Italien, Sizilien, Korsika.
P. nigra ssp. *caramanica*
(*P. pallasiana*)
Krim, Kleinasien.
P. nigra ssp. *salzmanni*
(*P. cebennensis*)
Südwest-Europa.

Verwendet werden: Terpentin, Balsamterpentinöl, Colophonium, äther. Öl der Nadeln und Zweigspitzen.

Der Terpentin von *P. nigra* var. *austriaca* – Wiener-Neustädter-Terpentin – enthält 29,4–35,9 % Terpentinöl mit ca. 96 % α-Pinen und Spuren von β-Pinen.
Griechischer Terpentin enthält Abietin-, Neoabietin- und Isopimarinsäure (3).

P. palustris Mill.
(*P. australis* Michx. f.)
Nordamerika: Alabama, Florida, Georgia, Mexico. – Longleaf Pine, Pitch Pine, Sumpf- oder Besenkiefer.

Einer der wichtigsten Lieferanten der Pinaceen-Produkte.

Verwendet werden: Terpentin, Balsamterpentinöl, Holzterpentinöl, Kienöl, Colophonium, äther. Öl der Nadeln und Zweigspitzen und die übrigen Pinaceenprodukte.
Die Sumpfkiefer liefert ein ausgezeichnetes Nutzholz, das Pitchpineholz. Durch Destillation wird aus dem Holz Apinol gewonnen, welches als Antisepticum, Anaestheticum und Expectorans eingesetzt wird (5), (6), (14), (15).

P. pinaster Ait.
(*P. maritima* Poir.)
Küstengebiete der westl. Mittelmeerländer, bes. Frankreich (Departements Gironde, Landes, Lot et Garonne, Charente et Dordogne, Provence und Corsica), Spanien (bes. an der Atlantikküste, Hauptzentren der Harzgewinnung sind: Cuenca, Segovia, Avila, Soria, Burgos), Portugal (Estremadura, Beira Litoral, Beira Alta, Beira Baixa, Douro Litoral, Minho), Italien (Tarent, Bari, Apuania, Lucca). – Seestrandkiefer, Igelföhre.

Verwendet werden: Terpentin, Balsamterpentinöl, Burgunderharz, Colophonium, Galipot, Kiefernsprossen, äther. Öl der Nadeln und Zweigspitzen, fettes Öl der Samen.

Der Terpentin, das Balsamterpentinöl, das Colophonium werden als Französische, Spanische, Portugiesische oder Italienische Produkte gehandelt.

Das äther. Öl der Nadeln und Sprossen – Oleum Pini maritimae, Französisches Kiefernöl, Seestrandkiefernnadelöl – wird durch Destillation der frischen oder getrockneten Sprossen gewonnen und enthält l-α-Pinen, Limonen oder Dipenten, l-Borneol.

Seestrandkiefernsamenöl. Die Samen enthalten ca. 20–25 % stark trocknendes fettes Öl. Die Zusammensetzung ähnelt der anderer Kiefernsamenöle.

Das Kernholz enthält Flavonole: Pinobanksin. Aromadendrin, Taxifolin.

Die Rinde enthält Catechine, Catechingerbstoffe, Leucoanthoxyane, Phlobaphene.

P. pinea L.
Mittelmeergebiete, bes. Italien (Toscana und Süditalien), Griechenland, Spanien und Portugal. Nordamerika (Florida, Georgia, Californien) – Pinie.

Verwendet werden: Terpentin, Balsamterpentinöl, Colophonium, Samen, fettes Öl der Samen.

Der Same – Semen Pineae, Piniensamen, Pignons, Pineoli – liefert Fett. Die Samen werden in der Nahrungsmittelindustrie wie Mandeln verwendet.

Oleum Pineae – Piniensamenöl – enthält ca. 5,5 % feste Fettsäuren, ca. 94,5 % flüssige Fettsäuren, mit ca. 51–57 % Ölsäure und ca. 43–49 % Linolsäure.

Verwendung: Speiseöl. Zur Seifen- und Firnisherstellung. Die Rückstände werden zur Marzipanherstellung benutzt.

P. pinea wird in Spanien und Portugal auf Terpentin ausgewertet, wenn der Baum zusammen mit *P. maritima* vorkommt. Das Terpentinöl von *P. pinea* ist abweichend von anderen Arten limonenhaltig.

P. pinea wird in Italien zusammen mit *P. maritima* und *P. halepensis* auf Terpentinöl ausgewertet. –

In Nordamerika werden Pinienharze und die Destillationsprodukte in großem Stil gewonnen. Die Pinienharzdestillationsprodukte finden Verwendung in der Anstrichmittel- und Druckfarbenindustrie, der Papier- und chemischen Industrie (2), (16).

P. ponderosa Dougl.
Nordamerika: Arizona, Colorado, Süddakota, Nordidaho. – Ponderosa Pine, Western Yellow Pine.

Verwendet werden: Terpentin, Balsamterpentinöl, Holzterpentinöl, Kienöl, Colophonium, äther. Öl der Nadeln und Zweigspitzen und die übrigen Pinaceen-Produkte.

Außer den bekannten Inhaltsstoffen enthält der Terpentin von *P. ponderosa* 1–2 % Methylchavicol. In verschiedenen Varietäten wurden außerdem Δ^3-Caren und ca. 5 % β-Myrcen gefunden.

Der Holzterpentin enthält bis 79 % Δ^3-Caren, α- und β-Pinen, β-Myrcen.

Die Rinde enthält Quercetin-Verbindungen, ca. 2,5 % Pinomyricetin und andere Myricetin-Verbindungen, Taxifolin (1), (6).

P. pungens Lamb.
Nordamerika: West-Virginia, Virginia, Nord-Carolina. – Table-Mountain Pine.

Verwendet werden: die Pinaceen-Produkte (5).

P. quadrifolia
Südliches Californien.

Verwendet werden: die Pinaceen-Produkte.

P. radiata D. Don.
Californien. In der südlichen Hemisphäre kultiviert, z.B. in Chile.

Verwendet werden: die Pinaceen-Produkte (4).

P. rigida Mill.
Nordamerika, vor allem in den Nordstaaten, New Jersey. – Pechkiefer.

Verwendet werden: die Pinaceen-Produkte (5).

P. roxburghii Sarg.
(*P. longifolia* Roxb.)
Pakistan (Lahore, Haripur), Indien (Himalaya-Gebiete, Pandschab).

Verwendet werden: Terpentin, Balsamterpentinöl.

Das indische Terpentinöl von *P. roxburghii* hat einen angenehmen charakteristischen Geruch, es enthält nur geringe Mengen Pinen und hat daher ein verhältnismäßig geringes Trocknungsvermögen. Für technische Zwecke, bei denen es auf das Trocknungsvermögen ankommt, ist diese Qualität wenig geeignet.

Rinde und Wurzeln werden in der indischen Volksmedizin als Antidiabeticum benutzt. Ein hypoglykämischer Effekt wurde festgestellt (16).

P. rudis
Mexico.

Verwendet werden: Terpentin, Balsamterpentinöl, Colophonium.
Das Terpentinöl enthält ca. 32 % d- und d-l-Pinen, ca. 62 % l-β-Pinen, ca. 1 % Dipenten (1).

P. sabiniana Dougl.
Californien. – Nußfichte.

Das Terpentinöl besteht zu 98 % aus n-Heptan.

Verwendet wird: das ätherische Öl der Nadeln und Zweigspitzen. Die Samen werden gegessen (9).

P. serotina Michx.
Nordamerika: Virginia bis Nord-Florida, Carolina. – Pond Pine.

Verwendet werden: die Pinaceen-Produkte (5).

P. sibirica [Rupr.] Mayr.
Rußland, Sibirien. – Sibirische Zeder.

Der Balsam wird in Rußland wie Canadabalsam verwendet.

P. silvestris L.
Mittel- und Nordeuropa. Deutschland, Jugoslavien, Polen, Rußland, Ostseegebiete, Gebiete bei Archangelsk, Wologda, Wjatha, Perm, Kasan, Gorkij an der Wolga, in Wolhynien, bei Kowno und Minsk, Sibirien. Finnland, Schweden, Norwegen. Nordamerika. –
Kiefer, Sandkiefer, Gemeine Föhre, Scots Pine.

Verwendet werden: Terpentin, Balsamterpentinöl, Kienöl, Holzterpentinöl, Colophonium, Tallölprodukte, Holzteer, Kiefernsprossen, äther. Öl der Nadeln und Zweigspitzen, Kiefernnadelextrakt, Waldwolle, Kiefernsaft, Kiefernpollen, fettes Öl der Samen, Kiefernrinde.

Für die Auswertung kommen bes. die unter Herkunft genannten nordrussischen Gebiete in Frage. Infolge der in diesen Gebieten herrschenden Kälte fließt der Balsam nicht wie in den südlichen Produktionsgebieten aus, sondern erstarrt zu einem galipotähnlichen Harz, welches im Herbst abgekratzt und ohne Wasserzusätze in Destillationsblasen über offenem Feuer destilliert wird. Ausbeute ca. 10–14 % Terpentinöl mit β-Myrcen, ca. 50 % Colophonium und ca. 40 % Rückstände. Die Rückstände werden zu Pech (vgl. dort) verarbeitet. Die Produktion an Balsamterpentinöl ist in Rußland verhältnismäßig gering, bei russischem Terpentinöl handelt es sich meist um Kienöl (vgl. dort), das aus dem harzreichen Holz gewonnen wird.

Im allgemeinen enthält der Terpentin von *P. silvestris* 27,3–39,3 % Terpentinöl.

Das Balsamterpentinöl enthält ca. 33 % α-Pinen, ca. 17 % β-Pinen, ca. 6 % Camphen und ca. 30 % d-, Δ-Caren.

Die Samen enthalten ca. 32 % fettes Öl. Es wird zu Firnis verarbeitet und als Brennöl benutzt.

Das ätherische Öl der Nadeln und

Zweigspitzen wurde untersucht. Es enthält 20 bis 25 Komponenten mit 12 Monoterpenkohlenwasserstoffen, unter anderem δ-Cadinen. Eine der Hauptkomponenten ist β-Phellandren, ferner α-Pinen, Δ^3-Caren, Cymol, Campher (17), (18), (19), (20).
Nach anderen Untersuchungen wurden 152 Komponenten ermittelt (21).

Es gibt Bäume mit einem Δ^3-Carengehalt von 2–3 % und andere der gleichen Art mit 10–29 % Δ^3-Caren (22), (23).

Das fette Öl der Samen enthält als Hauptbestandteile Öl-, Linol- und Linolensäure.

In Rußland werden die vitaminhaltigen Kiefernnadelauszüge in den Wintermonaten dem Viehfutter beigegeben.

Holzextrakte enthalten phenolische Bestandteile mit Stilbenen und Flavonoiden (6).

P. strobus L.
Östl. Nordamerika. – Weymouthkiefer.

Verwendet wird die innere Rinde. Sie enthält: Coniferin (Glykosid), Coniferylalkohol, Gerbstoff, äther. Öl, Harz. Zu Hustenpräparaten.

P. strobus liefert ferner Terpentin und seine Produkte sowie ätherisches Öl der Nadeln und Zweigspitzen.

P. succinifera
Ostseeküsten.

Verwendet werden: Bernstein (fossiles Harz), Bernsteinöl.

P. taeda L.
Östl. Nordamerika, Atlantik- und Golfküstengebiete. – In südlichen Regionen kultiviert. Weihrauchkiefer, Loblolly Pine.
Wichtiger Lieferant der Pinaceenprodukte.

Verwendet werden: Terpentin, Balsamterpentinöl, Holzterpentinöl, Kienöl, Colophonium und andere Pinaceen-Produkte (4), (5).

P. thunbergiana Franco
Japan, Korea. – Japanische Schwarzkiefer.

Verwendet werden: Balsamterpentinöl, Holzterpentinöl, Colophonium.

Die Samen werden in Ostasien als Tonicum verwendet.

P. virginiana Mill.
Nordamerika: Virginia, Nord-Carolina. – Virginia Pine.

Verwendet werden: die Pinaceen-Produkte (5).

P. wallichiana Jackson
(*P. excelsa* Wall.)
(*P. griffithii* McCleland)
Pakistan, Indien, Himalaya-Gebiete. – Tränenkiefer.

Verwendet werden: Balsamterpentinöl, Colophonium.

Die Samen enthalten fettes Öl mit 7,6 % Palmitinsäure, 6,5 % Stearinsäure, 13,4 % Ölsäure, 52,1 % Linolsäure, 20,3 % Linolensäure.

Das Holz enthält ein Chalkon, 2 Flavonole, 2 Stilbene.

In verschiedenen Gebieten der Welt werden u.U. weitere *P.*-Arten ausgewertet. Man kennt ungefähr 90 Arten.

Verwendet werden folgende Pinaceenprodukte:
Terpentin, Balsamterpentinöl, Oleum Terebinthinae rectificatum, Oleum Terebinthinae sulfuratum, Oleum Terebinthinae ozonisatum, Terpinum hydratum, Terpineolum, Terpinolum, Terebenum, Camphora synthetica, Oleum Terebin-

thinae depineatum, Holzterpentinöl, Kienöl, Sulfat-Holzterpentinöl, Sulfit-Holzterpentinöl, Conidendrin, Norconidendrin, Burgunderharz, Terebinthina cocta, Colophonium, Galipot, Kiefernwurzelöl, Harzöle, Tallöl, Kokillöl, Tallfettsäuren, Tallharzsäuren, Tallharz, Tallpech, Tallölester, Holzteer, Teeröl, Pech, Holzessig, Harzsäuren, Pinosylvin, Kiefernsprossen, äther. Öle der Nadeln und Zweigspitzen, Kiefernnadelextrakt, Waldwolle, Kiefernsaft, Kiefernpollen, fettes Öl der Samen, Bernstein, Bernsteinöl, Bernstein-Colophonium und weitere Pinaceen-Inhaltsstoffe und Produkte, z.B. Kiefernrindengerbstoffe, Wachs.

Terpentin

Handelsbezeichnungen: Terebinthina, Terebinthina communis, Terebinthina gallica, Balsamum Terebinthinae, Balsamum Pini – Terpentin, Dickterpentin – Turpentine – Térébenthine commune.

Gewinnung: Französische Verfahren: Die franz. Verfahren werden in mehr oder weniger abgeänderter Form in fast allen europäischen Ländern, in Nordafrika und in den asiatischen Harzungsgebieten angewandt. Die Bäume werden meist vom 15. bis zum 60. Jahre geharzt und je nach Schonung des Baumbestandes bezeichnet man das Harzungsverfahren als „gemmage à vie" oder „gemmage à mort".

Amerikanisches Verfahren: In früheren Jahren wurde in Amerika fast ausschließlich die „Box-Methode" auf den sog. „Terpentine-Farms" angewandt. Durch diese Raubbaumethode waren die Bäume bereits nach 5 oder 6 Jahren erschöpft. Ungefähr seit dem Jahre 1905 wird ein verbessertes französisches Verfahren, das „Cup and Gutter-System" angewandt.

Inhaltsstoffe: ca. 60–85 % Harz und Harzsäuren, bes. Pimarsäure, ca. 15–30 % Terpentinöl, Resene, Bitterstoff, ca. 6–13 % Wasser im Rohbalsam, ca. 25 % im gereinigten Balsam. Die Zusammensetzung schwankt je nach Abstammung und Provenienz.

Verwendung: Medizinisch zu Salben und Pflastern. In der Lack-, Firnis- und Farbenindustrie etc. Zur Gewinnung von Terpentinöl, Colophonium und Nebenprodukten.

Balsamterpentinöl

Handelsbezeichnungen: Oleum Terebinthinae aethereum, Aetheroleum Terebinthinae – Balsamterpentinöl – Oil of Turpentine – Essence de térébenthine.

Gewinnung: Balsamterpentinöl wird durch Wasserdampfdestillation aus dem Terpentin gewonnen.

Inhaltsstoffe: Ausbeute im allgemeinen ca. 15–25 %. Der Gehalt an l-α-Pinen und β-Pinen schwankt je nach Herkunft und Abstammung, meist ca. 75 bis 95 % l-α-Pinen und ca. 5–20 % β-Pinen (= Nopinen), ferner Camphen, Dipenten, Δ^3-Caren, Harzsäuren und geringe Mengen anderer Säuren, wie (max. 2,5 %) Nopinsäure, Ameisen- und Essigsäure. Ältere, verharzte Öle enthalten unter Umständen mehr Harzsäure.

Die Öle von *P. halepensis*, *P. nigra* und *P. exelsa* enthalten zum größten Teil α-Pinen, die von *P. maritima*, *P. silvestris*, *P. palustris* und *P. caribaea* enthalten Gemenge von l-α-Pinen und β-Pinen (= Nopinen). Andere Terpentinöle enthalten neben Pinen oder Nopinen größere Mengen anderer Terpene.

P. pinea und *P. sabiniana* enthalten nur geringe Mengen oder kein Pinen.

Russische und schwedische Terpentinöle enthalten u.a. p-Cymol, russische Ware ferner d-α-Pinen, l-Camphen und d-α-Terpineol. – Französisches Terpentinöl enthält meist l-α-Pinen und β-Pinen, amerikanisches Terpentinöl u.a. d-α-Pinen, β-Pinen, l-Camphen, Cineol.

Verwendung: Medizinisch als Bestandteil von Salben, Pflastern, Linimenten und Umschlägen, gegen Krätze, Verbrennungen, Frostschäden, Rheuma etc., als Hautreizmittel. Zu Inhalationen bei Bronchialleiden.

Technisch als Lösungs- und Verdünnungsmittel für Lacke, Farben, hauptsächlich Ölfarben, Öllacke und Alkydharzlacke, Harze, Kautschuk, Fette etc.

Zur Gewinnung von Pinen, benutzt für Insektizide, Lösungsmittel, plastische Massen, Parfümbasen, synth. Produkte.

Zur Darstellung von synthetischem Campher.

Zur Gewinnung von Dipenten, das als Lösungsmittel gebraucht wird und Pinenhydroperoxyd, das als Polymerisationskatalysator bei der Kautschukproduktion eingesetzt wird. Verschiedene Terpene sind zu α-Terpinen isomierbar und können dann in Ascaridol übergeführt werden.

Terpentinöl wird bei der Fabrikation von synthetischem Kautschuk und Schellack verwendet, ferner bei der Bereitung von Schuhcreme, Bohnermassen etc., zur Konservierung von Leim und zum Geruchlosmachen von Erdöl. Reinigungsmittel für Metall und Glas.

Hauptproduktionsgebiete für Terpentinöl: Nordamerika (ca. 55 %), Frankreich (ca. 15 %), Spanien (ca. 5 %), Portugal (ca. 10 %), Rußland (ca. 10 %) und Griechenland. In zahlreichen Ländern werden Terpentin und seine Produkte für den landeseigenen Bedarf erzeugt.

Begriffsdefinitionen: (lt. R.A.L.-Vereinbarung 848 C_2): Balsamterpentinöl ist reines, vegetabilisches äther. Öl aus der Destillation des harzigen Ausflusses (Balsam) lebender Pinusarten, dem nicht nachträglich irgendwelche Bestandteile (z.B. Pinen) entzogen sind.

Bemerkungen: Der Flammpunkt des Balsamterpentinöls liegt bei ca. 30° C (Gefahrenklasse A^{II}) (24), (25), (26), (27), (28).

Zu den wichtigsten Produkten aus Balsamterpentinöl gehören:

Oleum Terebinthinae rectificatum – Rektifiziertes Balsamterpentinöl – Rectified Oil of Turpentine – Essence de térébenthine depurée.

Inhaltsstoffe: hauptsächlich α- und β-Pinen, Phellandren, Limonen (Terpenkohlenwasserstoffe).

Verwendung: Expectorans bei Bronchialleiden und anderen Erkrankungen der Luftwege. Rektifiziertes Terpentinöl wird als Antisepticum und Diaphoreticum verordnet. – Zur Umstimmungs- und Reizkörpertherapie, z.B. zur Erzeugung steriler Abszesse durch Injektion, bei Asthma nervosum etc. In der Homöopathie innerlich bei Rheuma, Ischias chron. Pneumonie, Nierenleiden etc. Zu Einreibemitteln bei Rheuma und Neuralgien.

Oleum Terebinthinae sulfuratum
Balsamum sulfuris terebinthinatum – Geschwefeltes Terpentinöl, Schwefelbalsam, Harlemer Öl, Tilly-Tropfen. Be-

kanntes Volksheilmittel, bes. unter der Bezeichnung Harlemer Öl.

Oleum Terebinthinae ozonisatum
Terpentinöl nimmt leicht Sauerstoff aus der Luft auf. Es bilden sich Verbindungen, die ihrerseits leicht wieder Sauerstoff abgeben. Bleichmittel.

Terpinum hydratum
Terpinhydrat entsteht durch Anlagerung von Wasser an Pinen. Medizinisch wird Terpinhydrat bei Bronchitis und Keuchhusten verordnet.

Terpineolum
Terpineol entsteht durch Erhitzung von Terpinhydrat mit Schwefelsäure. In der Parfümerieindustrie zur Darstellung des Fliederduftes. d-α-Terpineol ist auch Ausgangsmaterial für die Limonenherstellung, das in der Parfümerie- und Seifenindustrie Verwendung findet.

Terpinolum
Terpinol ist ein Gemenge von Terpineol, Dipenten, Terpinen u.a. Medizinisch bei Erkältungskrankheiten.

Terebenum
Tereben besteht aus einem Gemisch von Terpenen, bes. Dipenten. Es entsteht durch Behandlung von Terpentinöl mit Schwefelsäure und Wasserdampfdestillation. Es wird wie Terpentinöl verwendet, bes. als Antisepticum und Expectorans. Äußerlich zu Verbänden.

Camphora synthetica
Synthetischer Campher wird durch Oxydation aus dem Pinen des Terpentinöls dargestellt. Er ist meist optisch inaktiv, während natürlicher Campher rechts dreht. Medizinisch kann der synthetische Campher für äußerliche Zwecke genau wie echter Campher angewandt werden. Er findet vor allem aber bei der Herstellung von Celluloid Verwendung.

Oleum Terebinthinae depineatum
Sogenanntes entcamphertes Terpentinöl ist Terpentinöl, welchem bei der Herstellung von synthetischem Campher das Pinen entzogen wurde. Es wird technisch als Lösungsmittel zu Firnissen und Malerfarben verwendet.

Patent-Terpentinöle
sind Gemische von Terpentinölen mit Petroleum, Petroleumdestillaten oder Campheröl. Sie werden wie Terpentinöl zur Herstellung von Firnissen und Malerfarben verwendet (29).

Holzterpentinöl

Handelsbezeichnungen: Oleum Terebinthinae e ligno – Holzterpentinöl, Wurzelterpentinöl – Pine Oil.

Gewinnung: Pine Oil wird aus totem Kernholz der Stümpfe und Äste vor allem von *P. palustris* in USA durch einen kombinierten Destillations- und Extraktionsprozeß gewonnen. Durch spätere fraktionierte Destillation werden Harz (Extraktionscolophonium oder Wurzelharz) und Öl getrennt. In den Stümpfen haben sich durch das Anzapfen der Bäume Harzgänge gebildet, die sich nach und nach völlig mit Harz anfüllen. Der Harzgehalt beträgt im frischen Holz ca. 5 %, im abgestorbenen Holz im Durchschnitt 20 % und kann bis 40 % ansteigen. Neben dem eigentlichen Holzterpentinöl (Pine Oil) werden auch die niedrig siedenden Fraktionen (Wood Spirit of Turpentine) und die hochsiedenden Fraktionen (Yellow Pine Oil) auf den Markt gebracht.

Inhaltsstoffe: α-Pinen, β-Pinen, Dipenten, Limonen, γ-Terpinen, Terpinolin, Camphen (Terpen-Kohlenwasserstoffe). – α-Terpineol, β-Terpineol, Fenchyl-Alkohol, Borneol, Cineol, Methylchavicol (Alkohole), Campher (Keton).

Verwendung: Medizinisch als schmerzstillendes Mittel, zu Einreibemitteln, Wund- und Brandsalben, Inhaliermitteln. – Zu Moskito-Schutzmitteln und Desinfektionspräparaten. Zur Herstellung von Insektenvertilgungs- und Waschmitteln.

Technisch vor allem bei der Aufbereitung von Erzen, Lösungsmittel für natürliche und synthetische Harze, in der Farben- und Lackindustrie. Zur Herstellung von Möbelpolituren, Bohnermassen, Metallputzpräparaten, Fleckentfernungsmitteln, Imprägnierungsmitteln etc. In der Seifen-, Kunstleder- und Kautschukindustrie. Zu Textilhilfsmitteln.

Zur Darstellung von Terpenhydrat, Terpineol und Borneol. Zur Gewinnung von Lösungsmitteln, die hauptsächlich aus Terpinolin und Dipenten oder nur aus Dipenten bestehen.

Hauptproduktionsgebiet für Holzterpentinöl: USA.

Begriffsdefinition: (lt. R.A.L.-Vereinbarung 848 C_2): Dampfdestilliertes Holz- oder Wurzelterpentinöl ist reines, vegetabilisch-äther. Öl, das aus Baumstümpfen und Wurzeln von Pinus-Arten durch Wasserdampfdestillation gewonnen wird, dem nicht nachträglich irgendwelche Bestandteile (z.B. Pinen) entzogen wurden. Es ist stets das Wort „dampfdestilliert" mit anzuführen.

Bemerkungen: Der Flammpunkt von Pine Oil beträgt ca. 78° C. Der Artikel wird nach Normen gehandelt, die aufgrund physikalischer Konstanten aufgestellt wurden. Das Extraktionscolophonium oder Wurzelharz wird in verschiedenen Spezialtypen auf den Markt gebracht, z.B. polymerisiertes Wurzelharz mit besonders hohem Schmelzpunkt, Spezialsorte für die Papierindustrie, hitzebehandelte Qualitäten etc. (28), (30), (31), (32).

Kienöl

Handelsbezeichnung: Kienöl.

Gewinnung: Kienöl wird meist zusammen mit Holzessig, als Nebenprodukt bei der Teer- und Holzkohlengewinnung durch trockene Destillation harzreicher Kiefernwurzeln gewonnen. Rohes Kienöl enthält teerige Bestandteile und wird durch Rektifikation über Kalkmilch gereinigt.

Inhaltsstoffe: d-α-Pinen, β-Pinen, d-Sylvestren, Limonen, Dipenten, Cymol, Sesquiterpene, sowie Zersetzungsprodukte des Holzes.

Verwendung: Da Kienöl eine andere chemische Zusammensetzung als Terpentinöl hat, kann es dieses nicht für alle Zwecke ersetzen. – Kienöl wird zur Herstellung billiger Lacke, z.B. Eisenlack, Firnisse und Ölfarben verwendet. Es dient als Reinigungsmittel für Maschinen, Druckplatten, Lettern etc. Kienöl wird ferner bei der Herstellung von Desinfektionsmitteln gebraucht.

Begriffsdefinition: (lt. R.A.L.-Vereinbarung 848 C_2): Kienöl ist das vegetabilisch-äther. Öl, das durch trockene Destillation harzreichen Kiefernholzes gewonnen wird. Man unterscheidet rohes Kienöl und gereinigtes Kienöl. Zur Sorte „Kienöl" gehört auch die unter der Bezeichnung „destructively destilled (dd.) Wood Turpentine" angebote Ware.

Bemerkungen: Flammpunkt 40–50° C (Gefahrenklasse A II). Schwedisches Kienöl wird oft fälschlicherweise als

„Schwedisches Terpentinöl" bezeichnet. Mit dieser Bezeichnung kann aber auch schwedisches Sulfat- oder Sulfit-Holzterpentinöl gemeint sein. Unter der Bezeichnung „Finnisches Terpentinöl" ist ebenfalls Kienöl zu verstehen, da in Finnland Terpentinöl nicht erzeugt wird, Kienöl jedoch in großen Mengen als Nebenprodukt bei der Holzteergewinnung anfällt. Das aus den baltischen Ländern stammende Terpentinöl ist ebenfalls Kienöl. Diese Provenienz hat ca. 50 bis 75 % Pinengehalt. 1 cbm Holz liefert ca. 60–70 kg Teer und 6–8 kg rohes Kienöl (28).

Sulfat-Holzterpentinöl

Handelsbezeichnungen: Sulfat-Holzterpentinöl, Sulfat-Terpentinöl.

Gewinnung: Sulfat-Terpentinöl fällt bei der Verarbeitung von Kiefernholz auf Zellulose für die Papierherstellung an. Ausbeute bei Kiefernholz ca. 10 Kilogramm auf 1 Tonne Zellulose. Hauptsächlich in den USA und in den nordischen Ländern gewonnen.

Inhaltsstoffe: α- und β-Pinen. Merkaptane (bes. im ungereinigten Öl).

Verwendung: vgl. Holzterpentinöl.

Begriffsdefinition: (lt. R.A.L.-Vereinbarung 848 C_2): Gereinigtes Sulfatterpentinöl ist das vegetabilisch-äther. Öl, das als Nebenprodukt bei der Zellulose-Herstellung nach dem Sulfat-, Natron- oder Sodaverfahren gewonnen und anschließend gereinigt wird. Die in Deutschland gereinigte Ware kann als „Deutsches Holzterpentinöl" bezeichnet werden (28).

Sulfit-Holzterpentinöl

Handelsbezeichnungen: Sulfit-Holzterpentinöl, Sulfit-Terpentinöl.

Gewinnung: Sulfit-Terpentinöl fällt an, wenn zerkleinertes Holz in geschlossenen Gefäßen unter Druck mit schwefliger Säure erhitzt wird.

Inhaltsstoffe: ca. 80–85 % Cymol, ca. 15–20 % Harz sowie Reste unangenehm riechender Schwefelverbindungen. Das gereinigte Öl enthält Cymol, ein Sesquiterpen und andere Terpene. Zum Teil enthalten die Öle auch d- und α-Pinen. Dies trifft vorzugsweise für die Handelsprodukte aus den skandinavischen Ländern zu.

Verwendung: vgl. Holzterpentinöl.

Aus den Sulfitablaugen wird Conidendrin gewonnen, das mit Bromwasserstoff in Norconidendrin übergeführt wird. Hervorragendes Antioxydationsmittel (27).

Burgunderharz

Handelsbezeichnungen: Resina Pini, Resina Pini burgundica, Resina burgundica, alba, flava, Resina communis, Pix burgundica, Pix alba, flava – Burgunderharz, Burgunderpech, Weißpech – Burgundy Pitch – Poix de Bourgogne – Pez de Borgonha – Pez de Borgoña.

Gewinnung: Es handelt sich bei Resina Pini um den Harzrückstand bei der Terpentinöldestillation, also praktisch um wasserhaltiges Colophonium mit einem Restgehalt an Terpentinöl. Die Handelsware wird durch Schmelzen und Kolieren gereinigt.

Inhaltsstoffe: Harzsäure, äther. Öl, Wasser. Je nach der Art der Abstammung ist der Anteil der einzelnen Bestandteile verschieden.

Verwendung: Zu Pflastern, Räuchermittel.

Terebinthina cocta

Gekochter Terpentin ist der Destillationsrückstand des Terpentins ohne Wasser, jedoch mit einem Restgehalt an Terpentinöl. Vgl. im übrigen Resina Pini.

Colophonium

Handelsbezeichnungen: Colophonium, Resina Terebinthinae – Colophonium, Geigenharz, Spiegelharz – Rosin – Colophone – Colofonia – Pez rubia.

Gewinnung: Colophonium ist das nach dem Abdestillieren des Terpentinöls aus dem Terpentin verbleibende Harz, das durch Schmelzen und Reinigen von Wasser und Unreinigkeiten befreit wird. Es ist glasartig erstarrt.

Handelssorten: Je nach Abstammung und Bearbeitungsart gewinnt man verschiedene Handelssorten des Colophoniums.

Amerikanisches Colophonium

Type X	Farbzahl	12,5
Type WW	Farbzahl	19,0
Type WG	Farbzahl	24,0
Type N	Farbzahl	29,0
Type M	Farbzahl	36,0
Type K	Farbzahl	44,0
Type I	Farbzahl	65,0
Type H	Farbzahl	87,0
Type G	Farbzahl	136,0
Type F	Farbzahl	240,0
Type E	Farbzahl	400,0
Type D	Farbzahl	800,0

Französisches Colophonium

Type AAA AAA	Farbzahl	7,5
Type AAA AA	Farbzahl	8,0
Type AAA A	Farbzahl	8,5
Type AAA	Farbzahl	10,0
Type AA	Farbzahl	12,5
Type AB	Farbzahl	16,0
Type WW	Farbzahl	18,0
Type WG	Farbzahl	22,0
Type N	Farbzahl	23,5
Type M	Farbzahl	42,0
Type K	Farbzahl	59,0
Type I	Farbzahl	67,0
Type H	Farbzahl	84,0
Type E	Farbzahl	1.000,0
Type D	Farbzahl	1.400,0

Spanisches Colophonium Type Excelsior Ie, Is, Ic, II, III, IV, V, VI, VII, VIII–XII (33).

Neben dem Balsam-Colophonium, das aus Terpentin gewonnen wird, ist auch Extraktions-Colophonium, das durch Extraktion von Kiefernholz entsteht, im Handel. Es wird in den Balkanländern (Bulgarien) produziert (34). Die Farben des Colophoniums differieren zwischen wasserhell und dunkelbraunschwarz.

Vgl. Extraktionscolophonium oder Wurzelharz beim Absatz „Holzterpentinöl".

Inhaltsstoffe: Die Zusammensetzung der einzelnen Sorten und Provenienzen ist sehr verschieden. Colophonium besteht aus einem Gemisch verschiedener Harzsäuren, die meist als Abietin- und Pimarsäuren bezeichnet werden, ferner aus Anhydriden der Harzsäuren, 4–10 % Resen und Reste von äther. Öl. In amerikanischen Qualitäten überwiegt die aus Sapinsäuren entstandene Abietinsäure, im französischen Harz kommt die Pimarsäure vor. Als Komponenten des Colophoniums werden angegeben: Abietinsäure, Neoabietinsäure, Dehydroabietinsäure, Lävopimarsäure, Palustrinsäure, Pimarsäure, Isopimarsäure (35).

Verwendung: Innerlich bei Rheuma und Katarrhen, äußerlich in Form von Streupulvern bei Geschwüren. Zu Pflastern und Salben. Zur Befestigung von Wundverbänden. – In der Veterinär-Medizin.

Technisch in der Lack- und Farbenindustrie. In der Papierindustrie zum Leimen. In der Seifenindustrie, zur Linoleumfabrikation. Zur Herstellung von Sikkativen, Kitten, Brauerpech, Geigenharz, Colophoniumpechen, für Garne in der Lederindustrie, zu Schusterpechen. Zum Bestreichen von Treibriemen. In der Bühnentechnik als Blitzpulver. Zu Isoliermassen in der Kabelindustrie. Als Reduktionsmittel beim Löten und Verzinnen.

Bei der Darstellung synthetischer Harze, hochwertiger Lackharze, Harzester, Kalkharze etc. Zu Desinfektions- und Insektenvertilgungsmitteln. Zu Asphaltemulsionen, Zündhölzern, Schallplatten, in der Kautschuk- und Kunststoffindustrie.

Hauptproduktionsgebiete für Colophonium: USA (64,2 %), Mexico (3,4 %), Frankreich (8,8 %), Spanien (4,3 %), Portugal (4,7 %), Griechenland (14 %).

Galipot

Handelsbezeichnungen: Resina Pini Galipot, Resina communis – Galipot, Scharrharz – Scrape – Barras.

Gewinnung: Galipot ist freiwillig ausgetretenes Harz oder an den Wundflächen der Bäume bei der Terpentingewinnung erstarrtes Harz, das abgekratzt und gesammelt wird.

Inhaltsstoffe: Harz, Säuren, ca. 10 % Terpentinöl, Wasser, Verunreinigungen. Je nach der Art der Abstammung ist die Zusammensetzung des Galipots verschieden.

Verwendung: Vgl. Colophonium. Medizinisch zur Herstellung von Pflastern, meist aber zu technischen Zwecken.

Waldweihrauch

besteht aus Harzkörnchen, die von jungen Kiefern herabfallen und gesammelt werden.

Kiefernwurzelöl

Zerkleinerte Kiefernstubben werden durch Wasserdampfdestillation auf äther. Öl ausgebeutet. Das gewonnene Produkt ist dem Holterpentinöl ähnlich, es enthält α- und β-Pinen sowie Camphen. Der Gehalt an β-Pinen überwiegt. In den Balkanländern wird Kiefernwurzelöl durch Extraktion von zerkleinertem Holz mit Lösungsmitteln gewonnen.

Harzöle

Handelsbezeichnungen: Oleum Resinae empyreumaticum, Pyroleum Colophonii – Harzöl, Harzessenz, Pechöl, Pinolin.

Gewinnung: Harzöl entsteht durch trockene Destillation von Colophonium. Die Harzsäuren zersetzen sich in leicht- und schwer siedende Kohlenwasserstoffe. Es entstehen ca. 10 % Gase (Heizgas), ca. 3,5 % Pinolin (Harzessenz), ca. 76 % Harzöle und koksähnlicher Rückstand. Man unterscheidet bei den Harzölen Blondöl, Blauöl, Rotöl und raffinierte Harzöle.

Inhaltsstoffe: Rohes Harzöl besteht aus einem Gemisch von Kohlenwasserstoffen der Fettreihe und der aromatischen Reihe. Es enthält ferner Aldehyde und Fettsäuren. Gereinigtes Harzöl besteht fast ausschließlich aus Kohlenwasserstoffen.

Verwendung: Medizinisch zu Pflastern und in ähnl. Weise wie Terpentinöl. – Technisch zu Schmiermitteln, Bohrölen, Lacken, Firnissen, Druckerschwärzen, Linoleum, Harzseifen, bei der Papierverleimung. Als Brennöl.

Tallöl

Handelsbezeichnungen: Tallöl, Flüssiges Harz – Tall Oil, Liquid Rosin.

Gewinnung: Tallöl entsteht als Nebenprodukt bei der Zellstoffgewinnung aus Nadelhölzern.

Inhaltsstoffe: Gemisch von Harzsäuren und Fettsäuren mit ca. 30–50 % Harzsäuren (meist Abietinsäure), ca. 40–60 % Fettsäuren (Öl-, Linol- und Linolensäure). Höhere Alkohole und Kohlenwasserstoffe. Ca. 10 % Unverseifbares. Tallöl enthält neben Alkoholen Sterole im Unverseifbaren. Tallöl und Tallpech kommen als Rohstoff zur Produktion von Tallsterolen und aliphatischen Alkoholen in Frage.

Verwendung: Zu Innen-Anstrichmitteln, Imprägniermitteln etc. Bestandteil von Alkydharzen. Flotationsmittel. In der Seifenindustrie. Zu Bitumenemulsionen, Obstbaumcarbolineen, Mineralölemulsionen, wie Schalöle, Bohröle etc.

Haupterzeugungsgebiete sind die nordischen Länder (Finnland, Schweden) und die USA.

Durch Destillationsverfahren wird Tallöl in seine Hauptbestandteile aufgespalten und man gewinnt Kokillöl (Tallvorlauf), Tallfettsäuren, Tallharzsäuren (u.a. Abietinsäure), Tallharz, Tallpech (Sulfatpech), Tallseife.

Tallölester sind mit Glycerin oder Pentaerythrit veresterte Tallfettsäuren. Zu Öl- und Lackfirnissen und Öllacken.

Tallölharze werden bei der Herstellung von Kunstlacken und in der Seifenindustrie gebraucht.

Tallölfettsäure ist ein veredeltes Produkt, das aus Linol- und Ölsäure besteht und in der Seifenindustrie Verwendung findet, vor allem für Schmierseifen und Transparentseifen (28), (36), (37), (38), (39), (44).

Holzteer

Handelsbezeichnungen: Pix liquida, Pix Pini, Pyroleum Pini, Pix Abietinarum, Resina empyreumatica liquida – Holzteer, Nadelholzteer – Tar – Goudron végétal.

Gewinnung: Bei trockener Destillation des Holzes von Nadelbäumen entsteht Holzkohle, Holzgas, Holzessig und Holzteer. Zur Ausbeutung wird besonders *P. silvestris* herangezogen. Teer fällt auch als Nebenprodukt bei der Gewinnung von Holzkohle im Meiler oder in Gruben an oder wird aus dem harzreichen Wurzelholz gewonnen.

Inhaltsstoffe: Ausbeute ca. 17–18 Kilogramm Holzteer auf 100 Kilogramm Holz. – Kohlenwasserstoffe, bes. Benzol, Toluol, Xylol, Styrol, Naphthalin, organische Säuren, Brenzcatechin, Terpene, Harzöle.

Verwendung: Desinfizienz und Expectorans bei Erkrankungen der Luftwege. Antisepticum. Bei Hauterkrankungen. – Technisch zu Anstrichmitteln, bes. für Holz. Die durch Destillation entstehenden einzelnen Fraktionen werden als Motorkraftstoffe, zur Holzkonservierung, als Schmieröle etc. verwendet.

Hauptproduktionsgebiete: Schweden, Finnland, Rußland.

Teeröl

Handelsbezeichnungen: Oleum Picis rectificatum – Teeröl – Oil of Tar – Huile de goudron.

Gewinnung: Bei der Wasserdampfdestillation von Pix liquida gehen ölige

Produkte über, die als Oleum Picis bezeichnet werden. Der Rückstand ist Pix nigra.

Inhaltsstoffe: Niedrig siedende Teerverbindungen.

Verwendung: Antisepticum. Mittel gegen Parasiten. Bei Hautleiden.

Pech

Handelsbezeichnungen: Pix nigra, Pix navalis, Pix solida, Resina empyreumatica – Pech, Schwarzpech, Schiffspech, Holzteerpech.

Gewinnung: Pix nigra ist der Abdampfrückstand bei der Destillation des Holzteers.

Inhaltsstoffe: Harzsäuren, Brenzprodukte. Man unterscheidet Hart- und Weichpeche.

Verwendung: Medizinisch bei Hautkrankheiten. – In der Technik als Isoliermittel, zum Dichten von Fässern, zu Schmiermitteln.

Pix sutoria – Schusterpech – besteht aus Schwarzpech, Holzteer, Terpentin und Wachs. –

Harzpech ist der Destillationsrückstand des Terpentins, der bei der Gewinnung von Terpentinöl, Colophonium und Harzöl zurückbleibt.

Holzessig

Acetum pyrolignosum crudum wird durch trockene Destillation von Kiefernholz gewonnen. Hauptbestandteile: Essigsäure u.a. niedere Fettsäuren, Methylalkohol, Aceton u.a. Ketone und Teerbestandteile.

Acetum pyrolignosum rectificatum ist gereinigter Holzessig. Adstringens und Desinfiziens, bes. in der Veterinärmedizin. Zum Räuchern von Fleisch.

Harzsäuren

Harzsäuren kommen in den verschiedenen Pinaceenprodukten vor. Abietinsäure wird z.B. aus Colophonium oder Tallöl gewonnen. Sie finden in Form von Bleiseifen und anderen Derivaten zu Pflastern Verwendung. Zur Herstellung von Estern für die Lack- und Firnisindustrie. In der Industrie plastischer Massen und in der Papierindustrie (40).

Abietate sind Salze der Abietinsäure.

Pinosylvin

Das Kernholz der Kiefern enthält 0,8–3 % Pinosylvin (Stilbenderivat) und dessen Monomethyläther, die eine starke bakterizide Wirkung haben. Besonders gegen holzzerstörende und pflanzenschädliche Pilze wirksam (27), (41).

Kiefernsprossen

Handelsbezeichnungen: Turiones Pini, Gemmae Pini, Strobuli Pini, Coni Pini – Kiefernsprossen, Föhrenknospen – Sprouts of Pine – Bourgeons de sapin – Yemas de pino.

Inhaltsstoffe: ca. 0,3 % äther. Öl mit l-α-Pinen, Phellandren u. evtl. Sylvestren, Dipenten, Cadinen, Harz, Pinipicrin (Bitterstoff), Picein (= Salicinerein – Glykosid), Gerbstoff, Säuren, Stärke, Wachs, Vitamin C.

Verwendung: Diureticum, bei Bronchitis, zu Inhalationen, sekretionsförderndes Mittel, Hautreizmittel, bei Rheuma, zu Bädern und zur Herstellung von Extrakten. – Gegen Erkältungskrankheiten wird ein Fichtennadelsirup oder ein Gelee aus den jungen zarten Trieben hergestellt. Bekanntes Mittel der Volksheilkunde, bes. bei Katarrhen, Rachitis, Gicht, Rheuma, Magenbeschwerden, Hautleiden, etc. und als „Blutreinigungsmittel". – In der Homöopathie äußerlich als Tinktur bei Rheuma, innerlich bei Rachitis.

Äther. Öle der Nadeln und Zweigspitzen

Handelsbezeichnungen: Oleum Pini aethereum, Oleum Pini foliorum – Kiefernnadelöl, Schwedisches Fichtennadelöl.

Gewinnung: Das Öl wird durch Wasserdampfdestillation der Nadeln und Zweigspitzen gewonnen. Vielfach fällt es als Nebenprodukt bei der Herstellung von Kiefernnadelextrakt an. Ausbeute ca. 0,2–0,5 %.

Inhaltsstoffe: Die Zusammensetzung ist abhängig von der Zeit der Gewinnung und der Provenienz des Öls. Es enthält in wechselnden Mengen d- und l-α-Pinen, d-Sylvestren, Camphen, Bornylacetat, Dipenten, Cadinen, Limonen.

Die Identifizierung und Beurteilung der Öle ist schwierig. Über dünnschicht- und gaschromatographische Untersuchungen zur Charakterisierung wurde berichtet.

Oleum Pini silvestris foliorum enthält l-α-Pinen, d-Δ^3-Caren, Dipenten, Cadinen, ca. 1–3,5 % Bornylacetat (kein Sylvestren) (12).

Verwendung: Zur Herstellung von Tannenduftessenzen. Zu Inhalations- und Zerstäubungsmitteln, bes. bei Erkrankungen der Atmungsorgane (sekretionsfördernd). Bestandteil von Einreibemitteln, gegen Nervenschmerzen und rheumatische Erkrankungen. – Zu Badetabletten. – Zu Desinfektionsmitteln. In der Parfümerie- und Seifenindustrie. Technisch als Lösungsmittel.

Bemerkungen: Unter dem Sammelbegriff „Kiefern-, bzw. Fichtennadelöle" (vgl. *Picea*), versteht man die aus den frischen Nadeln, Zweigspitzen und evtl. auch Fruchtzapfen zahlreicher Kiefern-, Fichten- und Tannenarten durch Wasserdampfdestillation gewonnenen äther. Öle (vgl. auch verschiedene *Pinus*-Arten). Oleum Pini silvestris wird vor allem in Schweden und England gewonnen.

Kiefernnadelextrakt

Handelsbezeichnungen: Extractum Pini, Extractum Pini silvestris – Kiefernnadelextrakt.

Inhaltsstoffe: Kiefernnadelextrakt wird nach Abdestillieren des äther. Öls durch Ausziehen mit Wasser und Einkochen gewonnen. Dem Extrakt wird meist wieder etwas Öl beigemengt. Gerbstoffe, mindestens 1 % äther. Öl, Harz.

Verwendung: Badezusatz, Hautreizmittel und Adstringens, bei körperlicher und nervöser Erschöpfung, Gicht, Rheuma, Stoffwechselstörungen etc., zu Pinselungen bei Hautkrankheiten.

Hauptproduktionsgebiet: Deutschland (Mittelgebirge).

Extractum Pini foliorum – Waldwoll-Extrakt – wird aus frischen Kiefernnadeln hergestellt und in gleicher Weise verwendet.

Waldwolle

Handelsbezeichnungen: Lana Pini – Waldwolle.

Waldwolle besteht aus den Fasern der Kiefernnadeln. Handelsprodukte sind oft Mischungen aus Baumwolle, Flachs und ähnlichen Substanzen, die gefärbt und mit Terpentinöl getränkt sind. – Die langnadeligen amerikanischen Kiefernarten liefern ein brauchbares Polstermaterial (*P. palustris, P. taeda*).

Kiefernsaft

Handelsbezeichnungen: Lympha Pini – Kiefernsaft.

Kiefernsaft wird durch Einschnitte in das frische Holz und gleichzeitiges Zusammenpressen des Holzes gewonnen. In Portugal dient der Kiefernsaft – Seiva ascondente de Pinheiro – als Mittel bei Katarrhen und Halsleiden. Er enthält Coniferin (= Abietin = Laricin – Glykosid), bei der Hydrolyse Coniferylalkohol ergebend, der in Vanillin übergeht.

Coniferylalkohol ist ein Baustein des Lignins.

Kiefernpollen

Kiefernpollen werden als Ersatz für Lycopodium verwendet.

Fettes Öl der Samen

Kiefernsamenöl wird als Speiseöl benutzt.

Bernstein

Handelsbezeichnungen: Succinum, Ambra flava, Electrum – Succinit, Bernstein – Yellow Amber – Ambre jaune – Ambar.

Gewinnung: Bernstein ist ein fossiles Harz der Tertiärzeit von *P. succinifera.* Auch andere *P.*-Arten lieferten Bernstein. Das Harz wird hauptsächlich an der Ostseeküste gegraben oder gefischt.

Inhaltsstoffe: Gemisch aus Harzsäuren und Harzalkoholen, wie ca. 12,5 % Abietinsäuren, ca. 6 % Abietol (Harzalkohol), d-Borneolester, ca. 4 % Succino-Sylvinsäureester, ca. 65 % Succinoresen, ca. 2 % Bernsteinsäureester, ca. 3 % Succinoresinol. Diabietinsäure (42).

Verwendung: Gegen chronische Katarrhe in Form der Tinktur. – Zu Räuchermitteln.

Technisch zur Bereitung von Bernsteinlacken und -firnissen (Fußboden- und Schleiflacke, Druckfarbenlacke). Zur Herstellung der Bernsteinsäure und des Bernsteinöls. Größere und möglichst ebenmäßige Stücke von Bernstein werden zu Schmuckgegenständen verarbeitet.

„Bernsteinlack" ist heute meist nur eine Qualitätsbezeichnung für harte und widerstandsfähige Lacke. Amerikanischer Bernstein ist dem Ostseeküstenbernstein ähnlich, während Sizilianischer Bernstein = Simetit, Rumänischer Bernstein = Rumätit und Japanischer Bernstein etwas anderes darstellen. Bernstein wird außerdem im Ural bis Kamtschatka, in Spanien und auf San Domingo gefunden.

Bernsteinöl

Handelsbezeichnungen: Oleum Succini rectificatum, Pyroleum Succini – Bernsteinöl – Oil of Amber – Huile d'ambre.

Gewinnung: Rohes Bernsteinöl wird durch Destillation aus den Bernsteinabfällen hergestellt. Rektifiziertes Bernsteinöl wird durch Wasserdampfdestillation aus rohem Bernsteinöl gewonnen.

Inhaltsstoffe: Terpene und andere Kohlenwasserstoffe, Fettsäuren, Ester.

Verwendung: Früher gegen Keuchhusten und Bronchitits. Krampfstillendes Mittel.

Colophonium Succini = Bernstein-Colophonium ist das bei der Destillation von

Bernsteinöl zurückbleibende Harz. Es wird zur Herstellung von Lacken und Firnissen verwendet.

Pinaceen-Produkte

Herkunft und Abstammung der wichtigsten Pinaceen-Produkte oder „Naval Stores" (Colophonium, Terpentinöl u.a. Harzdestillationsprodukte):

Deutschland: *P. silvestris*. Östl. der Elbe wird Rohharz gewonnen. Die Produktion ist gegenüber anderen Herkunftsgebieten gering. Bedeutender ist die Harzproduktion aus importiertem Rohtallöl und die Produktion von Holzterpentinöl. Aus dem Rohtallöl werden Fettsäuren, Tallharz etc. hergestellt.

Frankreich: *P. pinaster*. Das Haupterzeugungsgebiet ist heute das südwestliche Departement des Landes (90 %), ferner die Provence und Corsica. Gewonnen werden vor allem Colophonium und Terpentinöl.

Spanien: *P. pinaster, P. pinea, P. halepensis, P. nigra.* Erzeugt werden vor allem Colophonium und Terpentinöl.

Portugal: *P. maritima* (*P. pinaster*), *P. pinea.* Erzeugt werden vor allem Colophonium und Terpentinöl.

Italien: *P. pinaster, P. pinea, P. halepensis:* Erzeugt werden Colophonium und Terpentinöl.

Griechenland: *P. halepensis*. Erzeugt werden Terpentin, Colophonium und Terpentinöl.

Jugoslawien: *P. silvestris, P. nigra.*

Österreich (Niederösterreich): *P. nigra.* Erzeugt wird Kiefernbalsam, Colophonium und Terpentinöl.

Polen: *P. silvestris.* Erzeugt werden Terpentinöl, Holzteer und Holzkohle.

Rußland (nördl. europäisches Rußland und Sibirien): *P. silvestris*. Erzeugt wird Rohbalsam aus Stubben- und Stockholz. Aus dem Rohbalsam werden Colophonium und Terpentinöl gewonnen.

Finnland: *P. silvestris.* Bei der Gewinnung von Sulfatcellulosen fallen Rohtallöl, Tallharz und Sulfatterpentinöl an. Ferner wird auch reines Terpentinöl erzeugt.

Schweden: *P. silvestris.* Erzeugt werden Tallharz, rohes und gereinigtes Terpentinöl.

Norwegen: *P. silvestris.* Erzeugt werden Tallharz, Sulfatterpentinöl und gereinigtes Terpentinöl.

Vereinigte Staaten von Nord-Amerika: Die wichtigsten *P.*-Arten sind: *P. palustris, P. caribaea* (*P. heterophylla*), *P. ponderosa, P. echinata, P. elliottii, P. taeda* u.a. Die Haupterzeugungsgebiete für „Naval Stores" sind heute Georgia (ca. 75 %), Florida (ca. 20 %), Alabama, Nord- und Süd-Carolina, Mississippi und Louisiana. Erzeugt werden Colophonium aus Balsam und Wurzelstubben, Terpentinöl aus Balsam und Wurzelstubben, sowie Sulfatterpentinöl. In den letzten Jahren hat die Wurzelharzindustrie an Bedeutung gewonnen. Außer Sulfatterpentinöl werden Tallöl, Tallharz, Harzsäuren, Harzöle, Dipenten u.a. Kohlenwasserstoffe gewonnen.

Mexico: *P. ayacahuite.* Erzeugt werden Colophonium und Terpentinöl.

Nord-Afrika (Algerien): *P. halepensis.* Erzeugt werden Colophonium und Terpentinöl.

Israel: Verarbeitet wird einheimisches Rohharz.

Pakistan, Indien: *P. wallichiana, P. geradiana.* Erzeugt werden Colophonium und Terpentinöl.

Birma: *P. khasya, P. merkusii* und *P. massoniana* werden auf Terpentinöl ausgewertet.

China (Provinzen Kwantung und Kwangsi): *P. massoniana.* Erzeugt werden Colophonium und Terpentinöl.

Japan: *P. thunbergiana.* Erzeugt werden Colophonium und Terpentinöl aus dem Balsam und aus dem Holz.

Indochina: *P. merkusii.* Es wird Colophonium gewonnen.

Indonesien (Takengon auf Nord-Sumatra): *P. merkusii.* Eine Colophonium- und Terpentinöl-Industrie wurde ins Leben gerufen (30), (43).

Bemerkungen: Bei der Bearbeitung der Harzprodukte von Pinaceen und ihrer industriellen Verarbeitung können eine Reihe von Berufskrankheiten und gesundheitlichen Schäden auftreten (29).

Das **Kernholz** zahlreicher *P.*-Arten enthält Phenole.
Flavon-Verbindungen wurden im Kernholz einer ganzen Anzahl von Arten festgestellt, ebenso Stilben- und Dihydrostilbenderivate.

Die **Kiefernrinden** enthalten Gerbstoffe, die zu den Catechingerbstoffen gehören. Flavonverbindungen sind wichtige Bestandteile der Gerbstoff-Extrakte der *P.*-Rinden.

Kiefernrinde, Cortex Pini, Pine Bark, Ecorce de sapin, Casca de pinheiro, Corteza de pino wird vielfach als Gerbmaterial benutzt.

Gehaltsangabe wichtiger Arten nach Hegnauer:

P. brutia		23,4 %
P. caribaea		23 % (Rohtannin)
P. echinata		10–18 %
P. halepensis		bis 25 %
P. koraiensis		4–12,7 %
P. nigra	ca.	15 %
P. palustris		18,9 % (Stammrinde)
P. pinaster		8,8 %
P. radiata		12 %
P. rigida	ca.	15 %
P. roxburghii	ca.	15 %
P. silvestris	ca.	17 %
P. strobus	ca.	10 %
P. taeda	ca.	12 %.

Alkaloide und alkaloidartige Verbindungen wurden in den **Nadeln** folgender *P.*-Arten festgestellt (nach Hegnauer):
P. coulteri,
P. jeffreyi,
P. monophylla,
P. pinea
P. radiata,
P. sabiniana und anderen.

Die **Nadeln** zahlreicher *P.*-Arten enthalten flavonoide Verbindungen. Quercetin und Kämpferol sind als Glykoside verbreitet.

Verschiedene *P.*-Nadeln, z.B. von *P. nigra, P. pinaster, P. silvester, P. thunbergiana* enthalten Estolidwachse.

Literatur: Baumeister-Reichardt, Braun, Flück, Gessner, Gildemeister-Hoffmann, Hager, III., Hager, IV., Hegnauer, Hempel, Hölzl-Bancher, Hörhammer, Jaminet, Jaretzky, Kroeber, Merck Index, Müller-Dietz, Mutschler, Rickmers, Stahl, Steinegger-Hänsel, Thörl, Ubbelohde, Vogel, Wiesner, Wulf u.a., vgl. Lit.-Verz.

(1) Iloff, u.a., J. Amer. pharm. Assoc. 43 (1954), 373.

(2) Mirow, J. Amer. pharm. Assoc. 44 (1955), 186.

(3) Iconomon, N. u. G. Valkanas, Pharm. Acta Helv. 41 (1966), 59–63, Pharm. Zh. 106 (1967), Nr. 10.

(4) Zobel, B., Economic Botany 26 (1972), Nr. 2.

(5) Sternitzke, H.S. u. Th. C. Nelson, Economic Botany 26 (1972), Nr. 2.

(6) Anderson, A.B., Economic Botany 21 (1967), Nr. 1.

(7) Fogg, G.G., Economic Botany 20 (1966), Nr. 1.

(8) Kar, A. u. M.K. Menon, Planta medica 20 (1971), Nr. 2.

(9) Sandermann, W. u. W. Scheers, Chem. Ber. 93 (1960), 2266–2271, Pharm. Zh. 100 (1961), Nr. 9.

(10) Leete, E. u. K.N. Juneau, J. Amer. chem. Soc. 91 (1969), Nr. 20, Zbl. Pharm. 109 (1970), Nr. 9.

(11) Mayer, R. u. K.-H. Starosta, J. prakt. Chem. 4 (1960), 283, 165–174, Pharm. Zh. 100 (1961), Nr. 8.

(12) Bournot, Pharmazie 7 (1952), 567.

(13) Martinek, A., Planta medica 17 (1969), Nr. 3.

(14) Seifen–Öle–Fette–Wachse 94 (1968), Nr. 7.

(15) Schweiger, J., Seifen–Öle–Fette-Wachse 101 (1975), Nr. 2.

(16) Jain, S.R. u. S.N. Sharma, Planta medica 15 (1967), 441.

(17) Schib, R., Pharm. Acta Helv. 33 (1958), 180–188, Pharm. Zh. 99 (1960), Nr. 3.

(18) Juvonen, S., D.A.Z. 103 (1963), Nr. 38.

(19) Juvonen, S., Farmas. Aikakauslehti 76 (1970), 107–112, Zbl. Pharm. 111 (1972), Nr. 3.

(20) Juvonen, S., Farmas. Aikakauslehti 76 (1970), 137–145, Zbl. Pharm. 111 (1972), Nr. 3.

(21) Juvonen, S., Farmas. Aikakauslehti 76 (1970), 207–210, Zbl. Pharm. 111 (1972), Nr. 3.

(22) Juvonen, S. u. R. Hiltunen, Ges. f. Arzneipfl.-Forschung, Helsinki, 1972.

(23) Hiltunen, R., Ges. f. Arzneipfl.-Forschung, Groningen, 1975.

(24) Simonsen, The Terpenes, Vol. II, Cambridge, 1949.

(25) Komppa, Ann. Acad. Sci. Fennic. A 59 (1943), 3.

(26) Chem. Ind., 6 (1954), 233.

(27) Sandermann, Pharmazie 6 (1951), 117.

(28) Seifen–Öle–Fette–Wachse, 81 (1955), Nr. 7.

(29) Sroka, Pharmazie 6 (1951), 477.

(30) Weber, U., D.D.Z. 4 (1949), Nr. 11.

(31) Newport u. Acme, USA, Marktberichte, 1950.

(32) Seifen–Öle–Fette–Wachse 94 (1968), Nr. 7.

(33) Stock, Taschenbuch für die Farben- und Lackindustrie (1947).

(34) Seifen–Öle–Fette–Wachse, 81 (1955), Nr. 19.

(35) Schweiger, J., Seifen–Öle–Fette –Wachse 101 (1975), Nr. 2.

(36) Noll, Seifen–Öle–Fette–Wachse 73 (1947), Nr. 10.

(37) Noll, Seifen–Öle–Fette–Wachse 75 (1949), Nr. 6.

(38) Noll, Seifen–Öle–Fette–Wachse 79 (1953), Nr. 22.

(39) Noll, Seifen–Öle–Fette–Wachse 79 (1953), Nr. 21.

(40) Fieser, The Chem. of Nat. Prod. Rel. to Phenanthrene, 3. Aufl., New York (1949).

(41) Orzechowski, G., Pharm. in uns. Zeit, 1 (1972), Nr. 2.

(42) Rottländer, R.C.A., Tetrahedron Letters 4129 (1969), D.A.Z. 111 (1971), Nr. 35.

(43) v. Haken, Chem. Ind. 6 (1954), 495.

(44) Ivanov, St.A. u. P. Bičeva, Seifen –Öle–Fette–Wachse 101 (1975), Nr. 16.

(45) Glasl, H., D.A.Z. 115 (1975), Nr. 36.

ferner

Dost, W.A., Economic Botany 21 (1967), Nr. 1.

Seidel, E.M., Economic Botany 21 (1967), Nr. 1.

Pinus balsamea siehe ***Abies balsamea.***

Pinus fraseri siehe ***Abies fraseri.***

Pinus picea siehe ***Abies alba.***

Pinus sibirica siehe ***Abies sibirica.***

PODOCARPUS
Podocarpaceae

P. gracilior Pilg.

In tropischen und subtropischen Gebieten kommen zahlreiche *P.*-Arten vor.

Inhaltsstoffe: Podolide. Ausbeute aus Zweigen und Wurzeln 0,0025 %.

In Tierversuchen und in vitro wurde eine Wirkung bei Leukämie festgestellt (1).

Literatur: vgl. Lit.-Verz.

(1) Kupchan, S.M. u.a., Experientia 31 (1975), 137, Chem. Ztg. 99 (1975), Nr. 8/9.

PSEUDOTSUGA
Pinaceae

P. taxifolia [Poir.] Britt. ex Sudworth
(*P. douglasii* [Lindl.] Carr.)
(*P. menziesii* [Mirbel] Franco)
(*Abies taxifolia* Poir.)
(*Abies menziesii* Mirbel)

Westl. Nordamerika (südl. Brit. Columbien bis Californien. Waldbildend. Douglasie, Douglasfichte, Douglas Fir.

Verwendet werden: 1. der Terpentin – 2. das äther. Öl – 3. die Rinde.

1. der Terpentin

Handelsbezeichnungen: Balsamum Pseudotsugae – Oregonbalsam – Balsam Fir Oregon –Balsamo de Oregon.

Inhaltsstoffe: Der Terpentin ist dem Canadabalsam sehr ähnlich (vgl. *Abies balsamea*). Er enthält ca. 25 % äther. Öl und ca. 70 % Colophonium, 18 % einer Isomeren der Abietinsäure.

Verwendung: vgl. Balsamum canadense.

2. das äther. Öl

Handelsbezeichnungen: Oleum Pseudotsugae taxifoliae – Oregonbalsamöl – Western Fir Oil, Douglas Fir Oil.

Inhaltsstoffe: Ausbeute ca. 22–38 % Öl bei Destillation des Kernholzes mit Wasserdampf, mit l-α-Pinen, l-Limonen, l-α-Terpineol. Terpentinöl aus Splintholz enthält auch l-β-Pinen. Ausbeute ca. 22,7 %.

Verwendung: Wie Balsamterpentinöl (vgl. *Pinus*).

3. die Rinde

Handelsbezeichnungen: Cortex Pseudotsugae taxifoliae – Oregonrinde, Douglasienrinde, Douglas Fir Bark.

Inhaltsstoffe: ca. 17–18 % Gerbstoff, Taxifolin, Catechin, Epicatechin, Polyphenole, Phlobaphene, Phenolsäure, ca. 5,5 % Wachs mit ca. 20 % Lignocerylalkohol, 60 % Lignocerinsäure, 20 % Ferulasäure, Flavonoide u.a. Dihydroquercitin, welches in Quercitin umgewandelt werden kann.

Verwendung: Gerbmaterial, zur Herstellung von Filtermaterial, Bodenverbesserungsmitteln und zahlreichen technischen Produkten.
Zur Gewinnung von Wachs, welches dem Carnaubawachs ähnelt.
Das Quercitin wird als Antioxydans für Lebensmittel, Ultraviolettfilter und technische Zwecke eingesetzt (1).

P. taxifolia liefert mannaartige, melezitosehaltige Ausscheidungen.

P. macrocarpa
Südcalifornien,
liefert Oregonbalsam.

Literatur: Gildemeister-Hoffmann, Hager, IV., Hegnauer, Wiesner u.a., vgl. Lit.-Verz.

(1) Seifen–Öle–Fette–Wachse 78 (1952), Nr. 26.

(2) Anderson, A.B., Economic Botany 21 (1967), Nr. 1.

Pterophyllus salisburiensis siehe ***Ginkgo biloba.***

Sabina chinensis siehe ***Juniperus chinensis.***

Salisburia adiantifolia siehe ***Ginkgo biloba.***

SCIADOPYTIS

Taxodiaceae

S. verticillata [Thunb.] S. et Z.

Ostasien, bes. im südl. Japan.
„Koyamaki".

Inhaltsstoffe: Die Blätter enthalten 0,39 % ätherisches Öl mit α-Pinen und α-Podocarpen, nach anderen Autoren wurden 5 % des Diterpens Sciadopityen (= Phyllocladen) gefunden. Es handelt sich um Monomethyläther des Ginkgetins (1).

Zweige und Holz enthalten ebenfalls äther. Öl, welches u.a. Cedren und Cedrol enthält.

Die Samenkerne enthalten ca. 55–60 % trocknendes fettes Öl, das Japanische Schirmtannenöl, mit Palmitin-, Stearin-, Arachin-, Öl- und Linolsäure.

Verwendung: Das fette Öl wird als Brennöl benutzt, sowie in der Farben- und Lackindustrie.

Literatur: Hegnauer, Ubbelohde u.a., vgl. Lit.-Verz.

(1) Baker, W., D.A.Z. 101 (1961), Nr. 20.

SEQUOIA

Taxodiaceae

S. sempervirens [Lambert] Endl.

Nordamerika, bes. Californien, bis 110 m hohe Bäume. – California Redwood.

Inhaltsstoffe: Reifende Zapfen enthalten bis 2,5 % einer rotvioletten kinoartigen Masse, in Amerika „Cone Crystals" genannt.
Das gelbe Kernholz wird an der Luft rotbraun „Redwood" mit Isosequein und Sequoyin (chromogene Stoffe), 12 % Catechingerbstoff, Pinit, bis 0,06 % Sequoyit (Mesoinositmonomethyläther), Sequirin (Phenol) (1), (2). Extrakte enthalten Cyclitole, Phlobaphene, Tannin.

Die Rinde ähnelt in bezug auf Inhaltsstoffe und Verwendung der von *Pseudotsuga taxifolia* (vgl. dort) (2).

Außer *S. sempervirens* wird auch *S. gigantea* Desc., Sierra Redwood, ausgewertet (3).

Literatur: Hegnauer u.a., vgl. Lit.-Verz.

(1) Riggs, J. chem. Soc. (London) (1949), 3199.

(2) Anderson, A.B., Economic Botany 21 (1967), Nr. 1.

(3) Fritz, E., Economic Botany 21 (1967), Nr. 1.

TAXODIUM
Taxodiaceae

T. distichum [L.] Rich.

Nordamerika, Atlantische Staaten. – Sumpfzypresse, Swamp Cypress.

Die Blätter enthalten Taxodon und Taxodion, Substanzen mit cytotoxischer Aktivität (1).

Weitere Inhaltsstoffe sind Sequoyit, Quercetin, Avicularin, Distichin.

Die Zapfen liefern 1–2 % äther. Öl.

Die Rinde enthält ca. 10 % Gerbstoff.

Das Holz ist sehr dauerhaft, dunkelrot und enthält äther. Öl mit Cypral (Aldehyd).

In den Wurzeln wurden Diterpenchinone nachgewiesen (2).

Man unterscheidet:
T. distichum var. *nutans*
Pond Cypress
T. distichum var. *distichum*
Bald Cypress (3).

T. mucronatum Tenore
(*T. distichum* Rich. var. *mucronatum* Henry)
Mexico.
Es wird über eine medizinische Verwendung berichtet.

Literatur: Hegnauer, Marini-Bettólo ex Wagner-Hörhammer u.a., vgl. Lit.-Verz.

(1) Strauch, R. u. K. Hiller, Pharmazie 29 (1974), Nr. 10/11.

(2) Brieskorn, C.H. u. L. Buchberger Planta medica 24 (1973), Nr. 2.

(3) Sternitzke, H.S., Economic Botany 26 (1972), Nr. 2.

TAXUS
Taxaceae

T. baccata L.

Europa (Süddeutschland, Schweiz, Karpathen), Nordafrika, Asien, Nordamerika, in zahlreichen Varietäten kultiviert.

Verwendet werden: die Zweige.

Handelsbezeichnungen: Herba Taxi baccatae – Taxus baccata – Eibenblätter.

Inhaltsstoffe: Im Blatt ca. 0,7–2 % Taxin (Alkaloidgemisch), im Samen ca. 0,16 %, ca. 0,2 % Taxicatin (Glykosid), im giftfreien Arillus Taxorhodin, Rhodoxanthin, Lycopin, Zeaxanthin (Farbstoffe), sowie β-Carotin.

Taxin ist Gemisch aus mindestens 10 Alkaloiden (Taxin A, B, C u.a.)

Hauptalkaloid ist das Taxin B. Die Substanzen Baccatin und Taxicin wurden isoliert.
Cyanogene Stoffe, die auch in anderen Varietäten und Arten festgestellt wurden. Taxiphyllin ist ein Blausäureliefernder Wirkstoff, Flavone (1), (2), (3), (4), (5), (6), (7), (8).

Verwendung: In der Homöopathie bei Gicht, Rheuma, Leberleiden, Blasen- und Nierenleiden.

Die Droge wird in der indischen Medizin als Carminativum, Cardiotonicum, Expectorans, Antispasmodicum etc. benutzt. Die Droge und Extrakte der Blätter wurden eingehend untersucht (9), (10).

Die Wurzeln enthalten β-Sitosterin. Die Wurzelrinde enthält zwei weitere Substanzen (11).

Das Holz enthält Isotaxiresinol, Sequoyit.

Es wird in der Veterinärmedizin bei Kropfleiden von Pferden und als Ungeziefermittel verwendet.

Die Rinde enthält ca. 8 % Gerbstoff.

T. baccata L. var. *aurea* Carr.
Die Blätter enthalten taxinartige Basen.

T. baccata L. var. *barronii* Barron
Junge Blätter enthalten 0,29 % Rohtaxin, alte Blätter 0,33 %.

T. baccata L. var. *dovastoniana* Rehder
Die Blätter enthalten taxinartige Basen.

T. baccata L. var. *lutea* Endl.
Die Blätter enthalten im Sommer 0,24 % Rohtaxin.

T. baccata L. var. *fastigiata* Loudon
(*T. hibernica* Hook.)
(*T. fastigiata* Lindl.)
Die Nadeln enthalten ca. 0,3–0,6 % Taxin.

Andere *T.*-Arten enthalten in den Blättern ebenfalls Taxin oder taxinähnliche Alkaloide.

Giftdrogen! (12).

T. brevifolia Nutt.
Westl. Nordamerika.

Im Stammholz wurde Taxol nachgewiesen.

Taxol wirkt cancerostatisch bei verschiedenen Leukämien und Tumoren (13), (14), (15).

Taxin wurde nur in geringen Mengen nachgewiesen (0,0008 %).

T. canadensis Marshall
Atlant. Nordamerika.

Die Nadeln enthalten 0,12 % Rohtaxin und ebenso wie die Samen Taxinin (Alkaloid), Taxicatin (?), Saponine, Schleim, Harz, Gerbstoff.
Die Nadeln werden als Hypotensivum und Antirheumaticum verwendet.

Das Taxin aus *T. canadensis* ist mit dem Taxin aus *T. baccata* verwandt, aber nicht identisch.

Giftdroge!

T. cuspidata Sieb. et Zucc.
Japan, in Europa kultiviert.

Die Blätter enthalten Taxin, Taxinin, Zimtsäure, Sciadopitysin, Quercetin,

Wachs (kein Estolidwachs). In Japan als Antidiabeticum verwendet.

Die Rinde enthält ca. 10 % Gerbstoff.

Giftdroge!

T. nucifera
Japan.
Der Same enthält ca. 50 % stark trocknendes Öl mit ca. 9 % Palmitin- und Stearinsäure, ca. 19 % Ölsäure, ca. 72 % Linolsäure. Kalt gepreßtes Öl wird als Speiseöl, heiß gepreßtes Öl als Brennöl gebraucht. Zur Herstellung von Ölpapier, sowie in der Farben- und Lackindustrie.

Literatur: Gessner, Hager, III., Hegnauer, Kroeber, Marini-Bettòlo ex Wagner-Hörhammer, Merck Index, Ubbelohde u.a., vgl. Lit.-Verz.

(1) Callow, u.a., J. Chem. Soc. 2138 (1931).

(2) Freise, Pharm. Zh. 90 (1951), 259.

(3) Graf, E., D.A.Z. 95 (1955), 1051.

(4) Graf, E., Arch. Pharmaz. Ber. dtsch. pharmaz. Ges. 291/63 (1958), 443–449, Pharm. Zh. 99 (1960), Nr. 7.

(5) Baxter, J.N. u.a., J. chem. Soc. (London) (1962), 2964–2971, Pharm. Zh. 102 (1963), Nr. 1.

(6) Preuss, F.R. u. H. Orth, Pharmazie 20 (1965), 698.

(7) Hegnauer, R., Pharmaceut. Weekblad 94 (1959), 241, D.A.Z. 100 (1960), Nr. 15.

(8) Schwarzmaier, U., D.A.Z. 112 (1972), Nr. 28.

(9) Vohora, S.B. u. I. Kumar, Planta medica 20 (1971), Nr. 2.

(10) Vohora, S.B., Planta medica 22 (1972), Nr. 1.

(11) Preuss, F.R. u. H. Orth, Planta medica 13 (1965), 261.

(12) Frohne, D., Archiv f. Toxikologie21 (1965), 150–162, D.A.Z. 107 (1967), Nr. 6.

(13) Wani, M.C. u.a., J. Amer. chem. Soc. 93 (1971), 2325, Chem. Ztg. 95 (1971), Nr. 18.

(14) Baumgarth, M., Chem. Ztg. 97 (1973), Nr. 5.

(15) Strauch, R. u. K. Hiller, Pharmazie 29 (1974), Nr. 10/11.

TETRACLINIS
Cupressaceae

T. articulata [Vahl.] Mast.
(*Callitris quadrivalvis* Vent.)
(*Thuja articulata* Vahl.)

Nordwestl. Afrika (Gebirge), bes. im Atlas, Algerien, Marokko (kultiv.). Gliederzypresse.

Verwendet wird: das Harz.

Handelsbezeichnungen: Sandaraca, Resina Sandaraca, Afrikanischer Sandarak, Sandarakharz, Sandarac Gum, Sandaraque, Sandaraco.

Inhaltsstoffe: ca. 95 % Harz mit freien Harzsäuren, wie Sandaracol-, Callitrol-, Sandaracin-, Sandaracinol-, Sandaracopimar-, Oxysandaracopimar-, Callitrisinsäure.
Ca. 1,8 % Bitterstoff, ca. 1,3 % ätherisches Öl mit α- und β-Pinen, d-Limonen, Thymochinon.

Verwendung: Zu Pflastern. – Räuchermittel. – Zu Zahnkitten. – Zur Herstellung von Lacken und Firnissen (Schultafellacken, Photolacken etc.), zu Radierpulvern, Glas- und Porzellankitten.

Verfälschungen: Colophonium, Dammarharz, Resina Pini, vgl. auch *Callitris*-Arten.

Die jungen Zweige mit den nadelförmigen Blättern enthalten ca. 1 % äther. Öl mit d-α-Pinen, Bornylacetat und d-Borneol (1).
Das Holz enthält ca. 2 % äther. Öl mit Carvacrol, Thymochinon, Thymolhydrochinon.
Im Kernholz wurden zwei Diterpenketone nachgewiesen.

Literatur: Hager, IV., Hegnauer, Jaretzky, Merck Index, Wiesner, Wulf u.a., vgl. Lit.-Verz.

(1) Gattefossé u.a., Ind. Parfumerie 4 (1949), 35.

THUJA

Cupressaceae

Th. occidentalis L.

Heimat: Seengebiet des atlantischen Nordamerika (Vermont). In Mittel- und Südeuropa als Zierbaum kultiviert. Kaukasusgebiete. – Lebensbaum, Eastern White Cedar.

Verwendet werden: 1. die Zweigspitzen – 2. das äther. Öl.

1. die Zweigspitzen

Handelsbezeichnungen: Herba Thujae occidentalis, Summitates, Frondes oder Folia Thujae, Herba Arboris vitae – Thuja – Lebensbaumblätter, Thujablätter, Sumpfzeder – American Cedar Leaves, Thuja Leaves – Herbe d'arbre de vie.

Inhaltsstoffe: ca. 0,4–1 % äther. Öl, Quercitrin (= Thujin – Glykosid) mit Thujigenin als Aglykon, Piniciprin (Bitterstoffglykosid), ca. 1,3 % Gerbstoff, Phlobaphene, Fette, Wachse, Harz, Farbstoffe, Oxydase, ca. 14 mg% Vitamin C, Schleim, flavonoide Verbindungen.

Verwendung: Äußerlich. – In der Homöopathie bes. bei Gicht, Rheumatismus, Neuralgien, bei Pruritis, Stypticum, Vermifugum. Thuja hat in der Homöopathie eine erhebliche Anwendungsbreite.

2. das äther. Öl

Handelsbezeichnungen: Oleum Thujae – Thujaöl – Oil of Thuja – Essence de thuja.

Inhaltsstoffe: l-α-Thujon, β-Thujon (= Tanaceton), l-Borneolester, l-Fenchon, d-α-Pinen, Campher, Sabinen, Thujasäure, Terpene (1).

Verwendung: vgl. Herba Thujae.

Die Zapfen enthalten ca. 0,4 % äther. Öl.
Das äther. Öl des Holzes wird vielfach als Weißes Zedernöl bezeichnet.
Die Rinde – Cortex Thujae – wird in der Volksheilkunde verwendet. Sie enthält ca. 6 % Gerbstoff.

Th. gigantea var. *semperaurea*
Kaukasusgebiete.
Die Zweigspitzen enthalten ca. 3 % äther. Öl mit α-Pinen, α-Thujon und Thujyl-Alkohol.

Th. koraiensis Nakai
Ostasien.
Das ätherische Öl der Blätter enthält α-Pinen, Fenchon, Thujon.

Th. orientalis L.
(*Biota orientalis* Endl.)
Asiatische Gebiete. In Europa kultiviert. Morgenländischer Lebensbaum, Chinese Arbor-Vitae.

Die Zweigspitzen und Blätter enthalten ca. 0,12 % äther. Öl mit d-α-Pinen, Thujon, Isothujon, Fenchon, Sabinen und einem Sesquiterpenalkohol. – 0,5 % Estolidwachs.
Die Zapfen enthalten ca. 0,4 % äther. Öl.
Die Wurzeln enthalten ca. 2,75 % äther. Öl. Als Stypticum in der chinesischen Medizin verwendet (1).

Das Holz enthält Aromadendrin, Taxifolin, Cedrol, Thujopsen, Thujasäure, Thujaplicine.

Th. plicata Don.
(*Th. gigantea* Nutt.)
(*Th. menziesii*)
(*Th. douglasii*)
Nordamerika. Amerikanischer Lebensbaum, Washington-Ceder, Western Red Cedar.
Aus den Blättern wird ätherisches Öl gewonnen.

Inhaltsstoffe: l-α-Thujon, d-α-Pinen, Sabinen, Fenchon, Isothujon, Thujasäure. Die Blätter enthalten flavonoide Verbindungen.
Das Holz ist weitgehend resistent gegen Schädlingsbefall. Die wirksamen Inhaltsstoffe sind die Thujasäure und ihre Derivate. Die wirksamste Verbindung ist das N-Dimethylamid, das auch gegen *Aedes aegypti,* den Überträger der Schlafkrankheit wirksam ist. Das Holz enthält ferner Thujaplicine, Derivate der Perillasäure und Thujinsäure, Plicatsäure. Thujaplicine wirken als Phytonzid und unterdrücken in Konzentrationen von 0,001 % das Wachstum von Kleinpilzen, besonders für holzzerstörende Pilze sehr giftig.

Thujaplicin und Thujinsäure werden aus den Sulfitablaugen gewonnen (1), (2), (3), (4), (5).

Wurzel- und Stammrinde enthalten 8–11 % Gerbstoff.

Th. standishii Carr.
(*Th. japonica*)
Die Blätter enthalten äther. Öl mit α-Pinen, Thujon, Camphen, Fenchon, Sabinen. – Flavonoide Verbindungen (1).
Das Holz enthält Thujaplicine.

Th. wareana
Kaukasusgebiete. Kaukasischer Lebensbaum.
Die Blätter enthalten äther. Öl mit Sabinen, α-Thujon, Thujyl-Alkohol.

Giftdrogen!

In Amerika werden *Th. occidentalis* und *Juniperus virginiana* auch als Zedern bezeichnet und oft gemeinsam mit anderen Nadelholzgewächsen auf äther. Öl ausgewertet.

Literatur: Gessner, Gildemeister-Hoffmann, Hager, III., Hegnauer, Jaminet, Merck Index, Müller-Dietz, Schindler, Vogel u.a., vgl. Lit.-Verz.

(1) Banthorpe, D.V. u.a., Planta medica 23 (1973), Nr. 1.

(2) Vonderbank, Pharmazie 5 (1950), 210.

(3) Anderson, A.B., Economic Botany 21 (1967), Nr. 1.

(4) Orzechowski, G., Pharmazie in uns. Zeit 1 (1972), Nr. 2.

(5) Hach, V. u. E.C. McDonald, Science 174 (1971), 144, Chem. Ztg. 96 (1972), Nr. 4.

Thuja articulata siehe ***Tetraclinis articulata.***

Thuja australis siehe ***Callitris cupressiformis.***

TORREYA

Taxaceae

T. californica Torrey
(*T. myristica* Hooker)

Californien.

Verwendet wird: der Same.

Handelsbezeichnungen: Semen Torreyae, Californische Muskatnuß. Muskatnuß-Ersatz.

Die Nadeln enthalten Sequoyit.

T. nucifera S. et Z.
China, Japan, „Kaya".

Inhaltsstoffe: Die Blätter enthalten ca. 0,2 % äther. Öl mit 60 % Limonen, α-Pinen, Camphen, Cadinen, Torreyol, ferner Sequoyit, Kayaflavon, Estolidwachs, Taxifolin, Shikimisäure (1).
Die Samen enthalten Stärke und 40–50 % fettes Öl mit 70 % Linol-, 20 % Öl- und 10 % Palmitin- und Stearinsäure.
Die Samen werden in China als Vermifugum „Fei-tsu" benutzt.

Das fette Öl, das Kaya-Öl wird in Ostasien zu Speise- und Brennzwecken, zur Herstellung von Ölpapier und zu Insektenvernichtungsmitteln benutzt, ebenso in der Farben- und Lackindustrie.

Nach anderen Angaben stammt die chinesiche Droge „Fei" von
T. grandis Fortune
(*T. nucifera* S. et Z. var. *grandis* Pilger).

T. taxifolia Arn.
Florida. Die Samen werden als Muskatnuß-Ersatz verwendet.

Literatur: Hager, III., Hegnauer, Wiesner u.a., vgl. Lit.-Verz.

(1) Baker, W., D.A.Z. 101 (1961), Nr. 20.

TSUGA

Pinaceae

T. canadensis [L.] Carr.
(T. americana [Mill.] Farw.)
(*Abies canadensis* [L.] Michx.)
(*Picea canadensis* [L.] Link.)

Atlant. Nordamerika (am unteren St. Lorenzstrom, Nova Scotia, New Brunswick, westlich bis Minnesota). – Schierlingstanne, Eastern Hemlock.

Verwendet werden: 1. das äther. Öl der Zweigspitzen – 2. die frische Rinde und jungen Zweigspitzen – 3. die Rinde.

1. das äther. Öl der Zweigspitzen

Handelsbezeichnungen: Oleum Tsugae americanae – Hemlock-Tannennadelöl, Spruce-Tannennadelöl, Schierlingstannennadelöl – Spruce Oil.

Inhaltsstoffe: Das äther. Öl stammt meist nicht nur von *T. canadensis*, sondern auch von den Zweigspitzen anderer Pinaceen. Die Konstanten variieren daher oft beträchtlich. Ausbeute ca. 0,20–0,65 %. Die Öle enthalten meist l-α-Pinen, ca. 35–53 % l-Bornylacetat, Cadinen u.a. Sesquiterpene.

Verwendung: vgl. *Pinus* – Oleum Pini aethereum.

2. die frische Rinde und die jungen Zweigspitzen

Handelsbezeichnungen: Abies canadensis.

Inhaltsstoffe: In den Zweigspitzen: 0,4–0,46 % äther. Öl mit l-α-Pinen, l-Bornylacetat, Cadinen. In der Rinde: 7–12 % Gerbstoff, Bitterstoff.

Verwendung: Bei Katarrhen, bes. in der Homöopathie.

3. die Rinde

Handelsbezeichnungen: Cortex Tsugae, Hemlockrinde, Schierlingstannenrinde, Hemlock Spruce.

Inhaltsstoffe: Stammrinde enthält 8–15 %, Wurzelrinde bis 25 % Gerbstoff.

Verwendung: Gerbmaterial. Zur Herstellung des Hemlockgerbextraktes auch Millers Tannin genannt. Der Balsam wird als Canadabalsam (vgl. *Abies balsamea*) gehandelt.

T. caroliniana Engelm.
Wurzel- und Stammrinde enthalten ca. 17 % Gerbstoff.

T. heterophylla [Raf.] Sarg.
Western Hemlock.
Gerbstoffgehalt der Rinde ca. 15 %.

Ein Natriumsalz eines ammoniakalischen Extraktes wird für Polymerisationszwecke und zahlreiche weitere industrielle Zwischenprodukte verwendet. Conidendrin, ein Lignan, wird aus Sulfitablaugen von *T. heterophylla* gewonnen.
Conidendrinderivate werden als Antioxydantien eingesetzt (1).

T. mertensiana [Bong.] Carr.
Gerbstoffgehalt der Rinde ca. 15–21 %.
Die Rinde enthält Catechin und Epicatechin.

Literatur: Gildemeister-Hoffmann, Hegnauer, Schindler, Wiesner u.a., vgl. Lit.-Verz.

(1) Anderson, A.B., Economic Botany 21 (1967), Nr. 1.

ZAMIA
Cycadaceae

Z. spiralis

Trop. und subtrop. Amerika.

Verwendet wird: die Stärke „Queensland-Arrow-Root", vgl. *Canna edulis*. – Band 1.

Z. floridana A.DC.
Florida, liefert „Florida-Arrow-Root".

Z. boliviana [Brongn.] A. DC.
Brasilien. Die Wurzeln enthalten toxische Substanzen. In Brasilien als Mittel gegen Schlangenbisse verwendet.

Z. le-cointei Ducke und
Z. ulei Dammer
Brasilien, werden ebenfalls bei Schlangenbissen verwendet.

Literatur: Hegnauer, Wiesner u.a., vgl. Lit.-Verz.

Allgemeines Literaturverzeichnis

zu Fungi, Lichenes, Bryophyta, Pteridophyta, Gymnospermae

Die bereits in früheren Auflagen der Drogenkunde benutzte Literatur ist mit einem * gekennzeichnet.

Aichele, D. u. W. Schwegler: Moos- und Farnpflanzen, Kosmos-Verlag Franckh., Stuttgart, 1967.

Arends, J.: Volkstümliche Namen der Arzneimittel, Drogen, Heilkräuter und Chemikalien. Springer-Verlag, Berlin–Göttingen–Heidelberg, 1961.

Baumeister, W. und G. Reichart: Lehrbuch der angewandten Botanik, Gustav Fischer Verlag, Stuttgart, 1969.

* Berger, F.: Handbuch der Drogenkunde, Erkennung, Wertbestimmung und Anwendung. Maudrich, Wien, 1949/1960.

* Berger, F.: Sinnverwandte Wörter (Synonyme) im Arznei-Drogenhandel. C. Müller, Eberswalde, 1940.

Braun, H.: Heilpflanzen-Lexikon für Ärzte und Apotheker. Gustav Fischer Verlag, Stuttgart, 1968.

* Engler-Diels: Syllabus der Pflanzenfamilien. Gebrüder Bornträger, Berlin, 1936.

Engler's: Syllabus der Pflanzenfamilien, I. Band. Gebrüder Bornträger, Berlin, 1954.

Flechtensymposion 1969: Gustav Fischer Verlag, Stuttgart.

Flück, H.: Unsere Heilpflanzen. Ott-Verlag, Thun/Schweiz und München, 1965.

Follmann, G.: Flechten. Kosmos-Verlag, Franckh., Stuttgart, 1968.

* Freise, F.W.: Plantas Medicinaes Brasileiras. Boletim de Agricultura, Rio de Janeiro, 1933.

* Gessner, O.: Die Gift- und Arzneipflanzen von Mitteleuropa. Carl Winter, Heidelberg, 1953.

* Gildemeister, E. u. Fr. Hoffmann: Die ätherischen Öle. L. Staackmann, Leipzig, 1931.

* Hagers: Handbuch der Pharmazeutischen Praxis. 2. Ausgabe, Band I und II, 1938. Ergänzungsband 1944, 2. Ergänzungsband, Band I und II, 1958. Springer-Verlag, Berlin–Göttingen–Heidelberg (III).

Hagers: Handbuch der Pharmazeutischen Praxis, 4. Ausgabe, Band I–IV, Springer-Verlag, Berlin–Heidelberg–New York, 1967–1973 (IV).

* Heeger, E.F.: Handbuch des Arznei- und Gewürzpflanzenbaues – Drogengewinnung. Deutscher Bauernverlag, Berlin, 1956.

Hegnauer, R.: Chemotaxonomie der Pflanzen, Band I. Birkhäuser Verlag, Basel–Stuttgart, 1962.

Hein, W.-H.: Antibiotika aus Flechten. Deutsche Apotheker-Zeitung 90 (1950), Nr. 17.

* Hempel, Manneck, Schuk und Stein: Die Seife und ihre Herstellung. Verlag für Chemische Industrie. Augsburg, 1952.

Henssen, A. u. H.M. Jahns: Lichenes. Eine Einführung in die Flechtenkunde. Georg Thieme Verlag, Stuttgart, 1974.

* Himmelbaur-Hollinger: Drogen-Weltkarte. G. Freytag & Berndt A.G., Wien, 1927.

Hölzl, J.-E. Bancher: Bau und Eigenschaften der organischen Naturstoffe. Springer-Verlag, Wien–New York, 1965.

* Hoppe, Heinz A.: Drogenkunde, 1–6. Auflage. Cram de Gruyter & Co., Hamburg, 1941–1949.

Hoppe, Heinz A.: Drogenkunde, Handbuch der pflanzlichen und tierischen Rohstoffe, 7. Auflage. Cram, de Gruyter & Co., Hamburg, 1958.

Hörhammer, L.: Teeanalyse. Springer-Verlag, Berlin–Heidelberg–New York, 1970.

Hügel, H.: Kurze Einführung in die pharmazeutische und medizinische Terminologie. Deutscher Apotheker-Verlag, Stuttgart, 1973.

Hunnius: Pharmazeutisches Wörterbuch, 5. Auflage. Walter de Gruyter, Berlin–New York, 1975.

* Janinet, L. v.: Ätherische Öle, Riechstoffe, Riechdrogen, Cram de Gruyter & Co., Hamburg, 1949.

* Jaretzky, R.: Lehrbuch der Pharmakognosie. F. Vieweg & Sohn, Braunschweig, 1949.

* Karsten, G. und U. Weber: Lehrbuch der Pharmakognosie. Gustav Fischer, 1949.

* Kroeber, L.: Das neuzeitliche Kräuterbuch, Band I–III. Hippokrates-Verlag, Stuttgart, 1947–1949.

Krüssmann, G.: Handbuch der Nadelgehölze. Verlag Paul Parey, Berlin–Hamburg, 1970–1971.

Kuschinsky, G. und H. Lüllmann: Kurzes Lehrbuch der Pharmakologie. Georg Thieme, Stuttgart, 1969.

The Merck Index of Chemicals and Drugs. Merck & Co., Inc., Rahway, N.J., 1960.

* Moritz, O.: Einführung in die Allgemeine Pharmakognosie. Gustav Fischer, Stuttgart, 1962.

Mors, W.B. and C.T. Rizzini: Useful Plants of Brazil. Holden-Day Inc., S. Francisco–London–Amsterdam, 1966.

Mosbach, K.: Zur Biosynthese von Flechtenstoffen, Produkten einer symbiotischen Lebensgemeinschaft. Angewandte Chemie 81 (1969), Nr. 7, 233–244.

Müller-Dietz, H.: Arzneipflanzen in der Sowjetunion, 1.–7. Lieferung. Berichte des Osteuropa-Instituts an der Freien Universität Berlin. Berlin, 1960–1972.

Mutschler, E.: Arzneimittelwirkungen. Wissenschaftliche Verlagsgesellschaft mbH., Stuttgart, 1970.

Pschyrembel, W.: Klinisches Wörterbuch. Walter de Gruyter & Co., Berlin, 1964.

* Reko, V.A.: Magnische Gifte. Ferdinand Enke, Stuttgart, 1936.

* Rickmers: Die Öle und Fette in Wirtschaft und Technik. Verlag f. Chem. Industrie, Augsburg, 1951.

* Schindler, H.: Inhaltsstoffe und Prüfungsmethoden homöopathisch verwendeter Heilpflanzen. Editio Cantor, Aulendorf, 1955.

Schultz, O.-E. und F. Zymalkowski: Die quantitative Bestimmung der Alkaloide in Drogen und Drogenzubereitungen, F. Enke, Stuttgart, 1960.

Smith, D.C.: Lichens, Science Journal. March 1970, 31–37.

Stahl, E.: Chromatographische und mikroskopische Analyse von Drogen. Gustav Fischer Verlag, Stuttgart, 1970.

Steinegger, E. und R. Hänsel: Lehrbuch der Allgemeinen Pharmakognosie. Springer-Verlag, Berlin–Heidelberg–New York, 1968.

Strassburger: Lehrbuch der Botanik. Gustav Fischer Verlag, Stuttgart, 1967.

* Thörl: Kleines Handlexikon - (Öle und Fette). 1953.

* Thoms: Handbuch der praktischen und wissenschaftlichen Pharmazie. Urban u. Schwarzenberg, Berlin–Wien, 1936.

* Tschirch: Handbuch der Pharmakognosie. Bernhard Tauchnitz, Leipzig, 1932.

Ubbelohde, L.: Handbuch der Chemie und Technologie der Öle und Fette. Verlag S. Hirzel, Leipzig, 1932.

* Uphof, J.C.Th.: Dictionary of Economic Plants. H.R. Engelmann (J. Cramer), 1959.

* Vogel, H.: Die Antibiotica. Verlag Hans Carl, Nürnberg, 1951.

Wagner, H.: Rauschgift-Drogen. Springer-Verlag, Berlin-Heidelberg--New York, 1969.

Wagner, H. und L. Hörhammer: Pharmacognosy and Phytochemistry. Symposiumsbericht des 1. Internationalen Kongresses, 1971. Springer-Verlag, Berlin–Heidelberg–New York, 1971.

Weymar, H.: Buch der Moose. Verlag J. Neumann – Neudamm. Melsungen, Basel, Wien, 1969.
* Wiesner, J. von: Die Rohstoffe des Pflanzenreiches. Wilhelm Engelmann, Leipzig, 1927.
* Wulf: Farbwarenkunde. Verlagsgesellschaft, Rudolf Müller, Köln-Braunsfeld, 1953.
Zander: Handwörterbuch der Pflanzennamen. Verlag Eugen Ulmer, Stuttgart, 1972.

Arzneibücher und Zeitschriften

Vgl. Band 1, vgl. Literatur-Angaben bei den einzelnen Abschnitten.

Tierische Drogen

ACILIUS

A. sulcatus

Das Sekret des Käfers enthält Cortexon mit der Hauptkomponente 6,7-Dehydrocortexon, ferner wurde 20α-Hydroxy-4-pregnen-3-on festgestellt (1).

Literatur:

(1) Schildknecht, A., Seifen–Öle–Fette – Wachse 96 (1970), Nr. 17.

ACIPENSER

Acipenseridae

A. huso L.

Europäisch-asiatische Gewässer, bes. Schwarzes und Kaspisches Meer und deren Zuflüsse – Hausen, Belusa.

Verwendet werden: die präparierten inneren Häute der Schwimmblasen verschiedener Störarten.

Handelsbezeichnungen: Ichthyocolla, Colla piscium – Hausenblase – Isingglass – Colle de poisson – Gelatina de peixe – Cola de pescado.

Inhaltsstoffe: 79–85 % Collagen bzw. Glutin, ca. 4 % Salze.

Verwendung: Zur Herstellung von Englisch-Pflaster. – Klärmittel für Wein und Bier. Bestandteil von Kitten und Appreturmitteln. Klebemittel für Schmuckwaren.

Bemerkungen: Handelssorten: Blätterhausenblase, Bücherhausenblase, Fadenhausenblase für pharmazeutische Zwekke sowie Klammern- oder Ringelhausenblase für technische Zwecke.
Die russische Qualität vom Osseter „Saliansky" natur. und gebleicht gilt als die beste Sorte, dann folgt die Sewruga-Qualität vom Scherg, die Sterlet- sowie die Beluga-Qualität.

Außer von *A. huso* wird Ichthyocolla auch gewonnen von:

A. sturio L.
Stör, Osseter
Schwarzes und Kaspisches Meer und deren Zuflüsse.
A. glaber Fitz
Glattstör
A. ruthenus L.
Sterlet
A. güldenstädtii Brandt et Ratzeburg
Waxdick
Donaudelta
A. stellatus Pallas
Scherg, Sewruga, Sternhausen
Schwarzes Meer, Donau
Weitere *A.*-Arten, wie
A. brevirostris Lesueur
Atlantikküste Nordamerikas
A. baeri Brandt
Eismeere
A. stenorhynchus Nykolsky
Jenissei
A. transmontanus Richardson
Sakramento-Stör
Californien bis Alaska

haben meist nur örtliche Bedeutung.

Vielfach werden Fischleime aus Fischabfällen fälschlich auch als Ichthyocolla oder Colla piscium bezeichnet.

Die Brasilianische Hausenblase (vgl. *Silurus*), Ostindische-, Manila- und die Hudsonbay-Hausenblasen dürften für pharmazeutische Zwecke ungeeignet sein.

Literatur: Hager, IV., Pax u.a., vgl. Lit.-Verz.

ACTINIA

Actinaria

A. equina equina L.

Meere mit niedrigem Salzgehalt. – Mittelmeer.
Pferdeaktinie, Purpurrose, Erdbeerrose.

Pferdeaktinien enthalten ein curareartig wirkendes Gift, das Tetramin.
Im Altertum wurden die Aktinien in der Heilkunde verwendet, z.B. gegen Durchfall.

Literatur: Pax u.a., vgl. Lit.-Verz.

ACTINOPYGA

A. agassizi

Seegurke.

Inhaltsstoffe: Holothurine (tierische Saponine). Holothurin A ergab bei der Hydrolyse mindestens 8 Aglykone (1).

A. echinites echinites [Jäger]
Philippinen.
Als blutstillendes Mittel benutzt.

A. lecanora miliaris [Quoy et Gaim.]
Panning
Riu-Kiu-Inseln.
Blutstillendes Mittel.

Literatur: Pax u.a., vgl. Lit.-Verz.

(1) Chem. Ztg. 86 (1962), Nr. 20.

ADALIA
Coccinellidae

A. bipunctata L.

Europa.
Marienkäfer.

Inhaltsstoff: Adalin (Alkaloid) (1).

Man unterscheidet 2 Formen von Marienkäfern, rot mit schwarzen Punkten und schwarz mit roten Punkten. Es wurden Zusammenhänge zwischen dem Vorkommen der verschiedenen Formen und der Luftverschmutzung festgestellt (2).

Literatur:

(1) Tursch, B. u.a., Tetrahedron Letters (1973), 201, Chem. Ztg. 97 (1973), Nr. 8.

(2) Creed, E.R., Nature 249 (1974), 390, Chem. Ztg. 99 (1975), Nr. 6.

AGABUS

A. sturmi

Dieser Käfer liefert hydroxylierte Pregnadienone. – Steroide bilden den wesentlichen Anteil der Abwehr- bzw. Kampfstoffe der Wasserkäfer (1).

Literatur:

(1) Schildknecht, A., Seifen–Öle–Fette – Wachse 96 (1970), Nr. 17.

AGELAS

A. oroides

Bucht von Neapel.
Schwamm.

Inhaltsstoffe: 4 bromhaltige Pyrrole. Die vierte Verbindung, das Oroidin wurde in Mengen von 2,3 % gewonnen (1).

Literatur:

(1) Forenza, S. u.a., Chem. Commun. (1971), 1129, Chem. Ztg. 96 (1972), Nr. 3.

AGKISTRODON

A. rhodostoma

Malayische Gebiete.
Malayische Grubenotter.

Verwendung: Das Gift wird bei arteriellen und venösen Thrombosen angewandt.

Literatur: Kuschinsky-Lüllmann.

ALBUMEN

Verwendet wird: frisches und getrocknetes Hühnereiweiß.

1. frisches Hühnereiweiß

Handelsbezeichnungen: Albumen ovi, Eiereiweiß.

Inhaltsstoffe: Das frische Eiweiß der Hühnereier besteht zu 12–14 % aus Eiweiß, 86–88 % Wasser, geringe Mengen Salze, wie Alkalichloride und Phosphate.
Eiweiß besteht zum größten Teil aus Eieralbumin, daneben ist ein Globulin und ein Mucoid vorhanden.

Verwendung: Zur Darstellung von Liquor Ferri albuminati und verschiedenen anderen Präparaten. Reagenz.

2. getrocknetes Hühnereiweiß

Handelsbezeichnungen: Albumen ovi siccum, trockenes Eiereiweiß, Eieralbumin.

Inhaltsstoffe: Eiereiweiß ist ein Gemisch verschiedener Eiweißstoffe, in der Hauptsache Eieralbumin, ferner kleinere Mengen eines Globulins und eines Mucoids. Es enthält 53–55 % Kohlenstoff, ca. 7 % Wasserstoff, 16 % Stickstoff, ca. 1,7 % Schwefel, ca. 5 % Asche mit Chloriden, Phosphaten, Sulfaten der Alkalimetalle.

Verwendung: Zur Klärung von Flüssigkeiten, in der Textildruckerei.

Im Handel findet sich neben Hühnereiweiß auch Enteneiweiß.

Albumen ovi für pharmazeutische Zwekke muß hinsichtlich der Qualität genau geprüft werden.

Albumine und Globuline sind die am meisten verbreiteten tierischen Eiweißstoffe.

Literatur: Hager, IV. u.a., vgl. Lit.-Verz.

ALCYONIUM

Alcyoniidae

A. digitatum L.

Nordsee.
Meerhand, Manus marina, Lederkoralle.

Nach einem Aufbereitungsprozeß durch Pökeln, Trocknen und Mahlen gewinnt man Meerhand-Guano und aus der Pökellauge und Torf einen Dünger mit 4,7 % bzw. 3 % Stickstoff und 1,1 % bzw. 0,5 % Phosphorsäure.

A. digitatum dient in der Volksheilkunde geröstet als Kropfmittel.

Lederkorallen wurden schon im Altertum medizinisch und später zur Jodgewinnung benutzt.

In Indien finden die zu den Lederkorallen gehörenden Orgelkorallen (Tubiporidae) als Mungay-Ki-jav medizinische Verwendung.

Literatur: Pax u.a., vgl. Lit.-Verz.

AMBLYOMMA

A. americana

Nordamerika, bes. Texas.
Zeckenart.

Inhaltsstoffe: Antibakterielle Substanzen (1).

A. cayennense
Nördl. Südamerika.
Zeckenart.

Inhaltsstoffe: Antibakterielle Substanzen (1).

Literatur:

(1) Anigstein u.a., Nature (London) 166 (1950), 141.

AMITERMES

A. evuncifer

Westafrika.
Termitenart.

Inhaltsstoffe: Das Verteidigungssekret der „Soldaten" enthält ein Sesquiterpen, das 4,11-Epoxy-cis-eudesman.

Es besitzt selektive formizide Aktivität (1).

Literatur:

(1) Wadhams, L.J. u.a., Tetrahedron Letters (1974), 1697, Chem. Ztg. 98 (1974), Nr. 9.

ANCISTRODON
Crotalidae

A. piscivorus Lac.

Nordamerika, in Sümpfen, an Seen und Flüssen. – Wassermokassinschlange, Wasserotter.

Verwendet wird: das Gift der Schlange.

Inhaltsstoffe: Das Toxin enthält Hämolysine und Hämorrhagine.

Verwendung: Blutstillmittel (1), (2), (3).
Giftschlange, vgl. *Crotalus.*

Literatur: Hager, IV. u.a., vgl. Lit.-Verz.

(1) Mosig, A., Pharmazie 6 (1951), 453.

(2) Schmidt, Pharm. Zh. 87 (1948), 326.

(3) Zirkler, Pharmazie 9 (1954), 958.

ANDROCTONUS
Buthidae

A. australis L.
(*A. funestus* Hemprich et Ehrenberg)
(*Buthus australis* L.)
(*Scorpio australis* L.)
(*Prionurus australis* Pocock)

Trockene Gebiete Nordafrikas, Vorderindiens. – Dickschwanz-Skorpion, einer der gefährlichsten Skorpione.
Man unterscheidet
A. australis var. *citrina*
Ägypten bis Dongola
A. australis var. *libyca*
Unterägypten, Sinai
A. australis var. *priamus*
Algerien
A. australis var. *finitima*
Vorderindien.

Inhaltsstoffe: Über die Zusammensetzung des Giftes ist wenig bekannt. Offenbar handelt es sich um ein Neurotoxin, das zu den stärksten Nervengiften gehört. Die Wirkung ähnelt der des Veratrins.

Die wirksamste Behandlung von Skorpionstichen dürfte die Anwendung eines Antiskorpionserums sein.

Verwendung: In der Homöopathie als Buthus Australis. – Zur Gewinnung von Skorpionantiserum (vgl. *Euscorpius*).

Die Wirkung der Skorpiongifte ist nicht nur von der Tierart, sondern auch von der Jahreszeit abhängig.

Literatur: Hager, IV., Kaltenbach, Schindler-Frank u.a., vgl. Lit.-Verz.

ANEMONIA
Actinaria

A. sulcata Penn.

Mittelmeergebiete, Atlantik.
Grüne Seerose, Wachsrose (Nesseltier).

Inhaltsstoffe: 2 hochtoxische Polypeptide (Neurotoxine) und weitere biologisch aktive nichttoxische Polypeptide, Substanzen, die die Aktivität der wichtigsten Proteinasen hemmen. Ähnliche Wirkstoffe, die klinisch interessant sein könnten, wurden auch in anderen Seeanemonen aufgefunden (1). Die Trockensubstanz der *A. sulcata* enthält 11,4 % Fett, Lecithin, Vitamin C.

Wachsrosen werden von italienischen Fischern und in der Provence gebacken oder roh gegessen.

A. edulis
Adria. Eßbare Anemone.

Diese Art ist auf den Märkten von Venedig und Triest zu finden und gilt als eßbar.

Literatur: Pax.

(1) Béress, L., Umschau 74 (1974), Nr. 20, 644–645.

ANGUILLA
Anguillidae

A. vulgaris Turt.
(*A. anguilla* L.)
(*A. fluviatilis* L.)

In Flüssen Europas, Nordafrikas und Vorderasiens.
Aal, Eel.

Aale besitzen, wie auch verschiedene andere Fische ein giftisches Serum. Das Aalserum enthält Serotonin. Es ist chemisch bisher wenig untersucht worden, es wirkt stark hämolytisch. Die Wirksamkeit scheint an eine Albuminfraktion gebunden zu sein.

Die therapeutische Verwendung müßte genauer untersucht werden.

Aalöl
Die Zusammensetzung des Öls von Tieren verschiedener Altersklassen aus Süß- und Salzwasser wurde untersucht. Fischöle stellen eine gute Rohstoffquelle für hochungesättigte Fettsäuren dar (1).

Aalmehl
Das entfettete Fischmehl wurde untersucht. Es stellt eine wertvolle Hilfsquelle für Eiweiß, Aminosäuren und Mineralstoffe dar (2).

Literatur: Pax, Schindler-Frank u.a., vgl. Lit.-Verz.

(1) Shoeb, Z.E. u.a., Seifen–Öle–Fette –Wachse 99 (1973), Nr. 14, 403–407.

(2) Shoeb, Z.E. u.a., Seifen–Öle–Fette –Wachse 97 (1971), Nr. 20, 719–722.

ANTHRENUS

A. flaviceps Leconte

Kabinettkäfer.

Inhaltsstoffe: Der Lockstoff jungfräulicher Kabinettkäfer wurde als (Z)-3-Decensäure identifiziert.

A. flaviceps ist als Schädling von Drogen, Wolle, Pelzen, Seide, Cellulose etc. bekannt.

Die Entdeckung des Lockstoffes könnte zu einer wirksamen Bekämpfung der Käfer führen (1).

Literatur: Schindler-Frank.

(1) Fukui, H. u.a., Tetrahedron Letters (1974), 3563, Chem. Ztg. 74 (1974), Nr. 11.

ANTILOCAPRA

A. americana

Gabelantilopen.

Männliche Tiere markieren ihre Bezirke mit einem individuellen Sekret der Subauriculardrüsen. Die 8 Hauptkomponenten dieser Pheromone wurden identifiziert. Es handelt sich um 2-Methylbuttersäure, Isovaleriansäure, 2 Alkohole und 4 Ester (Butyratverbindungen) (1).

Literatur:

(1) Müller-Schwarze, D. und C. u.a., Science 183 (1974), 860, Chem. Ztg. 98 (1974), Nr. 6.

ANTIPATHES

Antipatharia

A. subpinnata Ell. et Sol.

Meist in tropischen und subtropischen Gewässern. –
Dörnchenkorallen, Schwarze Korallen.

Der Gebrauch von Schwarzen Korallen – Corallium nigrum – für medizinische Zwecke ist weit verbreitet, besonders im Orient. In China werden Schwarze Korallen in der Augenheilkunde verwendet. Der Jodgehalt beträgt ca. 6 %.

Literatur: Pax u.a., vgl. Lit.-Verz.

APHIS

Aphidinae

A. chenopodii glauci

Europa, auf *Chenopodium glaucum*. – Blattlaus.

In der Homöopathie wird die Tinktur aus der Blattlaus verwendet.

Literatur: Hager, IV., u.a., vgl. Lit.-Verz.

APIS

Apidae

A. mellifica L.

In der ganzen Welt vorkommend. – Biene, Honigbiene, Imme, Honeybee, Abeille.
Man unterscheidet: Weibchen (Königin, Weisel) – Männchen oder Drohne – und Arbeiterinnen oder Arbeitsbienen.

Verwendet wird: 1. das Bienengift – 2. der Weiselzellenfuttersaft – 3. der Bienenhonig – 4. das Bienenwachs – 5. das Bienenharz – 6. die Biene.

1. das Bienengift

Handelsbezeichnungen: Apisinum, Apis virus, Apium virus, Bienengift. Bienengift ist das aus der Giftblase der Bienen gewonnene Sekret. Die Bestandteile variieren je nach Rasse, Ernährung und Jahreszeit.

Inhaltsstoffe: ca. 50 % Melittin, „natürliche Invertseife", auf reiner Peptidbasis mit 26 Aminosäuren. Hyaluronidase, Phospholipase A (Enzyme), 2 basische Polypeptide, ca. 2 % Apamin (Polypeptid mit 16 Aminosäuren), Histamin.

Bienentoxin besteht aus Melittin, Apamin und MCD-Peptid.

Nach neueren Untersuchungen besteht Melittin aus 3 Komponenten (1), (2), (3), (4), (5).

Verwendung: In der Homöopathie. – Heilmittel gegen Rheumatismus, Ischias und Neuralgien. Bei Neuritis, Trigeminusneuralgien, Neuritiden, rheumat. Gelenkerkrankungen. – Zur Behandlung von Alopecia areata in Form von Bienengiftsalbe bei Höhensonnenbestrahlung herangezogen. – Bei Heufieber u.a. allergischen Krankheitszuständen. – Bienengift besitzt antibakterielle Eigenschaften sowie eine antagonistische Wirkung gegen Luminal-Na. – Zur Trachombehandlung. – Bei arteriellem Hochdruck. – In der Wund- und Zahnbehandlung. – In der Veterinärmedizin (6), (7), (8), (9), (10).

Es wurde darüber berichtet, daß Bienengift-Injektionen Versuchstiere vor schädlichen Einwirkungen von Röntgenstrahlen schützten (11).

2. der Weiselzellenfuttersaft

Handelsbezeichnungen: Gelée Royale, Königinnenfutter, Bienenstockmilch, Royal Jelly.

Weiselzellenfuttersaft ist das Sekret aus den Kopfdrüsen der Bienen, das der Königin (Weisel) und den in den Weiselzellen heranwachsenden jungen Königinnen als Futter dient.

Inhaltsstoffe: Protein 12,34 %, Fett 5,40 %, Reduz. Zucker 12,49 %, Asche 0,82 %, Unbestimmbare Stoffe 2,84 %, Wasser 66,05 %.

In der Lipoidfraktion wurden Phospholipoide, Glyceride, Sterine, Wachs und Fettsäuren festgestellt.
Vitamine, vor allem des B-Komplexes. Der Futtersaft enthält Pantothensäure, Biotin, Folsäure.

Acetylcholin in hoher Konzentration, Cholin, Adenosin, Adenosinderivate, Kohlenhydrate, Albumin, α- und γ-Globulin, zahlreiche freie Aminosäuren, verschiedene Säuren unter anderem 10-Hydroxy-2-decensäure, Biopterin.

Verwendung: Der Weiselfuttersaft enthält eine Anzahl wertvoller Stoffe, die aber auch in anderen Naturprodukten oft sogar in höherer Konzentration vorkommen.

Die Bedeutung von Biopterin für den Menschen ist noch offen.
Untersuchungen über die Wirkung des Weiselfuttersaftes deuten einen positiven Einfluß auf den Gesamtstoffwechsel an.

Die Untersuchungen müssen fortgesetzt werden.

In der Kosmetik werden Gelée Royal-Präparate äußerlich angewandt (12).

Bienen-Hormon-Vitaminkomplexe werden in Form verschiedener Präparate zur Anregung des Stoffwechsels und der Gewebedurchblutung, bei rheumatischen Erkrankungen und inneren Entzündungen angewandt. In der Kosmetik (13).

„Hormonapin" enthält das weibliche Follikelhormon, das Hypophysenvorderlappenhormon und Wirkstoffe aus dem Bienenkörper (13).

3. der Bienenhonig

Handelsbezeichnungen: Mel –Bienenhonig –Honey – Miel.

Honig ist der von der Honigbiene – *Apis mellifica* – aus Blütennektar enzymatisch gebildete und in den Waben abgelagerte süße Stoff.

Inhaltsstoffe: ca. 70–80 % Invertzukker (22–44 % Trauben-, 32–49 % Fruchtzucker), ca. 20 % Wasser, ca. 2–10 % Rohrzucker, ca. 1–15 % Dextrin, 0,03–2,67 % Eiweiß, 0,1–0,2 % organ. Säuren, Fermente, Vitamin B_2, Carotin als Provitamin A, Acetylcholin. Phosphate, Pollen, Wachs, Riechstoffe.
In einzelnen Pollenarten wurde Histamin gefunden.
Träger der antibakteriellen Wirkung sind Inhibine (14), (15).

Verwendung: Geschmackskorrigens, Bestandteil zahlreicher galenischer Präparate.

In der Homöopathie bei Haut-, Schleimhaut- und Zellgewebsentzündungen. Bei Angina, Diphtherie etc. – Zur Behandlung verschmutzter, infizierter Wunden. Äußerlich bei Rheuma, Nervenleiden, Muskelschwund. Bei Herz- und Kreislauferkrankungen (14). – Nahrungs- und Genußmittel.

Man unterscheidet nach der Art der Gewinnung: 1. Scheibenhonig oder Wabenhonig – 2. Tropfhonig, Laufhonig, Senkhonig, Leckhonig – 3. Schleuderhonig – 4. Preßhonig – 5. Seimhonig – 6. Stampf- oder Rohhonig.

Honig für pharmazeutische Zwecke: Mel depuratum – Gereinigter Honig – Clarified Honey – Mellite simple, Sirop de miel. – Beliebtes Geschmackskorrigens.

Oxymel (simplex), Sauerhonig, – Mel boraxatum und Mel rosatum sind häufig benutzte Mel-Composita.

Je nach Herkunft des Nektars kann Honig auch giftige Eigenschaften haben, z.B. wenn er von bestimmten *Rhododendron*-Arten stammt.

4. das Bienenwachs

Handelsbezeichnungen: Cera flava, Cera citrina – Bienenwachs, Gelbes Wachs – Yellow Wax, Yellow Beeswax – Cire jaune.

Das Wachs wird aus den Wachsdrüsen der Arbeitsbienen ausgeschieden.

Inhaltsstoffe: ca. 40 % freie Alkohole, bes. Melissylalkohol, ferner Ceryl-, Neoceryl- und Montanylalkohol, ca. 30 % Ester, bes. Palmitinsäureester des Melissylalkohols (= Myrizin), ca. 12 % Kohlenwasserstoffe u.a. n-Heptakosan, Hentriakontan, Pentakosan, Nonakosan – ca. 14–15 % freie Fettsäuren, bes. Cerotin-, Neocerotin-, Melissin- und Montansäure – geringe Mengen Farbstoffe und Riechstoffe.

Verwendung: Zur Herstellung von Salben und Pflastern. – In der Pharmazie zur Bereitung von Pillenmassen und zur Herstellung von Wachspapier (Charta cerata). – Ferner in großen Mengen in der Seifen- und Kerzenindustrie sowie in der Lack- und Farbenindustrie. – Zu Bohnermassen und in der Schuhcreme-Industrie.

Die Hauptherkunftsgebiete für Bienenwachs sind: Europa – Afrika, bes. Sierra Leone, Angola, Madagaskar. – Asien, bes. Indien. – Australien. – Nordamerika, bes. Californien. – Mittelamerika und die Westindischen Inseln. – Südamerika, bes. Brasilien und Chile.
In Afrika und Indien werden auch die Wachsausscheidungen anderer *Apis*-Arten verwendet.

Cera alba – Weißes Wachs, Gebleichtes Wachs – White Wax, White Beeswax – Cire blanche – Inhaltsstoffe und Verwendung vgl. Cera flava.

Oleum Cerae, Wachsöl, durch Destillation vom Bienenwachs gewonnenes Öl. Einreibemittel bei rheumatischen Erkrankungen.

5. das Bienenharz

Die Bienen verwenden Propolis, Bienenharz, Bienenkitt zum Verkleben vorhandener Löcher, und zum Befestigen der Waben.

Inhaltsstoffe: Zimtsäure, Zimtalkohol, Chrysin, Vanillin, Galangin, Pinocembrin,

Flavone, Flavonone, Flavonole, Kaffeesäure, Ferulasäure, Sorbinsäure, Benzylalkohol, Phenylvinyläther, Anissylvinäther, Cyclohexylbenzoat, p-Cumarsäurebenzylester, Pinobanksin-3-acetat und andere Substanzen.
Die antimikrobiellen Eigenschaften wurden untersucht.

Für die antimykotische Aktivität des Propolisextraktes, insbesondere gegen *Candida albicans,* scheinen Pinocembrin, Pinobanksin-3-acetat, p-Cumarsäurebenzylester und ein noch nicht identifizierter Kaffeesäureester verantwortlich zu sein (16), (17), (18).

Verwendung: In Salbenform zur Behandlung von Dermatosen, als Lutschtabletten bei Halsentzündungen.

6. die Biene

Apis mellifica
Im Hom.A.B. ist die Urtinktur aus lebenden Bienen offizinell.

Inhaltsstoffe: Bienengift, Catecholamine, Carotin, Noradrenalin, Adrenalin, Dopamin (= Oxytyramin), Lumazine (fluoreszierende Substanzen, Metaboliten des Tryptophan- und Pteridinstoffwechsel) (19).

In Europa unterscheidet man 6 verschiedene Varietäten der Honigbiene.

Literatur: Hager, IV., Kaltenbach, Schindler-Frank, Stahl u.a., vgl. Lit.-Verz.

(1) Habermann, E. u. K.G. Reiz, Naturwissenschaften 61 (1964), Nr. 51, D.A.Z. 104 (1964), Nr. 10.
(2) Habermann, E., D.A.Z. 111 (1971), Nr. 27.
(3) Jentsch, J., Liebigs Ann. Chemie 757 (1972), 193–195.
(4) Habermann, E., Angew. Chem. 85 (1973), 47, Naturwiss. Rdsch. 26 (1973), Nr. 7.
(5) Habermann, E., Pharmazie in uns. Zeit 3 (1974), Nr. 5.
(6) Forster, Pharmazie 4 (1949), 499.
(7) Hofmann u.a., Pharmazie 6 (1951), 719.
(8) Böss, Seifen–Öle–Fette–Wachse 79 (1953), Nr. 10.
(9) Ortel u.a., Pharmazie 10 (1955), 743.
(10) Gerlich, Naunyn-Schmiedebergs Arch. Exp. Pathol. Pharmakol. 211 (1950), 97.
(11) Zbl. Pharm. 114 (1975), Nr. 7.
(12) Königsbrunn, D.D.Z. 10 (1955), 815.
(13) Schmidt, Pharm. Zh. 91 (1952), 87.
(14) Marquardt u.a., Arzneim. Forsch. 2 (1952), 152, 205.
(15) Marquardt u.a., Arzneim.-Forsch. 2 (1952), 267.
(16) Janeš, K. u. V. Bumba, Pharmazie 29 (1974), Nr. 8, 544.
(17) Metzner, J. u.a., Pharmazie 30 (1975), Nr. 12, 799.
(18) Schneidewind, E.M. u.a., Pharmazie 30 (1975), Nr. 12, 803.
(19) Chem. Ztg. 96 (1972), Nr. 5.

APLYSIA

Aplysiaceae

A. depilans L.

Mittelmeergebiete.
Seehase (Schnecke).

Die Tiere sondern bei Gefahr ein übelriechendes Sekret ab.

Der Saft wurde im Altertum zu Gift- und Zaubertränken benutzt, sowie als Enthaarungsmittel.
Die Schnecken treten oft in Massen auf und richten in Algenbeständen, die sie abweiden, erheblichen Schaden an.

A. californica
enthält in den Verdauungsdrüsen bromierte und chlorierte Monoterpene mit Vinylbromidgruppierung (1), (2).

A. dactylomela
enthält halogenierte Verbindungen, die teilweise mit der Algennahrung aufgenommen werden. Das Dactylyn konnte isoliert werden (3).

Literatur: Pax.

(1) Faulkner, D.J. u. M.O. Stallard, Tetrahedron Letters (1973), 1171, Chem. Ztg. 97 (1973), Nr. 9.

(2) Faulkner, D.J. u.a., J. Amer. Chem. Soc. 95 (1973), 3413, Chem. Ztg. 98 (1974), Nr. 1.

(3) McDonald, F.J. u.a., J. Org. Chem. 40 (1975), 665, Chem. Ztg. 99 (1975), Nr. 10.

ARANEUS
Argiopidae

A. diadematus Clerck
(*Aranea diadema* L.)
(*A. limaci* Scop.)
(*Epeira diatema* Sundevall)
(*E. diademata* Hahn. Walck et Kock)

Europa, Nordafrika, Asien, Amerika. – Kreuzspinne, Diademspinne, Cross Spider.

Verwendet wird: die Tinktur bzw. das Gift der Spinne.

Inhaltsstoffe: Das Gift konnte papierchromatographisch in 6 Komponenten zerlegt werden. Der therapeutisch wirksame Stoff ist das Aranin. Weitere Inhaltsstoffe sind proteolytische Enzyme, Hyaluronidase.
Die ganze Spinne enthält Arachnolysin (Hämolysin), Epeiralysin (Hämotoxin) und Arachnotoxin, ferner Guanidin, Tyrosin, Leucin.

Verwendung: In der Homöopathie wird das Spinnentoxin bei Bronchialasthma, Rheuma, Neuralgien, Migräne, bei Ulcus- und Carcinom-Schmerzen eingesetzt.

Das reine Gift von *A. diadematus* ist ein Neurotoxin. Arachnolysin ist ein Blutgift.

A. ixobolus Thor.
(*Aranea ixobola* Thor.)
(*Epeira umbratica*)
Osteuropa. – Schwarze Nachtspinne.
Das Toxin der Drüsen ist ein Neurotoxin, das Toxin des Blutes Arachnolysin.

Verwendung: In der Homöopathie. Bei Asthma, Rheuma, Arthrosis, Neuralgien, Erkrankungen des Magen-Darm-Traktes.

Giftspinnen!

Literatur: Hager, IV., Schindler-Frank u.a., vgl. Lit.-Verz.

ARENGUS
Clupeidae

A. minor Cornide
(*Clupea pilchardus* Walb.)
(*Sardina pilchardus* Walb.)

Nordwestküste Afrikas, Atlantikküste Südeuropas, Mittelmeer.
Sardine, Pilchard.

Das Sardinenöl oder Pilchardöl nimmt einen wichtigen Platz unter den Fischkörperölen ein. Es wird in der Lebensmittelindustrie und zu zahlreichen technischen Zwecken, ähnlich dem Menhadenöl verwendet.

Ausgewertet werden ferner:
A. sagax Jenyns
Afrikanische Sardine. Küsten von West- und Südafrika, Chile, Peru, vor allem für Sardinenöl- und Fischmehlproduktion.

A. melanostictus Schleg.
Japanische Sardine.
Das Öl wird vor allem zu Hartfett verarbeitet und zur Herstellung von Öllacken verwendet.

A. caeruleus Girard
Pazifische Sardine.
Pazifikküste der USA. Diese Art ist der europäischen Sardine sehr ähnlich.

Literatur: Pax u.a., vgl. Lit.-Verz.

ARION
Arionidae

A. empiricorum Férussac

Europa.
Braune oder Schwarze Wegschnecke. Nacktschnecke, Waldschnecke.

Man unterscheidet
A. rufus (von roter Farbe)
Wärmere Gebiete und
A. ater (von brauner bis schwarzer Farbe). Kältere Gebiete.
Früher wurden diese Varianten als selbständige Arten aufgefaßt.

Inhaltsstoffe: Schleim. Fermente: Proteasen, Amylase, Lichenase, Lipase. In der Haut der schwarzen Abart Uroporphyrin.
In der roten Abart wurden Isoamylamin, Arginin, Histidin, Urocaninsäure, Hypoxanthin, Guanin, geringe Mengen Cholin, Agmatin, Ornithin, Guanidin, Putrescin, Cadaverin, Ergosterin festgestellt.

Verwendung: In der Homöopathie in Form der Tinktur als Limax ater. Bei Husten und Bronchialverschleimung. Vgl. *Helix pomatia.*

Literatur: Hager, IV., Schindler-Frank u.a., vgl. Lit.-Verz.

ARMADILLIDIUM
Armadillidiidae

A. pictum Brandt

An Waldrändern, unter Steinen.
Assel, Kugelassel, „Millepedes", unter diesem Namen wurden auch
Oniscus asellus L.
Mauerassel (vgl. dort)
Porcellio scaber Latr.
Kellerassel (vgl. dort)
Glomeris marginata Koch
Gürtelschalenassel, Tausendfüssler,
Julus terrestris
Schnurassel
geführt. Obsolet.

Inhaltsstoffe: Weitgehend unbekannt. *Asellus agneticus,* eine nahe Verwandte, enthält Ommochrom-Pigmente.

Verwendung: In der Volksmedizin wurden „Millepedes" als Diureticum, bei Wassersucht, gegen Nierensteine, Gicht und Asthma benutzt.

A. vulgaris gilt in der chinesischen und indischen Volksmedizin als Diaphoreticum.

Ein Extrakt aus Asseln soll bei der Behandlung von Leprageschwüren wirksam sein.

Literatur: Schindler-Frank u.a., vgl. Lit.-Verz.

ASTACUS
Astacidae

A. fluviatilis Fabr.
(*Cancer astacus* L.)
(*Potamobius fluviatilis* L.)
(*P. astacus* L.)

Europa, in Flüssen und Bächen. – Flußkrebs, Crayfish.

Verwendet wird: die Tinktur aus dem frischen lebenden Flusskrebs als Cancer fluviatilis.

Inhaltsstoffe: Astaxanthin (Proteinkomplex). Beim Kochen wird das Carotinoid frei. Biopterin.

Verwendung: Die Tinktur wird in der Homöopathie selten bei gastrischnervösen Erscheinungen verwendet, ferner bei akuten Infektionskrankheiten, Nesselausschlag, Hautjucken, Lebererkrankungen.

Lapides cancrorum, Oculi astaci, Krebsaugen. Krebssteine entstehen vor der Häutung aus dem Panzerkalk.

Inhaltsstoffe: ca. 63 % Calciumcarbonat, 17 % Calciumphosphat, Magnesiumphosphat, Eiweiß.

Verwendung: Knochenbildendes Mittel, zu Zahnpulvern (vgl. Conchae praeparatae). Gegen Magensäure und Sodbrennen. Als Krebsaugen früher zum Entfernen von Fremdkörpern aus den Augen.

Astacus fluviatilis ist durch eine Krebspestepidemie in Europa selten geworden. Man hat deswegen den gegen diese Seuche immunen amerikanischen Krebs *Cambarus affinis* Say. eingeführt und ausgesetzt.

Literatur: Hager, IV., Jaretzky, Schindler-Frank u.a., vgl. Lit.-Verz.

ASTERIAS
Asteriidae

A. rubens L.
(*A. anthion rubens* L.)
(*A. violacea* Müller)

Im östlichen Atlantik bis zum Nordkap und zum weißen Meer, in Tiefen bis zu 2.000 m. – Seestern, Meerstern, Star Fish.

Verwendet wird: die Tinktur.

Inhaltsstoffe: In der Haut Pigmente vom Carotinoid-Charakter: Astaxanthin (Proteinkomplex), β-Carotin, Xanthophyll, Protoporphyrin, 6,8–8,3 % Öl, Clionasterin, Poriferasterin, Asterubin (Guanidinderivat), Taurin, Glykokoll. In den Greifzangen toxische Proteine, Enzyme.

Verwendung: In der Homöopathie. Bei Mammageschwülsten und inoperablem Carcinom hat man angeblich Besserungen beobachtet.
Seesternmehl wird als Futterzusatz in der Schweinemast und als Bestandteil von Torfdünger verwendet.

A. forbesii
eine nahe verwandte Art enthält die Sterine Stellasterin und Stellastenol, sowie den Antianeurinfaktor Thiaminase.

A. amurensis
Pazifikküsten von Alaska bis Korea. Zangenseesternart.
Es wurde ein toxisches Saponin, das Asterosaponin A isoliert und ein Steroidsulfat. Asterosaponin wirkt als Hemmstoff des Laichvorganges (1).

Literatur: Hager, IV., Pax, Schindler-Frank u.a., vgl. Lit.-Verz.

(1) Ilkegami, S. u.a., Tetrahedron Letters (1973), 731, Chem. Ztg. 97 (1973), Nr. 8.

ASTRAEA
Turbinidae

A. rugosa L.

Wärmere Meere, Südasien, Mittelmeer. – Rundmundschnecke, Meernabel, Venusnabel.

Im Altertum und Mittelalter waren die kalkhaltigen Deckel als Umbilicus marinus ein Volksheilmittel bei Koliken und Magenbeschwerden. Sie spielten auch im Aberglauben eine Rolle.

Literatur: Pax u.a., vgl. Lit.-Verz.

ASTROPECTEN
Asteroideae

A. aurantiacus L.

Seestern.

Extrakte aus Seesternen wurden im Altertum in der Gynäkologie verwendet sowie als Gegengift bei Vergiftungen und Bissen giftiger Tiere, wie Skorpionen, Spinnen etc.

Literatur: Pax u.a., vgl. Lit.-Verz.

ATTA

A. sexdens

Blattschneider-Ameise.
Aus dem Sekret wurde die D(–)-β-Hydroxydekansäure Myrmicacin mit keimhemmender Wirkung isoliert.
Die Ameisen verwenden das Myrmicacin, um Fremdsporen aus ihren „Pilzgärten" fernzuhalten (1).
Das Sekret enthält ferner Alkanone und Terpene.

Knotenameisen (Myrmicinae) und Ernteameisen (*Veromessor pergandei*) enthalten ebenfalls Myrmicacin. Die Tiere verhindern damit das Auskeimen von Getreide (1).

A. texana Buckley
Eine Substanz, die der Wegmarkierung dient, wurde isoliert. Es handelt sich um 4-Methylpyrrol-2-carbonsäuremethylester (2).

Literatur: Kaltenbach u.a., vgl. Lit.-Verz.

(1) Schildknecht, H. u. K. Koch, Angew. Chemie 83 (1971), Nr. 3, 110, Zbl. Pharm. 110 (1971), Nr. 9.

(2) Tumlinson, J.H. u.a., Nature 234 (1972), 348, Chem. Ztg. 96 (1972), Nr. 10.

AURELIA
Ulmariidae

A. aurita L.

Europäische Meere, bes. Nord- und Ostsee.
Ohrenqualle, Lappenqualle, Meduse.

Inhaltsstoffe: Thalassin, Congestin (giftige Polypeptide, die Dermatitiserscheinungen hervorrufen!).

Verwendung: Die Tinktur wird in der Homöopathie als „Medusa" gelegentlich bei Urticaria und allergischen Zuständen verordnet.

Im Mittelalter wurden verschiedene Quallen in der Volksheilkunde verwendet (vgl. *Physalia*).

Literatur: Hager, IV., Leeser, Pax u.a., vgl. Lit.-Verz.

AVICULARIA
Aviculariidae

A. avicularia L.
(*Aranea avicularia* L.)
(*Mygale avicularis* Latreille)
(*M. hirsutissima* C.L. Koch)

(*Avicularia vulpina* Ausserer)

Tropisches Mittel- und Südamerika. – Vogelspinne, Riesen- oder Buschspinne, Bird Spider.

Verwendet wird: eine Tinktur, genannt „Aranea avicularis", bzw. „Mygale avicularia".

Inhaltsstoffe: Eine genaue Analyse ist nicht bekannt. Vorhanden sind Proteine, freie Glutaminsäure, γ-Aminobuttersäure, basische Substanzen.

Verwendung: In der Homöopathie bei Magen-Darm-Erkrankungen, bei entzündlichen Prozessen. Der Biß der Vogelspinne soll sehr schmerzhaft sein, die Gefährlichkeit für den Menschen ist umstritten.

Literatur: Hager, IV., Schindler-Frank u.a., vgl. Lit.-Verz.

BALAENOPTERA

B. musculus L.

In nördlichen und südlichen Weltmeeren. Blauwal, Blue Whale (Bartenwal).

Blauwale sind die größten lebenden Säugetiere. Große Blauwale erreichen ein Gewicht von über 100 t. Die durchschnittliche Ölausbeute beträgt ca. 24 % des Gesamtgewichtes. Der Blauwal liefert auch Walrat.

Beim Walöl unterscheidet man Specköl, Fleischöl, Knochenöl, Kopföl. Bartenwalöle haben eine Zusammensetzung der Fettsäureglyceride, die der anderer Speiseöle ähnlich ist.
Durch Entsäuerung, Raffination und Polymerisation werden Bartenwalöle zu brauchbaren Hartfetten.

Verwendung: In der Pharmazie und Kosmetik als Salbengrundlage, in der Margarine- und Schokoladenindustrie. Technisch in der Seifen-, Anstrichmittel-, Leder- und Linoleumindustrie. Als Nebenprodukte fallen bei der Verarbeitung Glycerin, Olein, Faktis und andere Produkte an.
Die zur Verfügung stehenden Walölmengen sind begrenzt, um die Schutzbestimmungen für die gefährdeten Walbestände einzuhalten.

B. physalus L.
(*B. antarctica*)
In nördlichen und südlichen Weltmeeren, bes. im südlichen Eismeer.
Finnwal, Fin Whale (Bartenwal).

Der Finnwal wird auf Öl und Walrat ausgewertet.
Die Ölausbeute beträgt ca. 17,7 % des Gesamtgewichtes. Das Durchschnittsgewicht beträgt ca. 50 t.
(vgl. *Physeter*).

B. borealis Less.
Besonders Meere der nördlichen Halbkugel.
Seiwal, Sei Whale (Bartenwal).
Seiwale sind kleiner als die Blau- und Finnwale, auch die Ölausbeute ist geringer.

Literatur: Hager, IV., Pax u.a., vgl. Lit.-Verz.

BARBUS

Cyprinedae

B. fluviatilis AG.
(*B. barbus* L.)

In Flüssen Mitteleuropas und des östlichen Balkans. – Barbe, Flußbarbe.

Verwendung: Speisefisch. Der im Mai gesammelte Rogen wird in der Homöopathie als Cyprinus barbus verwendet.

Der Laich kann bakteriell verunreinigt sein und wirkt dann giftig.

Literatur: Hager, IV., u.a., vgl. Lit.-Verz.

BLATTA

Blattidae

B. orientalis L.
(*Periplaneta orientalis* Burm.)

Europa, Nordafrika, bes. in wärmeren Gebieten. – Gemeine Schabe, Küchenschabe, Kakerlake, Black Beetle.

Inhaltsstoffe: Blattasäure, Periplanetin, eine Protocatechusäureverbindung.

Verwendung: In der Homöopathie als Tinktur. Früher als Diureticum und Diaphoreticum. In Rußland Volksheilmittel bei Wassersucht.

Literatur: Hager, IV., Schindler-Frank u.a., vgl. Lit.-Verz.

BLEDIUS

B. mandibularis und
B. spectabilis

Aus den Pygidialdrüsen der Insekten wurden 5 Substanzen isoliert: Methyl-p-chinon (Verteidigungssubstanz), 1-Undecen (Verteidigungssekret), Neral und Geranial (Terpenaldehyde) und γ-Dodecalacton. Letzteres hat einen fruchtigen Geruch und kommt in Früchten und im Butterfett vor (1).

Literatur:

(1) Wheeler, J.W. u.a., Tetrahedron Letters (1972), 4635, Chem. Ztg. 97 (1973), Nr. 7.

BLEPHARISMA

B. intermedium

Wimpertierchen.

Blepharismin ist eines der Gamone, die bei der Auslösung der Konjugation wirksam werden. Die Struktur wurde aufgeklärt.

Literatur:

(1) Kubota, T. u.a., Science 179 (1973), 400, Chem. Ztg. 97 (1973), Nr. 8.

BOMBINA

Discoglossidae

B. bombina
Rotbauchunke

B. variegata
Gelbbauchunke.

Europäische Amphibien.

Inhaltsstoffe: Bombesin und Alytesin (Peptide). In den Hautextrakten finden sich Serotonin und weitere Substanzen.

Verwendung: Die Peptide wirken im Tierversuch hypertensiv (bei Hunden), stimulieren bei Ratten Uterus und Dickdarm und weisen weitere pharmakologische Wirkungen auf (1).

Literatur:

(1) Anastasi, A. u.a., Experientia 27 (1971), 166, Chem. Ztg. 95 (1971), Nr. 9.

BOMBYX

Bombycidae

B. mori L.

Heimat China, Japan, in verschiedenen Ländern gezüchtet. –
Seidenspinner.

Verwendet werden: die abgesonderten Flügelschuppen.

Verwendung: In der Homöopathie als Tinktur.

Die Seidenraupenpuppen, die Chrysaliden, enthalten Lupeol, Ecdysteron, phenolische Substanzen. Sie werden zur Gewinnung eines Spezialöls verwendet (1).
Die Larven enthalten Kynureninverbindungen.
Die Raupen enthalten bakterizid wirkende Substanzen (2).

Aus dem Saft der Spinndrüsen wird vor der Verpuppung Seidenwurmdarm, Worm Silk, gewonnen. Chirurgisches Nähmaterial.

B. chrysorrhea
(*Euproctis chrysorrhea* L.)
In der Homöopathie wird die aus den Raupen hergestellte Tinktur verwendet.

Literatur: Hager, IV., u.a., vgl. Lit.-Verz.

(1) Chem. Ind. (1954), Nr. 7.

(2) Vonderbank, Pharmazie 5 (1950), 214.

BOS

Bovidae

B. taurus L.

Hausrind und seine Kulturrassen.

Verwendet werden: 1. die Rindergalle. – 2. das Klauenöl. – 3. Fleischmilchsäure. – 4. der Talg. – 5. das rohe Tieröl. – 6. das ätherische Tieröl. – 7. das Knochenfett.

1. die Rindergalle

Handelsbezeichnungen: Fel Tauri, Fel Bovis, Rindergalle, Ochsengalle, Ox Bile, Oxgall, Bile de boeuf.

Galle ist ein Gemenge aus dem Sekret der Leberzellen und dem Schleim der von den Drüsen der Gallengänge und der Gallenblasenschleimhaut abgeschieden wird. Rindergalle entspricht in bezug auf die Gallensäuren weitgehend der menschlichen Galle.

Inhaltsstoffe: 8–10 % Trockensubstanz aus den Gallensäuren, Glykocholsäure, Taurocholsäure an Kalium und Natrium gebunden (Cholsäure, Desoxycholsäure, Lithocholsäure und weitere Gallensäuren in kleineren Mengen).
Lecithin und andere Phosphatide, Cholin, Cholesterin, Seifen, Fette, Harnstoff, Enzyme, Gallenfarbstoffe (Bilirubin, Biliverdin), Mineralsalze.
Die Inhaltsstoffe variieren je nach Tierart, Fütterung und Jahreszeit.

Wichtigste Bestandteile sind die Gallensäuren.

Verwendung: Bei Galleninsuffizienz, Ikterus, Cholämie, Funktionsstörungen der Leber, Beschwerden nach Gallenoperationen, Obstipation.
Bei Störungen im Kohlenhydratstoffwechsel und peripheren Durchblutungsstörungen. Bei der Behandlung der Fettembolie und bei Knochenoperationen.
In der Homöopathie wird Fel Tauri relativ wenig eingesetzt.

In der Pharmazie werden vor allem folgende Zubereitungen aus Rindergalle verwendet:
Fel Tauri – frische Galle, Fel Tauri inspissatum, Fel Tauri depuratum siccum, Extractum Fellis Bovis.

Neben der Rindergalle wird seit einiger Zeit auch Schweinegalle therapeutisch verwendet.

2. das Klauenöl

Handelsbezeichnungen: Oleum Pedum

Tauri – Rinderklauenöl, Neats Foot Oil, Huile de pieds de boeuf.

Inhaltsstoffe: ca. 64,4–75 % Öl-, 0,7 % Myristin-, 16,9 % Palmitin-, 2,7 % Stearin-, 0,1 % Arachin-, 1,2 % Tetradecen-, 9,4 % Hexadecen-, 2,3 % Linol-, 0,7 % Linolensäure, 1,6 % ungesättigte Säuren (1).
Glyceride: Palmitodiolein, Hexadecendiolein, Polyolefin, Diolein und andere.

Verwendung: In der Medizin als Salbengrundlage. – In der Pharmazie und Kosmetik. – In der Technik als hochwertiges Schmieröl, bes. in der Uhrenindustrie. In der Chromlederindustrie.

Das in der Pharmazie verwendete Öl wird aus frischen Rinderbeinen gewonnen. – Öl aus älteren Knochen ist übelriechend, braun und sauer (2).

Fleischmilchsäure
In der Muskelfleischflüssigkeit kommt eine Milchsäure vor, Acidum sarcolacticum, die sich von der Gärungsmilchsäure unterscheidet.

Verwendung: Bei allgemeiner Schwäche mit rheumatoiden Erscheinungen, gastrischen Störungen, Kreislaufschäden.

4. der Talg

Handelsbezeichnungen: Sebum bovinum, Sebum taurinum – Rindertalg – Beef Suet – Suif de boeuf.

Inhaltsstoffe: Stearinsäure-, Palmitinsäure- und Ölsäureglyceride.

Verwendung: In der Lebensmittelindustrie. – Zur Margarinefabrikation. – Grundstoff in der Seifen- und Kerzenindustrie.

Handelssorten: Feintalg, Speisetalg, Oleomargarin, Oleostearin, Preßtalg.

5. das rohe Tieröl

Rohes Tieröl wird aus Knochenklauen, Knorpel von Rindern und anderen Säugetieren gewonnen.

Handelsbezeichnungen: Oleum animale foetidum crudum – Rohes Tieröl, Stinkendes Tieröl – Animal Oil – Huile animale.

Inhaltsstoffe: Ammoniumsalze, Alkylcyanide, Pyrrol, Pyridin, Chinolin und deren Abkömmlinge – Phenol und Kohlenwasserstoffe, wie Toluol, Naphthalin u.a. (3).

Verwendung: Zur Darstellung des äther. Öls. – In der Veterinärmedizin als Wurmmittel, bei der Wundbehandlung. Zu Bremsenölen gegen Stechmükken (2).

Zum Vertreiben von Ratten, Mäusen, Wühlmäusen, Maulwürfen etc.
In der Technik zu Schmierölen für feine Maschinen, Lederöl.

6. das äther. Tieröl

Handelsbezeichnungen: Oleum animale aethereum – Oleum animale Dippelii – Äther. Tieröl – Volatile Animal Oil – Huile animale volatile.

Inhaltsstoffe: Schwer wasserlösliche und flüchtige Bestandteile des rohen Tieröls, bes. die Alkylcyanide Pyrrol, Methylpyrrol, Dimethylpyrrol, Cholin u.a.

Verwendung: Wurmmittel. Äußerlich verdünnt gegen Parasiten und Hautkrankheiten. In der Homöopathie bei nervösen Schwäche- und Krampfzuständen.

7. das Knochenfett

Handelsbezeichnung: Knochenfett.

Inhaltsstoffe: Stearin-, Palmitin-, Öl-, Linol-, Butter-, Propion- und Valeriansäure, freie Fettsäure (4).

Verwendung: Schmiermittel für Uhren, Nähmaschinen etc. Bestandteil feiner Schuhpflegemittel, Rohmaterial für Kerzen, Toilette- und Kernseifen, Textilseifen. Zur Oleingewinnung.

Kadaverfett (Tierkörperfett). Wird maschinell gewonnen und findet in der Seifenfabrikation Verwendung.

Grease (Abfallfett). Die besseren Qualitäten werden bes. in USA zur Herstellung von Kern- und Flockenseifen verwendet.

Literatur: Braun-Klug, Hager, IV., Rickmers, Schindler-Frank u.a., vgl. Lit.-Verz.

(1) Hilditch u.a., J. Soc. chem. Ind. 1948, 67.

(2) Seifen–Öle–Fette–Wachse 79 (1953), Nr. 15.

(3) Seifen–Öle–Fette–Wachse 79 (1953), Nr. 16.

(4) Seifen–Öle–Fette–Wachse 79 (1953), Nr. 9.

BOTHROPS

Crotalidae

B. jararaca Wied.

Südbrasilien bis Nordargentinien und Paraguay. – Lanzenschlange, Jararaca dormideira.

Inhaltsstoffe: Das Gift enthält Fermente, 15 Aminosäuren, im Hydrolysat l-Pipecolinsäure.

Verwendung: In der Homöopathie. Bei Blutungsanomalien und Thrombosen (1).
Gefährliche Giftschlange!

B. atrox
Mittelamerika, tropisches Südamerika.
Die Lanzenotter ist ebenfalls eine gefährliche Giftschlange.
Mit Präparaten aus dem *Bothrops*-Gift können Blutungen erfolgreich behandelt werden.

Literatur: Kaltenbach, Schindler-Frank u.a., vgl. Lit.-Verz.

(1) Mosig, A., Pharmazie 20 (1965), 83–87.

BREVOORTIA

B. tyrannus Latrobe

Atlantikküste Amerikas von Neuschottland bis Brasilien. –
Menhaden.
Am Gesamtfischfang der USA beträgt der Menhadenanteil ca. 25 %. Die USA wurden dadurch zum wichtigsten Fischkörperölproduzenten der Welt.
Menhadenöl wird zur Herstellung von Speisefett, in der Seifen-, Schmierstoff-, Textil- und Lederindustrie verwendet.

Fischkörperöle
werden auch von
Arengus-Arten
Sardinen, Pilchard
Clupea harengus L.
Hering
Salmo salar L.
Lachs
Thunnus thynnus L.
Thunfisch
gewonnen (vgl. dort).

Zur Kerzenherstellung, Ölfarbenindustrie sowie zu Futtermitteln verarbeitet.

Geringwertige Qualitäten der Fischkörperöle werden auch als Fischtrane bezeichnet.

Literatur: Pax u.a., vgl. Lit.-Verz.

BROSME

B. brosme Müll.

Nordatlantik.
Brosme, Lumb, Torsk.

Der Fisch liefert ein vorzügliches Leberöl.
(vgl. *Gadus*).

Literatur: Pax u.a., vgl. Lit.-Verz.

BUFO

Bufonidae

B. bufo L.
(*B. vulgaris* Laur.)
(*B. rana*)
(*B. terrestris* Rös.)
(*Rana bufo* L.)

Europa, nördliches Asien, Japan, Nordwestafrika. Gemeine Kröte, Graue Kröte, Landkröte, Erdkröte, Toad, Crapaud.

Verwendet wird: das aus den Hautdrüsen der Kröten gewonnene Sekret.

Handelsbezeichnungen: Bufo, Krötengift.

Inhaltsstoffe: Bufogenine (Steroide, mit einer den Digitalisglykosiden ähnlichen Herzwirkung): Bufotalin, Bufotalidin (= Hellebrigenin), Bufotalinin, Marinobufagin, Telocinobufagin, Resibufogenin, Bufalin, Cinobufagin, Resibufagin.
Neben den Bufogeninen wurden auch Cardenolide vom Bufo-Scilla-Typ im Giftsekret von Kröten nachgewiesen. Über das Gebiet der Bufodienolide wurde berichtet.

Epoxide, Oleandrigenin, Digitoxigenin, Periplogenin, Sarmentogenin wurde isoliert (1), (2).
Bufotoxine sind mit Korksäure und Arginin verknüpfte Bufogenine.
Organische Basen (meist Indolderivate): Bufotenin (= Mappin), Bufotenidin, Dehydrobufotenin, Adrenalin, Noradrenalin, Sterine, wie Cholesterin, Ergosterin, γ-Sitosterin, Schleimstoffe, Ascorbinsäure, Glutathion (3).

Verwendung: Bufogenine und Bufotoxine wirken wie die Herzgifte der Digitalisreihe. Sie verstärken die Herztätigkeit und verlangsamen die Schlagfrequenz des Herzens. Eine anästhesierende Wirkung ist bis zu 5 mal stärker als Cocain.
Bei Bufogeninen tritt keine Kumulation auf. Bufotenin und Bufotenidin steigern den Blutdruck.
Bufotenin gehört zu den „somatogenen Halluzinogenen". Psychodyslepticum.

Zur Anregung der Corticosteroidbildung bei rheumatischer Arthritis und bei Infektionskrankheiten. Bei Epilepsie.

Herzmittel, ähnlich Digitalis und Strophantus, besonders in den USA.

Bufo ist ein seit langem bekanntes Heilmittel der Homöopathie, z.B. bei entzündlichen Hautaffektionen.

In Europa und Nordwestafrika unterscheidet man 2 Varietäten:
B. bufo var. *spinosus* Daudin
und
B. bufo gredosicola Müller et Hellmich.

B. bufo gargorizans Cantor
(*B. asiaticus*)
(*B. gargorizans*)

Verwendet wird: das giftige Sekret, Bufonis venenum, Toad venom.

Inhaltsstoffe: Cinobufotoxin, Resibufogenin, Cinobufagin, Bufalin, Cinobufotalin, Telocinobufagin, Bufogenin B (Desacetylbufotalin), Gammabufotalin.

Aus *B. bufo gargorizans* wird in China Ch'an Su gewonnen.

Ch'an Su (chines.)
Senso (japan.)
Getrocknete Kröten bzw. Krötengift.

Inhaltsstoffe: Bufalin, Bufotalin, Telocinobufagin, 4-Bufavenogin, Resibufogenin, Cinobufagin, Gamabufotalin, Cinobufotalin, Bufodienolide (1).

Verwendung: In Ostasien bekanntes Volksheilmittel. In den USA wurde aus der chinesischen Droge ein Herzmittel entwickelt.

Die meisten Krötenarten bilden charakteristische Gifte. Isoliert wurden aus:

B. alvarius Girard,
Arizonakröte: Alvarobufotoxin, o-Methylbufotenin mit halluzinogener Wirkung.

B. arenarum Hensel:
Arenobufagin., Arenobufogenin (wahrscheinlich identisch mit Arenobufagin), Arenobufotoxin.

B. formosus Boulenger:
Bufotalin.

B. fowleri:
Fowlerobufagin, Fowlerobufotoxin.

B. japonicus:
Bufagin.

B. marinus [L.] Schneider
(*B. agua* Seba)
Aga:
Marinobufagin, Marinobufotoxin, Telocinobufagin, Dehydrobufotenin (tricyclischer Serotonin-Metabolit) (4), (5).

B. paracnemis Lutz.:
γ-Sitosterin, Argentinogenin, Bufalin, Bufotalinin, Gamabufotalin, Hellebrigenin, Hellebrigenol, Resibufogenin, Telocinobufogenin (6).

B. quercicus:
Quercicobufagin.

B. regularis Reuss:
Regularobufagin (wahrscheinlich ein Gemisch aus Arenobufagin und Gammabufotalin), Regularobufotoxin (7).

B. valliceps Wiegmann:
Vallicepobufagin.

B. viridis:
Viridobufagin, Viridobufotoxin.

B. vulgaris formosus:
Gamabufotoxin, Gamabufotalin.

Bufogeninum, Bufogenin, Resibufogenin, Respignon.
Es handelt sich um ein Dienolid, das als Respirationsstimulans angewandt wird.

Literatur: Hager, IV., Kaltenbach, Kuschinsky-Lüllmann, Merck Index, Mutschler, Schindler-Frank u.a., vgl. Lit.-Verz.

(1) Sondheimer, F. u.a., J. Amer. chem. Soc. 91 (1969), 1228–1230, Pharm. Zh. 108 (1969), Nr. 10, 699.

(2) Meyer, K., D.A.Z. 110 (1970), Nr. 30.

(3) Hofmann-Hornbogen, Pharmazie 5 (1950), 360.

(4) Märki, F. u.a., J. Amer. chem. Soc. 83 (1961), 3341–3342, Pharm. Zh. 101 (1962), Nr. 9, 561.

(5) Orzechowski, G., D.A.Z. 113 (1973), Nr. 16.

(6) Porto, A.M. u. E.G. Gros, Experientia 26 (1970), Nr. 1, 11, Zbl. Pharm. 110 (1971), Nr. 4, 434.

(7) Meyer, K., D.A.Z. 90 (1950), Nr. 53.

BUNGARUS
Elapidae

B. multicinctus

Ferner Osten.
Chinesischer Krait, Giftnatter.

Inhaltsstoffe: 2 Toxin-Typen: Das α-Bungarotoxin, das ähnlich den Kobra-Neurotoxinen wirkt und das β-Bungarotoxin, das die Acetylcholin-Freisetzung stört.

Verwendung: Die Curare-ähnlich wirkenden Toxine gewinnen steigende Bedeutung auf dem Gebiet der Neurophysiologie (1).

B. candidus
Südost-Thailand, Malayische Gebiete, Indonesien. – Malaiischer Krait.
Sehr giftige Schlange!

Literatur: Kaltenbach u.a., vgl. Lit.-Verz.

(1) Mebs, D., Umschau 74 (1974), Nr. 2, 42.

BUTHUS

B. martensi

Skorpionart.

Inhaltsstoffe: Buthotoxin wurde als Pikrat gewonnen. Es ähnelt in seiner Wirkung dem Schlangengift Crotoxin.

B. occitanus
Mittelmeergebiete. Der Stich verursacht Entzündungen, Erbrechen und Krämpfe.

B. quiquestriatus
Ägyptischer Skorpion.

Inhaltsstoffe: Toxine.

Skorpiongifte sind in erster Linie Neurotoxine.
(vgl. *Euscorpius*).

Literatur: Hager, IV., Kaltenbach, Schindler-Frank u.a., vgl. Lit.-Verz.

CAIMAN
Alligatoridae

C. sclerops Schn.

Afrika. –
Alligator, Brillenkaiman.

Verwendet wird: das eingetrocknete Sekret.

Inhaltsstoffe: Jacarol (Geruchsträger).

Verwendung: Zur Gewinnung einer moschusartigen Substanz (1).

C. latirostris
wird in gleicher Weise ausgewertet.

Literatur: Hager, IV. u.a., vgl. Lit.-Verz.

(1) Pax, S.A.Z. 87 (1947), 126.

CALANDRA

C. granaria

Nordamerika.

Die Käfer kommen als Verfälschung von *Lytta vesicatoria* vor (vgl. dort).

Literatur: Jaretzky u.a., vgl. Lit.-Verz.

CALYX

C. nicaensis

Meeresschwamm.

Extrakte des Schwammes enthalten Sterole. Aus dem unverseifbaren Anteil wurde Calysterol isoliert (1).

Literatur:

(1) Fattorusso, E. u.a., Tetrahedron 31 (1975), 1715, Chem. Ztg. 75 (1975), Nr. 11.

CAMELUS

C. bactrianus

Zentralasien.
Zweihöckriges Kamel.
Das Fett des wilden, zweihöckrigen Kamels, Kamelfett, enthält ca. 29 % Palmitinsäure, ca. 37 % Stearinsäure, ca. 26 % Ölsäure, ferner Myristin-, Arachin-, Hexadecen-, Octadecatrien- und Octadecadiensäure. Höhere ungesättigte Säuren (1).

Literatur: vgl. Lit.-Verz.

(1) Gunstone u.a., Biochem. J. 54 (1953), 617, 621.

CANIS

Canidae

C. familiaris L.

Haushund.

Verwendet werden: Adeps canis, Hundefett.

Inhaltsstoffe: Die Konstanten ähneln denen des Schweinefettes. Neue chemische Analysen in bezug auf die Fettsäurekomponenten erscheinen erforderlich.

Verwendung: Mittel der Homöopathie und der Volksheilkunde bei Tuberkulose.

Lac caninum, Hundemilch.

Verwendung: In der Homöopathie bei der Behandlung chronischer Frauenleiden, tief- und langwirkendes Nervenmittel.

Literatur: Schindler-Frank u.a., vgl. Lit.-Verz.

CARABUS

C. auratus

Mittelamerika.

Mexicanische Canthariden.

Verfälschung von *Lytta vesicatoria*. (Vgl. dort).

Literatur: Hager, III. u.a., vgl. Lit.-Verz.

CARBO

Carbo animalis

Verwendet wird: die durch Verkohlung von Knochen, Fleisch und eingetrocknetem Blut gewonnene Tierkohle.

Handelsbezeichnungen: Carbo animalis medicinalis – Carbo animalis – Tier-, Fleisch- oder Knochenkohle – Animal Charcoal – Charbon animal –Carvão animal – Carbon animal.

Verwendung: Innerlich und äußerlich als Antisepticum. Innerlich bes. bei infektiösen Darmerkrankungen, gegen Meteorismus. – Zur Wundbehandlung. – Entfärbungsmittel. – Filterhilfsmittel.

Carbo Carnis
Fleischkohle.
Sie wird durch Verkohlung von Knochen- und fettfreiem Fleisch hergestellt.

Carbo Sanguinis
Blutkohle.
Sie ist für den innerlichen Gebrauch bestimmt und kommt als Carbo Sanguinis depuratus, Gereinigte Blutkohle in den Handel.

Carbo Ossium
Knochenkohle, Bone Black, Charbon d'os.
Sie wird durch Erhitzen von Knochen unter Luftabschluß hergestellt.
Im allgemeinen versteht man unter Tierkohle die Knochenkohle, in verschiedenen Qualitäten.

Inhaltsstoffe: Kohlenstoff und Calciumcyanamid 11 %, Calciumsulfat 0,2 %.

Calciumphosphat und Magnesiumphosphat 80 %, Alkalisalze, Eisenoxyd, Calciumcarbonat 8 %, Kieselsäure.

Verwendung: Knochenkohle wird in Zuckerfabriken und anderen Industrien als Entfärbungsmittel benutzt. Zur Reinigung organischer Verbindungen.

Zur Trinkwasserreinigung. In Gasmasken als Schutz vor giftigen Gasen.

Carbo Ossium depuratus
Zur Verwendung in der Medizin und in chemischen Laboratorien.

Carbo Ossium sterilisatus
Bei der Behandlung von Gelenktuberkulose verwendet.

Ebur ustum nigrum
Beinschwarz, Knochenschwarz.
Das Produkt entsteht aus den bei der Herstellung von gekörnter Knochenkohle anfallenden Abfällen. Es hat nur eine geringe Entfärbungswirkung. Zur Herstellung gewöhnlicher Schuhcreme.

Tierische Abfälle werden ebenfalls zu Tierkohle verarbeitet. Sie dient technischen Zwecken.

Carbo Spongiae
siehe *Euspongia*.

Literatur: Hager, IV. u.a., vgl. Lit.-Verz.

CARETTA
Cheloniidae

C. ***caretta*** L.

Mexico (Yucatan).
Unechte Karettschildkröte, Loggerhead Turtle.

Verwendet wird: das Schildkrötenöl. (vgl. *Chelonia*).

Literatur: Pax u.a., vgl. Lit.-Verz.

CASTOR
Castoridae

C. ***fiber*** Kuhl
(*C. fiber* L. var. *canadensis*)
(*C. fiber* L. var. *americanus*)
(*C. americanus* Fr. Cuv.)

Nordamerika (Canada, Hudson-Bay). – Canadischer oder Amerikanischer Biber, Beaver.

Verwendet werden: die sekrethaltigen Drüsen der Biber „Castorbeutel", die mit den Geschlechtsorganen weiblicher und männlicher Tiere in Verbindung stehen.

Handelsbezeichnungen: Castoreum canadense, Castoreum americanum, Canadisches Bibergeil, Castor, Castoréum, Castoreo del Canada.

Inhaltsstoffe: äther. Öl mit Benzoesäure (C. canadense enthält ca. 1 %, C. sibiricum ca. 2 %), ferner Harz „Castoreum-Resinoid" (C. canadense enthält ca. 13,85 %, C. sibiricum ca. 85 %) (1), Fett, Calciumsalze, Phenol, Salicin, Salicylsäure, Acetophenon, Benzylalkohol, p-Äthylphenol, o-Cresol, Guajacol, Borneol, Hydrozimtsäure, m-Oxybenzoesäure, Anissäure, Gentisinsäure. – Die als Castorin bezeichnete Substanz ist ein Gemenge von Cholesterin und Dihydrocholesterin (2).

Verwendung: Medizinisch in Form der Tinktur als Antispasmodicum und Nervinum. – Rekonvaleszenzmittel bei Erschöpfungszuständen. In der Lungentherapie. – Fixateur in der Parfümerieindustrie (3).

C. ***fiber*** L. var. *sibirica*
Sibirien, bes. am Yenessei und an der Lena, liefert das Castoreum sibiricum, Sibirische oder Russische Bibergeil. Es

enthält gegenüber der canadischen Provenienz, die doppelte Menge an ätherischem Öl und einen wesentlich höheren Harzgehalt, auch der Castoringehalt ist höher.

Literatur: Hager, IV., Schindler-Frank u.a., vgl. Lit.-Verz.

(1) v. Artus, Seifen–Öle–Fette–Wachse 75 (1949), 461.

(2) Janistyn, Pharmazie u. Kosmetik 31 (1950), 187.

(3) Neurath, Kosmetik 28 (1955), 329.

CENTRUROIDES

Scorpionida

C. elegans

Mexico.
Insularis Pocock, Skorpion.

Stachel und Giftdrüsen frisch getöteter Tiere werden in der Homöopathie verwendet.

Der Stich dieser Skorpionart kann tödlich sein.

C. gracilis
Mexico. – Durangoskorpion. Das Gift kann tödlich wirken.

Literatur: Hager, IV., Kaltenbach u.a., vgl. Lit.-Verz.

CERVUS

C. elaphus

Europa. – Hirsch.

Verwendet wird: das geraspelte Hirschhorn.

Handelsbezeichnungen: Cornu Cervi – Hirschhornspäne.

Inhaltsstoffe: Leim, phosphor- und kohlensaurer Kalk.

Verwendung: Zu Gallerten. – Technisch als Blumendünger.

Das Hirschfett ist ein stearinreiches Fett mit ca. 25 % Palmitinsäure, ca. 35 % Stearinsäure, ca. 25 % Ölsäure, ferner Myristin-, Arachin-, Hexadecen-, Octadecadien- und Octadecatriensäure (1).

C. sika hortulorum
Gefleckter Hirsch und
C. asiaticus
Isjubrhirsch, Maralhirsch.

Sibirien, Kasachstan, Altaigebiete, Ussurigebiete (Mandschurei).

Von diesen Hirschen werden die noch nicht verknöcherten Geweihe, die Bastgeweihe oder Panten sowie Schwanz, Penis, Fötus und Sehnen nach China exportiert.
Wesentliche Inhaltsstoffe sind Geschlechtshormone. –

Verwendung: Stimulans, bes. bei Altersschwäche, Tonicum und Wundheilmittel.

Das aus den Panten gewonnene Pantokrin gehört zu den aktivsten tonischen Mitteln.
Aus den harten Geweihstangen der Hirsche werden in China Mittel gegen Hautleiden und Geschwüre hergestellt (2).

Literatur: Hager u.a., vgl. Lit.-Verz.

(1) Gunstone u.a., Biochem. J. 54 (1953), 617, 621.

(2) Buchholz, Pharmazie 5 (1950), 46.

CETONIA

Scarabaeidae

C. aurata L.

Europa, Afrika.
Goldkäfer, Gemeiner Rosenkäfer.

Verwendung: Die Tinktur wird in der Homöopathie verwendet. In Äthiopien Volksheilmittel bei Tollwut.

Literatur: Hager, IV. u.a., vgl. Lit.-Verz.

CHELONIA

Cheloniidae

Ch. mydas L.

Hauptsächlich Californien bis Peru, Galapagos-Inseln.
Chelone, Suppenschildkröte.

Verwendet wird: das fette Öl, Oleum Cheloniae, Schildkrötenöl, Turtle Oil.

Inhaltsstoffe: Das Öl enthält ca. 60 % ungesättigte Fettsäuren, ca. 50 % davon bestehen aus Linolsäure. Vitamin A und D.

Verwendung: In der Kosmetik, in der Seifenindustrie, Speiseöl.

Die größte Bedeutung haben Seeschildkrötenöle (nicht aus Eiern) als Trägersubstanz für die fettlöslichen Vitamine A, D, H und K, natürliche Hormone, Lecithine, Cholesterine, Gewebsextrakte. Die besondere Wirkung der Schildkrötenöle beruht auf seiner Permeabilität und Verträglichkeit.
Im Altertum und im Mittelalter wurden Schildkrötenöle gegen Lepra verwendet. Bei Tierversuchen im Pasteur-Institut, Paris, wurde eine positive Wirkung bestätigt.

Schildkrötenöle werden auch von
Caretta caretta und
Lepidochelys olivacea
geliefert (vgl. dort).

Schildkrötenlebertran wird z.B. auf den Seychellen wie Dorschlebertran benutzt. In Indien dient er als Nähr- und Heilmittel bei Skrofulose, Rachitis, Anämie und Lungenkrankheiten.

Literatur: Hager, IV., Pax u.a. vgl. Lit.-Verz.

CHERMES

Homoptera

Ch. ilicis L.
(*Kermes ilicis* L.)

Mittelmeergebiete.
Kermesschildlaus. Die Tiere leben meist auf *Quercus coccifera*, der Kermeseiche.

Inhaltsstoffe: Cochenilleartiger Farbstoff.

Verwendung: Färbemittel.

Ch. vermilio Planck
wird in gleicher Weise ausgewertet.

Literatur: Hager, IV., Pax u.a., vgl. Lit.-Verz.

CHINOREX

Ch. flekkeri

Seewespe (Nesseltier).

Diese Meduse produziert eines der stärksten marinen Gifte. Der Wirkstoff ist wahrscheinlich ein Protein.
Die Berührung mit den Tentakeln kann für Menschen tödlich wirken.
Sehr giftig!

Literatur:

(1) Béress, L., Umschau 74 (1974), Nr. 20, 644–645.

CHIROPSALMUS

Ch.-Arten

Geschützte Buchten im Pazifischen Ozean. – Feuerquallen.

Das Gift der Nesselkapseln ruft Entzündungen, heftige Schmerzen, Atemnot und Lähmungen hervor, die innerhalb weniger Minuten zum Tode führen können. Die Feuerquallen sind sehr giftig!

Ch. quadrigatus Haeckel
Philippinen, wird in Essig eingelegt, auf den Märkten als Nahrungsmittel angeboten.

Eine Anzahl von Quallen oder Medusen wurden im Altertum und Mittelalter zu Heilzwecken benutzt.

Literatur: Kaltenbach, A., Naturw. Rdsch. 24 (1971), Nr. 9, Pax u.a., vgl. Lit.-Verz.

CIMEX
Hemipteroidea

C. lectularius L.

Schnabelkerve, Bettwanze.

Inhaltsstoffe: Cimicin (Geruchsstoff).

Verwendung: In der Homöopathie als Tinktur: Selten verwendet.

Literatur: Hager, IV., Leeser, O. u.a., vgl. Lit.-Verz.

CIRRIPATHES
Antipatharia

C. spiralis Blainv.

Dörnchenkoralle.

Der Jodgehalt beträgt 5,45 %.

Literatur: Pax u.a., vgl. Lit.-Verz.

CLUPEA
Clupeidae

C. harengus L.

Nördlicher Atlantik. Nord- und Ostsee.
Hering, Herring.

Das Heringsöl gehört neben den Pilchard- und Menhadenölen zu den wichtigsten Fischkörperölen. Die Hauptproduktionsländer sind Norwegen, Canada, USA, Island. Es wird vor allem als Speiseölzusatz für Fischkonserven, Margarinerohstoff, zur Seifenfabrikation, Ölfarbenherstellung und für Futtermittel verwendet.
Die Ölausbeute beträgt bei Heringen im Durchschnitt 13–15 %. Es besteht aus einer Mischung von Fettsäureestern gesättigter und ungesättigter Fettsäuren.

Genaue chemische Analysen der Fischkörperöle sind aufgrund der komplizierten Zusammensetzung und der verschiedenen Rohstoffherkünfte sehr schwierig. Pax bringt eine Zusammenstellung von H.P. Kaufmann.

Das Heringskörperöl enthält 20–100 IE Vitamin A pro Gramm, das Heringsleberöl 250–11.000 IE Vitamin A pro Gramm Öl.

Fischstearin ist der nach dem Abpressen des Öls zurückbleibende feste Anteil.

Literatur: Hager, IV., Pax u.a., vgl. Lit.-Verz.

COCCINELLA
Coccinellidae

C. septempunctata L.

Europa. –
Siebenpunktiger Marienkäfer, Sonnenkäfer.

Das Abwehrsekret enthält Coccinellin (Alkaloid) (1).

Die Tinktur wird in der Homöopathie verwendet.

Literatur: Hager, IV. u.a., vgl. Lit.-Verz.

(1) Tursch, B. u.a., Chimia 25 (1971), 307, Chem. Ztg. 96 (1972), Nr. 5.

COCCUS

Hemiptera

C. lacca Kerr.
(*Carteria lacca* Signoret)
(*Laccifer lacca*)

Heimat Molukken. – Vorder- und Hinterindien. Hauptausfuhrhafen ist Calcutta. – Weitere Herkunftsgebiete sind Thailand, Ceylon, Sundainseln, China.

Verwendet werden: 1. der Stocklack – 2. der Schellack – 3. der Färberlack – 4. das Schellackwachs.

1. der Stocklack

Handelsbezeichnungen: a) Lacca in ramulis – Stocklack, Sticklack, Stangenlack – Sticlac – Laque en bâtons.
b) Lacca in granis – Körnerlack, Samenlack – Seedlac – Laque en graines.
c) Lacca in massis – Blocklack, Klumpenlack – Lumplac.

Stocklack (Rohschellack) ist ein Sekret der Lackschildlaus – *Coccus lacca* – welche auf *Schleicheria trijuga, Zizyphus jujuba* und anderen *Z.*-Arten, *Croton aromaticus, C. lacciferus, Butea frondosa, Ficus religiosa, F. indica* etc. lebt und kultiviert wird. Der Saft junger Zweige der genannten Bäume wird von den Larven zu einer lackartigen Substanz umgearbeitet.

Die Bysacki-Ernte (April–Mai) ist mengenmäßig bedeutend, die Kusmi-Ernte (November–Januar) ist qualitativ besonders wertvoll. – Zwischenernten dienen zur Gewinnung des Brutlackes.

Durch Zerkleinern, Ausziehen und Auswaschen wird der Körnerlack gewonnen, der den Rohstoff zur Gewinnung des Schellacks darstellt.

2. der Schellack

Handelsbezeichnungen: Lacca, Lacca in tabulis, Resina Lacca, Gummi Lacca – Schellack, Gummilack, Lackharz – Lac, Shellac, Gum Lac – Gomme laque, Résine laque, Laque en feuilles – Goma laca.

Inhaltsstoffe: ca. 75 % Harz (mit ca. 60 % ätherunlösl. Resinotannolester der Aleuritinsäure, ca. 35 % ätherlösl. Harzen, aus denen Schellolsäure isoliert wurde, freien Fettsäuren, einem Resen und Erythrolaccin). – ca. 6 % Wachs (Myricyl- und Cerylalkohol), ca. 6,5 % Farbstoff (Laccainsäure), Bitterstoff. Die indischen Orange- und Lemon-Schellacke enthalten meist ca. 4–6 % Wachs (1), (2), (3).

Verwendung: Schellack findet in folgenden Industrien eine ausgedehnte und vielseitige Verwendung: In der pharmazeutischen, kosmetischen und nahrungsmitteltechnischen Industrie zu Drageelacken, Dentalplatten, Haarlacken etc. Bonbonlacken, Kaffeeglasuren, Schokoladenlacken etc. Die Eignung von Schellack aus Grusinien und Aserbeidschan für magensaftresistente Überzüge wurde festgestellt (4).
Schellack wird zu Schutzüberzügen für hygroskopische Pillen, Tabletten, Dragees, zur Konservierung von Citrusfrüchten etc. verwendet. Mit Auripigment geschönte Sorten sind selbstverständlich für diese Zwecke ungeeignet (5).

In der Buchbinderei und Papierindustrie zu Buchbinderlacken, Buntpapier, Druckfarben, Etikettenlacken, Landkartenlakken, Maßstablacken, Spielkartenlacken, Tapeten etc.

In der Lack- und Farbenindustrie zu Isolierlacken, Lasurlacken, Nitrocelluloselacken, Politurlacken, Porenfüllern, Rostschutzlacken, Kitten, Schiffsbodenfarben, Schultafellacken etc.

In der Elektroindustrie zu Akkumulatorenlacken, für Glimmerplatten, Glühlampen, zu Kabellacken, Spulenlacken etc.

In der Pyrotechnik.
In der holzverarbeitenden Industrie zu Astlacken, Drechslerlacken, Fußbodenpolituren, Goldleistenlacken, Musikinstrumentenlacken etc.

In der Schallplattenindustrie.

Ferner zu Strohhutlacken, Hutappreturen, Lederlacken und Lederappreturen, für Metallfolien, optische Linsen, Tinten, Tuschen, Gummiwaren, Siegellacke, Bohnerwachs etc. (6).

Handelsqualitäten: Schellack-Importqualitäten: Orange-Schellack, dünnblättrig – Lemon-Schellack, hell, dickblättrig, sind die Haupthandelssorten. Ferner werden Knopf- und Zungenlacke gehandelt.

Industrieschellacke: Wachsfreie, entfärbte Blätterschellacke werden zur Herstellung von Lacken in der Nahrungsmitteltechnik und Kosmetik, zu Lederappreturen, Polituren, Metallacken, Siegellakken etc. verwendet.

Wachsfreie Goldorangeschellacke werden zu Tinten und Tuschen gebraucht.

Wachsfreie Rubinschellacke werden zu Brauereiglasuren, Isolierlacken, Lederappreturen, Spiegellacken und vor allem in der Schallplattenindustrie verwendet.

Wachshaltige Blätterschellacke werden zu Mattierungen, Polituren, Isolierlakken in der elektrotechnischen und Kabelindustrie verwendet sowie für Schleif- und Schmirgelscheiben. In der Pyrotechnik.

Wachshaltige Rubinschellacke entsprechen den indischen Garnet-Lacken. Besonders zu Brauereiglasuren und Spiegellacken.

Weißgebleichte und blondraffinierte Schellacke (= Lacca alba in Zöpfen, Blöcken und Pulvern) werden für Spielkarten, in der Hut- und Feinlederappretur, in der Kosmetik, zu Nitrocelluloselacken und Polituren, in der Tapeten- und Buntpapierindustrie, in Aluminiumfolien-Fabriken, in der Gummi- und Gummifädenfabrikation, in der holzverarbeitenden Industrie, in der Photochemie gebraucht.

Die weißgebleichten und blondraffinierten Qualitäten werden auch mit Wachszusätzen als trüb- und milchiglösliche Schellacke gehandelt. – Für helle Mattierungen.

Die weißgebleichten Schellacke werden in Behältern gehandelt, die mit Wasser aufgefüllt sind (7).

3. der Färberlack

Handelsbezeichnungen: Färberlack – Lac-dye.

Inhaltsstoffe: Färberlack ist der bei der Herstellung von Körnerlack gewonnene rote Farbstoff des Stocklackes. Es handelt sich um Laccainsäure (vgl. oben).

Verwendung: Früher in der Woll- und Seidenfärberei.

4. das Schellackwachs

Gewinnung: Schellackwachs wird von der Lackschildlaus zusammen mit dem Lack ausgeschieden. Es wird industriell bei der Herstellung wachsfreier Schellacke gewonnen.

Inhaltsstoffe: Myricyl- und Cerylalkohol.

Verwendung: Zu Poliermitteln. Raffinierte Qualitäten werden zu heller Schuhcreme etc. verarbeitet.

Neben *Coccus lacca* erzeugen auch eine Reihe anderer Lackschildläuse Stocklack.

C. ceriferus
China, Japan, auf *Ligustrum lucidum* und *Fraxinus chinensis* vorkommend.

Verwendet wird: das Wachs der Schildlaus.

Handelsbezeichnungen: Cera chinensis – Chinesisches Wachs, Insektenwachs – Chinese Wax – Cire d'insectes.

Inhaltsstoffe: Cerotinsäureester des Cerylalkohols.

Verwendung: Zu Pflastern. – In China zur Kerzenfabrikation. – Zum Wachsen von Papier und Baumwolle.

Literatur: Hager, III., Merck Index, Wiesner, Wulf u.a., vgl. Lit.-Verz.

(1) Yates, P. u. G.F. Field, J. Amer. chem. Soc. 82 (1960), 5764–5765, Pharm. Zh. 100 (1961), Nr. 6.

(2) Christie, W.W. u.a., J. chem. Soc. (London) (1963), 5768–5771, Pharm. Zh. 105 (1966), Nr. 4.

(3) Burwood, R. u.a., J. chem. Soc. (London) (C) (1967), 842, Chem. Ztg. 91 (1967), Nr. 19.

(4) Efimova, L.S. u. S.A. Minina, Farmacija (Moskau) 18 (1969), Nr. 4, 16–20, Zbl. Pharm. 109 (1970), Nr. 3.

(5) Marx, E.L., Dt. Lebensmittel-Rdsch. 69 (1973), Nr. 7, 257–259, Zbl. Pharm. 113 (1974), Nr. 2.

(6) Chemie (1969), Nr. 10.

(7) Maheshwari, P. u. S.L. Tandon, Economic Botany 13 (1959), Nr. 3.

COLYMBETES

C. fuscus

Schwimmkäfer.

Inhaltsstoffe: Stark blutdrucksenkende Wirkstoffe wurden aus den Prothorakalwehrdrüsen isoliert (1).

Literatur:

(1) Schildknecht, H. u. H. Tacheci, Chem. Ztg. 94 (1970), Nr. 3.

COMATULA

C. pectinata

Seelilie.

Inhaltsstoffe: Rhodocomatulin (Anthrachinonverbindung) (1).

Literatur:

(1) Chem. Ztg. 86 (1962), Nr. 20.

CORALLIUM
Coralliidae

C. rubrum L.

Im Mittelmeer, bei den canarischen Inseln, im Roten Meer, im Indischen Ozean, in den japanischen Küstengewässern.

Verwendet wird: die pulverisierte Koralle.

Handelsbezeichnungen: Corallium rubrum, Rote Koralle, Edelkoralle, Red Coral, Coral rouge.

Inhaltsstoffe: ca. 83,5 % Calciumcarbonat, ca. 3,5 % Magnesiumcarbonat, Calciumsulfat, Natriumchlorid, Spuren von Jod-, Brom- und Eisenverbindungen.

Der rote Farbstoff wird als „Lipochrom" bezeichnet.

Verwendung: In der Homöopathie bei Erkrankungen der Luftwege, bei einigen Hauterkrankungen, z.B. Psoriasis an den Handflächen. – Zu Zahnpulvern.

Literatur: Hager, IV., Pax, Schindler-Frank u.a., vgl. Lit.-Verz.

CROCODILUS

Reptilia

C. niloticus Laur.
(*C. vulgaris*)

Afrika, bes. Ägypten. – Nilkrokodil.

Verwendet werden: die Moschusdrüsen des Tieres.

Verwendung: In der Parfümerie zu Salben, bes. für die Einheimischen (1).

Literatur: Hager, IV. u.a., vgl. Lit.-Verz.

(1) Pax, S.A.Z. 87 (1947), 126.

CROTALUS

Crotalidae

C. horridus L.
(*C. atrox*)

Nordamerika. – Nordamerikanische Klapperschlange, Waldklapperschlange, Rattlesnake.

Verwendet wird: das getrocknete Gift aus den Drüsensäcken des Oberkiefers.

Inhaltsstoffe: Die Zusammensetzung des Giftes weist regional bedingte Unterschiede auf. Wichtigstes Toxin ist das „Crotoxin" mit den Aminosäuren Asparaginsäure, Cystin, Glutaminsäure, Tyrosin u.a.

„Crotoxin" besteht aus Crotactin, Crotamin, Phospholipase A. Gerinnungshemmende Fermente. Anorganische Elemente mit einem hohen Anteil an Zink. „Crotoxin" hat eine starke neurotoxische Wirkung (1), (2), (3), (4), (5), (6).

Man unterscheidet bei den nordamerikanischen Klapperschlangen zwischen:

C. atrox
Südwestliche Gebiete der USA bis Zentral-Mexico. – Westliche Diamantklapperschlange,
und
C. adamanteus
Südöstliche USA. – Östliche Diamantklapperschlange.

Verwendung: In der Homöopathie bei Krankheiten mit einer Intoxikation. Bei Gelbfieber, Scharlach, Diphterie, Typhus, Ruhr, Angina pectoris, bei Thrombosen und Gangrän.

C. durissus terrificus Laurenti
Südamerika, bes. Brasilien, Mexico. – Südamerikanische Schreckensklapperschlange, Schauerklapperschlange, Cascavel.

Inhaltsstoffe: Das Gift enthält verschiedene Proteine, „Crotoxin" mit Crotamin (basische Substanz), Crotactin und Phospholipase A, ein Peptid mit potenzierenden Eigenschaften, Crotapotin, Crotalin und „Toxin III" (1), (2), (3), (4), (5), (6), (7).

Verwendung: Vgl. *C. horridus.*
Bei Epilepsie. In der Homöopathie, bei Fieber, Blutungen, Geschwüren, Gelbsucht, hämorrhagischen Diathesen, rechtsseitiger Migräne.

Crotalus-Arten sind sehr gefährliche Giftschlangen.

C. durissus terrificus
liefert eines der wirksamsten Schlangengifte. „Crotoxin" wirkt tödlich durch Atemlähmung.
Das Crotamin fehlt bei der nordbrasilianischen Provenienz.

Schlangengifte
Während die physiologischen Wirkungen zahlreicher Schlangengifte gut bekannt sind, bleiben hinsichtlich der chemischen Aufklärung noch manche Fragen offen. Meist handelt es sich um Gemische von Eiweißkörpern. Nur wenige Schlangengifte konnten bisher in reiner Form dargestellt werden.
Wichtige Wirkstoffgruppen sind Neurotoxine, Hämolysine, Coaguline, Proteasen, Cardiotoxine, Hämorrhagine.
Für die Herstellung von Präparaten aus Schlangengiften sind exakte Testmethoden erforderlich.

Schlangengifte zur Herstellung von Sera und für Forschungszwecke werden in einer Anzahl von Instituten gewonnen, wo die Tiere unter geeigneten Bedingungen in Gefangenschaft gehalten werden, z.B. im Instituto Butantan, São Paulo.
Den Heilseren zur Behandlung von Schlangenbissen kommt eine große Bedeutung zu. Die Mortalität konnte erheblich gesenkt werden.

Literatur: Hager, IV., Kaltenbach, Schindler-Frank u.a., vgl. Lit.-Verz.

(1) Schmidt, Pharm. Zh. 87 (1948), 326.
(2) Mosig, A., Pharmazie 6 (1951), 381, 453.
(3) Slotta, Experientia 9 (1953), 81.
(4) Mosig, A., Pharmazie 20 (1965), 84–87.
(5) Mebs, D., Umschau 74 (1974), Nr. 2.
(6) Orzechowski, G., D.A.Z. 113 (1973), Nr. 16.
(7) Habermann, E., Pharmazie in uns. Zeit 3 (1974), Nr. 5.

CYBISTER

C.-Arten

Mexico.

Die Käfer enthalten Steroide. Aus einer *C.*-Art wurde 12-Hydroxy-4,6-pregnadien-3,20-dion isoliert (1), (2).

Literatur:

(1) Kaltenbach, A., Naturw. Rdsch. 24 (1971), Nr. 9.
(2) Schildknecht, A., Seifen–Öle–Fette – Wachse 96 (1970), Nr. 17.

DABOIA

D. russeli

Indien.

Das Toxin des Schlangengiftes besitzt eine hämostyptische Wirkung (1).

Literatur:

(1) Zirkler, Pharmazie 9 (1954), 958.

DACTYLOPIUS

Coccidae

D. coccus Costa
(*D. tomentosus* Costa)
(*Coccus cacti* L.)
(*Pseudococcus cacti* Westw.)

Heimisch in Zentral-Amerika (Mexico). In Honduras, Guatemala, El Salvador, Peru, auf den Canarischen Inseln, in Algerien und Spanien auf Kakteen lebend, teilw. gezüchtet, besonders auf *Nopalea*

coccinellifera (*Cactus coccinellifera*), Nopalpflanze, Feigendistel, *Opuntia monacantha, Opuntia vulgaris* u.a.
In Ostindien, auf Java.

Cochenillelaus, Cochenille-Schildlaus, Scharlach-Schildlaus, Nopal-Schildlaus, Kaktus-Schildlaus, Cochineal, Cochenille.

Verwendet wird: das getrocknete weibliche Insekt.

Handelsbezeichnungen: Coccionella – Cochenille, Alkermeskörner, Kaktusschildlaus – Cochineal – Cochenille – Cochonilha – Coccionella.

Inhaltsstoffe: ca. 10 % Carminsäure (= Carminrot – glykosidischer Farbstoff), ferner geringe Mengen Neocarminsäure, ca. 4–10 % Fett und Fettsäuren, ca. 0,5–4 % Coccerin (Wachs), ca. 1,5–2 % Myristin (1), (2).

Verwendung: In der Homöopathie, bei Nieren- und Blasenleiden, bei Reizhusten.
In der Nahrungsmittelindustrie zum Färben von Lebensmitteln, bes. Zuckerwaren. In der Kosmetik zu Lippenstiften, Schminken und Mundwässern. In der Textilindustrie zum Färben von Wolle und Seide.

In der Lack- und Farbenindustrie zu Tinten, Carminlack (Florentiner Rot, Carmoisinrot, Münchner Lack, Ponceau-Lack), zu Aquarellfarben. – In der Farbphotographie. – In der Mikroskopie. – Zur Darstellung des Carmins und der Carminsäure.

Handelssorten: Cochenille, silbergrau, Grana jaspeada wird im Ofen getrocknet. – Cochenille, grau, Grana grisea wird in der Sonne getrocknet. – Cochenille, schwarz, Grana negrilla wird auf Metall getrocknet. Als beste Sorte gilt die erste Ernte der in Honduras gezüchteten Cochenille.

Von wilden Insekten stammt die geringwertigere Qualität „Granilla".

Für 1 kg Farbstoff benötigt man ca. 140.000 getrocknete Tiere (1), (3), (4).

Literatur: Hager, IV., Schindler-Frank, Steinegger-Hänsel, Wulff u.a., vgl. Lit.-Verz.

(1) Ringer, Pharmazie 5 (1950), 275.

(2) Overeem, J.C., Chem. Ztg. 86 (1962), Nr. 20.

(3) Richter, Dtsch. Lebensm.-Rdsch. 45 (1949), 13.

(4) Lübke, Seifen–Öle–Fette–Wachse 23 (1950), 230.

DANAUS

Nymphalidae

D. gilippus berenice und
D. gilippus strigosus

Danainae-Falter.

Als Lockstoff wurden Dihydropyrrolizin-Derivate identifiziert (1).

Literatur:

(1) Edgar, J.A., Experientia (Basel) 27 (1971), 761, Chem. Ztg. 95 (1971), Nr. 22.

DAPHNIA

D. pulex De Geer.

Europa bis Ostasien, in Buchten und Pfützen. – Wasserfloh, Daphnien.

Verwendung: In der Pharmakologie zur Testung herzwirksamer Substanzen. Zierfischfutter (1).

Literatur: Hager, IV. u.a., vgl. Lit.-Verz.

(1) Gebler, Pharmazie 10 (1955), 255.

DASYCHYRA

D. pudibundi

Inhaltsstoffe: Die Raupe enthält antibiotische Substanzen (1).

Literatur:

(1) Vonderbank, Pharmazie 5 (1950), 214.

DELPHINAPTERUS

Delphinapteridae

D. leucas Pall.

Nördliche polare Zonen.
Weißwal, White Whale.

Der Weißwal, der zu den Zahnwalen gehört wird 4–5 m lang und wird auf Öl ausgewertet.
(vgl. *Physeter*).

Literatur: Pax u.a., vgl. Lit.-Verz.

DELPHINUS

Delphininae

D. delphis L.

In warmen und gemäßigten Meeren, oft in großen Schwärmen. –
Delphin, Common Dolphin.

Verwendet wird: das aus dem Speck der Delphine gewonnene Öl. – Delphintran.

Er enthält u.a. Isovaleriansäure und flüchtige Valeriansäuretriglyceride. Das im Tran enthaltene Walrat setzt sich beim Erkalten ab.
Delphintran ähnelt dem Waltran und wird zur Herstellung feinster Schmieröle benutzt.

Literatur: Hager, IV., Pax u.a., vgl. Lit.-Verz.

DENTROBATES

D. pumilio

Panama.

Inhaltsstoffe: Aus den Hautextrakten des Frosches wurden die toxischen Alkaloide Pumiliotoxin A, B und C isoliert. Pumiliotoxin C ist dem Coniin verwandt (1).

D. auratus

Die Hautextrakte enthalten Pumiliotoxin A und B und andere Basen (1).

Literatur:

(1) Daly, J.W. u.a., Liebigs Ann. Chem. 729 (1969), 198–204, Zbl. Pharm. 109 (1970), Nr. 9.

DIADEMA

D. antillarum

Caribische Gebiete.
Diademseeigel.

Inhaltsstoffe: Spinochrome (Chinonfarbstoffe); Naphthazarinverbindungen (1).

Literatur: Pax u.a., vgl. Lit.-Verz.

(1) Mathieson, J.W. u. R.H. Thomson, J. chem. Soc. (London) C (1971), 153, Chem. Ztg. 95 (1971), Nr. 12.

DIAMPHIDIA

Chrysomelidae

D. nigroornata

Südafrika.

Die Larven werden von südafrikanischen Buschmännern zur Herstellung von Pfeilgiften benutzt.

Literatur: vgl. Lit.-Verz.

DORYPHORA

D. decemlineata
(Leptinotarsa decemlineata)

Nordamerika (von Colorado bis zur Atlantikküste), Europa.

Inhaltsstoffe: Vermutlich Cantharidin.

Verwendung: In der Homöopathie, bei Dysurie und Dysenterie. Selten verwendet.
Giftig!

Literatur: Hager, IV., Leeser u.a., vgl. Lit.-Verz.

DRYMONIA

Inhaltsstoffe: Die Raupe enthält antibiotische Substanzen (1).

Literatur:

(1) Vonderbank, Pharmazie 5 (1950), 214.

DUGONG
Sirenia

D. dugong Erxl.

Indischer Ozean.
Seekuh, Dugong.

Das Öl von Seekühen wird für medizinische Zwecke verwendet. Es wird als Ersatz für Dorschlebertran benutzt. (vgl. *Gadus*).

Literatur: Pax u.a., vgl. Lit.-Verz.

DYSIDEA

D. herbacea

Meeresschwamm.

Inhaltsstoffe: Substanzen, die hemmend gegenüber gram-negativen und gram-positiven Organismen wirken (1).

D. pallescens

Inhaltsstoffe: Furanosesquiterpene, Pallescensine, Sesquiterpenoide vom Monocyclofarnesan-Typ (2).

Literatur:

(1) Sharma, G.M. u. B. Vig, Tetrahedron Letters (1972), 1715, Chem. Ztg. 96 (1972), Nr. 10.

(2) Cimino, G. u.a., Tetrahedron Letters (1975), 1421, Chem. Ztg. 99 (1975), 1421.

DYTISCUS

D. marginalis

Gelbbrandschwimmkäfer.

Das Abwehrsekret der Prothorakaldrüsen enthält das Hormon Cortexon. *Dytiscus* kann 0,4 mg Cortexon speichern. Das ist eine Menge, die man aus den Nebennieren von 1.000 Rindern isoliert.

Literatur: Kaltenbach, A., Naturw. Rdsch. 24 (1971), Nr. 9.

ECHINUS
Echinoidea

E. acutus Lam. und
E. melo Lam.

Mittelmeergebiete. –
Seeigel.

Die bioaktivierende Wirkung der Gonadenextrakte auf die Haut in Form von Öl wurde untersucht. Sie enthalten Follikelhormone und Carotin (1).

Sexualorgane von Seeigeln wurden im Altertum und Mittelalter als verdauungsfördernd und stärkend empfohlen.

Seeigelasche wurde gegen zahlreiche Leiden verwendet.

Literatur: Pax u.a., vgl. Lit.-Verz.

(1) Colombo, E. u. P. Rovesti, Parfums Cosmétiques Savons de France 1 (1971), Nr. 11, 598, Seifen–Öle–Fette–Wachse 98 (1972), Nr. 6.

ECHIS

Viperidae

E. coloratus

Naher Osten.
Sandrasselotter.

Inhaltsstoffe: Esterasen, Proteinasen, Viperotoxin (basisches Polypeptid).

Es werden Gerinnungsstörungen, Hämorrhagien und kardiovaskulärer Schock verursacht (1).

Literatur:

(1) Mebs, D., Umschau 74 (1974), Nr. 2, 42.

ELEDONE

Octopodidae

E. moschata Lam.

Mittelmeergebiete.
Moschuskrake. Das Tier zeichnet sich durch einen intensiven Moschusgeruch aus.

Inhaltsstoffe: Amine.

Eledoisin (früher Moschatin), Gift der hinteren Speicheldrüsen. Es wirkt stark blutdrucksenkend und erregend auf die glatte Muskulatur (1).

Octopoden (Kraken) enthalten Amine, u.a. Tyramin, Histamin, Serotonin, Agmatin, Noradrenalin, Octopamin sowie Cephalotoxin (Glucoproteid).

Literatur: Pax u.a., vgl. Lit.-Verz.

(1) Kaiser, E., Sci. Pharm. 32 (1964), 265, D.A.Z. 105 (1965), Nr. 49.

EPHYDATIA

Spongillidae

E. mülleri Liebk.
(*E. amphizona*)
(*E. mülleri* var. *astrosperma*)
(*Spongilla mülleri*)
(*Spongilla amphizona*)

Krusten-Schwamm. Klumpenförmige Massen (Süßwasserschwämme), in flachen Gewässern, Europa, Nord- und Ostasien, Nordamerika.

Inhaltsstoffe: Brom (0,11 % in der Droge), ca. 30–40 % Kieselsäure, Eisen, Mangan und andere Mineralien, Zoosterine, ein hämolytisch wirkendes Gift.

Verwendung: In der Homöopathie als Tinktur, Badiaga (vgl. *Spongilla lacustris*) bei Rhinitis, Heufieber, Krampfhusten, Augenentzündungen. In Rußland und Ungarn als Volksheilmittel bei Skrofulose und Drüsenschwellungen.

Äußerlich wird Badiaga bei Rheuma angewandt.

Literatur: Schindler-Frank u.a., vgl. Lit.-Verz.

EPICAUTA

E. tomentosa Makl.

Afrika. –
Ein Blasenkäfer, der besonders *Hibiscus* und Gemüse befällt.

Der Käfer enthält Cantharidin in freier und gebundener Form (1).

E. pilmus Porter
Chile, enthält 1,7–3,5 % Cantharidin.

E. gorhami Masseul
enthält 3,5 % Cantharidin.

E. waterhousei
Formosa, enthält 1,02–1,26 % Cantharidin.

E. ruficeps
Java, enthält Cantharidin.

E. adspersa
Brasilien, enthält 2,5 % Cantharidin.

E. pestifera
Nordamerika, enthält 1,09 % Cantharidin (1), (2).

Literatur:

(1) Hammouda, V. u. R.B. Salama, Pharmazie 29 (1974), Nr. 2, 147.

(2) Walter, W.G. u. J.P. Cole, J. pharmac. Sci 56 (1967), 174–176, Pharm. Zh. 107 (1968), Nr. 8.

EQUUS
Perissodactyla

E. caballus

Über die ganze Erde verbreitet. – Pferd.

Verwendet wird: das Fett.

Handelsbezeichnung: Pferdefett.

Inhaltsstoffe: ca. 65 % Ölsäure, ca. 35 % Stearin- und Palmitinsäure. Nach anderen Angaben enthält Pferdefett ca. 17 % Linolensäure (1).

Die Stabilität von Pferdefett wurde untersucht (2), (3).

Verwendung: In der Seifenindustrie, besonders zu Kernseifen.

Castor equi
Hornartige, trockene, leicht abblätternde, schwärzliche Auswüchse an der inneren Seite der Vorder- und Hinterfüße der Pferde.

In der Homöopathie wird die Tinktur bei wunden Brustwarzen stillender Frauen verordnet. Früher bei Epilepsie.

Literatur: Hager, IV., Leeser u.a., vgl. Lit.-Verz.

(1) Franske, Pharmazie 9 (1954), 269.

(2) Olszewski, Z. u. A. Roge, Farm. pol. 29 (1973), 11, 993–999.

(3) Olszewski, Z. u.a., Farm. pol. 29 (1973), 3, 243–249, Zbl. Pharm. 114 (1975), Nr. 1.

EUNICELLA
Antipatharia

E. verrucosa Pall.

Hornkoralle.
Der Jodgehalt beträgt 6,92 %.

Literatur: Pax u.a., vgl. Lit.-Verz.

EUPROCTIS

E. chrysorrhoea

Die Tinktur der Raupe wird in der Homöopathie als Bombyx chrysorrhoea verwendet.

Literatur: Hager, III. u.a., vgl. Lit.-Verz.

EURYCOTIS

E. floridana und
E. decipiens

Schaben.

Die Tiere produzieren das insektizid wirkende Hex-2-enal.

Die Schaben-Arten
Maoriblatta novaeseelandiae
Melanozosteria soror
Pelmatosilpha coriacea
und eine Anzahl von Wanzen erzeugen ebenfalls Hex-2-enal.

Literatur: Kaltenbach, A., Naturw. Rdsch. 24 (1971), Nr. 9.

EURYPELMA
Aviculariidae

E. spinicrus Latr.
(*Mygale cubana* Walck.)

Cuba-Spinne, Cuban Tarantula, Cuban Spider (Vogelspinne).

In der Homöopathie wird die Tinktur aus der lebenden Spinne als „Tarantula cubensis" verwendet. Das Gift sollte nach Schindler genauer untersucht werden.

Literatur: Hager, IV., Schindler-Frank u.a., vgl. Lit.-Verz.

EUSCORPIUS
Chactidae

E. italicus Herbst
(*Scorpio italicus* Herbst)
(*Scorpio europaeus* L.)

Südeuropa.
Europäischer Skorpion, Italienischer Skorpion.

Verwendet wird: die Tinktur.

Inhaltsstoffe: Offenbar handelt es sich bei dem Skorpiongift um ein toxisches Eiweiß, dessen Wirkung durch bestimmte Fermente unterstützt wird.

Verwendung: In der Homöopathie. Das Skorpiongift ist ein Neurotoxin. Im Gegensatz zum Schlangengift wird eine Blutdrucksteigerung hervorgerufen. Skropiongift wirkt in vielen Fällen hämolytisch.
Ein brauchbarer therapeutischer Einsatz kann erst nach exakten Untersuchungen erfolgen.
Gift!

Literatur: Hager, IV., Kaltenbach, Schindler-Frank u.a., vgl. Lit.-Verz.

EUSPONGIA
Spongiidae

E. officinalis L.
(*Spongia officinalis* L.)

Mittelmeer, Westindien, Philippinen.
Schwamm, Meeresschwamm.

Verwendet wird: 1. das Gerüst der Meeresschwämme. – 2. die Schwammkohle.

1. Schwämme

Handelsbezeichnungen: Spongia marina, Badeschwamm, Sponge, Eponge.

Inhaltsstoffe: Calcium, Kieselsäure, Eisen (nach älteren Angaben). – In der Gerüstsubstanz Spongin (Albuminoid) mit Dijodtyrosin, Dibromtyrosin, Monojodtyrosin. Aminosäuren, Nitenin, Dihydronitenin (Furanoterpene), Furospongin. Nitenin besitzt antibakterielle Eigenschaften (1).

Verwendung: In den Mittelmeerländern in der Volksheilkunde, zur Wundbehandlung. Zur Herstellung keimfreier Schwämme für die Chirurgie.

Als Badeschwamm, im Haushalt, als Polstermaterial, Schalldämpfer, in der Autopflege, in der Anstrichtechnik etc.
Zur Herstellung von
Spongiae ceratae – Wachsschwämme
Spongiae compressae – Preßschwämme
Spongiae gelatinatae – Gelatineschwämme.

Im **Schwammhandel** unterscheidet man je nach Provenienz, Qualität und Verwendungszweck zahlreiche Sorten (ca. 400), mit vielen Handelsnamen (vgl. Pax).

2. **Schwammkohle**

Handelsbezeichnungen: Carbo Spongiae, Spongiae ustae, Spongia marina tosta, Schwammkohle, Gerösteter Meerschwamm.

Inhaltsstoffe: 0,4–0,8 % Iod, Brom, Eisen, Calcium, Kieselsäure.

Verwendung: in der Homöopathie und der Volksheilkunde bei Kropf und damit zusammenhängenden Herzstörungen. Bei Asthma, Basedow und Katarrhen.

Es werden folgende Varietäten von *E. officinalis* L. unterschieden:
E. officinalis var. *mollissima* O. Schm.
(*E. officinalis* var. *usitatissima* Lam.)
Levantinerschwamm, Champignonschwamm.
Vorkommen vor allem bei Kreta und Zypern, an der nordafrikanischen Küste.

E. officinalis adriatica O. Schm.
(*E. officinalis* var. *lacinulosa* Lam.)
Dalmatinerschwamm, Istrianerschwamm.
Adria, im östlichen Mittelmeer, an der Küste Nordafrikas (bes. an der tunesischen Küste).

E. officinalis var. *lamella* F.E. Sch.
(*Spongia officinalis* var. *agaricina* Pall.)
Elefantenohren, Levantiner Lappen.
Küsten der Provence, Dalmatiens, der griechischen Inseln, Küsten Nordafrikas.

E. officinalis var. *rotunda*
(*Spongia officinalis* var. *rotunda* Lendenf.)
Westindien, Philippinen.
Hartkopfschwamm, Riffschwamm, wegen seiner Starrheit. Diese Qualität ist sehr dauerhaft.

E. irregularis
(*Spongia irregularis* var. *pertus* Hyatt)
Bahamas, Cubanische Küste, Kongogebiet, Rotes Meer, Ceylon, Australien. – Gelbschwamm, Hartkopfschwamm, Bahama Yellow.
Handelsqualität der Badeschwämme. Kleinere Exemplare werden als Riffschwamm bezeichnet.

E. nitens
(*Spongia nitens*)
Mittelmeer.
Es wurden Nitenin und Dihydronitenin (Furanoterpene) isoliert (1).
Antitumoraktive Substanzen wurden festgestellt (2), (3).

E. thienemanni
(*Spongia thienemanni* Arndt)
Meeresgebiete bei Celebes. –
Philippinisches Elefantenohr, als Badeschwamm gehandelt.

E. zimocca Schm.
(*Spongia zimocca* Schm.)
Griechischer Archipel, bei Kreta und Zypern, Westküste Kleinasien, an der afrikanischen Küste.

Der Zimokkaschwamm gilt als Verwechslung oder Verfälschung von *E. officinalis*. Er wird auch als Bastardschwamm bezeichnet.

E. zimocca Schm. var. *adjimensis* Tops.
(*Spongia zimocca* Schm. var. *adjimensis* Tops.)
Küste von Tunesien. –
Hadjemischwamm.
Der Schwamm ist hart und bedarf intensiver chemischer Behandlung.

Eponge blanche
sind Badeschwämme ohne Ansatzfleck und nach Entfernung des Weichkörpers, der Schwammilch.

Eponge noire
ist eine Handelsbezeichnung für Schwämme, die die Schwammilch noch enthalten. Sie kommen meist aus Nordafrika.

Schwammdünger
Schwammabfälle und bestimmte Schwammarten, wie z.B. *Halichondria panicea* Pall. und andere werden als organischer Dünger verwendet.

Schwammzucht
In verschiedenen Küstengebieten der Welt, z.B. in Brasilien, Westindien, Philippinen, Japan, Australien, werden Schwammkulturen angelegt. Zuchtschwämme weisen vielfach eine bessere Qualität als Wilde Schwämme auf.

Literatur: Hager, IV., Pax, Schindler-Frank u.a., vgl. Lit.-Verz.

(1) Cimino, G. u.a., Tetrahedron 27 (1971), 4673, Chem. Ztg. 96 (1972), Nr. 4.
(2) Fattorusso, E. u.a., Tetrahedron 27 (1971), 3909, Chem. Ztg. 95 (1971), Nr. 23/24.
(3) Abou-Mandour, A., D.A.Z. 115 (1975), Nr. 43.

FORMICA
Formicariae

F. rufa L.

Europa, Nordasien, Nordamerika, bes. in Nadelwäldern. Hauptherkunftsgebiete: Finnland, Rußland. – Gemeine Ameise, Waldameise, Rote Waldameise.

Verwendet werden: 1. die Ameisen – 2. die Ameisenpuppen (fälschlich als „Ameiseneier" bezeichnet).

1. die Ameisen

Handelsbezeichnungen: Formicae, Formica rufa, Ameisen, Ants, Fourmis.

Inhaltsstoffe: Das Sekret enthält 13–19 % Ameisensäure (61–65 % des Ameisengiftes) (1), ca. 1 % äther. Öl, fettes Öl, Iridomyrmecin (eine bakterizid und insektizid wirkende Substanz), Undecan, freie Aminosäuren.

Verwendung: In der Homöopathie bei Rheuma, Gicht, Ischias, Gelenkentzündungen, Neuralgien, Hautleiden.
In einigen Ländern zur Bereitung von Ameisenspiritus, bei dem aber heute meist Ameisensäure verwendet wird.

2. die Ameisenpuppe

Handelsbezeichnungen: Ova Formicarum – Ameisenpuppen, „Ameiseneier".

Verwendung: Fisch- und Vogelfutter.

F. polyctena Först.
F. nigricans E.M.
F. pratensis Retz
Der Gehalt an Ameisensäure unterscheidet sich nicht wesentlich von dem in *F. rufa* (1).

Literatur: Hager, IV., Kaltenbach, Schindler-Frank u.a., vgl. Lit.-Verz.

(1) Osman, M.F.H. u. J. Brander, Zeitschrift f. Naturforschung 16 b (1961), 749, D.A.Z. 102 (1962), Nr. 4.

GADUS
Gadidae

G. morrhua L.
(*G. callaris* L.)

Europäische Küsten von Murmansk bis zur Biskaya, Isländische Gewässer, Nord- und Ostsee. An der amerikanischen Küste von Neufundland bis Kap Hatteras. Gewässer bis Labrador und dem südlichen Grönland.

Junge und kleinwüchsige Tiere und Ostssefische werden im allgemeinen als Dorsch, größere Tiere als Kabeljau bezeichnet. *G.*-Arten spielen eine wichtige Rolle in der Fischerei.

Verwendet wird: das aus den frischen Lebern verschiedener *G.*-Arten gewonnene Öl. Der Ölgehalt beträgt bei Dorschen ca. 60 %.

Handelsbezeichnungen: Oleum Jecoris, Oleum Morrhuae – Leberöl, Lebertran – Cod Liver Oil – Huile de foie de morue – Azeite de Figado de Bacalhau – Aceite de higado de bacalao.

Inhaltsstoffe: ca. 15 % Glyceride gesättigter und ca. 85 % Glyceride ungesättigter Fettsäuren, geringe Mengen freier Fettsäuren, 0.7–1,5 % Unverseifbares. – Gesättigte Säuren: ca. 6 % Myristinsäure, ca. 8,5 % Palmitinsäure, ca. 0,5 % Stearinsäure. – Ungesättigte Säuren: Palmitooleinsäure, Therapinsäure, Jecorinsäure, Gadoleinsäure, Clupanodonsäure (Geruchsträger), 2 Hexaensäuren (stark ungesättigte Säuren, die im Lebertran überwiegend als Glyceride vorhanden sind) sowie Reste anderer Säuren. – Cholesterin (frei und gebunden). Squalen, Pristan. Die Vitamine A, D und E.

Lebertran von *G. morrhua* enthält im Durchschnitt 1.000 IE. Vitamin A pro Gramm und 100 I.E. Vitamin D pro Gramm. Der Vitamin-E-Gehalt beträgt 25,6–32,2 mg per 100 g Öl.
Ferner Spuren von Eisen, Jod, Brom, Schwefel, Mangan, Calcium, Magnesium, Natrium.
Weitere aktive Substanzen sind: ungesättigter α-Glyceryläther, Selachylalkohol (1), (2), (3), (4).

In den braunen Tranen wurde Morrhuin, Asellin und andere N-Basen nachgewiesen.

Verwendung: Stärkungsmittel, bes. in der Kindertherapie bei Blutarmut und bei Rachitis (antirachitisch wirkt vor allem das Vitamin D). – Leberöl ist wirksam bei Lungentuberkulose (5). – Granulationsförderndes Wundheilmittel, bei Verbrennungen, Geschwüren, Gewebeschäden etc. bes. in Salbenform. (Wirksam sind hierbei die Vitamine A und D und die ungesättigten Fettsäuren bzw. deren Ester) (6). – In der Homöopathie.

Die verbreiteste Anwendungsform ist die Lebertranemulsion.

In der Margarinefabrikation. – Geringe Sorten zu Schmier- und Kernseifen. Zu Lederfetten. Aus Tranen werden die sog. Voltöle für Flugmotoren hergestellt.

Zur Herstellung von Oleum Aselli stearinatum, das die Stearate und auch die Vitamine in angereicherter Form enthält (7).

Das größte Kontingent des Leberöls wird aus Dorschlebern gewonnen.

Die besten Qualitäten erzielt man auf kaltem Wege durch Zentrifugierung. Sie sind in therapeutischer Hinsicht dem Dampftran überlegen.

In einigen Fällen wird auch das Gefrierverfahren angewendet, das eine bessere Ausbeute gewährleistet. Geruch und Geschmack sind besser, der Gehalt an Vitamin A ist höher (8).

Aus den Leberrückständen, den Graxen, werden durch Auskochen mit Wasser, Auspressen oder Ausschmelzen bräunliche bis braunschwarze Trane gewonnen. – Sie werden in der Technik verwendet.

Trane von hellgelber bis brauner Farbe (technische Qualitäten) werden auch aus den Fettgeweben von Walen, Walrossen,

Seehunden, Haien, Delphinen (vgl. dort) etc. durch Auspressen, Erhitzen mit kochendem Wasser oder Dampfbehandlung gewonnen. – Diese Trane enthalten neben den oben angegebenen Glyceriden Olein, Stearin, Physethsäure etc. – Durch Hydrierung werden die geringeren Sorten in fast geruchfreie Fette umgewandelt. Die Wal- und Robbentrane werden auch als Specktrane bezeichnet, sie trocknen schlecht, können aber durch Bearbeitung verbessert werden.

Die sog. Lacktrane werden zur Herstellung von Öllacken verwendet.

Fischleberöle
werden auch von folgenden Fischarten gewonnen:
Brosme brosme Müll.
Brosme
Dugong dugong Erxl.
Seekuh
Hippoglossus hippoglossus L.
Atlantischer Heilbutt
Melanogrammus aeglefinus L.
Schellfisch
Merluccius merluccius L.
Seehecht, Hechtdorsch
Molva molva L.
Lengfisch
Polyprion americanum Bloch et Schneid.
Wrackbarsch
Pollachius virens L.
Köhler, Seelachs
Prionoce glauca L.
Blauhai, Menschenhai
Raja clavata L.
Nagelrochen
Salmo salar L.
Lachs
Sebastes marinus L.
Rotbarsch
Squalus acanthias L.
Dornhai
Thunnus thynnus L.
Thunfisch
(vgl. dort).

Fischgalle
Die Gewinnung für pharmazeutische Zwecke wurde wiederholt vorgeschlagen. Es fehlen aber offenbar die technischen Voraussetzungen.

Fischgelatine
wird aus frischen Fischabfällen durch Extraktion hergestellt. Die erste Fraktion kann in der pharmazeutischen, chemischen und Lebensmittelindustrie verwendet werden. Weitere Fraktionen liefern Industriegelatine.

Fischgonaden
werden trotz des hohen Eiweißgehaltes (*Gadus*-Arten enthalten ca. 28 % im Rogen – ohne Lysin) wenig genutzt. Das Fett enthält bis 35 % Lecithin. Weitere Inhaltsstoffe sind Vitamin B_1, B_2, C, D.

Fischinsulin
wird aus den Bauchspeicheldrüsen des Kabeljaus, aber auch von Heilbutt, Köhler und Lengfisch gewonnen (9).

Fischmehl (Dorschmehl)
ist ein wertvolles Eiweißfuttermittel mit ca. 60 % Roheiweiß und ca. 18 % phosphorsaurem Kalk.

Literatur: Braun-Klug, Hager, Pax, Schindler-Frank, Stahl u.a., vgl. Lit.-Verz.

(1) Treibs, Pharmazie 5 (1950), 303.

(2) Roever, Pharmazie 4 (1949), 504.

(3) Brown, Nature 171 (1953), 790.

(4) Engel, G., Pharmazie 17 (1962), Nr. 3, 181.

(5) Hänel u.a., Tuberkul.-Forsch. 103 (1950), 239.

(6) Seher, Fette u. Seifen 56 (1954), 524.

(7) Wodsak, S.A.Z. 90 (1950).

(8) Rübenberg, Lebensm.-Ind. B. 4 (1952).

(9) Zeile u.a., Pharmazie 3 (1948), 295.

GALLERIA

G. mellonela

Europa, Nordamerika. Honigmotte, Wachsmotte.

Die Raupe enthält bakterizid wirkende antibiotische Substanzen (1).

Literatur: vgl. Lit.-Verz.

(1) Vonderbank, Pharmazie 5 (1950), 214.

GASTRIDIUM

Conidae

G. geographus L.
G. tulipa L.
G. textile L.
G. aulicum L.

Pazifik von Australien bis Japan. Kegelschnecken.
Die genannten *G.*-Arten und andere Coniden, wie z.B. *Conus marmoreus* L. haben eine Giftdrüse. Das Coniden-Gift dient zur Lähmung und Tötung von Beutetieren und zur Abwehr von Feinden. Es kann auch für Menschen tödlich sein.

Literatur: Pax u.a., vgl. Lit.-Verz.

GLOBIOCEPHALUS

G. melaena Traill.

Atlantik bes. im Gebiet der Fâröer, Japan.
Grindwal, Caa'ing Whale (Zahnwal). Der Grindwal ist ein Kleinwal von 5–7 m Länge und wird vor allem auf Öl ausgewertet (vgl. *Physeter*).

Literatur: Pax u.a., vgl. Lit.-Verz.

GLOMERIS

G. marginata Koch

Gürtelschalenassel, Tausendfüßler, Saftkugler.
Die Tiere wurden in der Droge „Millepedes" gefunden (vgl. *Armadillidium*). Aus dem Wehrsekret wurden 2 Alkaloide Glomerin und Homoglomerin isoliert, die zur Gruppe der Chinazolin-Alkaloide gehören und z.B. dem Peganin nahe stehen. Anthranilsäure tritt als Precursor auf (1).

Literatur: Schindler-Frank u.a., vgl. Lit.-Verz.

(1) Schildknecht, H. u. W.F. Wenneis, Tetrahedron Letters (1967), 1815–1818, Pharm. Zh. 108 (1969), Nr. 3, 195.

GNAMPTOGENYS

G. pleurodon

Stachelameise.

Aus den Köpfen von Arbeiter-Ameisen wurde 6-Methylsalicylsäuremethylester isoliert. Die Verbindung wirkt als Alarmpheromon.
Die gleiche Substanz wurde aus männlichen Ameisen der Gattung *Camponotus*

gewonnen. In diesem Falle wirkt sie als Schwarm- und Sexualpheromon (1).

Literatur:

(1) Duffielt, R.M. u. M.S. Blum, Experientia 31 (1975), 466, Chem. Ztg. 99 (1975), Nr. 8/9.

GYRINUS

Gyrinidae

G. ***natator*** L.

Taumelkäfer, Stinkender Wasserkäfer, Drehkäfer.

In den Pygidialblasen sind Gyrinal, Gyrinidal und flüchtige Verbindungen enthalten. Der Geruchsstoff wurde als 3-Methylbutyraldehyd-1 identifiziert (Carbonylverbindung). Ferner wurde ein weiteres Methylbutyraldehyd festgestellt (1), (2), (3).

Literatur:

(1) Schildknecht, H. u.a., Chem. Ztg. 96 (1972), Nr. 1/2, 33–35.

(2) Schildknecht, H. u. B. Tauscher, Chem. Ztg. 97 (1973), Nr. 11, 621–623.

(3) Meinwald, J. u.a., Tetrahedron Letters (1973), 281, 285, Chem. Ztg. 97 (1973), Nr. 7.

HALIOTIS

Haliotidae

H.-Arten

Nordamerikanische Pazifikküste. Meeresschnecken, Seeohr, Venusmuschel, Abalone.

Inhaltsstoffe: Paolin I, eine antibakterielle Substanz, Paolin II, das gegen Viren aktiv ist.
Extrakte erwiesen sich bei Mäusen als aktiv gegen bestimmte Formen von Krebs (1).

Zahlreiche *H.*-Arten werden von der Abalone-Industrie zu Speisezwecken verarbeitet.

Literatur: Pax u.a., vgl. Lit.-Verz.

(1) Burkholder, P. u.a., Naturw. Rdsch. 23 (1970), Nr. 4.

HELIX

Helicidae

H. pomatia L.
(*Helicogena pomatia* Férussac)
(*Pomatia pomatia* [Leach] Turton)

Mittel- und Südeuropa bis Vorderasien, Algerien, vor allem in Weinbergen. Weinbergschnecke, Vigneronne, L'escargot, Vine Yard Snail.

Inhaltsstoffe: Die Verdauungsdrüsen enthalten Glykogen und zahlreiche Fermente, die Leber außerdem Taurin, Carotin, Xanthophyll, Calciumphosphat.

Im Blutfarbstoff wurde Kupfer gefunden. Die Eiweißdrüsen bilden das schleimartige Mucin (Glukoproteid).

Verwendung: In der Homöopathie nur noch selten verwendet. In Frankreich bei Silikosis, Keuchhusten, Verdauungsstörungen. In der Volksheilkunde.

Literatur: Hager, III., Schindler-Frank u.a., vgl. Lit.-Verz.

HELODERMA

Helodermatidae

H. horridum Wiegmann
(*Trachyderma horridum* Wiegm.)
(*Heloderma hernandesii* Wiegm.)

Pazifische West- und Südstaaten von Mexico und Arizona (Gila-Wüste), in

heißen Wüstengebieten. – Gilatier, Giftechse, Gila-Monster.
Man unterscheidet drei Varietäten:
H. horridum horridum Wiegm.
Westl. und südl. Mexico.
H. horridum alvarezi Bogert et del Campo
Südöstl. Mexico
H. horridum exasperatum Bogert et del Campo
Westl. Mexico.

Inhaltsstoffe: Die *H.*-Arten bilden ein stark wirkendes Gift, das chemisch kaum untersucht wurde. Es enthält ein Hämolysin und hat zweifellos einen eiweißartigen Charakter.
Der Biß der *H.*-Arten ist für Menschen und Tiere sehr gefährlich.

Verwendung: Die mögliche Verwendung des Giftes in der Medizin wurde bisher nur unvollkommen untersucht. Schindler gibt verschiedene Vorschläge an.
Ein Injektionspräparat wird bei Rheuma und Stumpfneuralgien Amputierter angewandt.

Literatur: Schindler-Frank u.a., vgl. Lit.-Verz.

HIPPODAMIA

H. convergens

Amerika.
Amerikanischer Marienkäfer.

Aus dem Verteidigungssekret konnten Hippodamin und Convergin (Alkaloide) isoliert werden (1).

Literatur:

(1) Tursch, B. u.a., Tetrahedron Letters (1974), 409, Chem. Ztg. 98 (1974), Nr. 4.

HIPPOGLOSSUS

Pleuronectidae

H. hippoglossus L.
(*H. vulgaris* Flem.)

Küsten von Nordeuropa bis Frankreich, amerikanische Atlantikküste bis New Jersey, Küste von Californien. – Heilbutt, Halibut.

Verwendet wird: das aus den frischen Fischlebern gewonnene Öl. Der Ölgehalt beträgt 4–28 %.

Handelsbezeichnungen: Oleum Hippoglossi – Heilbuttleberöl – Halibut Liver Oil.

Inhaltsstoffe: Der Gehalt an Vitamin A beträgt 50.000–60.000 I.E. pro Gramm, an Vitamin D 600–3.000 I.E. pro Gramm (1), (2), (3).

Verwendung: Kräftigungsmittel. – Zur Herstellung von Lebertranemulsionen und Vitaminpräparaten (vgl. *Gadus*).

Die Bauchspeicheldrüsen (Pankreas) des Heilbutts enthalten Fischinsulin (4).

Literatur: Jaretzky, Merck Index, Pax, Schindler-Frank u.a., vgl. Lit.-Verz.

(1) Roever, Pharmazie 4 (1949), 504.
(2) Holtz u.a., Pharmazie 9 (1954), 210.
(3) Seher, Fette und Seifen 56 (1954), 524.
(4) Zeile u.a., Pharmazie 3 (1948), 295.

HIPPOSPONGIA

Spongiidae

H. communis Lam. var. *equina* Schm.

Mittelmeergebiete, Westindien, Australien, im Großen Barrierriff.
Der Pferdeschwamm (Draghe) gilt als Verwechslung oder Verfälschung von *Euspongia officinalis* (vgl. dort).

Er enthält Nitedin und Dihydronitedin (Furanoterpene). Nitedin besitzt antibakterielle Eigenschaften (1).

Pferdeschwämme werden meist für technische Zwecke verwendet.

H. communis var. *cerebriformis* Duch. et Mich.
Caribisches Meer, Pazifik. –
Grasschwamm, Seidenschwamm.
Ein Badeschwamm, der teilweise auch von nicht näher bestimmten Arten abstammt.

H. communis var. *meandriformis* Duch. et Mich.
Westindien.
Samtschwamm, eine dem Pferdeschwamm verwandte Art.

H. canaliculata var. *gossypina* Duch. et Mich.
Westindien. –
Wollschwamm.
Er wird als Badeschwamm gehandelt.

Literatur: Hager, IV., Pax, Schindler-Frank u.a., vgl. Lit.-Verz.

(1) Cimino, G. u.a., Tetrahedron 27 (1971), 4673, Chem. Ztg. 96 (1972), Nr. 4.

HIRUDO

Hirudinidae

H. medicinalis L.
(*Sanguisuga medicinalis* Sav.)
(*S. officinalis* Sav.)

Europa, nördl. Afrika, Kleinasien. –

Verwendet wird: das lebende Tier oder das getrocknete Tier für Salben.

Handelsbezeichnungen: Hirudines, Blutegel, Leeches, Dragons sangsues, Sangsue médicinale.

Inhaltsstoffe: Hirudin, ein hochmolekulares Polypeptid, gerinnungshemmende Substanz. Aminosäuren (1), (2), (3), (4), (5).

Verwendung: In der Medizin bei Entzündungen, Quetschungen, Hämorrhoiden. In Form von Salben zur Frühbehandlung von Thrombose sowie bei der Behandlung von Furunkeln und Varizen. Bei Frauenleiden, auch bei starker Menstruation. Bei Mastoiditis (6). In der inneren Medizin bei venösen Stauungen an inneren Organen. In der Dermatologie bei entzündlichen Hautaffektionen. In der Dentalogie bei Zahngeschwüren. In der Ohrenheilkunde (1).

Hirudin setzt die Gerinnungsfähigkeit des Blutes herab, wirkt bakterientötend und entzündungswidrig (2). Zur Herstellung von Extractum Sanguisugae mit blutgerinnungshemmender Wirkung.

Antibiotikum durch den *Bacillus hirudinis* (2).

Außer *H. medicinalis* werden in verschiedenen Ländern eine Anzahl weiterer Blutegel in der Therapie verwandt.

H. troctina
Forellenblutegel, Algerien, nach Frankreich exportiert.

H. verbena und
H. carena
Norditalien, Südfrankreich.

H. nipponica
Japan

H. sinica
China

H. septemstriata
Südafrika

H. mysomelas
(*Limnatis mysomelas*)
Afrika (Senegal), wird exportiert.

H. javanica
(*Hirudinaria javanica*)
Java, Sundainseln.

H. quinquestriata
(*Limnobdella australis*)
Australien

H. granulosa
(*Hirudinaria granulosa*)
Indien, wird exportiert

Hirudinaria manillensis
Indien, Südostasien

Macrobdella decora
Nordamerika

Philobdella gracile
Nordamerika (Golf)

Potamobdella oaxacensis
Mexico

Haementaria officinalis
Mexico

Haementaria costata
Südrußland

Folgende Arten gelten als Verfälschungen:
H. sanguisuga
Pferdebutegel, sowie
H. fusca und
H. octuculata.

Literatur: Hager, III., Kuschinsky-Lüllmann, Schindler-Frank u.a., vgl. Lit.-Verz.

(1) Irmscher, Pharmazie 8 (1953), 405.

(2) Zick u.a., S.A.Z. 89 (1949), 786.

(3) Staack, D.A.Z. 91 (1951), 37.

(4) Zirkler, Pharmazie 9 (1954), 958.

(5) Markwardt, F. u.a., Pharmazie 22 (1967), 239–241.

(6) Almenroth, S.A.Z. 89 (1949), 784.

HYAENA

H. hyaena

Gestreifte Hyäne.

Die Analdrüsen enthalten eine wachshaltige Substanz mit 2 % zweier flüchtiger Verbindungen.
Ein stark riechendes Öl wurde als 5-Thiomethylpentan-2,3-dion identifiziert (1).

Literatur:

(1) Wheeler, J.W. u.a., J. Amer. Chem. Soc. 97 (1975), 441, Chem. Ztg. 99 (1975), Nr. 8/9.

HYDROPHIS

Hydrophiidae

H. cyanocinctus Daud.

Chinesische Gewässer.
Seeschlange.

In der chinesischen Medizin werden Zubereitungen aus den Schlangen als Mittel gegen Rheuma verwendet.

Literatur: Pax u.a., vgl. Lit.-Verz.

HYLA

H. caerulea

Australien.
Australischer Frosch.

Inhaltsstoffe: Caerulein (Dekapeptid) regt die Fermentsekretion des Verdauungstraktes an (1).

Literatur:

(1) Mantovani, P. Arzneimittelforschung 20 (1970), 1588, D.A.Z. 111 (1971), Nr. 47.

HYPEROÖDON

H. rostratus Müller (Billberg)

Östlicher Teil des Nordatlantik, bei Westgrönland.
Entenwal, Dögling, Bottlenoose.

Der Entenwal ist neben dem Pottwal einer der größten Zahnwale. Er wird auf Öl und Walrat ausgewertet (vgl. *Physeter*).

Literatur: Hager, IV., Pax u.a., vgl. Lit.-Verz.

ILYBIUS

I. fenestratus

Schlammschwimmer.

In den Prothorakaldrüsen wurde Testosteron nachgewiesen. Außer Steroiden enthält das Sekret 8-Hydroxychinolin-2-carbonsäure-methylester, ein Antisepticum (1), (2).

Literatur:

(1) Kaltenbach, A., Naturw. Rdsch. 24 (1971), Nr. 9.

(2) Schildknecht, A., Seifen–Öle–Fette–Wachse 96 (1970), Nr. 17.

IRCINIA

I. strobilina

Schwamm-Art.

Inhaltsstoffe: Strobilinin und Variabilin (Sesquiterpene), insgesamt 4 antibiotische Verbindungen (1).

Literatur:

(1) Rothberg, I. u. P. Shubiak, Tetrahedron Letters (1975), 769, Chem. Ztg. 99 (1975), Nr. 8/9.

IRIDOMYRMEX

I. humilis Mayr

Argentinien, -- Ameisenart.

Die Tiere enthalten das gegen Insekten und Bakterien stark toxische Iridomyrmecin. Gegenüber höheren Tieren und Menschen ist die Substanz ungiftig.

I. detectus und
I. conifer
enthalten Abwehrstoffe, die sich vom Iridodial ableiten.

Literatur: Schindler-Frank, Steinegger-Hänsel u.a., vgl. Lit.-Verz.

LACERTA

L. agilis

Europa.
Zauneidechse, Gemeine Eidechse.

Die Tinktur aus den Tieren wird in der Homöopathie verwendet.

Literatur: vgl. Lit.-Verz.

LACHESIS
Crotalidae

L. muta L.
(*L. rhombeata* Wied.)
(*Bothrops sururucu* Wagl.)
(*Crotalus mutus* L.)

Nicaragua bis Peru, Brasilien, Bolivien, besonders im Amazonasbecken.
Buschmeister, Bushmaster, Sururucú.

Inhaltsstoffe: Das Gift enthält Coaguline, Hämolysine, Proteasen.

Verwendung: Bei Sepsis und septischem Verlauf von Infektionskrankheiten, Grippe, Bronchitis, Pneumonie.
Bei endokrinen Störungen durch Schilddrüse und Hypophyse. Bei vasomotori-

schen Störungen, Herz- und Nervenleiden, bei Leber- und Gallenerkrankungen. – In der Veterinärmedizin (1), (2).

Gefährliche Giftschlange!

Literatur: Schindler-Frank u.a., vgl. Lit.-Verz.

(1) Mosig, A., Pharmazie 6 (1951), 453.

(2) Mosig, A., Pharmazie 20 (1965), 83–87.

LASIUS

L. fuliginosus Latr.

Ameisenart.

Die Spurenpheromone wurden isoliert. Es handelt sich um ein Komponentengemisch von Hexan-, Heptan-, Octan-, Nonan-, Decan- und Dodecansäure (1).

Eine antibakteriell wirkende Substanz, das Dendrolasin, wurde isoliert.

Literatur: Schindler-Frank u.a., vgl. Lit.-Verz.

(1) Huwyler, S. u.a., Helv. Chim. Acta 56 (1973), 976, Chem. Ztg. 97 (1973), Nr. 12.

LASPEYRESIA

L. pomonella L.

Apfelwickler.

Ein Bestandteil des Sexuallockstoffes dieses Schädlings wurde isoliert (1).

Literatur:

(1) Cooke jr., M.P., Tetrahedron Letters (1973), 1281, Chem. Ztg. 97 (1973), Nr. 11.

LATICAUDA

Hydrophiidae

L. laticaudata

Pazifik.
Seeschlange.

Inhaltsstoffe: Basische Polypeptide. Curare-ähnlich wirkende Neurotoxine (1).

Literatur: Pax u.a., vgl. Lit.-Verz.

(1) Mebs, D., Umschau 74 (1974), Nr. 2, 42.

LATRODECTUS

Theridiidae

L. mactans Fabr.
(*Aranea mactans* Fabr.)
(*A. tredecimguttatus* Rossi)
(*Theridion lugubre* Dufour.)

USA, Mittel- und Südamerika, Europa.
Schwarze Witwe, Black Widow.
Man unterscheidet mehrere Formen.

Verwendet wird: die Tinktur aus den Spinnen.

Inhaltsstoffe: Das toxische Prinzip hat wahrscheinlich eine Eiweißnatur. Die Untersuchungen dürften noch nicht abgeschlossen sein. Nur das frische Gift ist proteolytisch wirksam.

Verwendung: Um das Gift therapeutisch einsetzen zu können sind weitere Untersuchungen erforderlich.
Latrodectus-Gift ist in der Hauptsache ein Neurotoxin.
Über günstige Wirkungen bei Arthrosen der Knie- und Hüftgelenke wird berichtet.

L. curacaviensis Müller
(*L. curassaviensis* Bonnet)
Es handelt sich um eine Art, die der *L. mactans* sehr nahe steht. Sie wird in

der homöopathischen Literatur als „Theridion curassavicum" bezeichnet.

L. mactans tredecimguttatus
Südeuropa. – Malmignatte.
Das neurotrope Gift ruft Lähmungserscheinungen und Krämpfe hervor.
In schweren Fällen kann es tödlich wirken.

Giftspinnen!

Literatur: Kaltenbach, Schindler-Frank u.a., vgl. Lit.-Verz.

LEMNALIA
Alcyoniidae

L. africana

Indonesien.
Lederkorallen.

Durch Extraktion wurde Africanol (tricyclisches Sesquiterpen) gewonnen (1). (vgl. *Alcyonium*).

Literatur: Pax u.a., vgl. Lit.-Verz.

(1) Tursch, B. u.a., Tetrahedron Letters (1974), 747, Chem. Ztg. 98 (1974), Nr. 6.

LEPIDOCHELYS
Chelonidae

L. olivacea Eschsch.

Mittelamerika (Mazatlan), im östlichen Atlantik, im Indischen und Pazifischen Ozean. –
Bastardseeschildkröte, Ridley.

Verwendet wird: das Schildkrötenöl (vgl.. *Chelonia*).

Literatur: Pax u.a., vgl. Lit.-Verz.

Llaveia

L. axin

Schildlaus.

Aus dem Körperfett wurden neben den bekannten gesättigten Fettsäuren Olein- und Linoleinsäure drei Pantaensäuren gefunden.

Literatur: Cason, J. u.a., J. org. Chemistry 36 (1971), 2621, Chem. Ztg. 96 (1972), Nr. 5.

LOPHIUS

L. piscatorius L.

Westeuropäische Gewässer, Nordsee, Mittelmeer.
Seeteufel, Angler, Froschfisch.
Die Hormonproduktion ist bei diesem Fisch in einem besonderen Organ lokalisiert (1).

L. americanus C. et V.
Zwischen St. Lorenzgolf und Kap Hatteras in Küstennähe.

Aus dem Pankreas wird Insulin gewonnen.

Literatur: Pax u.a., vgl. Lit.-Verz.

(1) Zeile u.a., Pharmazie 3 (1948), 295.

LUCIOLA

L. cruciata

Glühwürmchen.

Eines der Biolumineszenzprodukte wurde identifiziert. Es handelt sich um eine Thiazolverbindung (1).

Literatur:

(1) Suzuki, N. u. T. Goto, Tetrahedron Letters (1971), 2021, Chem. Ztg. 95 (1971), Nr. 18.

LUIDIA

L. clathrata

Mexicanischer Seestern.

Alkoholische Extrakte besitzen im Experiment Wirkungen gegen P-388 Lymphocyten-Leukämie.
Eine Verbindung wurde als Glycin-L-Prolin-Lactan identifiziert. Es handelt sich dabei nicht um das antileukämische Prinzip (1).

Literatur:

(1) Pettit, G.R. u.a., Experientia 29 (1973), 521, Chem. Ztg. 97 (1973), Nr. 12.

LYCOREA

Nymphalidae

L. ceres ceres

Danainae-Falter.

Als Lockstoff wurden Dihydropyrrolizin-Derivate identifiziert (1).

Literatur:

(1) Edgar, J.A. u.a., Experientia (Basel) 27 (1971), 761, Chem. Ztg. 95 (1971), Nr. 22.

LYCOSA

Lycosidae

L. hispanica Walck.
(*L. tarantula* Duf.) und
L. fasciiventris Duf.

Spanien.
Wolfsspinnen, sie wurden früher viel mit *L. tarantula* Rossi, der in Mittel- und Süditalien vorkommenden giftigen Tarantel verwechselt.

„*Tarantula fasciiventris*" auch „*Tarantula hispanica*" genannt sind nach Bücherl nicht mehr zu identifizieren. Das Gift der *L. tarantula* Rossi müßte nach Schindler-Frank neu untersucht werden.

In Amerika werden die Vogelspinnen aus der Familie Theraphosidae als „tarantulas" bezeichnet. Manche Geisselspinnen führten früher den Gattungsnamen Tarantula (vgl. *Eurypelma*).

Literatur: Schindler-Frank u.a., vgl. Lit.-Verz.

LYTTA

Meloideae

L. vesicatoria L.
(*Cantharis vesicatoria* Geoffr.)
(*Meloe vesicatoria* L.)

Süd-, Mittel- und Osteuropa, bes. Ungarn, Rumänien, Rußland (Ukraine, Woronescher und Kursker Gebiet, Tatarien, Baschkirien, Kasachstan), ferner Sizilien und Spanien. – Der Käfer lebt mit Vorliebe auf Oleaceen und Caprifoliaceen.

Verwendet wird: der getrocknete Käfer.

Handelsbezeichnungen: Cantharides, Muscae hispanicae – Cantharis – Kanthariden, Grüne Canthariden, Blasenkäfer, „Spanische Fliegen", Pflasterkäfer – Spanish Flies – Mouches d'Espagne – Cantharidas – Cantaridas.

Inhaltsstoffe: ca. 0,6–0,9 % Cantharidin (Derivat des o-Dimethylcyclohexans), ferner ca. 10 bis 15 % Fett, Säuren, flüchtiges Öl, Farbstoff, Harz.

Verwendung: Vesicans. In Form von Salben und Pflastern bei rheumatischen Schmerzen angewandt. – In der Homöopathie bei Cystitis, Angina, Diphtherie, Dysenterie, Nierenleiden, Rippenfellentzündungen und Schleimhautentzündungen. – In der Veterinärmedizin. – Zur Darstellung des Cantharidins.

Giftdroge! – Vorsicht! Haut- und schleimhautreizend!

Die Bezeichnung „Spanische Fliegen" ist nicht korrekt, da es sich bei *Lytta*-Arten nicht um Fliegen, sondern um Käfer handelt.

In verschiedenen Ländern werden auch

L. adspersa Klug
L. vittata F.
L. eucera Chev.
arzneilich verwendet.

L. menetriesi
Zentralasien, enthält 0,66 % Cantharidin.

Literatur: Hager, III. u. IV., Kaltenbach, Schindler-Frank, Steinegger-Hänsel u.a., vgl. Lit.-Verz.

MACROTHYLACIA

M. rubri

Die Raupen enthalten bakterizid wirkende antibiotische Substanzen (1).

Literatur: vgl. Lit.-Verz.

(1) Vonderbank, Pharmazie 5 (1950), 214.

MADREPORARIA

Steinkorallen, verschiedene Kolonien bildende Gattungen, im Pazifik an den Riffbildungen beteiligt.

In Südostasien werden Steinkorallen als Filtermaterial für Kläranlagen und als Schleifmittel benutzt. Bodenverbesserungsmittel. Früher wurden sie in pulverisiertem Zustand als Corallium album, Weiße Korallen, zu Zahnpulvermischungen verwendet. Hauptbestandteil Calciumcarbonat. Zur Kalkung von Muskatnüssen zum Schutz gegen Insektenbefall, zu Anstrichfarben.

Die pharmazeutische Verwendung dürfte sich auf die Anwendung als Volksheilmittel in südostasiatischen Gebieten beschränken.

Als Abstammung der Weißen Korallen wurde auch *Oculina virginea* Less., Jungfernkoralle, angegeben.

Literatur: Pax u.a., vgl. Lit.-Verz.

MANDUCA

M. sexta L.

Tabakhornwurm.

Aus den Eiern wurde ein neues Insektenschlupfhormon isoliert, das 26-Hydroxyecdyson, sowie andere Ecdysone (1).

Literatur:

(1) Kaplanis, J.N. u.a., Science 180 (1973), 307, Chem. Ztg. 97 (1973), Nr. 12.

MARMOTA

M. marmota

Alpine Gebiete Deutschlands, Österreichs und der Schweiz.
Murmeltier.

Inhaltsstoffe: Die Fettsäuren wurden gaschromatographisch untersucht. Linolsäure und Linolensäure liegen im Verhältnis 1:2 vor (Hinweis auf Verfälschungen), ferner Hexadecadiensäure (1).

Verwendung: Murmeltierfett ist ein altes Volksheilmittel zur äußerlichen Behandlung von Gelenkentzündungen, Schwellungen, rheumatischen Schmerzen, Erkältungen. Bei Hautkrankheiten. Es wurde eine gute Wirkung bei endogenen Ekzemen festgestellt (1).

Literatur:

(1) Hahn, H. u. H.-P. Thier, D.A.Z. 113 (1973), Nr. 26, 991–992.

MEGAPTERA

M. nodosa Bonnat.

Tropische Meere.
Buckelwal, Humpback (Bartenwal).

Buckelwale gehören zu den Furchenwalen und werden im Durchschnitt 12,5 m lang und wiegen 20–40 t. Sie sind gute Öllieferanten (vgl. *Balaenoptera* und *Physeter*).

Literatur: Pax u.a., vgl. Lit.-Verz.

MELANOGRAMMUS
Gadidae

M. aeglefinus L.
(*Gadus aeglefinus*)

Atlantik.
Schellfisch, Haddock.

Verwendet wird: das aus den frischen Fischlebern gewonnene Leberöl. Der Ölgehalt beträgt 60–75 %. – (vgl. *Gadus*).

Literatur: Pax u.a., vgl. Lit.-Verz.

MELASOMA

M. populi

Der Käfer enthält eine bakterizid und insektizid wirkende Substanz, wahrscheinlich eine Saligenin-Verbindung (1).

Literatur: vgl. Lit.-Verz.

(1) La chimica e l'industria 37 (1955), 714.

MELOLONTHA

M. vulgaris

Der Käfer wird als homöopathisches Heilmittel verwendet.

Literatur: Hager, III. u.a., vgl. Lit.-Verz.

MELOPHAGUS
Hippoboscidae

M. ovinus L.

Schaflausfliege, Schafzecke.

In der Volksheilkunde zur Behandlung von Gelbsucht. Untersuchungen haben ergeben, daß dem Mittel keine therapeutische Bedeutung zukommt.

Literatur: Schindler-Frank.

MEPHITIS
Mustelidae

M. mephitis L.
(*M. putorius* Schreb.)

Nordamerika, bes. an der Hudsonbay.
Echter Skunk, Stinktier.

Inhaltsstoffe: Das Sekret der Stinkdrüsen enthält nach älteren Angaben Merkaptane und Dicrotylsulfid, eine sehr unangenehm riechende, brennend schmeckende Flüssigkeit. Nach neueren Untersuchungen handelt es sich bei dem Sekret um eine Mischung von trans-2-Buten-1-thiol, 3-Methyl-1-Butanthiol und Methyl-1-(trans-2-butenyl)disulfid (1).

Verwendung: In der Homöopathie bei Husten mit Kehlkopfkrampf, Nervenmittel, bes. bei Keuch- und Krampfhusten, Schlaflosigkeit.

Literatur: Hager, III., Schindler-Frank, Stauffer u.a., vgl. Lit.-Verz.

(1) Chem. Eng. News. 52 (1974), Nr. 37, 16, D.A.Z. 114 (1974), Nr. 43.

MERLUCCIUS

M. merluccius L.

Ostatlantik bis zur nordwestafrikanischen Küste, Mittelmeer. – Seehecht, Hechtdorsch, Hake.

Verwendet wird: das aus den frischen Fischlebern gewonnene Öl. – Seehechttran (vgl. *Gadus*).

Literatur: Pax u.a., vgl. Lit.-Verz.

MICRURUS

Elapidae

M. corallinus Wied.
(*Elaps corallinus* Wied.)

Trop. Mittel- und Südamerika von Westindien bis Argentinien, bes. in Brasilien.
Korallenotter, Korallenschlange.

Inhaltsstoffe: Das Gift wurde bisher wenig untersucht. Festgestellt wurden die Fermente Adenosintriphosphatase und L-Aminosäuredehydrogenase.

Verwendung: Elapidengifte wirken vor allem auf Herz, Kreislauf und Nervensystem. In der Homöopathie wird es speziell bei Krankheiten im Nasen-Rachenraum angewendet (1), (2), (3). Giftschlange!

M. frontalis Dum. et Bibr.
ist eine nahe verwandte Art.

Es gibt zahlreiche sog. Korallenschlangen, die der *M. corallinus* Wied. sehr ähnlich sehen, aber anderen Gattungen angehören.

Literatur: Hager, III., Schindler-Frank, Stauffer u.a., vgl. Lit.-Verz.

(1) Jahn, Zahnärztl. Welt 4 (1949), 387.

(2) Mosig, A., Pharmazie 6 (1951), 381, 453.

(3) Mosig, A., Pharmazie 20 (1965), 83–87.

MITELLA

Scalpellidae

M. pollicipes Gmel.

Mittelmeergebiete.
Entenmuschel.

Die Tiere werden gegessen. Sie galten früher als Mittel gegen Knochenerweichung, als Aphrodisiacum und Stärkungsmittel.

Literatur: Pax u.a., vgl. Lit.-Verz.

MOLVA

M. molva L.

Nordsee.
Lengfisch, Ling.

Der Fisch liefert, ebenso wie *M. byrkelange* Walb., Blauer Leng, Blueling, Leberöl (vgl. *Gadus*).

Literatur: Pax u.a., vgl. Lit.-Verz.

MONOMORIUM

M. pharaonis L.

In tropischen Gebieten aber auch in warmen Gebäuden vorkommend. Pharao-Ameise, berüchtigter Krankheitsüberträger.

Das isolierte Pheromon ist ein Insektenlockstoff mit Indolizingerüst (1), (2).

Literatur:

(1) Beatson, S.H., Lancet 2 (1972), 425.

(2) Ritter, F.J. u.a., Experientia 29 (1973), 530, Chem. Ztg. 97 (1973), Nr. 12.

MOSCHUS

Cervidae

M. moschiferus L.

Gebirge Zentral- und Ostasiens (chines. Provinzen Szechuan und Yünnan, Tibet, Assam, Nepal und Kaschmir), in Sibirien bis zum Baikal-See, in Höhen von 1.000 bis 4.000 m vorkommend.

Verwendet wird: das eingetrocknete Sekret des Moschusbockes.

Handelsbezeichnungen: Moschus tibetanus, M. tonquinensis, M. orientalis – Bisam – Moschus – Musk – Musc.

Inhaltsstoffe: ca. 1–2 % flüchtiges Öl mit Muscon (Keton) (1), ferner äther. Öl, Fett, ca. 5 % Harz (2), Eiweißstoffe, organische Säuren und Salze.

Verwendung: In der Medizin bei Kollapszuständen. Stimulans. Bei Herzschwäche und Ohnmachten, bes. in Form der Tinctura Moschi. – In der Homöopathie bei Hysterie und nervösen Zuständen. – In der Parfümerie und Kosmetik als Fixateur, in der Seifenfabrikation.

Handelssorten: Tonkin-Moschus gelangt in Beuteln zu ca. 30 g über Shanghai in den Handel. Man unterscheidet die Sorten Tonkin, Sawko und Tampi. Sie liefern 80 bis 85 % des Bedarfs der Riechstoffindustrie (3).

Yünnan-, Assam- und Nepal-Moschus gelangen über Calcutta in den Handel. Diese Qualitäten sind weniger wertvoll und werden in der Medizin nicht verwendet.

Kabardinischer, russischer und sibirischer Moschus gelangen von Tientsin, aus der Mongolei und dem südlichen Sibirien über Rußland in den Handel. Nur für billige Parfüms benutzt (3).

Synthetischer Moschus besteht aus organischen Verbindungen, die nicht identisch mit dem natürlichen Moschus sind.

Literatur: Hager, III., Schindler-Frank u.a., vgl. Lit.-Verz.

(1) Neurath, Kosmetik 28 (1955), 329.

(2) v. Artus, Seifen–Öle–Fette–Wachse 45 (1949), 461.

(3) Pax, S.A.Z. 87 (1947), 126.

MUMIA

M. vera aegyptiaca

Echte ägyptische Mumie.

Das Produkt wurde früher in der Volksheilkunde verwendet.
Als Farbe wird heute statt Mumienbraun oder Mumiin ein Asphaltprodukt verwendet.

Literatur: Hager, III. u.a., vgl. Lit.-Verz.

MUREX

Muricidae

M. cornutus L.

Mittelmeerküsten, Westküste von Afrika. – Purpurschnecke.

Purpurschnecken hatten im Altertum eine große Bedeutung als Rohstoff zur Gewinnung der Purpurfarben. Heute hat der Schneckenpurpur nur noch historisches Interesse.

Der Farbstoff, das 6,6′-Dibromindigo, entsteht unter Einwirkung von Sonnenlicht aus dem Schleim der Hypobranchialdrüsen. Die Färbung geht von Gelb, Grün und Blau in Purpur über (1), (2). Das Sekret enthält ein Lähmungsgift, das Murexin. Enteramin, ein biogenes Amin wurde isoliert.

Murexin erregt in kleinen Dosen das Atemzentrum, bei großen Dosen tritt Lähmung ein.
„Murex purpureus" der Homöopathie ist eine Verreibung von frischem Drüsensaft. Das Mittel wird in der Gynäkologie und bei Zirkulationsstörungen verwendet.
Schneckenschleim, der 20 Aminosäuren enthält, wird bei chronischer Gastritis und Magengeschwüren eingesetzt (3).

Zu den Purpurschnecken zählen auch
M. trunculus L.
(*Truncularia trunculus* Monterosato)
M. brandaris L.
(*Bolinus brandaris* Pusch)
M. erinaceus
sowie
Dicathais orbita Gmelin
Australien
Nucella lapillus
Nordische Purpurschnecke, Nördl. Atlantik, amerikanische Ostküste, Golf von Mexico, Azoren, Canarische Inseln.

Mit dem Purpursekret wurden im Mittelalter Stoffe und vor allem Segel gefärbt.

Purpurea patula L.
Mexico, Peru. Das Sekret wurde in der Zeit vor der Entdeckung zur Färberei eingesetzt.
Thais haemastoma L.
lieferte dunkelroten Farbstoff.

Truncalariopsis trunculus L.
enthält im Farbstoff eine blaue Komponente, wahrscheinlich ein N-Methyl-Derivat des 6,6'-Dibrom-Indigos. Diese Art liefert einen blauvioletten Purpur.

Vasum ceramicum L.
Ozeanien, Indonesien.
Der Farbstoff wird zum Färben der Fingernägel benutzt.

Literatur: Pax, Schindler-Frank u.a., vgl. Lit.-Verz.

(1) Fischer, Chem. Ztg. 79 (1955), 840.

(2) Baker, J.T. u. M.D. Sutherland, Tetrahedron Letters (1968), Nr. 1, 43, Chem. Ztg. 92 (1968), Nr. 13.

(3) D.A.Z. 112 (1972), Nr. 24.

MYLABRIS

M. cichorii L.
(*Meloe cichorii* L.)

China, Ostindien.

Verwendet wird: der getrocknete Käfer – Cichorien-Reizkäfer.

Handelsbezeichnungen: Cantharides chinenses – Mylabariskäfer, Chinesische Canthariden – China Flies – Mouches de Chine – Cantharidas da China – Cantaridas de China.

Inhaltsstoffe: ca. 1,3 % Cantharidin (1), Fett, harz- und wachsartige Bestandteile, äther. Öl, Säuren, Farbstoffe, Chitin u.a., vgl. *Lytta vesicatoria.*

Verwendung: vgl. *Lytta vesicatoria,* bes. zur Darstellung des Cantharidins.

M. bifasciata De Geer
enthält ebenfalls mehr als 1 % Cantharidin.

M. pustulata F.
enthält 1,9–2,3 % Cantharidin.
Gift!

Literatur: Schindler-Frank, Steinegger-Hänsel u.a., vgl. Lit.-Verz.

(1) Siering, S.A.Z. 89 (1949), 41.

(2) Guenther, H. u.a., J. pharmac. Sci. 58 (1969), Nr. 10, 1274, Zbl. Pharm. 109 (1970), Nr. 5.

MYOGALE

M. moschata

Nordamerika, Südrußland.
Bisam-Spitzmaus, Silberbisam, Desman.

Das eingetrocknete Drüsensekret wird als Desman-Moschus bezeichnet (1).

Literatur: Hager, III. u.a., vgl. Lit. Verz.

(1) Pax, S.A.Z. 87 (1947), 126.

MYZUS

M. pericae Sulzer

Grüne Pfirsichblattlaus.

Die Alarmsubstanz konnte als trans-β-Farnesen identifiziert werden. Wenn die Substanz z.B. auf die Blätter aufgetragen wird, verlassen die Tiere fluchtartig die Pflanze (1).

Literatur:

(1) Edwards, J.L. u.a., Nature 241 (1973), 126, Chem. Ztg. 97 (1973), Nr. 11.

NAJA

Elapidae

N. naja L.
(*N. tripudians* Merr.)

Süd- und Südostasien, bes. Indien, Ceylon, südliches China, Sundainseln. – Brillenschlange, Ostindische Kobra, Cobra.

Verwendet wird: das Gift aus den Giftdrüsen.

Inhaltsstoffe: Ein stark toxischer Bestandteil des Giftes ist ein basisches Polypeptid. Es wurden 2 Neurotoxine und 3 Spurentoxine mit einem hohen Gehalt an Arginin und Cystin festgestellt, ferner Phospholipase A und ein hämolysierendes Prinzip (1), (2), (3), (4), (7), (8), (9).
Arvin ist eine von 6 Fraktionen des Giftes mit antikoagulierenden Eigenschaften (6).

Verwendung: In der Homöopathie. Zur Schmerzbekämpfung bei inoperablen, bösartigen Geschwülsten (Krebs). Analgeticum bei Neuralgie und Rheuma. Bei Trigeminusneuralgien, Infektionskrankheiten.

Sehr gefährliche Giftschlange!

N. naja atra
China. – Chinesische Kobra.
Es lang die Reindarstellung eines Cobratoxins (5), (7).

N. naja siamensis
Thailand. – Thailändische Kobra.
Das Gift enthält im Gegensatz zur ostindischen Kobra nur ein Neurotoxin (7).

N. bungarus
(N. hannah)
Ostasien. – Königshutschlange.
Gefährlichste Giftschlange Ostasiens (4).

Literatur: Kaltenbach, Schindler-Frank u.a., vgl. Lit.-Verz.

(1) Mosig, A., Pharmazie 6 (1951), 381, 453.

(2) Slotta, Experientia 9 (1953), 81.

(3) Schmidt, Pharm. Zh. 87 (1948), 326.

(4) Mosig, A., Pharmazie 20 (1965), 84–87.

(5) Mebs, D., Umschau 74 (1974), Nr. 2.

(6) Naturwiss. Rdsch. 22 (1969), Nr. 3.

(7) Karlsson, E. u.a., European J. Biochem. 21 (1971), 1.

(8) Orzechowski, G., D.A.Z. 113 (1973), Nr. 16.

(9) Habermann, E., Pharmazie in uns. Zeit 3 (1974), Nr. 5.

NASUTITERMES

N. exitiosus
N. walkeri
N. graveolus

Termiten-Arten.

Das Pheromon, das den Termiten zur Wegmarkierung dient, konnte identifiziert werden. Das Neocembren-A ist ein Diterpenkohlenwasserstoff.
Da die Substanz auch in Pflanzenölen vorkommt, besteht die Möglichkeit, sie zur Termitenbekämpfung einzusetzen (1).

Literatur:

(1) Birch, A.J. u.a., Chem. Ztg. 97 (1973), Nr. 7.

NOTECHIS

N. scutatus

Australien.
Australische Tigerschlange, Tigerotter.

Inhaltsstoffe: vgl. *Crotalus.*

Verwendung: Blutstillmittel.

Giftschlange!

Literatur: Kaltenbach, Mosig, A., Pharmazie 6 (1951), 381, 453 u.a., vgl. Lit.-Verz.

NUDAURELIA

N. cytherea cytherea Fabr.

Südafrika.
Ananas-Nachtpfauenauge.

Der Falter richtet beträchtliche Schäden in den Ananasplantagen an. Der Sexuallockstoff wurde als cis-Dec-5-en-1-yl-3-methylbutanoat identifiziert (1).

Literatur:

(1) Henderson, H.E. u.a., Chem. Commun. (1972), 686, Chem. Ztg. 96 (1972), Nr. 12.

OCTOPUS

O. vulgaris

Das Sekret der Speicheldrüsen enthält Octopamin (l-p-Hydroxyphenyläthanolamin).
Ultraviolett bestrahlte Extrakte zeigen eine adrenalinartige Wirkung (1).

O. dolfleini
Als Inhaltsstoff wurde 3-Decensäure festgestellt (vgl. *Anthrenus*) (2).

Literatur:

(1) Erspamer, Nature 169 (1952), 375.

(2) Fukui, H. u.a., Tetrahedron Letters (1974), 3563.

ONDATRA

O. zibetica

Amerika, an Flüssen und in Sümpfen. – Bisamratte.

Verwendet wird: das eingetrocknete Sekret der männlichen Sexualdrüsen.

Handelsbezeichnungen: Amerikanischer oder Rattenmoschus, Musc Rat Oil.

Inhaltsstoffe: Moschusalkohole, Moschusketone.

Verwendung: Als moschusartiger Duftstoff in der Parfümerieindustrie.

Literatur: vgl. Lit.-Verz.

ONISCUS

Oniscidae

O. asellus L.
(*O. murarius* Cuv.)

Meist in feuchten Lebensräumen vorkommend. Lichtscheu.
Mauerassel, „Millepedes".

Inhaltsstoffe: vgl. *Armadillidium*.

Verwendung: In der Homöopathie als Tinktur bei Bronchialkatarrh und Wassersucht. Obsolet.
Vgl. *Armadillidium*.

Literatur: Hager, III., Schindler-Frank u.a., vgl. Lit.-Verz.

ORGYIA

O. pseudotsugata

Nordamerika.
Douglastannen-Trägspinner.

Der Lockstoff wurde als Heneicosen-Derivat identifiziert. Das Syntheseprodukt erwies sich als hochaktiv und kann zur Schädlingsbekämpfung eingesetzt werden (1).

Literatur:

(1) Smith, R.G. u.a., Science 188 (1975), 63, Chem. Ztg. 99 (1975), Nr. 12.

ORNITHODORAS

O. turicata

Nordamerika.
Zeckenart.

Die Tiere enthalten eine antibakterielle Substanz (1).

Literatur: vgl. Lit.-Verz.

(1) Anigstein u.a., Nature 166 (1950), 141.

OSTREA

Ostreidae

O. edulis L.

Küsten der Nord- und Ostsee. Ostasiatische Gewässer.
Auster, Oyster, Haître.

Verwendet werden: die pulverisierten, geschlemmten Austernschalen.

Handelsbezeichnungen: Conchae praeparatae, Austernschalenpulver.

Inhaltsstoffe: 95–98 % Calciumcarbonat, 1,2–1,8 % Calciumphosphat, 0,2 % Aluminiumoxyd, 0,4 % Kieselsäure, Spuren von Mangan, Eisen und anderen Spurenelementen.

Verwendung: Zur Herstellung von Kalkpräparaten. In der Homöopathie zur Behandlung von Ermüdungserscheinungen infolge Überanstrengung, bei Störungen des Kalkstoffwechsels. Zu Zahnpulvern. Poliermittel.

Austern produzieren Interferon, eine Substanz, die das Wachstum von Viren hemmt (1).

O.-Arten
Zahlreiche *O.*-Arten werden zu Speisezwecken sehr geschätzt und werden gezüchtet.
Sie enthalten ca. 6 % Proteine, ca. 1,2 % Fett, Vitamin A, B_1, B_2, Nicotinsäure, zahlreiche Spurenelemente.
Austern galten früher als Aphrodisiacum.

Literatur: Hager, III., Jaretzky, Merck Index, Pax, Schindler-Frank u.a., vgl. Lit.-Verz.

(1) D.A.Z. 111 (1971), Nr. 26.

OVIS

Bovidae

O. aries L.

Hausschaf und Kulturrassen.

Hauptproduktionsgebiete für Hammeltalg: Australien, Südamerika, USA. Hauptproduktionsgebiete für Wollwachs: Europa, Südafrika, Nordamerika.

Verwendet werden: 1. der Hammeltalg aus dem Bauchfettgewebe des Schafes – 2. das Wollwachs.

1. der Hammeltalg

Handelsbezeichnungen Sebum ovile – Hammeltalg – Tallow – Suet – Suif.

Inhaltsstoffe: 36–40 % Öl-, 25–30 % Stearin-, 24–27 % Palmitin-, 3–4 % Linol- und 2–4 % Myristinsäure, meist in Form gemischter Glyceride. Ferner 4–5 % Stearodipalmitin, 4–5 % α-Palmitodistearin, Oleodipalmitin und Stearopalmitoolein.

Verwendung: In der Pharmazie zur Herstellung von Salicyltalg. Seltener als Salbengrundlage. – Speisefett. – Zu Kern- und Schmierseifen. – Schmiermittel für Leder.

Bemerkungen: Geringe Sorten, wie der La-Plata-Talg, sind stark sauer und enthalten bis 25 % freie Fettsäuren.

Außer Hammeltalg werden auch Rinder- und Ziegentalg verwendet. Durch Abpressen werden Talgöle gewonnen, die als Schmieröle, zur Seifenfabrikation und in der Lederindustrie Verwendung finden.

2. das Wollwachs

Handelsbezeichnungen: Adeps lanae anhydricus – Wollwachs, Wollfett, wasserfreies Lanolin – Wool Fat – Graisse de sunit – Suarda – Lanolina.

Die Wollhaare der Schafe sondern eine Substanz ab, die nach der Schur in den Wollwäschereien entfernt und aufbereitet wird. Sie wird vielfach als „Wollfett" bezeichnet, da sie jedoch keine Glyceride enthält, ist die Bezeichnung „Wollwachs" zutreffender.

Inhaltsstoffe: Die Zusammensetzung des Wollwachses ist sehr kompliziert. Wollwachs besteht zu fast gleichen Teilen aus Säuren und Alkoholen.

Der Kohlenwasserstoffanteil beträgt ca. 1 %. Es wurden 32 Säuren identifiziert, die in 4 Gruppen aufgeteilt wurden: n-Säuren, Oxysäuren, Isosäuren, Anteisosäuren. Bei den Alkoholen handelt es sich um aliphatische und cyclische Alkohole (Sterinalkohole).
Neben dem Cholesterin (ca. 20 %) kommen verwandte Verbindungen vor, wie Cholestanol (Dihydroderivat).
Das früher angegebene Isocholesterin besteht aus 2 bzw. 4 verschiedenen Stoffen. Der am besten untersuchte Bestandteil ist das Lanosterin (Lanostadienol).
Das Cholesterin ist als der eigentliche Emulgator des Wollwachses anzusehen, daneben dürfte aber noch eine weitere wirksame Emulgatorgruppe vorkommen (1), (2), (3), (4), (5), (6).

Verwendung: In der Pharmazie, Kosmetik, Seifenherstellung und in zahlreichen chemisch-technischen Industrien.

Dem Wollwachs (Lanolin) kommen als Salbengrundlage schmerzstillende Eigenschaften auf die Haut zu. Trägersubstanz für Arzneimittel. –

Wollwachsalkohole werden als Grundlage von Salben, Cremes, Lotionen, Lippenstiften, Haar- und Hautpflegemitteln, Seifen etc. eingesetzt.
Wollwachsfettsäuren dienen als Rohstoff zur Veresterung mit Äthylenglykol, Propylenglykol, Glycerin, Sorbit u.a. Zur Herstellung von Ölen, Emulgatoren, Reinigungsmitteln, Weichmachern.

Flüssige Lanolinester verwendet man zu erweichenden, haut-durchdringenden Emulsionen, Salben, Lichtschutz- und Kinderölen.
Weitere Lanolinverbindungen sind Äthylenoxyd-Derivate, Absorptionsbasen etc.

Wollwachs wird in der Technik zum Fetten von Leder, als Bestandteil von Rostschutzmitteln, zu Schmiermitteln und Schneidölen gebraucht. Zu Gefrierschutzlösungen. Zusatz zu Druckfarben, Kitten, Klebstoffen etc. – Zur Imprägnierung von Isolierbändern, Holz etc. – Weichmacher für Kautschuk. – In der Zuckerindustrie zum Niederschlagen des Schaumes. – In der Textilindustrie. Zusatz zum Teer beim Straßenbau, bei der Herstellung von Dachpappen etc. – Zusatz zu Spritzmitteln bei der Schädlingsbekämpfung. – In der Farbenindustrie zu Firnissen und als Bindemittel für Farbstoffe (1), (3).

Wollwachs dient zur Gewinnung von Cholesterin, Cerotinsäure etc.

Literatur: Braun-Klug, Hager, Hempel, Jaretzky, Merck Index, Rickmers, Schindler-Frank u.a., vgl. Lit.-Verz.

(1) Gernert, Seifen–Öle–Fette–Wachse 77 (1951), Nr. 16.

(2) Janistyn, Parfümerie und Kosmetik 30 (1949), Nr. 30.

(3) Leideritz, H., Chem. Ztg. 83 (1959), Nr. 21.

(4) Janecke, H., Pharmazie 22 (1967), 93–96.

(5) Janecke, H. u.a., Pharmazie 22 (1967), 163–166.

(6) Mandák, M. u. K. Håroniková, D.A.Z. 115 (1975), Nr. 37.

PALYTHOA

Coelenteratae

P.-Art

Hawaii.
Palythoa-Schwamm, „limu-make-o-Hana".

Die Coelenteraten-Art erzeugt Palytoxin, ein Gift, bei dem es sich weder um ein Protein, noch um ein Polypeptid-Toxin handelt.
Palytoxin ist eines der stärksten Gifte, möglicherweise ein Dekalin-Derivat (1), (2).

Literatur: Pax u.a., vgl. Lit.-Verz.

(1) Moore, R.E. u. P.J. Scheuer, Science 172 (1971), 495, Chem. Ztg. 95 (1971), Nr. 20.

(2) Abou-Mandour, A., D.A.Z. 115 (1975), Nr. 43.

PARAIMECIUM

P. aurelia

Pantoffeltierchen.

Die Nährflüssigkeit enthält wahrscheinlich ein Protein mit Enzymcharakter, das gegen andere *P.*-Arten wirksam ist (1).

Literatur:

(1) Vonderbank, Pharmazie 5 (1950), 214.

PARAZOANTHUS

P. axinellea

Mittelmeer.
Es werden skelettlose gelbe Schwamm-Kolonien gebildet.

Inhaltsstoffe: Zoanthoxanthin und 4 Parazoanthoxanthine (Pigmente) wurden isoliert.
Zoanthoxanthin wirkt als Inhibitor mitochrondrialer Respiration (1).

Literatur:

(1) Cariello, L. u.a., Experientia 30 (1974), 244, 849, Chem. Ztg. 98 (1974), Nr. 11.

PELAMYDRUS

Hydrophiidae

P. platurus

Chinesische Gewässer.
Seeschlange.

In der chinesischen Medizin werden Zubereitungen aus den Schlangen als Mittel gegen Rheuma verwendet.

Literatur: Pax u.a., vgl. Lit.-Verz.

PERIPLANETA

Blattidae

P. americana L.
(*Blatta americana* L.)

Tropische und subtropische Länder Amerikas. Kosmopolitisch vorkommend. Amerikanische Schabe, Roach Cockroach.

Aus dem Sekret wurde Periplanetin isoliert, im Nervengewebe wurde Acetylcholin nachgewiesen.

Verwendung: In der Homöopathie. Vgl. *Blatta orientalis*.

Literatur: Schindler-Frank.

PHAKELLIA

Ph. flabellta

Schwamm.

Inhaltsstoffe: Dibromphakellin, ein bromhaltiges Alkaloid (1).

Literatur:

(1) Forenza, S. u.a., Chem. Commun. (1971), 1129, Chem. Ztg. 96 (1972), Nr. 3.

PHYLLOBATES

Ph. bicolor

Columbien.
Columbianischer Pfeilgiftfrosch, „Kokoi".
Das außerordentlich starke Gift befindet sich in der Haut des Frosches.
Das Batrachotoxin (Pregnan-Derivat) blockiert lebenswichtige Teile des Nervensystems. Es wird von den Chocoindianern als Pfeilgift benutzt (1), (2), (3), (7).

Ph. aurotaenia

Columbianischer Pfeilfrosch. Es wurden 4 Toxine (Steroid-Alkaloide) isoliert: Batrachotoxinin A, Pseudobatrachotoxin, Batrachotoxin, Homobatrachotoxin. Batrachotoxin ist die giftigste der Verbindungen. Es dürfte das stärkste nichteiweißartige Toxin sein (4), (5), (6).

Literatur:

(1) Hofmann u.a., Pharmazie 5 (1950), 360.

(2) D.A.Z. 104 (1964), Nr. 10.

(3) Daly, J.W. u.a., J. Amer. chem. Soc. 87 (1965), 125–126, Pharm. Zh. 106 (1967), Nr. 9.

(4) Tokuyama, T. u.a., J. Amer. chem.

Soc. 91 (1969), 3931, Chem. Ztg. 94 (1970), Nr. 1.

(5) Orzechowski, G., D.A.Z. 113 (1973), Nr. 16.

(6) Abou-Mandour, A., D.A.Z. 115 (1975), Nr. 13.

(7) Kaltenbach, A., Naturw. Rdsch. 24 (1971), Nr. 9.

PHYSALIA

Ph. pelargica

Südliche Meere.
Nesselqualle.

Inhaltsstoffe: Thalassin, Congestin (giftige Polypeptide, die Dermatitiserscheinungen hervorrufen!).

Verwendung: In der Homöopathie gelegentlich bei Urticaria und Allergien (vgl. *Aurelia*).

Giftig!

Literatur: Leeser u.a., vgl. Lit.-Verz.

PHYSETER

Physeteridae

P. macrocephalus L.
(*P. catodon* L.)
(*Catodon macrocephalus* Gray.)

In den Ozeanen und den Küstengewässern Amerikas, Australiens, Japans. – Pottwal, Spermwal, Sperm Whale, Cachalot.

Verwendet werden: 1. der gereinigte, feste Anteil des Inhaltes der Kopfhöhlen der Wale – 2. das abgepreßte Öl – 3. die Ambra.

1. der gereinigte, feste Anteil des Kopfhöhleninhaltes

Handelsbezeichnungen: Cetaceum – Spermaceti, Walrat – Cetaceum – Blanc de baleine – Esperma baleia, Espermaceti – Esperma de ballena.

Inhaltsstoffe: Ein Gemisch isomerer Ester, besonders Myristin und Palmitinsäurecetylester – ferner Laurinsäure- und Palmitinsäureglyceride. – Cetaceum, raffiniert, besteht aus einem Gemisch von Cetylpalmitat, Cetyllaurat und Cetylmyristat.

Verwendung: Salbengrundlage. – In der Kosmetik Grundlage für fettfreie Hautcremes, Pomaden, Schminken, Lippenstifte etc. – Zur Herstellung von Kerzen und Appreturmitteln. – Zur Darstellung von Cetylalkohol, der ebenfalls in der Kosmetik zur Herstellung von Hautcremes Verwendung findet.

Cetylalkohol wird nach dem Fischer-Tropsch-Verfahren auch synthetisch hergestellt (1).

2. das Öl

Handelsbezeichnungen: Oleum Cetacei – Spermöl, Walratöl – Sperm Oil – Huile de baleine.

Inhaltsstoffe: Ester der Physetölsäure mit Cetylalkohol. Gesättigte Säuren: Laurin-, Myristin- und Palmitinsäure. Ungesättigte Säuren: Oleinsäure u.a.

Durch Verseifung mit Natronlauge erhält man aus dem Spermöl folgende Fettalkohole: ca. 50 % Cetylalkohol, ca. 10 % Stearylalkohol, ca. 10 % Hexadecenylalkohol, ca. 25 % Oleylalkohol, ca. 5 % Eicosenylalkohol (1).

Verwendung: In der Margarineindustrie. – Spindel- und Maschinenöl. – Zu Sulfonierungen. – In der Seifenfabrikation. Überfettungsmittel bei der Herstellung seifenloser Waschmittel. In der Kosmetik zu Schminken, Pomaden, Lippenstiften etc. – In der Lederindustrie. – Zur Glyceringewinnung. – In der Farben- und Lackindustrie zur Herstellung von Öllacken.

Bemerkungen: Man unterscheidet nach der Art der Gewinnung: winterspermoil, spring-spermoil, tantpressed oil (4).

3. die Ambra

Handelsbezeichnungen: Ambra grisea – Ambra – Amber, graue Ambra – Amber gris – Ambre gris.

Inhaltsstoffe: ca. 24–85 % Ambrain (3) (Hauptbestandteil), ca. 2,5 % Benzoesäure, ferner ca. 15–40 % Epicoprosterin, Pristan, Coprosterin, weniger als 0,1 % Cholesterin, Arachinsäure, Ambraporphyrin, Spuren von Dihydrocholesterin, flüchtige Bestandteile, ein Oxyd mit Ambrageruch, ein Oxyaldehyd, ein Keton, ca. 5 % freie Säuren, ca. 5–8 % Ester (5), (6), (7), (8), (9), (10), (11).

Nach Schindler-Frank setzt sich Ambra wie folgt zusammen:
Ätherunlösliches 10–16 %, Ambrein 25–45 %, Epikoprosterin (frei und verestert) 30–40 %, Koprosterin 1–5 %, Cholesterin weniger als 0,1 %, Norphytan 2–4 %, Ketone 6–8 %, Säuren, freie 5 %, Säuren, veresterte 5–8 %

Verwendung: In der Medizin als Stimulans bei Hysterie. – In der Homöopathie bei Neurasthenie, nervösen Zuständen, Schlaflosigkeit. – In Ostasien als Aphrodisacum verwendet. – In der Parfümerieindustrie als Fixateur, zu Räuchermitteln.
Zusatz zu Haarwässern, Tabak, Kaffee, und alkoholischen Getränken (12), (13).

Ambra ist nach neuerer Ansicht ein pathologisches Produkt des Pottwals, das mit einer krankhaften Sekretion der Galle und Darmprozessen zusammenhängt.

Wallebern haben einen geringen Ölgehalt, aber einen sehr hohen Vitamin-A-Gehalt, der mit 30–50.000 I.E. pro Gramm angegeben wird. Der Gehalt an Vitamin D ist gering (14).

Die inneren Organe, wie Hypophyse, Nebenniere, Ovarien, Hoden, Bauchspeicheldrüse werden zur Hormongewinnung ausgewertet.

Extrakte aus Magen- und Darmteilen von *P. macrocephalus* zeigen im Tierversuch eine hemmende Wirkung auf die Magensaftsekretion (15).

Walprodukte werden auch von folgenden Tieren gewonnen:
Hyperoödon rostratus Müller [Billberg]
Entenwal, Dögling.
Balaenoptera physalus L.
Finnwal.
Balaenoptera musculus L.
Blauwal
Balaenoptera borealis Less.
Seiwal
Delphinapterus leucas Pall.
Weißwal
Globiocephalus melaena Traill.
Grindwal
Megaptera nodosa Bonnat
Buckelwal
(vgl. dort).

Als Cetaceum, Walrat, wird auch der feste Anteil des Delphintrans und des Haifischtrans bezeichnet.
vgl.
Delphinus delphis L.
Delphin
Prionoce glauca
Blauhai
(vgl. dort).

Aus dem Speck von Robben-Arten *(Pinnipedia)* wird Robbenöl gewonnen.

Die fischartig riechenden fetten Öle von Walen, Delphinen, Dorschen, Heringen, Sardinen etc. können durch katalytische Hydrierung in geruchsfreie feste Fette umgewandelt werden.

Die dunklen Trane können durch Polymerisation als trocknende Öle verwendet werden. Sie enthalten Olein, Stearin, Glyceride der Clupanodonsäure, Physetölsäure und Therapinsäure (16).

Literatur: Braun-Klug, Hager, IV., Jaminet, Pax, Rickmers, Schindler-Frank, Stahl, Wulf u.a., vgl. Lit.-Verz.

(1) Seifen–Öle–Fette–Wachse 81 (1955), Nr. 7.

(2) Wellendorf, M., Dansk Tidsskrift for Farmaci 37 (1963), 89, D.A.Z. 105 (1965), Nr. 7.

(3) Streibl, M. u.a., Fette–Seifen–Anstrichmittel 73 (1971), Nr. 5, 301–305.

(4) Seifen–Öle–Fette–Wachse 75 (1949), Nr. 20.

(5) Lederer u.a., Helv. chim. Acta 29 (1946), 1354.

(6) Neurath, Kosmetik 28 (1955), 329.

(7) Janistyn, Parfümerie u. Kosmetik 30 (1949), 53.

(8) Ruzicka u.a., Pharm. Zh. 93 (1953), 18.

(9) Janistyn, Seifen–Öle–Fette–Wachse 74 (1948), 306.

(10) D.D.Z. 10 (1955), 554.

(11) Janistyn, Kosmetik 21 (1948), 305.

(12) Menge, Praktikantenbriefe 1 (1955), 93.

(13) Pax, S.A.Z. 87 (1947), 160.

(14) Roever, Pharmazie 4 (1949), 504.

(15) Kabeno, H. u.a., Chem. pharmac. Bull. (Tokyo) 19 (1971), Nr. 7, 1487–1490.

(16) Vogel, R.E., Seifen–Öle–Fette–Wachse 101 (1975), Nr. 13.

PLEXAURA

P. homomalla

Caribisches Meer. – Hornkoralle (Nesseltier).

Inhaltsstoffe: Die Hornkoralle hat einen hohen Gehalt an Prostaglandin (1,3 %–1,5 % des Trockengewichtes).

Verwendung: Die hormonartigen Substanzen werden in der Gynaekologie und auf anderen Gebieten eingesetzt (1), (2).

Literatur:

(1) Béress, L., Umschau 74 (1974), Nr. 20, 644–645.

(2) Abou-Mandour, A., D.A.Z. 115 (1975), Nr. 43.

POLLACHIUS

Gadidae

P. virens L.

Europäische Küsten, Nordatlantik. Köhler, Seelachs, Coalfish.

Der Fisch ist dem Kabeljau nahe verwandt. Er liefert u.a. Leberöl (vgl. *Gadus*).

Literatur: Pax u.a., vgl. Lit.-Verz.

POLYFIBROSPONGIA

P. maynardii

Caribisches Meer.
Schwamm.

Aus Extrakten wurden 2 Dibromverbindungen mit antibakterieller Wirkung isoliert. Beide Verbindungen hemmen in vitro grampositive und gramnegative Bakterien (1).

Literatur:

(1) Lear, G.E. van u.a., Tetrahedron Letters 1973, 299, Chem. Ztg. 97 (1973), Nr. 7.

POLYPRION

P. oxygencios

Pazifik, bes. bei Neuseeland.
Neuseeländischer Wrackbarsch.

Verwendet wird: das aus den frischen Fischlebern gewonnene Öl mit Vitamin A, Cholesterin und Phospholipiden (1).
(vgl. *Gadus*).

Literatur: Pax u.a., vgl. Lit.-Verz.

(1) Shorland, Biochem. J. 54 (1953), 673.

POLYZONIUM

P. rosalbum

Tausendfüßler.

Das Verteidigungssekret Polyzonimin wurde identifiziert (1).

Literatur:

(1) Smolanoff, J. u.a., Science 188 (1975), 734, Chem. Ztg. 99 (1975), Nr. 10.

PORCELLIO

Porcellionidae

P. scaber Latr.
(*Oniscus granulatus* Lam.)

In feuchten Lebensräumen. Kellerassel.
Vgl. *Armadillidium.*

Literatur: Schindler-Frank u.a., vgl. Lit.-Verz.

PRIONOCE

P. glauca L.

Tropische und subtropische Meere. – Blauhai, Menschenhai.

Verwendet wird: das aus den frischen Lebern gewonnene Öl.

Handelsbezeichnungen: Haitran, Haifischtran, Haifischleberöl.

Inhaltsstoffe: Der Ölgehalt schwankt oft erheblich. – Als unverseifbare Anteile wurden festgestellt: größere Mengen Selachylalkohol, Batylalkohol, Chemylalkohol, Kohlenwasserstoffe (bes. Squalen).

Clupanodon-Säure (unges. Fettsäure), Vitamin-A-Gehalt 165.000 I.E. pro Gramm, Vitamin-D-Gehalt 40 I.E. pro Gramm (1).

Verwendung: Technisch besonders in der Gerberei und Seifenindustrie. Zur Gewinnung von Squalen. – Durch Hydrierung wird Squalen in Squalan (= Perhydrosqualen) übergeführt (2).

Neben der technischen Verwendung gilt Leberöl von Haien als wichtiger Rohstoff für die Herstellung von Vitaminkonzentraten.
(vgl. *Gadus*).
Der feste Anteil des Haifischtrans wird als Walrat bezeichnet.

Literatur: Pax u.a., vgl. Lit.-Verz.

(1) Holtz, u.a., Pharmazie 9 (1954), 210.

(2) Janistyn, Parfümerie u. Kosmetik 31 (1950), 386.

PTERPHYSILLA

P. spinifera

Antitumoraktive Verbindungen wurden festgestellt.

Literatur: Abou-Mandour, A., D.A.Z. 115 (1975), Nr. 43.

PUNICATA

P. granata

Inhaltsstoff: Pseudopelletierin (Alkaloid) (1).

Literatur:

(1) Tursch, B. u.a., Tetrahedron Letters 1973, 201, Chem. Ztg. 97 (1973), Nr. 8.

PYTHON

P. reticulatus

Indien.
Python, Gitterschlange.

Verwendet wird: das Fett – Pythonfett.

Inhaltsstoffe: ca. 19,7 % Palmitinsäure, ca. 10,8 % Stearinsäure, ca. 47,1 % Ölsäure, ca. 10,7 % Octadecadiensäure, ferner Myristin-, Arachin-, Tetradecen-, Hexadecen-, Octadecatrien- und höher ungesättigte Säuren.

Literatur: Gunstone u.a., Biochem. J. 54 (1953), 617, 621 u.a., vgl. Lit.-Verz.

RAJA

R. clavata L.

Küsten Nordeuropas bis Murmansk.
Mittelmeer, Schwarzes Meer.
Rochen, Nagelrochen, Thornback Ray.

Verwendet wird: das aus den frischen Lebern gewonnene Öl.

Während das Rochenleberöl früher nur für technische Zwecke verwendet wurde, gilt es heute als wichtiger Rohstoff für Vitaminkonzentrate.
Vgl. *Gadus*.

R. batis L.
Glattrochen, Europäische Atlantikküste, wird gelegentlich auch auf Leberöl ausgewertet.

Literatur: Pax u.a., vgl. Lit.-Verz.

RHIPICEPHALUS

R. sanguineus

Nordamerika.
Zeckenart.

Die Tiere enthalten eine antibakterielle Substanz (1).

Literatur: vgl. Lit.-Verz.

(1) Anigstein u.a., Nature 166 (1950), 141.

SALAMANDRA
Salamandridae

S. maculosa Laur.
(*S. salamandra* L.)

Mittel- und Südeuropa. – Alpensalamander, Feuersalamander, Erdsalamander, Salamander.

Verwendet wird: das Sekret aus den Hautdrüsen.

Inhaltsstoffe: Samandarin (Alkaloid mit Steroidgerüst), O-Acetyl-Samandarin.

Nebenalkaloide sind Samandaridin, Samandaron, Cycloneosamandion, Cycloneosamandaridin. Ferner wurden festgestellt biogene Amine (Tryptamin, Serotonin), proteinartige Stoffe, ein dem Cholesterin ähnliches Sterin (1), (2), (3), (4), (5), (6), (7).

Verwendung: In der Homöopathie (nicht häufig!). Samandarin ist ein heftig wirkendes Krampfgift.

Man unterscheidet verschiedene Varietäten. Die gebänderte Rasse *S. maculosa quadrivirgata* Dürigen kommt hauptsächlich in Westdeutschland und Frankreich vor; die gefleckte Rasse vor allem in Südosteuropa, in den Apennin- und Alpengebieten.
Die Alkaloidzusammensetzung ist unterschiedlich. Im Sekret der Hautdrüsen von *S. maculosa taeniata* wurde Samanin festgestellt (6).
Die Sekrete sind giftig!

Literatur: Kaltenbach, Schindler-Frank u.a., vgl. Lit.-Verz.

(1) Schöpf u.a., Chem. Ber. 83 (1950), 372.

(2) Habermehl, G., Chem. Ber. 96 (1963), 840–844.

(3) Habermehl, G., Naturwissenschaften 53 (1966), 123–128, Pharm. Zh. 106 (1967), Nr. 11.

(4) Hara, S. u. K. Oka, J. Amer. chem. Soc. 89 (1967), 1041–1042, Pharm. Zh. 107 (1968), Nr. 8.

(5) Habermehl, G. u. A. Haaf, Chem. Ber. 101 (1968), 198–200.

(6) Habermehl, G. u. A. Haaf, Liebigs Ann. Chem. 722 (1969), 155–161, Zbl. Pharm. 109 (1970), Nr. 2.

(7) Orzechowski, G., D.A.Z. 113 (1973), Nr. 16.

SALMO

S. salar L.

Atlantik.
Lachs, Atlantischer Lachs, Salmon.

Verwendet wird: das aus frischen Fischlebern gewonnene Öl.

Lachsleberöl enthält 10.000 I.E. Vitamin A auf 1 g Öl und 1.000 I.E. Vitamin D.
(vgl. *Gadus*).

In den USA und Canada wird auch Lachskörperöl, Lachsöl, hergestellt und für Fütterungszwecke verwendet.

Literatur: Pax u.a., vgl. Lit.-Verz.

SARCOPHYTUM

S. glaucum

Rotes Meer. – Weichkoralle.

Die Korallen scheiden das Toxin Sarcophin aus. Es kommen noch weitere Cembrone in den Tieren vor (1).

Literatur:

(1) Bernstein, J. u.a., Tetrahedron 30 (1974), 2817, Chem. Ztg. 98 (1974), Nr. 12.

SCINCUS

S. officinalis

Ägypten, Arabien (Wüstengebiete).

Verwendet werden: die getrockneten Tiere.

Handelsbezeichnungen: Scincus officinalis, Scincus marinus, Skink, Wüsteneidechse.

Verwendung: Stimulans, Aphrodisiacum.

Literatur: vgl. Lit.-Verz.

SEBASTES

S. marinus L.

Nördlicher Atlantik.
Rotbarsch, Redfish.

Verwendet wird: das aus frischen Fischlebern gewonnene Öl.

Rotbarschleberöl enthält 20.000 I.E. Vitamin A auf 1 g Öl und 330 I.E. Vitamin D.
(vgl. *Gadus*) (1).

Literatur: Pax u.a., vgl. Lit.-Verz.

(1) Roeber, Pharmazie 4 (1949), 504.

SEPIA

Sepiidae

S. officinalis L.
(*Eusepia* Naef.)
(*Belosepia sepioides* Voltz.)

Küstengewässer der gemäßigten und warmen Meere, bes. im Mittelmeer. – Tintenfisch, Cuttle-fish.

Verwendet werden: 1. der getrocknete Inhalt der Tintenbeutel des Tintenfisches – 2. die Tintenfischschalen.

1. der getrocknete Inhalt der Tintenbeutel

Handelsbezeichnungen: Sepia – Tintenfischsaft.

Inhaltsstoffe: Schwärzlich-braune Masse mit fischartigem Geruch, Melanin.

Verwendung: In der Homöopathie bei Frauenleiden. – Der Farbstoff wird in der Malerei zur Herstellung von Aquarell-Farben, Sepiatuschen und -tinten verwendet. Er wird heute meist durch Siena ersetzt.

2. die Tintenfischschalen

Handelsbezeichnungen: Ossa Sepiae – Sepiaschalen, Sepiaknochen, Weißes Fischbein – Cuttle-fish bone – Hueso de Gibia – Ossa Sepia.

Inhaltsstoffe: 80–95 % Calciumcarbonat, geringe Mengen Phosphat, Mangan, Magnesium-, Strontium-, Natrium- und Kaliumsalze.

Verwendung: In der Homöopathie in der gynäkologischen Praxis, bes. bei Erschlaffung des Bandapparates des Uterus.
Zu Zahnpulvern. – In der Volksheilkunde als Fieber- und Magenmittel. Knochenbildendes Mittel. – Im Goldschmiedehandwerk zum Polieren von Metall. Schleifmittel für Holz. Für Kanarienvögel.

Bemerkungen: Man unterscheidet weiche Schalen (Marina), die von toten Tieren gesammelt und in Vogelfutterhandlungen angeboten werden, sowie harte Schalen (Pescheria), die von lebenden Tieren gewonnen werden. Diese Qualität ist für Goldschmiede geeignet. – Die Sortierung wird nach Größen vorgenommen. Sie schwanken zwischen 10 und 30 cm und mehr.

Literatur: Pax, Schindler-Frank u.a., vgl. Lit.-Verz.

SILURUS

S. glanis L.

Gewässer in Brasilien und Venezuela. – Wels.

Verwendet wird: die Schwimmblase.

Handelsbezeichnungen: Ichthyocolla, Collapiscium, Brasilianische Hausenblase, Samowi-Hausenblase.

Verwendung: vgl. *Acipenser*, Brasilianische Hausenblase ist nur von geringem Wert.

Der Fisch besitzt ein giftiges Serum.

Literatur: Schindler-Frank u.a., vgl. Lit.-Verz.

SISTRURUS

S. catenatus

Nordamerika. Massasaugaschlange.

Inhaltsstoffe: Das Gift enthält Hämolysine und Hämorrhagine.

Verwendung: Blutstillmittel.

Literatur: Mosig, A., Pharmazie 6 (1951), 381, 453 u.a., vgl. Lit.-Verz.

SITOTROGA

S. cerealella Olivier

Getreidemotte.

Der Sexuallockstoff wurde isoliert. Es handelt sich um ein Hexadecadienacetat. Da Getreidemotten erhebliche Schäden anrichten, ist der Einsatz des Lockstoffes zur Schädlingsbekämpfung von Interesse (1).

Literatur:

(1) Vick, K.W. u.a., Experientia 30 (1974), 17, Chem. Ztg. 98 (1974), Nr. 5.

SOLENOPSIS

S. saevissima

Feuerameise.

Das Sekret enthält fünf Wirkstoffe, von denen das Solenopsin A aufgeklärt werden konnte. Es handelt sich um alkyliertes Piperidin.
Gift (1).

S. geminata
Südamerika, Südosten der USA. – Rote Feuerameise. Das Gift ist ein potentes Antibioticum. Das Wachstum von Streptokokken, Staphylokokken und anderen Bakterien und einer Anzahl von Pilzen wird gehemmt.
Das Toxin enthält 5 Alkaloide, kein Protein. Ein proteinfreies Toxin kann als Antibioticum von Bedeutung sein (2).

Literatur:

(1) MacConnell, J.G. u.a., Science 168 (1970), 840, Chem. Ztg. 94 (1970), Nr. 23/24.

(2) Blum, S.M. u.a., Naturwiss. Rdsch. 24 (1971), Nr. 8.

SPATANGUS

S. purpureus

Purpurfarbener Herzseeigel.

Inhaltsstoffe: 2 Naphthazarine, 2 Binaphthachinone.

S. raschi
enthält ähnliche Bestandteile (1).

Literatur: Pax u.a., vgl. Lit.-Verz.

(1) Mathieson, J.W. u. R.H. Thomson, J. chem. Soc. (London) C (1971), 153, Chem. Ztg. 95 (1971), Nr. 12.

SPHECIOSPONGIA

S. vesparia Lam.

Florida.
Loggerhead-sponge.

Der Hornschwamm erreicht Durchmesser von über 1 m. Er liefert einen wertvollen, billigen Dünger. Stickstoffgehalt ca. 4 %.

Literatur: Pax u.a., vgl. Lit.-Verz.

SPHINX

S. linguotii

Die Raupe enthält bakterizid wirkende antibiotische Substanzen (1).

Literatur:

(1) Vonderbank, Pharmazie 5 (1950), 214.

SPILOGALE

Mustelidae

Sp. putorius L.
(*Viverra putorius* L.)
(*Spilogale vigens* Merriam)

Südliche Gebiete der USA. – Fleckenskunk, Verwandter des Stinktiers (vgl. *Mephitis*).

Literatur: Schindler-Frank.

SPONGILLA

Spongillidae

Sp. lacustris L. f. *typica*
(*Sp. fluviatilis*)
(*Spongia lacustris*)

Europa, Nordasien, Amerika. – Flußschwamm, Teichschwamm, in stehenden oder langsam fließenden Gewässern.

Verwendet wird: der getrocknete Schwamm.

Inhaltsstoffe: ca. 60 % Silikatverbindungen, Protein, Jod.

Verwendung: In der Homöopathie. – Badiaga. – Äußerlich zu Einreibungen bei Gicht und Rheuma.

Literatur: Hager, III., Schindler-Frank u.a., vgl. Lit.-Verz.

SQUALUS

S. acanthias L.

Atlantik, Mittelmeer, in einigen Gebieten des Pazifik. – Dornhai, Spurdog.

Verwendet wird: das aus frischen Fischlebern gewonnene Öl.

Dornhaitran enthält 1.500 I.E. Vitamin A auf 1 g Öl und bis 35 I.E. Vitamin D

Er wird meist als Schmiermittel, gelegentlich als Brennöl verwendet.

S. sukleyi
Girard.
Pazifik, wird in Japan ausgewertet, (vgl. *Gadus*).

Literatur: Pax u.a., vgl. Lit.-Verz.

SUS

Suidae

S. scrofa L. var. *domesticus* Gray

Schwein, Hausschwein.

Verwendet wird: das Schmalz aus dem ungesalzenen Speck oder den Fettgeweben.

Handelsbezeichnungen: Adeps suillus, Schweineschmalz, Lard, Axonge.

Inhaltsstoffe: Gemisch aus Triglyceriden der Ölsäure (ca. 45 %), der Palmitinsäure (ca. 25 %), der Linolsäure (ca. 10 %), der Stearinsäure (ca. 15 %), ca. 2 % Myristinsäure, kleine Mengen Arachidonsäure, Sterine (Cholesterin).

Verwendung: In der Pharmazie als Salbengrundlage. Als duftanziehende Substanz bei der Gewinnung von ätherischen Ölen (Enfleurageverfahren).

Zur Herstellung von Adeps benzoatus, Benzoeschmalz und Oleum adipis, Schmalzöl.

Das Hauptkontingent wird für Nahrungszwecke verwendet, geringwertige Sorten in der Seifenindustrie und als Schmiermittel für Leder.

Literatur: Braun-Klug, Hager, IV., Kahrs-Leifer, Rickmers u.a., vgl. Lit.-Verz.

STRONGYLOCENTROTUS

St. drobachiensis

Seeigel.

Inhaltsstoffe: Binaphthachinon (1).

Literatur: Pax u.a., vgl. Lit.-Verz.

(1) Mathieson, J.W. u. R.H. Thomson, J. chem. Soc. (London) C (1971), 153, Chem. Ztg. 95 (1971), Nr. 12.

TABANIDAE

T.-Arten

Bremsen.
Durch Extraktion von Speicheldrüsen gewann man Tabanin, einen blutgerinnungshemmenden Wirkstoff. Tabanin wirkt als Thrombinhemmstoff und weist Eigenschaften auf, die denen des Blutegel-Hirudins ähneln (1).

Literatur:

(1) Markwardt, F. u. E. Leberecht, Naturwissenschaften 46 (1959), 17–18, D.A.Z. 100 (1960), Nr. 24.

TARICHA

T. torosa

Pazifikküste Nordamerikas. – Californischer Wassermolch.

Eier und Embryonen enthalten Tarichatoxin, eine der giftigsten nicht proteinartigen Substanzen (Guanidin-Derivat) (1), (2), (3), (4), (5).
Das Tarichatoxin ist mit Tetraodontoxin (vgl. *Tetraodon*) identisch.

Literatur:

(1) Twitty, V.C. u. H.H. Johnson, Science 80 (1934), 78, Brown, M.S. u. H.S. Mosher, Science 140 (1963), 295, Chem. Ztg. 87 (1963), Nr. 16.

(2) Orzechowski, G., D.A.Z. 113 (1973), Nr. 16.

(3) Wassermann, L., D.A.Z. 106 (1966), Nr. 30.

(4) Abou-Mandour, A., D.A.Z. 115 (1975), Nr. 43.

(5) Kaltenbach, A., Naturw. Rdsch. 24 (1971), Nr. 9.

TEMNOPLEURUS

T. toreumaticus

Seeigel.

Inhaltsstoffe: 6 Spinochrome und eine Juglonverbindung (1).

Literatur: Pax u.a., vgl. Lit.-Verz.

(1) Mathieson, J.W. u. R.H. Thomson, J. chem. Soc. (London) C (1971), 153, Chem. Ztg. 95 (1971), Nr. 12.

TETRAODON

Tetraodontidae

T. rubripes rubripes
(*Sphoeroides rubripes*)

Japan, China. –
Kugelfisch, Bowlfisch, Torafugu, Tora-Tiger, Fugu.

Ovarien und andere Organe des Fisches enthalten Tetraodontoxin (Guanidinderivat), eines der stärksten bisher bekannten Fischgifte.
In der Medizin wird Tetraodontoxin als schmerzstillendes Mittel eingesetzt, z.B. neben Morphin bei Krebspatienten (1), (2), (3), (4), (5), (6).

Das Gift spielt auch bei muskelphysiologischen Untersuchungen eine Rolle (1).
Es wirkt als Antagonist von Batrachotoxin, dem Gift der *Phyllobates* Arten (5).

Bowlfische gelten seit Jahrhunderten in Ostasien als Delikatesse, obgleich zahlreiche Vergiftungsfälle, die vielfach tödlich verliefen, bekannt wurden (ca. 60 %). In Japan dürfen Fugufische nur von speziell ausgebildeten Köchen zubereitet werden (1), (3).

Außer bei *T. rubripes rubripes* wurde Tetraodontoxin auch bei
T. paradalis
T. vermicularis vermicularis
T. vermicularis porphyreus
nachgewiesen (1).

Literatur:

(1) Wassermann, L., D.A.Z. 106 (1966), Nr. 30.

(2) Scholz, H., Dtsch. med. Wschr. 17 (1969), 916–920, Zbl. Pharm. 109 (1970), Nr. 1.

(3) Béress, L., Umschau 74 (1974), Nr. 20.

(4) Orzechowski, G., D.A.Z. 113 (1973), Nr. 16.

(5) Abou-Mandour, A., D.A.Z. 115 (1975), Nr. 43.

(6) Kaltenbach, A., Naturw. Rdsch. 24 (1971), Nr. 9.

THELEPUS

Terebillidae

Th. setosus

Mariner Ringelwurm.

Inhaltsstoffe: Thelepin und 4 weitere bromhaltige Metaboliten. Die Verbindung ähnelt dem aus *Penicillium griseofulvum* isolierten Antibioticum Griseofulvin (1).

Literatur:

(1) Higa, T. u. P.J. Scheuer, J. Amer. Chem. Soc. 96 (1974), 2246, Chem. Ztg. 99 (1975), Nr. 6.

THUNNUS

Th. thynnus L.

Thunfisch, Tunny.
Wärmere Meere.

Verwendet wird: das aus frischen Fischlebern gewonnene Öl.

Thunfischleberöl enthält 10.000 I.E. Vitamin A auf 1 g Öl und 30.000–70.000 I.E. Vitamin D (vgl. *Gadus*).

Gelegentlich wird in den USA auch Thunfischkörperöl, Thunöl, hergestellt. Der Gehalt an Vitamin A und D ist beträchtlich (1), (2).

Literatur: Pax u.a., vgl. Lit.-Verz.

(1) Holtz u.a., Pharmazie 9 (1954), 210.

(2) Roever, Pharmazie 4 (1949), 504.

TITYUS

T. serrulatus und
T. bahiensis

Brasilien. – Skorpion-Arten.
Die Gifte haben einen geringen Gehalt an freien Aminosäuren. Histamin fehlt (vgl. *Euscorpius*).

Literatur: Hager, IV., Kaltenbach u.a., vgl. Lit.-Verz.

TRITURUS

T. vulgaris
T. cristatus
T. marmoratus

Molche.
Die aus dem Körnerdrüsensekret isolierten Substanzen bewirken Hämolyse. (vgl. *Salamandra*).

Literatur: Kaltenbach, A., Naturw. Rdsch. 24 (1971), Nr. 9.

VERONGIA
Verongidae

V. aerophoba
(*Aplysina aerophoba*)

Caribisches Meer, Pazifik, Mittelmeer.
Mariner Schwamm.

Der Schwamm enthält mehrere organische Bromverbindungen. Isoliert wurden Aerophysinin-1, Aerothionin und Homoaerothionin.
Aerophysinin-1 ist antibakteriell wirksam (1).

Aerophysinin-2 ist ein Dibromlacton (2).

Schwämme der Familie Verongidae produzieren Verbindungen, die sich vom 3,5-Dibromtyrosin ableiten. Neben Aerothionin und Aerophysinin-1 konnte p-Hydroxyphenylbrenztraubensäureoxim isoliert werden (3).

Von 31 *V.*-Arten zeigten 18 eine antimikrobielle Aktivität gegen eine Anzahl von Testorganismen (4).

Literatur:

(1) Fattorusso, E. u.a., J. chem. Soc. Perkin I, (1972), 16, Moody, K. u.a., J. chem. Soc. Perkin I, (1972), 18, Chem. Ztg. 96 (1972), Nr. 8.

(2) Minale, L. u.a., Chem. Commun. (1972), 674, Chem. Ztg. 96 (1972), Nr. 12.

(3) Cimino, G. u.a., Experientia 31 (1975), 756, Chem. Ztg. 75 (1975), Nr. 11.

(4) Burkholder, P. u. K. Ruetzler, Nature 222 (1969), 983, Naturw. Rdsch. 23 (1970), Nr. 4.

VESPA

V. crabro L.

Europa.
Hornisse.

Verwendet wird: die Tinktur aus den getöteten Tieren in der Homöopathie (gelegentlich).

Inhaltsstoffe: Histamin, 5-Hydroxytryptamin (Serotonin), freie Aminosäuren, Acethylcholin und ein stark hämolysierendes Gift wurden im Hornissengift festgestellt. Ferner Hornissen-Kinine, Phospholipase A und B, Hyaluronidase (1).

V. germanica Fabr.
Wespe.
Wespengift enthält Hyaluronidase, Cholinesterase, Phospholipase A und B, l-Pipecolinsäure, Histamin, Serotonin, Wespen-Kinine (1).

Literatur: Schindler-Frank u.a., vgl. Lit.-Verz.

(1) Habermann, E., Pharmazie in uns. Zeit 3 (1974), Nr. 5.

VIPERA
Viperidae

V. ammodytes L.

Europa, in Gebirgsgegenden Kärntens, Südtirols und der Balkanländer. – Sandotter, Nasenotter, Hornviper.

Verwendet wird: das Gift.

Inhaltsstoffe: Viperidengifte enthalten vorwiegend hämolytische und koagulierende Toxine und weniger lähmende Neurotoxine. Esterasen, Proteinasen.

Verwendung: In der Homöopathie. Viperidengifte gehören meist zu den herz- und kreislaufwirksamen Giften. Analgeticum. Bei Krankheiten, mit herabgesetzter Gerinnungsfähigkeit des Blutes (1), (2), (3), (4), (5).

Gefährlichste Giftschlange Europas!

V. aspis L.
(*V. redii*)
Südeuropa, bes. Frankreich, Spanien, Italien. –
Aspisschlange, Juraschlange.
Als Inhaltsstoffe des Giftes wurden neben den Viperidengiften Phospholipase A, 5-Nukleotidasen festgestellt.

Verwendung: Bei rheumatischen Erkrankungen, septischem Fieber, Thrombosen (1), (2), (4), (6).

V. berus L.
(*Pelias berus* L.)
Nord- und Mitteleuropa bis Sibirien, bes. in Moor- und Heidegebieten. –
Kreuzotter.

Das Gift enthält hämolytische und koagulierende Toxine.

Verwendung: In der Homöopathie. Bei Phlebitis, entzündlichen varikösen Zuständen, venösen Stauungen, Blutstillmittel (1), (2), (4), (5).

V. berus bosniensis
(*Mesocoronis coronis*)
Balkan-Kreuzotter.

Das Gift enthält vorweigend Neurotoxine. Es wirkt ca. 60 mal giftiger als das Gift der *V. berus* (4).

V. lebetina L.
Mediterrane Gebiete. –
Levanteotter.
Als Inhaltsstoffe des Giftes wurden neben den Viperidengiften Phospholipase A, 5-Nukleotidasen nachgewiesen (4).

V. russellii Shaw
(*Daboia russellii*)
Indien, China, Malayischer Archipel. –
Indische Kettenviper, Daboia.

Das Gift enthält Hämolysine und Hämorrhagine.

Verwendung: Blutstillmittel, bes. bei herabgesetzter Gerinnungsfähigkeit des Blutes (1), (2), (4), (5), (7), (8).

V. ursini
Österreich. – Wiesenotter.

Über diese europäische Giftviper liegen keine speziellen Untersuchungen vor.

Die Vipern sind gefährliche Giftschlangen!

Literatur: Kaltenbach, Schindler-Frank u.a., vgl. Lit.-Verz.

(1) Mosig, A., Pharmazie 6 (1951), 381, 453.

(2) Jahn, Zahnärztl. Welt 4 (1949), 387.

(3) Zirkler, Pharmazie 9 (1954), 958.

(4) Mosig. A., Pharmazie 20 (1965), 83–87.

(5) Mebs, D., Umschau 74 (1974), Nr. 2.

(6) Schmidt, Pharm. Zh. 87 (1948), 326.

(7) Klobusitzky, D. v., Naturwissenschaften 48 (1961), 407, D.A.Z. 101 (1961), Nr. 38.

(8) Imhof, E. u. H. Schröer, Naturwissenschaften 47 (1960), 518, D.A.Z. 101 (1961), Nr. 3.

VIVERA

V. zivetta

Nordafrika (bes. Ägypten, Äthiopien, Nubien), Kleinasien bis Indien. – Zibetkatze.

Verwendet wird: das Drüsensekret der der männl. und weibl. Zibet-Katzen.

Handelsbezeichnungen: Zibethum – Zibet – Civet.

Inhaltsstoffe: ca. 0,1 % Skatol als Geruchsträger, eine moschusartig riechende Substanz, Zivetton (1).

Verwendung: In der Parfümerieindustrie, bes. als Fixiermittel für Parfüms. In der Seifenindustrie.

Neben der Afrikanischen Zibetkatze werden auch die Duftstoffe der Indischen Arten *V. tangalunga* und *V. indica* gewonnen (2).

Literatur: Hager, Jaminet, Merck Index u.a., vgl. Lit.-Verz.

(1) Neurath, Kosmetik 28 (1955), 329.

(2) Pax, S.A.Z. 87 (1947), 229.

Allgemeines Literaturverzeichnis

zu Tierische Drogen

Die bereits in früheren Auflagen der Drogenkunde benutzte Literatur ist mit einen * gekennzeichnet.

Bücherl, W.: Die Geschichte vom Butantan Institut, São Paulo, Franck'sche Verlagshandlung, Stuttgart, 1963.

* ~~Braun~~ Klug: Die Fette und Öle. Verlag Walter de Gruyter & Co., Berlin, 1950.

Haas, W. de – F. Knorr: Was lebt im Meer? Franck'sche Verlagshandlung, W. Keller & Co., Stuttgart, 1965.

* Hagers: Handbuch der Pharmazeutischen Praxis, 2. Ausgabe, Band I und II, 1938. Ergänzungsband, 1944, 2. Ergänzungsband, Band I und II, 1958. Springer-Verlag, Berlin–Göttingen–Heidelberg (III).

Hagers: Handbuch der Pharmazeutischen Praxis, 4. Ausgabe, Band I–IV. Springer-Verlag, Berlin–Heidelberg–New York, 1967–1973, (IV).

* Hempel, Manneck, Schuck und Stein: Die Seife und ihre Herstellung. Verlag für Chemische Industrie, Augsburg, 1952.

* Hoppe, Heinz A.: Drogenkunde, 1.–6. Auflage. Cram, de Gruyter & Co., Hamburg, 1941–1949.

* Hoppe, Heinz A.: Drogenkunde, Handbuch der pflanzlichen und tierischen Rohstoffe, 7. Auflage, Cram de Gruyter & Co., Hamburg, 1958.

Hunnius, Pharmazeutisches Wörterbuch, 5. Auflage, Walter de Gruyter & Co., Berlin–New York, 1975.

* Jaminet, L. v.: Ätherische Öle, Riechstoffe, Riechdrogen. Cram, de Gruyter & Co., Hamburg, 1949.

* Jaretzky, R.: Lehrbuch der Pharmakognosie. Friedrich Vieweg und Sohn, Braunschweig, 1949.

* Kahrs-Leifer: Warenkunde des Lebensmittelhandels, I und II. Richard Hermes Verlag, Hamburg, 1948.

Kaltenbach, A.: Naturwissenschaftliche Rundschau 24 (1971), Nr. 9.

Kuschinsky, G. und L. Lüllmann: Kurzes Lehrbuch der Pharmakologie, Georg Thieme, Stuttgart, 1969.

Leeser, Otto: Lehrbuch der Homöopathie – Arzneimittellehre, C. Tierstoffe. Karl F. Haug Verlag, Ulm, 1961.

* Madaus: Abgekürzte Homöopathische Pharmakopoe, Radebeul–Dresden, 1931.

The Merck Index of Chemicals and Drugs. Merck & Co., Inc., Rahway, N.J. 1960.

Mutschler, E.: Arzneimittelwirkungen. Wissenschaftliche Verlagsgesellschaft mbH., Stuttgart, 1970.

Pax, Ferdinand: Meeresprodukte, Ein Handwörterbuch der marinen Rohstoffe. Gebrüder Bornträger, Berlin, 1962.

Pschyrembel, W.: Klinisches Wörterbuch, Walter de Gruyter & Co., Berlin, 1964.

* Rickmers: Die Öle und Fette in Wirtschaft und Technik. Verlag für Chemische Industrie, Augsburg, 1951.

Schindler, H. u. H. Frank. Tiere in Pharmazie und Medizin, Hippokrates-Verlag, Stuttgart, 1961.

Stàhl, E.: Chromatographische und mikroskopische Analyse von Drogen. Gustav Fischer-Verlag, Stuttgart, 1970.

* Stauffer: Homöopathisches Taschenbuch. Paul Rohrmoser, Radebeul–Dresden, 1938.

Steinegger, E. u. R. Hänsel: Lehrbuch der Allgemeinen Pharmakognosie. Springer-Verlag, Berlin–Heidelberg–New York, 1968.

* Ubbelohde: Handbuch der Chemie und Technologie der Öle und Fette, Verlag S. Hirzel, Leipzig, 1932.

Volbehr, K., Arznei aus dem Meer vom 17. Jahrhundert bis heute. Nordwestdeutscher Verlag Ditzen u. Co., Bremerhaven, 1964.

Arzneibücher und Zeitschriften

Vgl. Literatur-Angaben bei den einzelnen Abschnitten.

Index

der Gattungs- und Artnamen

der Cyanophyta (II), Euglenophyta (V), Pyrrophyta (VI), Chrysophyta (VII), Chlorophyta (VIII), Phaeophyta (X), Rhodophyta (XI), Fungi (XII), Lichenes (XIII), Bryophyta (XIV), Pteridophyta (XV), Gymnospermae (XVI)

Erläuterungen zum Index:
Abteilungs- und Gattungsnamen fett, z.B. ***Abies*** (XVI), 185
Artnamen mager, z.B. *Abies alba* 185
Synonyme mager, z.B. *Abies canadensis* 240

C

H

I

J

S

St

Index

der Gattungs- und Artnamen

der Tierischen Drogen

Register

Handelsbezeichnungen, volkstümliche Namen, wichtige Inhaltsstoffe etc.

D

F

G

H

L

M

P

S

St

T

Bei Fragen zur Produktsicherheit wenden Sie sich bitte an:
If you have any questions regarding product safety,
please contact:

Walter de Gruyter GmbH
Genthiner Straße 13
10785 Berlin
productsafety@degruyterbrill.com